Springer-Lehrbuch

Babette Renneberg
Philipp Hammelstein (Hrsg.)

Gesundheitspsychologie

Mit 43 Abbildungen und 21 Tabellen

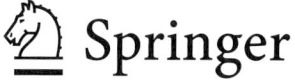

Priv.-Doz. Dr. Babette Renneberg
Freie Universität Berlin
Fachbereich Erziehungswissenschaft und Psychologie
Habelschwerdter Allee 45, 14195 Berlin
E-Mail: renneber@zedat.fu-berlin.de

Priv.-Doz. Dr. Philipp Hammelstein
Universität Düsseldorf
Abteilung Klinische Psyschologie
Universitätsstrasse 1 (Geb. 23.03), 40225 Düsseldorf
E-Mail: philipp.hammelstein@uni-duesseldorf.de

ISBN 10 3-540-25462-5
ISBN 13 978-3-540-25462-1
Springer Medizin Verlag Heidelberg

Bibliografische Information der Deutschen Bibliothek
Die Deutsche Bibliothek verzeichnet diese Publikation in der Deutschen Nationalbibliografie;
detaillierte bibliografische Daten sind im Internet über http://dnb.ddb.de abrufbar.

Dieses Werk ist urheberrechtlich geschützt. Die dadurch begründeten Rechte, insbesondere die der Übersetzung, des Nachdrucks, des Vortrags, der Entnahme von Abbildungen und Tabellen, der Funksendung, der Mikroverfilmung oder der Vervielfältigung auf anderen Wegen und der Speicherung in Datenverarbeitungsanlagen, bleiben, auch bei nur auszugsweiser Verwertung, vorbehalten. Eine Vervielfältigung dieses Werkes oder von Teilen dieses Werkes ist auch im Einzelfall nur in den Grenzen der gesetzlichen Bestimmungen des Urheberrechtsgesetzes der Bundesrepublik Deutschland vom 9. September 1965 in der jeweils geltenden Fassung zulässig. Sie ist grundsätzlich vergütungspflichtig. Zuwiderhandlungen unterliegen den Strafbestimmungen des Urheberrechtsgesetzes.

Springer Medizin Verlag.
springer.com
© Springer Medizin Verlag Heidelberg 2006
Printed in Germany

Die Wiedergabe von Gebrauchsnamen, Warenbezeichnungen usw. in diesem Werk berechtigt auch ohne besondere Kennzeichnung nicht zu der Annahme, dass solche Namen im Sinne der Warenzeichen- und Markenschutzgesetzgebung als frei zu betrachten wären und daher von jedermann benutzt werden dürften.
Produkthaftung: Für Angaben über Dosierungsanweisungen und Applikationsformen kann vom Verlag keine Gewähr übernommen werden. Derartige Angaben müssen vom jeweiligen Anwender im Einzelfall anhand anderer Literaturstellen auf ihre Richtigkeit überprüft werden.

Planung: Dr. Svenja Wahl
Projektmanagement: Michael Barton
Copy Editing: Christine Bier, Nußloch
Layout: deblik Berlin
Umschlaggestaltung: deblik Berlin

SPIN 1132 3822
Satz: TypoStudio Tobias Schaedla, Heidelberg

Gedruckt auf säurefreiem Papier   2126 – 5 4 3 2 1 0

Vorwort

Die Gesundheitspsychologie ist eine der jüngsten Disziplinen der Psychologie. 1978 wurde die Abteilung »Health Psychology« in der American Psychological Association gegründet und erst im Jahr 1992 folgte in der Deutschen Gesellschaft für Psychologie die Gründung der Fachgruppe Gesundheitspsychologie.

Aber auch diese junge Disziplin ist erwachsen geworden und heute ein fester Bestandteil der verschiedenen Fachrichtungen innerhalb der Psychologie. Dies lässt sich in Deutschland auch daran erkennen, dass nicht mehr ausschließlich die Gründerväter und -mütter das Fach nach außen vertreten, sondern zunehmend auch die nachkommende Generation an Wissenschaftlerinnen und Wissenschaftlern. Dieses Lehrbuch zeichnet sich genau dadurch aus, dass die Autorenschaft nahezu ausschließlich aus Wissenschaftlern dieser »zweiten Generation« besteht.

Die Gesundheitspsychologie hat in ihrer jungen Geschichte vielfältige Theorien über Gesundheits- und Risikoverhalten entwickelt, Anwendungen konzeptualisiert, die die körperliche und psychische Gesundheit fördern und vor Krankheit schützen sollen und gleichzeitig begonnen, diese Interventionen hinsichtlich ihrer Wirksamkeit zu überprüfen. Bislang gab es im deutschsprachigen Raum kein Lehrbuch, das diese drei Bereiche der Gesundheitspsychologie – Theorie, Anwendung, Evaluation – verbunden und für Studierende der Psychologie, Medizin und »public health« aufbereitet hat. Die vorhandene Lücke möchte dieses Buch schließen.

Gerade in Zeiten, in denen die Kosten des Gesundheitssystems kontinuierlich steigen, wird es für eine Gesellschaft zunehmend wichtiger, Gesundheit zu fördern und Krankheiten vorzubeugen. Die Gesundheitspsychologie bietet hierfür schon heute vielfältige Modelle und Interventionsansätze, um die Prävention von körperlichen und psychischen Erkrankungen zu etablieren. Insofern ist davon auszugehen, dass diese junge Disziplin in Zukunft noch wichtiger werden wird.

Die Arbeit an diesem Buch hat uns als Herausgebern viel Freude bereitet. Die Beschäftigung mit der Vielfalt gesundheitspsychologischer Themen war auch für uns eine Bereicherung. Wir hoffen, dass die angenehme Arbeitsatmosphäre sich in dem Buch niedergeschlagen hat.

Unser Dank gilt zunächst unseren Autorinnen und Autoren, die dieses Buch mit ihren Beiträgen so kompetent und interessant gestaltet und sich dabei mit den Änderungswünschen der Herausgebenden konstruktiv auseinander gesetzt haben.

Mein [B. R.] Dank gilt allen Mitarbeiterinnen und Mitarbeitern der Abteilung Gesundheitspsychologie an der Freien Universität Berlin unter der Leitung von Ralf Schwarzer, die auf verschiedenste Art und Weise die Entstehung dieses Buches unterstützt haben. Sonia Lippke, Benjamin Schüz, Rolf Kienle und Nina Knoll gebührt mein besonderer Dank für die konstruktive und fruchtbare Zusammenarbeit. Charlotte Rosenbach und Bärbel Günther danke ich für ihre Hilfe bei der Arbeit an den Manuskripten.

Bedanken möchte ich [P. H.] mich bei Michael Bochow für die anregenden Diskussionen und bei meinen Kolleginnen Sabrina Scherzenski und Hannah Wilms, die mir bei der anfallenden Arbeit eine große Stütze waren.

Zu guter Letzt bedanken wir uns sehr herzlich bei Frau Dr. Svenja Wahl vom Springer Verlag, die dieses Buch mit großem Engagement begleitet und ermöglicht hat.

Babette Renneberg und Philipp Hammelstein

Berlin und Düsseldorf, im Juli 2006

Inhaltsverzeichnis

I Grundlagen

1 Inhalte der Gesundheitspsychologie, Definition und Abgrenzung von Nachbarfächern 3
Sonia Lippke, Babette Renneberg
Weiterführende Literatur 5
Literatur 5

2 Konzepte von Gesundheit und Krankheit 7
Sonia Lippke, Babette Renneberg
Weiterführende Literatur 11
Literatur 11

3 Ressourcenorientierte Ansätze 13
Swantje Reimann, Philipp Hammelstein
3.1 Das Salutogenesekonzept von Antonovsky 13
3.2 Resilienz 18
3.3 Systemisches Anforderungs-Ressourcen-Modell 23
Literatur 27

4 Lebensqualität 29
Babette Renneberg, Sonia Lippke
4.1 Begriffsbestimmung 29
4.2 Gesundheitsbezogene Lebensqualität 30
4.3 Die Messung von gesundheitsbezogener Lebensqualität 31
4.4 Forschung zu gesundheitsbezogener Lebensqualität in der Onkologie 32
Weiterführende Literatur 33
Literatur 33

5 Theorien und Modelle des Gesundheitsverhaltens 35
Sonia Lippke, Babette Renneberg
5.1 Furchtappelltheorien: Modell gesundheitlicher Überzeugungen und Theorie der Schutzmotivation 36
5.2 Theorie des geplanten Verhaltens und sozialkognitive Theorie 40
5.3 Von der Absicht zum Verhalten: Volitionale Modelle des Gesundheitsverhaltens 45
5.4 Stufenmodelle: Das transtheoretische Modell und allgemeine stadientheoretische Annahmen 47
5.5 Theoretische Integration und Lösungsansätze 55
Weiterführende Literatur 59
Literatur 59

6 Persönlichkeitsmerkmale 61
Philipp Hammelstein, Johannes Pohl, Swantje Reimann, Marcus Roth
6.1 Risikowahrnehmung 62
6.2 Das Bedürfnis nach Stimulation: »Sensation Seeking« 67
6.3 Emotionserleben und Emotionsausdruck 72
6.4 Religiosität und Spiritualität 80
6.5 Die Bedeutung des Geschlechts und der sexuellen Orientierung für die Gesundheit 88
6.6 Exkurs: Übermäßiges Gesundheitsstreben 96
Weiterführende Literatur 101
Literatur 101

7 Soziale Ressourcen und Gesundheit: soziale Unterstützung und dyadisches Bewältigen 107
Rolf Kienle, Nina Knoll, Babette Renneberg
7.1 Begriffsbestimmung 107
7.2 Soziale Unterstützung – ein interaktiver Prozess 110
7.3 Geschlechterunterschiede bei sozialen Unterstützungsprozessen 111
7.4 Exkurs: Soziale Unterminierung 112
7.5 Dyadisches Bewältigen 112
7.6 Soziale Unterstützung und Gesundheit 114
7.7 Beispiele für die Messung sozialer Unterstützung und sozialer Integration 117
Weiterführende Literatur 121
Literatur 121

8 Theoriebasierte Strategien und Interventionen in der Gesundheitspsychologie 123
Benjamin Schüz, Babette Renneberg
8.1 Interventionen zur Förderung von Gesundheitsverhalten 126
8.2 Stadienspezifische Interventionen 134
8.3 Interventionen zur Stressbewältigung 135
8.4 Interventionen zur betrieblichen Gesundheitsförderung 136
Literatur 138

II Anwendungsfelder

9 Prävention **143**
Benjamin Schüz, Arnulf Möller
9.1 Was ist Prävention? 143
9.2 Voraussetzungen und Ziele 144
9.3 Epidemiologische Kennwerte 146
9.4 Formen von Prävention............................147
9.5 Methoden...148
9.6 Evaluation...153
     Literatur..154

**10 Tabak, Alkohol und illegale Drogen:
Gebrauch und Prävention** **157**
Marcus Roth, Harald Petermann
10.1 Verbreitung des Konsums von Tabak, Alkohol
und illegalen Drogen in Deutschland 158
10.2 Gesundheitspsychologische Intervention:
Prävention des Substanzkonsums..................164
     Weiterführende Literatur 171
     Literatur..171

11 Ernährung **173**
Reinhard Pietrowsky
11.1 Ernährung und Gesundheit 173
11.2 Gesundheitspsychologische Theorien
und Ernährungsverhalten..........................184
11.3 Psychologische Maßnahmen für gesunde
Ernährung...189
11.4 Ausblick..193
     Weiterführende Literatur 193
     Literatur..194

12 Sport und körperliche Aktivität **195**
Sonia Lippke, Claus Vögele
12.1 Körperliche Aktivität und Gesundheit 195
12.3 Erklärung und Vorhersagen von körperlicher
Aktivität: Theorien und Modelle...................208
12.4 Programme zum Aufbau eines körperlich
aktiven Lebensstils 212
     Literatur..214

13 Stressbewältigung **217**
Swantje Reimann, Johannes Pohl
13.1 Belastung und Stress 217
13.2 Taxonomie der Bewältigungsformen..............220
13.3 Stressbewältigungsprogramme 222
13.4 Effektivität von Bewältigungsstrategien 224
     Weiterführende Literatur 226
     Literatur..227

14 Sexuelles Kontaktverhalten **229**
Philipp Hammelstein
14.1 Sexuell übertragbare Krankheiten.................229
14.2 Unbeabsichtigte Schwangerschaft 240
     Weiterführende Literatur 243
     Literatur..243

**15 Alter: Produktiver Umgang
mit den Aufgaben einer Lebensphase** **245**
Harald Petermann, Marcus Roth
15.1 Lebensphase Alter................................245
15.2 Psychologische Alterscharakteristika 247
15.3 Grundformen der Entwicklungsregulation 249
15.4 Ausdrucksformen psychologischer
Produktivität 257
     Literatur..263

16 Rehabilitation **265**
Stefan Watzke
16.1 Begriffsbestimmung..............................265
16.2 Gesetzliche Grundlagen 266
16.3 Formen der Rehabilitation 267
16.4 Berufliche Rehabilitation psychisch Kranker 271
16.5 Rehabilitationswissenschaftliche Forschung.......274
16.6 Forschungsergebnisse in der beruflichen
Rehabilitation psychisch Kranker..................275
     Literatur..276

III Wirksamkeitsforschung und Evaluation

17 Begriff und Arten der Evaluation **283**
Hansjörg Znoj, Daniel Regli
17.1 Qualitätssicherung vs. Qualitätsmanagement 285
17.2 Begriffsbestimmung..............................286
     Weiterführende Literatur 289
     Literatur..289

18	**Methoden der Evaluation** **291**	
	Hansjörg Znoj, Daniel Regli	
18.1	Qualitätszirkel	.291
18.2	Der epidemiologische Ansatz von Archibald Cochrane	.293
18.3	Der prozess- und standardorientierte Ansatz von Avedis Donabedian	.294
18.4	Rapid-Feedback-Evaluation	.295
18.5	Weitere Evaluationsmethoden	.296
18.6	Konfirmatorische Programmevaluation	.298
18.7	Ökonomische Aspekte	.299
	Weiterführende Literatur	.301
	Literatur	.301
19	**Anwendung von Evaluationsmethoden** **303**	
	Hansjörg Znoj, Daniel Regli	
19.1	Vorgehensweisen	.303
19.2	Haupt- und Zielkriterien der Qualitätssicherung	...304
	Weiterführende Literatur	.307
	Literatur	.307
20	**Evaluation und Qualitätskontrolle anhand eines konkreten Beispiels** **309**	
	Daniel Regli, Hansjörg Znoj	
20.1	Evaluation des Einzelfalles	.310
20.2	Optimierung des Psychotherapieprozesses	.313
20.3	Ausblick	.319
	Weiterführende Literatur	.321
	Literatur	.321

Autorenverzeichnis

Hammelstein, Philipp, PD Dr.
Universität Düsseldorf
Abteilung Klinische Psychologie
Universitätsstraße 1 (Geb. 23.03),
40225 Düsseldorf

Kienle, Rolf, Dipl.-Psych.
Charité
Institut für Medizinische Psychologie
Luisenstraße 57
10117 Berlin

Knoll, Nina, Dr.
Charité
Institut für Medizinische Psychologie
Luisenstraße 57
10117 Berlin

Lippke, Sonia, Dr.
Freie Universität Berlin
Fachbereich Erziehungswissenschaft
und Psychologie
Arbeitsbereich Gesundheitspsychologie
Habelschwerdter Allee 45
14195 Berlin

Möller, Arnulf, PD Dr. Dr.
SVA Zürich
Röntgenstraße 17
8087 Zürich, Schweiz

Petermann, Harald, Prof. Dr.
Universität Leipzig
Institut für Entwicklungs-,
Persönlichkeitspsychologie und
Psychodiagnostik
Seeburgstraße 14–20
04103 Leipzig

Pietrowsky, Reinhard, Prof. Dr.
Universität Düsseldorf
Abteilung Klinische Psychologie
Universitätsstraße 1 (Geb. 23.03)
40225 Düsseldorf

Pohl, Johannes, Dr.
Hamburger Chaussee 112
24113 Kiel

Regli, Daniel, Dr.
Universität Bern
Lehrstuhl für Klinische Psychologie
und Psychotherapie
Muesmattstraße 45
3000 Bern 9, Schweiz

Reimann, Swantje, Dipl.-Psych.
Gregor-Fuchs-Straße 44
04318 Leipzig

Renneberg, Babette, PD Dr.
Freie Universität Berlin
Fachbereich Erziehungswissenschaft
und Psychologie
Habelschwerdter Allee 45
14195 Berlin

Roth, Marcus, PD Dr.
Universität Leipzig
Institut für Entwicklungs-,
Persönlichkeitspsychologie und
Psychodiagnostik
Seeburgstraße 14-20
04103 Leipzig

Schüz, Benjamin, Dipl.-Psych.
Freie Universität Berlin
Arbeitsbereich Gesundheitspsychologie
Habelschwerdter Allee 45
14195 Berlin

Vögele, Claus, Prof. Dr.
School of Psychology and Therapeutic
Studies
University of Surrey Roehampton
Whitelands College
West Hill,
London SW15 3SN, England

Watzke, Stefan, Dr.
Martin-Luther Universität
Halle-Wittenberg
Klinik und Poliklinik für Psychiatrie
und Psychotherapie
Julius-Kühn-Straße 7
06097 Halle

Znoj, Hansjörg, Prof. Dr.
Universität Bern
Lehrstuhl für Klinische Psychologie
und Psychotherapie
Muesmattstraße 45
3000 Bern 9, Schweiz

Renneberg, Hammelstein: Gesundheitspsychologie
Der Wegweiser zu diesem Lehrbuch

4

Lebensqualität

Babette Renneberg, Sonia Lippke

4.1 Begriffsbestimmung – 29

4.2 Gesundheitsbezogene Lebensqualität – 30

4.3 Die Messung von gesundheitsbezogener Lebensqualität – 31

4.4 Forschung zu gesundheitsbezogener Lebensqualität in der Onkologie – 32

Literatur – 33

Kapitelinhaltsverzeichnis: Das erwartet Sie in diesem Kapitel

Trailer: Der lebendige Einstieg in das Kapitel

Griffregister zur schnellen Orientierung

> In der Tagespresse sind regelmäßig Meldungen zu lesen, wie »Verdrängen geht nicht mehr – Die Zahl der Neuinfektionen steigt, die Nervosität auch: Die fast vergessene Krankheit Aids muss zurück ins öffentliche Bewusstsein« (ZEIT online, 6.10.2005; http://www.zeit.de/online/2005/41/aids_zahlen). Eine solche Meldung betrifft wichtige Fragen der Gesundheitspsychologie wie z. B.:
> - Was **erleben** und empfinden Menschen, wenn sie gesundheitlichen Risiken ausgesetzt sind?
> - Wie **verhalten** sich Menschen, wenn sie sich nicht über Risiken bewusst sind und **verändern** sie ihr **Verhalten**, wenn sie sich der Gefahren bewusst werden?
> - Wieso verhalten sich einige Menschen gesundheitsförderlich und andere nicht? Was trägt dazu bei, dass Menschen gesundheitsförderliches Verhalten zeigen?

4.1 Begriffsbestimmung

Lange Jahre wurde über die Definition von Lebensqualität gestritten. Auch wurde bezweifelt, dass man das Konstrukt Lebensqualität überhaupt messen und quantifizieren könne. Weiterhin war umstritten, dass individuelle Bewertungen vergleichbar seien. Es stellte sich also die grundsätzliche Frage, wie das Konstrukt zu operationalisieren sei. Dabei war und ist die Erfassung von Lebensqualität schwierig, da es sich um ein latentes Konstrukt handelt, das nicht oder nur schwer direkt beobachtbar ist und nur indirekt erschlossen werden kann. Die World Health Organisation (WHO 1997) hat eine komplexe Definition von Lebensqualität vorgelegt:

> **Definition**
> Lebensqualität ist die subjektive Wahrnehmung einer Person über ihre Stellung im Leben in Relation zur Kultur und den Wertesystemen, in denen sie lebt und in Bezug auf ihre Ziele, Erwartungen, Maßstäbe und Anliegen. Es handelt sich um ein breites Konzept, das in komplexer Weise beeinflusst wird durch die körperliche Gesundheit einer Person, den psychischen Zustand, die sozialen Beziehungen, die persönlichen Überzeugungen und ihre Stellung zu den hervorstechenden Eigenschaften der Umwelt.

Nach dieser Definition wird Lebensqualität als ein multidimensionales Konstrukt verstanden, das physische, psychische und soziale sowie ökologische Aspekte unter dem Gesichtspunkt subjektiv erlebten Wohlbefindens und Funktionsfähigkeit zusammenfasst.

Definition: erläutert wichtige Fachbegriffe

3.2 · Resilienz

- Auf der biologischen Ebene gelten Dysregulationen des Schlafmusters sowie frühere oder aktuelle Depressionen bei Verwandten ersten Grades als Risikofaktoren.
- Auf der psychologischen Ebene erhöht ein dysfunktionaler Attributionsstil, ein niedriges Selbstwertgefühl sowie ungünstige Stressverarbeitungsmuster das Risiko, depressiv zu werden.
- Als Risikofaktoren auf sozialer Ebene gelten elterliche Depressionen, kritische Lebensereignisse und mangelnde Peer-Beziehungen.

❗ Depressionen naher Verwandter gelten also sowohl aufgrund ihrer erblichen Komponenten als auch aufgrund der mit Depression veränderten Erlebens- und Verhaltensweisen als Risikofaktor der biologischen **und** der sozialen Ebene.

Neben diesen allgemeinen Risikofaktoren kommen noch geschlechtsspezifische Faktoren hinzu. Allgemein ist das Depressionsrisiko für Mädchen höher als für Jungen. Bei Mädchen ist das frühe Einsetzen der Pubertät, bei Jungen ein spätes Einsetzen der Pubertät ein zusätzlicher Risikofaktor (Compas et al. 1995).

Wie aus dieser Ansammlung von Faktoren schon deutlich wird, gibt es unterschiedlichste Entwicklungsverläufe hin zu einer depressiven Episode. Ist ein Jugendlicher einmal an einer Depression erkrankt, so ist die Wahrscheinlichkeit einer depressiven Folgeepisode sowie komorbider psychischer Erkrankungen deutlich erhöht.

Beispiel

Frau M. hat eine schwere Tumorbehandlung hinter sich. Sie fühlt sich nach wie vor miserabel, obwohl ihr Arzt sagt, der Tumor sei besiegt und Frau M. gelte als geheilt. Frau M. sagt über sich selbst: »Ich bin krank, keinesfalls gesund!«
Frau O. ist wegen einer Tumorerkrankung derzeit in Behandlung, sie gilt als Krebspatientin und damit als krank. Frau O. selbst sagt: »Ich fühle mich zwar beeinträchtigt, aber trotzdem wohl und auf jeden Fall nicht krank, ja eher gesund!«

Es gibt mittlerweile viele Interventionsprogramme, die Depressionen bei Jugendlichen vorbeugen sollen (Übersicht bei Wiesner u. Reitzle 2001). Die Programme sind teilweise universell angelegt, teilweise selektiv.

Studienbox

Das »Resourceful Adolescent Program« (Shochet et al. 2001)
Neben elf Sitzungen mit den Jugendlichen in Gruppen werden noch drei Sitzungen mit den jeweiligen Elternteilen durchgeführt. Innerhalb dieser Sitzungen werden
- elterlichen Stärken herausgearbeitet,
- Wissen über jugendliche Entwicklung dargelegt und
- Strategien vermittelt, die die familiären Beziehungen verbessern sollen.

Das Programm hat sich insgesamt als wirksam herausgestellt. So nahmen die Depressionswerte in den Fragebögen der Jugendlichen nach der Intervention ab und blieben auf diesem Niveau zehn Monate stabil.

Zusammenfassung

In diesem Abschnitt wurde der Begriff der Resilienz eingeführt. Mit Resilienz werden Prozesse oder Phänomene beschrieben, die eine positive Anpassung des Individuums trotz vorhandener Risikofaktoren widerspiegeln. Allerdings wird die Bezeichnung derzeit in der Forschung leider sehr uneinheitlich verwendet. Resilienz lässt sich inhaltlich nicht über bestimmte Merkmale definieren (z. B. Optimismus, Selbstwirksamkeit usw.), sondern nur über die Funktion des Merkmals, i. e. eine positive Anpassung des Individuums trotz vorhandener Risikofaktoren sicherzustellen. Ein Merkmal kann folglich in einem Kontext ein Risiko- und in einem anderen Kontext ein Resilienzfaktor sein. Es wurden exemplarisch für drei verschiedene Kontexte entsprechende Resilienzfaktoren dargestellt.

Weiterführende Literatur

Schwarzer, R. (2004). *Psychologie des Gesundheitsverhaltens. Eine Einführung in die Gesundheitspsychologie* (3. Auflage). Göttingen: Hogrefe.

Literatur

Caplan, G. (1964). *An approach to community mental health*. London: Tavistock.
Fuchs, R. (2003). *Sport, Gesundheit und Public Health*. Göttingen: Hogrefe.

I Grundlagen

Kapitel 1 Die Inhalte der Gesundheitspsychologie – 3
Sonia Lippke, Babette Renneberg

Kapitel 2 Konzepte von Gesundheit und Krankheit – 7
Sonia Lippke, Babette Renneberg

Kapitel 3 Ressourcenorientierte Ansätze – 13
Swantje Reimann, Philipp Hammelstein

Kapitel 4 Lebensqualität – 29
Babette Renneberg, Sonia Lippke

Kapitel 5 Theorien und Modelle des Gesundheitsverhaltens – 35
Sonia Lippke, Babette Renneberg

Kapitel 6 Persönlichkeitsmerkmale – 61
Philipp Hammelstein, Johannes Pohl, Swantje Reimann, Marcus Roth

Kapitel 7 Soziale Ressourcen und Gesundheit: Soziale Unterstützung, dyadisches Bewältigen – 107
Rolf Kienle, Nina Knoll, Babette Renneberg

Kapitel 8 Theoriebasierte Strategien und Interventionen in der Gesundheitspsychologie – 121
Benjamin Schüz, Babette Renneberg

Inhalte der Gesundheitspsychologie, Definition und Abgrenzung von Nachbarfächern

Sonia Lippke, Babette Renneberg

In der Tagespresse sind regelmäßig Meldungen zu lesen, wie »Verdrängen geht nicht mehr – Die Zahl der Neuinfektionen steigt, die Nervosität auch: Die fast vergessene Krankheit Aids muss zurück ins öffentliche Bewusstsein« (ZEIT online, 6.10.2005; http://www.zeit.de/online/2005/41/aids_zahlen). Eine solche Meldung betrifft wichtige Fragen der Gesundheitspsychologie wie z. B.:
- Was **erleben** und empfinden Menschen, wenn sie gesundheitlichen Risiken ausgesetzt sind?
- Wie **verhalten** sich Menschen, wenn sie sich nicht über Risiken bewusst sind und **verändern** sie ihr **Verhalten**, wenn sie sich der Gefahren bewusst werden?
- Wieso verhalten sich einige Menschen gesundheitsförderlich und andere nicht? Was trägt dazu bei, dass Menschen gesundheitsförderliches Verhalten zeigen?

Ferner geht es in der Gesundheitspsychologie um Fragen wie:
- Wer wird krank und warum?
- Wie können Erkrankungen von vornherein verhütet werden?

Auch Fragen, die das Erleben und Verhalten **nach dem Ausbruch** einer Krankheit betreffen, sind wichtige Inhalte der Gesundheitspsychologie, also z. B. Fragen wie:
- Wie gehen Menschen mit ihrer Krankheit so um, dass es ihnen (trotzdem) gut geht?
- Wer erholt sich von einer Krankheit (schnell) und warum?
- Wie lassen sich das Wohlbefinden und die Lebensqualität verbessern?

All dies sind Inhalte und Fragen, mit denen sich die Gesundheitspsychologie beschäftigt. Eine allgemeine Definition des Faches lautet:

> **Definition**
> Gesundheitspsychologie ist die Wissenschaft vom Erleben und Verhalten des Menschen im Zusammenhang mit Gesundheit und Krankheit. Dabei stehen vor allem riskante und präventive Verhaltensweisen, psychische und soziale Einflussgrößen sowie deren Wechselwirkungen auf körperliche Erkrankungen und Behinderungen im Mittelpunkt.

Die Gesundheitspsychologie ist eine relativ junge und empirisch orientierte Disziplin. Es herrscht eine **bio-**

psychosoziale statt einer biomedizinischen Modellvorstellung vor (▶ Kap. 2). Das bedeutet, dass psychischen und sozialen Faktoren sowie deren Wechselwirkungen auf Gesundheit und Krankheit besondere Beachtung geschenkt wird.

In der Gesundheitspsychologie wird **theoriegeleitet** vorgegangen, das heißt, es werden der Forschung und Praxis Theorien und Modelle zugrunde gelegt, die überprüft und weiterentwickelt werden. Ziel ist dabei, gesichertes Wissen über Mechanismen und Prozesse der Gesundheitsverhaltensänderung und der Bewältigung von Krankheiten und Stress zu erhalten sowie effektive Strategien und wirksame Gesundheitsförderungsmaßnahmen zu entwickeln bzw. zu identifizieren. Die Theorien und Modelle sowie Strategien stammen ursprünglich oft aus Nachbardisziplinen wie

- **Sozialpsychologie** (z. B. Theorie des geplanten Verhaltens; ▶ Abschn. 5.2),
- **allgemeinen Psychologie** (z. B. Rubikonmodell; ▶ Abschn. 5.3) und
- **klinischen Psychologie** (z. B. transtheoretisches Modell; ▶ Abschn. 5.4).

Die Gesundheitspsychologie hat viele gemeinsame Interessen und Forschungsinhalte mit weiteren Bereichen der Psychologie und anderen Disziplinen. Beispielsweise ist die Gesundheitspsychologie eng verwandt mit der **Verhaltensmedizin,** die ein interdisziplinäres Gebiet darstellt, während die Gesundheitspsychologie als ein Fach innerhalb der Psychologie aufgefasst wird. Psychische Störungen und Verhaltensabweichungen – wie sie in der **klinischen Psychologie** behandelt werden – werden nur am Rande mitberücksichtigt. Inhalte der klinischen Psychologie werden vor allem dann berücksichtigt oder integriert, wenn Komorbiditäten von körperlichen Erkrankungen und Einschränkung mit psychischen Störungen auftreten (z. B. Entwicklung einer Depression nach einem Herzinfarkt) oder wenn es um die Verarbeitung psychischer Störungen oder Risikofaktoren für psychische Erkrankungen allgemeiner Art geht.

Mit welchen Inhalten beschäftigt sich die Gesundheitspsychologie?

Die Gesundheitspsychologie widmet sich allen Erkrankungen und Gesundheitseinschränkungen. Dabei greift sie auf Daten der **Epidemiologie** zurück, die die Häufigkeit und Verteilung von Krankheiten nach Maßgabe von Alter, Geschlecht, sozialer Schichtung usw. beschreibt. Als deskriptive Epidemiologie werden diese Daten zur Verteilung von Krankheiten wiedergegeben, wie sie z. B. in Deutschland vom Statistischen Bundesamt (destatis.de) oder dem Robert-Koch-Institut (rki.de) geliefert werden. Diesen Daten kann entnommen werden, dass in unserer Gesellschaft chronisch-degenerative Erkrankungen, die nicht übertragbar sind (wie Diabetes mellitus, degenerative Wirbelsäulenleiden und Erkrankungen des Gefäßsystems), häufig zu beobachten sind. Nach vorliegendem wissenschaftlichem Kenntnisstand ist davon auszugehen, dass verschiedene schädigende und protektive **Verhaltensweisen** mit diesen Beeinträchtigungen und Erkrankungen im Zusammenhang stehen.

> ❗ Das heißt auch, dass durch Änderung von Verhaltensweisen das Auftreten dieser Krankheiten beeinflusst werden kann.

Normalerweise kann eine einzelne Verhaltensweise (z. B. zu wenig körperliche Bewegung) als Verursacher nicht isoliert werden, sondern muss im Zusammenhang mit anderen Verhaltensweisen (z. B. verschiedenen Facetten gesunder Ernährung, Nichtrauchen) gesehen werden. Dazu kommen psychologische Faktoren der Person (z. B. ▶ Abschn. 3.2), die in komplexer Weise mit dem Verhalten interagieren. Ferner ist zu beachten, dass ein bestimmter Krankheitszustand sich oft erst nach jahrzehntelanger Latenz entwickelt. Da die Menschen zunehmend älter werden, besteht ein zunehmender Handlungsbedarf. Durch adäquates Gesundheitsverhalten lassen sich Erkrankungen nicht gänzlich verhindern. Ein gesunder Lebensstil macht jedoch ein längeres gesundes Leben wahrscheinlicher. Die Zeit der Beeinträchtigung und Krankheit am Ende des Lebens kann relativ zur Lebensdauer kürzer werden. Da der Anteil älterer Menschen an der Bevölkerung größer wird, lassen sich somit nicht nur persönliche Schicksale vermindern sondern auch Kosten verringern, die neben dem persönlichen Leid vor allem die soziale Gemeinschaft (Pflege-, Renten- und Krankenversicherungen) betreffen.

> ❗ Neben der Betrachtung des Individuums werden auch die **situativen Barrieren und Ressourcen** sowie die **Umwelt** des Individuums mit berücksichtigt.

So ist die Einstellung zu einem bestimmten Risikoverhalten wie Nikotinkonsum nicht allein von individuellen Bewertungen abhängig, sondern in hohem Maße durch **gesellschaftliche Leitbilder, Normen und Gesetze** beeinflusst. Das heißt, es geht nicht nur darum, beim Einzelnen eine Entscheidung zum Nichtrauchen zu unterstützen, sondern auch die Umwelt so zu gestalten, dass es einfacher wird, nicht zu rauchen (z. B. durch Rauchverbote, Preiserhöhungen). Beide Bereiche können stark zusammenwirken. Beispielsweise wird bei einem Rauchverbot in öffentlichen Einrichtungen Person A, die sowieso schon vor hatte, nicht mehr zu rauchen eher zum Ex-Raucher werden als Person B, die noch nicht beabsichtigte, mit dem Rauchen aufzuhören (▶ Verhaltens- und Verhältnisprävention; Kap. 9).

Damit ergeben sich Beziehungen zur **ökologischen Psychologie und Medizin**, die bestimmte Umweltbedingungen wie bewegungsfreundliche Umwelten, Lärmbelastung, Luftverschmutzung usw. thematisiert. Diese ökosystemische Betrachtungsweise lässt sich in aktuelle Fragen der **Gesundheitspolitik** überführen. Die Gesundheitspsychologie ist auch mit dem öffentlichen Gesundheitswesen und der Public Health eng verbunden.

> ❗ In der **Public Health** und im **öffentlichen Gesundheitswesen** geht es um Krankheitsverhütung, Lebensverlängerung und Gesundheitsförderung durch **gesellschaftliche** Anstrengungen.

Beide haben die Krankheitsfrüherkennung sowie die Primär- und Sekundärprävention als Aufgaben. Typischerweise sind Kampagnen gegen Nikotinkonsum, für Kondombenutzung usw. hier angesiedelt. Die Kenntnis psychologischer Determinanten von Gesundheit und Gesundheitsverhalten, wie sie die Gesundheitspsychologie liefert, sind für die Arbeit in diesen Bereichen unverzichtbar.

> **Zusammenfassung**
>
> Die Gesundheitspsychologie hat – als eine relativ junge Wissenschaft – das Ziel, Erleben und Verhalten von Menschen im Zusammenhang mit Gesundheit zu beschreiben, zu erklären und zu optimieren. Die Gesundheitspsychologie ist eine empirisch orientierte Wissenschaft, die Theorien und Modelle überprüft und weiterentwickelt, um gesichertes Wissen über effektive Gesundheitsförderungsmaßnahmen zu erhalten.

Weiterführende Literatur

Schwarzer, R. (2004). *Psychologie des Gesundheitsverhaltens. Eine Einführung in die Gesundheitspsychologie* (3. Auflage). Göttingen: Hogrefe.
Schwarzer, R., Jerusalem, M. & Weber, H. (Hrsg.). (2002). *Gesundheitspsychologie von A bis Z*. Göttingen: Hogrefe.

Literatur

Robert Koch Institut. Internet: http://www.rki.de
Statistisches Bundesamt. Internet: http://www.destatis.de
ZEIT online. Internet: http://www.zeit.de/online/2005/41/aids_zahlen [6.10.2005]

Konzepte von Gesundheit und Krankheit

Sonia Lippke, Babette Renneberg

> In diesem Kapitel geht es um die Frage, was Gesundheit und Krankheit ist. Zentrale Definitionen und Modelle werden im Folgenden behandelt. Damit sollen Fragen beantwortet werden können wie zum Beispiel:
> - Gibt es klare Richtlinien, um zwischen gesund und krank zu unterscheiden?
> - Welche Richtlinien und Kategoriensysteme gibt es?
> - Was sind Ziele der Gesundheitspsychologie und der Gesundheitsförderung?

Definition
Nur wenn Verhalten nachgewiesenermaßen Gesundheit oder einen ähnlichen erstrebenswerten Zustand wie Fitness oder Wohlbefinden fördert, wird von Gesundheitsverhalten gesprochen.

Was ist nun aber der erstrebenswerte Zustand, und was soll verhindert werden? Ist Gesundheit der vollkommene Zustand des absoluten Glücklichseins, der kompletten Beschwerdefreiheit und höchster körperlicher Leistungsfähigkeit? Betrachtet man die Entwicklung über die Lebensspanne, so ist zu beobachten, dass mit dem Altern viele Einschränkungen verbunden sind, die sich zwar mindern jedoch nicht abschalten lassen. Wie steht es um Menschen, die eine chronische, irreversible Krankheit haben: können diese überhaupt gesund sein oder gesund werden, obwohl sie ihre Beeinträchtigung nicht loswerden können?

Beispiel
Frau M. hat eine schwere Tumorbehandlung hinter sich. Sie fühlt sich nach wie vor miserabel, obwohl ihr Arzt sagt, der Tumor sei besiegt und Frau M. gelte als geheilt. Frau M. sagt über sich selbst: »Ich bin krank, keinesfalls gesund!«
Frau O. ist wegen einer Tumorerkrankung derzeit in Behandlung, sie gilt als Krebspatientin und damit als krank. Frau O. selbst sagt: »Ich fühle mich zwar beeinträchtigt, aber trotzdem wohl und auf jeden Fall nicht krank, ja eher gesund!«

Frühere Gesundheitsdefinitionen verstehen Gesundheit als die Abwesenheit von Krankheit. Dabei ist jedoch das Problem, dass dies eine **negative Definition** ist: Gesundheit wird nur durch die Abgrenzung von Krankheit bestimmt. Die erste offizielle **positive Definition** stammt von der Weltgesundheitsorganisation (WHO), die 1948 konstatiert hat:

> **Definition**
> Gesundheit ist der Zustand des vollständigen körperlichen, geistigen und sozialen Wohlbefindens und nicht nur des Freiseins von Krankheit und Gebrechen.

Die Stärke der WHO-Definition liegt darin, dass **subjektive** Aspekte der Gesundheit betont und zusätzlich **objektivierbare** Daten (medizinisch-technische Einschätzung) berücksichtigt werden. Mit dieser Definition hat die WHO auch auf soziale und psychische Aspekte und nicht nur auf das Fehlen körperlicher Gebrechen für Gesundheit hingewiesen (Bengel et al. 1999).

Aus dieser Definition ergeben sich allerdings auch einige Probleme, so dass folgende Ergänzungen notwendig sind:

a) Gesundheit ist ein **dynamischer** Prozess, d. h. Gesundheit muss immer wieder neu erreicht, wiederhergestellt und aufrechterhalten usw. werden (z. B. fühlen sich Frau M. und Frau O. beeinträchtigt durch die Krebsdiagnose und -behandlung; vermutlich müssen sie Stress bewältigen und ihr Wohlbefinden wieder finden).

b) Das »vollkommene Wohlbefinden« ist ein relativer Zustand, der auch subjektiv nicht immer erreichbar ist (z. B. Frau O. im obigen Beispiel, die sich wohl fühlt, aber auch Beeinträchtigung wahrnimmt). Trotzdem können Menschen gesund werden oder als gesund gelten.

> ❗ Allgemein kann festgestellt werden, dass zu Gesundheit nicht nur **körperliches Wohlbefinden** (z. B. relative Freiheit von Beschwerden, Beeinträchtigungen und Krankheit) und **psychisches Wohlbefinden** (z. B. Lebenszufriedenheit) gehört, sondern dass auch **Leistungsfähigkeit, Selbstverwirklichung** und **Sinnfindung** zu berücksichtigen sind.

Wie kann Gesundheit erfasst werden? Die **subjektiv festgestellte Gesundheit** beruht auf der eigenen Einschätzung des Gesundheitszustandes. Eine typische Frage ist z. B. »Wie würden sie ihren gegenwärtigen Gesundheitszustand beschreiben?«. Personen würden aufgefordert werden, die für sie persönlich zutreffende Antwort anzukreuzen: »schlecht«, »weniger gut«, »zufrieden stellend«, »gut« oder »sehr gut« (Die Frage stammt aus dem SF 36, vgl. ▶ Bullinger u. Kirchberger 1998 und ▶ Kap. 4). Eine **objektivierte Messung der Gesundheit** besteht in einem Expertenkonsens insbesondere von medizinischem Fachpersonal (Urteil der Behandelnden) unter Zuhilfenahme medizinisch-technischer Messungen (z. B. Röntgenaufnahmen, Ultraschall, EKG).

Sowohl für subjektive als auch objektive Definitionen können unterschiedliche Bezugssysteme ausschlaggebend sein. Im **medizinischen Bezugssystem** spielen z. B. eine wichtige Rolle:
- Risikofaktoren (z. B. Übergewicht),
- Früherkennung (z. B. von Herzkreislaufproblemen) und
- Diagnose (z. B. von einer sog. »akuten Alkoholintoxikation« nach einem Klassifikationssystem wie dem ICD-10; ▶ Übersicht »Diagnosekriterien der akuten Alkoholintoxikation«).

Im **individuellen Bezugssystem** ist das allgemeine gesundheitliche Befinden wichtiger, bestehend aus
- erwarteter Gesundheit,
- körperlichem und psychischem Wohlbefinden sowie
- berufliche und außerberufliche Funktionsfähigkeit.

Im **sozialen Bezugssystem** vergleicht sich eine Person mit anderen Menschen, wie etwa:
- Personen desselben Alters und Geschlechts oder
- Personen mit der gleichen gesundheitlichen Beeinträchtigung.

Einschätzungen des Gesundheitszustandes beinhalten darüber hinaus subjektive (nicht unbedingt objektiv zutreffende) Annahmen über Krankheitsursachen und Wirkungszusammenhänge. Diese sog. **subjektiven Theorien** nehmen Einfluss auf die Verarbeitung gesundheitsrelevanter Informationen und auf die Steuerung gesundheitsrelevanter Handlungen (Ziegelmann 2002).

Was wird angenommen, wie es zu Krankheit und Gesundheit kommt? Oder anders ausgedrückt, welche Gesundheits- und Krankheitsmodelle gibt es? Es gibt verschiedene Ansätze zur Beschreibung und Erklärung von Krankheit und Gesundheit mit jeweils unterschiedlichem Fokus: z. B. systemtheoretische, handlungstheoretische, wissenschaftssoziologische oder sozialökologische Modelle.

Diagnosekriterien der akuten Alkoholintoxikation (F10.0) nach dem Klassifikationssystem der Weltgesundheitsorganisation, **ICD-10** (WHO 2001, S. 62ff)

A. Die allgemeinen Kriterien für eine akute Intoxikation sind erfüllt:
   1. Aufnahme von Alkohol vor kurzer Zeit;
   2. Veränderungen des Bewusstseins, der Kognition, der Wahrnehmung, der Affekte oder des Verhaltens;
   3. diese sind nicht erklärbar durch eine körperliche oder andere psychische oder Verhaltensstörung.
B. Mindestens eines der folgenden Merkmale:
   1. Enthemmung,
   2. Streitlust,
   3. Aggressivität,
   4. Affektlabilität,
   5. Aufmerksamkeitsstörungen,
   6. Einschränkung der Urteilsfähigkeit oder
   7. Beeinträchtigung der persönlichen Leistungsfähigkeit
C. Mindestens eines der folgenden Merkmale:
   1. Gangunsicherheit,
   2. Standunsicherheit,
   3. verwaschene Sprache,
   4. Nystagmus,
   5. Bewusstseinsstörung (z. B. Koma),
   6. Gesichtsröte oder
   7. konjunktivale Injunktion

Der Blutalkoholspiegel kann mit der Kodierung Y90.0–Y90.8 näher gekennzeichnet werden. Falls dieser nicht bekannt ist, kann mit der Kodierung Y91 der Schweregrad klinisch gekennzeichnet werden.

Im Folgenden sollen zwei umfassende Krankheitsmodelle näher vorgestellt werden:

Biomedizinisches Modell. Dieses Modell geht von einer negativen Definition von Gesundheit aus, indem Gesundheit als die Abwesenheit von Krankheit verstanden wird (**pathogenetisches** Modell). Damit kann Gesundheit oder Krankheit eindeutig festgestellt werden: Wer keine Symptome einer Krankheit zeigt (z. B. diagnostiziert mit dem ICD; ▶ Übersicht »Diagnosekriterien...«) ist gesund, wer die diagnostischen Kriterien erfüllt, bekommt eine Diagnose zugeordnet und gilt als krank. Für Entstehung von Krankheit werden nach diesem Modell vor allem biologische Faktoren (genetische Faktoren, Viren usw.) angenommen, also spezifische Erreger oder Ursachen und Prozesse im Individuum selbst. Soziale und psychologische Einflüsse werden kaum berücksichtigt.

Dieses Modell ist immer noch einflussreich und weit verbreitet. Es gilt jedoch als veraltet und überholt, da inzwischen
a) der Einfluss von Lebensgewohnheiten und Risikoverhalten sowie von Umweltbedingungen (neben biologischen Parametern) eindeutig nachgewiesen wurde sowie
b) die Dichotomie von Gesundheit und Krankheit nicht aufrechterhalten werden kann.

Biopsychosoziales Modell. Dieses Modell wird seit den 1970er Jahren zunehmend stärker beachtet. Es berücksichtigt neben biologischen/somatischen explizit psychische und soziale Dimensionen (◘ Abb. 2.1). Im Mittelpunkt stehen Schutzfaktoren und generelle Widerstandsressourcen, weshalb das Modell auch als **salutogenetisch** bezeichnet wird.

Ferner wird ein Gesundheits-Krankheits-Kontinuum angenommen. Darüber hinaus wird bei der Diagnostik neben Urteilen der Behandelnden auch

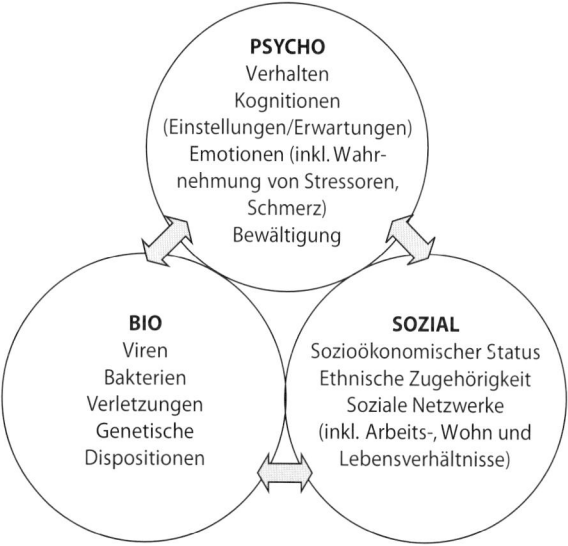

◘ Abb. 2.1. Das biopsychosoziale Modell

auf subjektive Indikatoren zurückgegriffen. Im biopsychosozialen Modell wird Gesundheit als »ein positiver funktioneller Gesamtzustand im Sinne eines dynamischen biopsychologischen Gleichgewichtszustands, der erhalten bzw. immer wieder hergestellt werden muss« (WHO 1986) verstanden. Antonovsky

> **Exkurs**
>
> Exkurs zur Definition der Begriffe »**Anti-Aging**« und »**Wellness**« in der Gesundheitspsychologie
> »**Anti-Aging**« und »**Wellness**«: Divergenz des alltagssprachlichen Verständnisses und der wissenschaftlichen Bedeutung
> Die Begriffe »**Anti-Aging**« und »**Wellness**« werden umgangssprachlich und in der nichtwissenschaftlichen Literatur oftmals anders verwendet, als sie im wissenschaftlichen Kontext der Gesundheitspsychologie verstanden werden. In der Alltagssprache bedeutet »Anti-Aging«, dass der Alterungsprozess ganz oder teilweise aufgehalten werden soll. So sind häufig Anti-Aging-Produkte und -Angebote zu finden, die Medikamente und operative Eingriffe umfassen und deren wissenschaftlicher Effekt umstritten oder deren Wirkung nachweislich schädlich ist (z. B. Botox-Behandlungen). Umgangssprachlich bezeichnete Wellnessangebote meinen vielfach Maßnahmen, die nur das Wohlbefinden steigern sollen, jedoch ohne dass der Mensch selbst aktiv wird, z. B. in Form von Massagen und speziellen Nahrungs(ergänzung)mitteln. Die wissenschaftliche Fachliteratur nimmt deswegen üblicherweise Abstand von der Benutzung der beiden Begriffe.
> »Anti-Aging« und »Wellness« sind jedoch gesundheitspsychologisch aus zwei Gründen interessant: »Anti-Aging« und »Wellness« umschreiben die Wünsche oder Ziele, denen viele Menschen nachstreben: nicht zu altern und sich wohl zu fühlen. Wird wie z. B. in der Gesundheitspsychologie »Anti-Aging« als die erfolgreiche Meisterung des Alterungsprozesses verstanden, kann Gesundheitsverhalten wie körperliche Bewegung nachweislich dazu beitragen, dass Menschen länger mit weniger Einschränkungen leben können. Dabei kommt es vor allem auf die Fitness an – also die körperliche Leistungsfähigkeit, die durch Verhalten wie regelmäßige Bewegung und körperliche Belastung trainiert wird (Lee et al. 1999; ▶ Kap. 12). Fitness steht direkt im Zusammenhang mit Wohlbefinden. Allerdings ist auch der Ausgleich wichtig, also die Erholung nach der Belastung. Dabei ist zu beachten, dass ein Wellnessprogramm immer den aktiven, anstrengenden (körperlich belastenden) Teil, der die Fitness trainiert, beinhalten muss, damit es seinem Namen gerecht wird.
> Wellness steht für die Steigerung oder Erhaltung des **Wohlbefindens** (»well-being«) und der »**Fitness**« (körperliche Leistungsfähigkeit). Mit »Wellness« wird im gesundheitspsychologischen Kontext betont, dass es auf das Gesundheitsverhalten jedes einzelnen Menschen ankommt und dass damit ein zunehmend inaktiver Lebensstil kompensiert werden soll. An erster Stelle steht aktives Gesundheitsverhalten wie körperliche Aktivität und gesunde Ernährung. Auch aktive Maßnahmen, mit denen man es sich gut gehen lassen kann (z. B. Entspannungstechniken, optimistische Lebenseinstellung und Mobilisierung von sozialer Unterstützung) zählen zum Wellnesskonzept (Edlin u. Golanty 1992). Es geht bei Wellnessangeboten darum, subjektive Gefühle wie Wohlbefinden, Zufriedenheit und Spaß zu optimieren und gleichzeitig diese auch bei der Teilnahme zu erleben: Freiwilligkeit und Freude am Tun sind entscheidende Bedingung für die Aufrechterhaltung von Gesundheitsverhalten (▶ Abschn. 12.3 letzter Teil).
> »Anti-Aging« und »Wellness« sind Konzepte, in denen Gesundheitsverhalten von zentraler Bedeutung sind. Mit Gesundheitsverhalten können Menschen ihrem Wunsch nach einem möglichst langen, uneingeschränkten Leben mit hohem Wohlbefinden näher kommen. Wichtig ist also – v. a. im nichtwissenschaftlichen Bereich – Angebote zu »Anti-Aging« und »Wellness« genau nach Verhaltenskomponenten zu hinterfragen. Nur wenn sie aktive Komponenten und Gesundheitsverhalten beinhalten, die nachweislich zu messbaren Gesundheitsverbesserungen beitragen, sind sie tatsächlich als solche Anti-Aging- und Wellnessprogramme zu werten.

(1987) gilt als Hauptvertreter dieser Bewegung, die der Frage nachgeht, warum und wie Menschen gesund sind sowie welche Faktoren daran beteiligt sind, die Position des Menschen auf dem Gesundheits-Krankheits-Kontinuum zu erhalten oder das Individuum in Richtung des gesunden Pols zu bewegen. Dabei werden Stressoren ebenso wie Ressourcen als bedeutsam angesehen. Darüber hinaus wird berücksichtigt, dass die Folgen von Stressoren nicht ausschließlich schlecht oder krankmachend sein müssen, d. h. dass Stressoren im Falle einer erfolgreichen Bewältigung auch gesundheitsförderlich wirken können (Bengel et al. 1999; ▶ Abschn. 3.1).

Gesundheit als Kontinuum statt einer Dichotomie (Alles-oder-Nichts-Phänomen) zu verstehen, bringt auch bedeutende Konsequenzen für eine alternde Gesellschaft mit sich, wenn es um Dimensionen von Krankheit und Gesundheit geht. Nachweislich ist ein höheres Lebensalter mit **Multimorbidität** (Auftreten verschiedener gesundheitlicher Einschränkungen) und **Polypathologie** (Zusammenwirken zahlreicher Krankheiten) verbunden. Die multiplen Einschränkungen umfassen:
1. Beeinträchtigung des Sehens, Hörens und in der Beweglichkeit,
2. Reduktion von Aktivitäten des täglichen Lebens und verfügbarer Ressourcen,
3. Multimorbidität und Multimedikation sowie
4. Veränderungen des subjektiven Wohlbefindens und der Lebenszufriedenheit.

Trotz dieser Einschränkungen darf Altern jedoch nicht mit Krankheit gleichgesetzt werden: Allgemein und insbesondere beim »**Anti-Aging**« (▶ Exkurs) kommt es auf die erfolgreiche Meisterung von Funktionseinschränkungen und die Aufrechterhaltung der Funktionsfähigkeit, des Wohlbefindens und der Lebensqualität an. Damit kann zwar nicht dem Alterungsprozess selbst entgegengewirkt werden, jedoch dem Verständnis, dass Altern automatisch mit einem Verlust an Gesundheit einhergehen muss (Zank 2000).

In der Gesundheitspsychologie geht es um die Förderung der Kompetenzen des Individuums, selbst etwas für seine Gesundheit und sein Wohlbefinden zu tun. Menschen sollen unterstützt werden, Belastungen (wie z. B. einer Krebsdiagnose) zu bewältigen und einen aktiven Lebensstil zu führen, der die Gesundheit weitgehend fördert.

> **Zusammenfassung**
> Gesundheit ist nicht nur dann erreicht, wenn keine Krankheiten und Einschränkungen vorliegen. Vielmehr ist Gesundheit ein Pol auf einem Kontinuum, auf dem Menschen sich körperlich, psychisch und sozial weniger oder mehr wohl fühlen und sich hinsichtlich ihrer Leistungsfähigkeit, ihrer Selbstverwirklichung und der Sinnfindung unterscheiden. Ziel der Gesundheitspsychologie und der Gesundheitsförderung ist es, Menschen darin zu unterstützen, dass sie akute oder chronische Stressoren und Belastungen so meistern können, dass sie entweder
> - keine oder eine möglichst geringe medizinisch fassbare Erkrankung entwickeln (z. B. Alkoholabhängigkeit) oder
> - trotz einer nicht reversiblen Einschränkung (z. B. nichtheilbarer Tumor) Wohlbefinden und Lebensqualität erleben.
>
> Damit ist Gesundheit auch dann möglich, wenn vollkommenes Glücklichsein, absolute Beschwerdefreiheit und höchste körperliche Leistungsfähigkeit nicht existieren. Insbesondere für ältere und chronisch beeinträchtigte Menschen hat das die Implikation, dass sie – auch wenn sie medizinische Diagnosen aufweisen – trotzdem als gesund gelten können. Ein bedeutender Anteil an der Gesundheit und Gesundheitsförderung wird Gesundheitsverhalten (wie z. B. körperliches Training, das zu Fitness führt) zugeschrieben.

Weiterführende Literatur

Knoll, N., Scholz, U. & Rieckmann, N. (2005). *Einführung in die Gesundheitspsychologie*. München: Ernst Reinhardt Verlag/UTB.
Schwarzer, R., Jerusalem, M. & Weber, H. (Hrsg.). (2002). *Gesundheitspsychologie von A bis Z*. Göttingen: Hogrefe.

Literatur

Antonovsky, A. (1987). *Unraveling the mystery of health: How people manage stress and stay well*. San Francisco: Jossey-Bass.
Bengel, J., Strittmatter, R., Willmann, H. (1999). *Was erhält Menschen gesund? – Antonovskys Modell der Salutogenese*. Köln: Bundeszentrale für gesundheitliche Aufklärung.

Bullinger, M., Kirchberger, I. (1998). *SF-36. Fragebogen zum Gesundheitszustand*. Göttingen: Hogrefe.

Edlin, G., Golanty, E. (1992). *Health & Wellness* (4th ed.). Boston: Jones & Bartlett.

Engel, E. L. (1977). The need for a new medical model: a challenge for biomedicine. *Science, 196*, 129–135.

Engel, G. L. (1980). The clinical application of the biopsychosocial model. *American Journal of Psychiatry, 137* (5), 535–544.

Knoll, N., Scholz, U., Rieckmann, N. (2005). *Einführung in die Gesundheitspsychologie*. München: Reinhardt/UTB.

Lee, C. D., Blair, S. N., Jackson, A. S. (1999). Cardiorespiratory fitness, body composition, and all-cause and cardiovascular disease mortality in men. *American Journal of Clinical Nutrition, 69*, 373–380.

Lippke, S. (2002). Wellness. In R. Schwarzer, M. Jerusalem, H. Weber (Hrsg.), *Gesundheitspsychologie von A bis Z* (S. 630–633). Göttingen: Hogrefe.

WHO (Weltgesundheitsorganisation) (1948). *Präambel zur Satzung*. Genf: WHO.

WHO (World Health Organization) (1986, November) *Ottawa charter for health promotion*. International Conference on Health Promotion, the move towards a new public health, 1986, Ottawa, Ontario, Canada.

WHO (Weltgesundheitsorganisation) (2001). *Taschenführer zur Klassifikation psychischer Störungen – ICD-10*. Bern: Huber.

Zank, S. (2000). Gesundheit und Krankheit. In H.-W. Wahl & C. Tesch-Römer (Hrsg.), *Angewandte Gerontologie in Schlüsselbegriffen* (S. 44–48). Stuttgart: Kohlhammer.

Ziegelmann, J. P. (2002). Gesundheits- und Krankheitsbegriffe. In R. Schwarzer, M. Jerusalem & H. Weber (Hrsg.), *Gesundheitspsychologie von A bis Z* (S. 149–152). Göttingen: Hogrefe.

3 Ressourcenorientierte Ansätze

Swantje Reimann, Philipp Hammelstein

3.1	**Das Salutogenesekonzept von Antonovsky** – 13		3.2.5	Resilienz am Beispiel von Angststörungen und Depressionen bei an Brustkrebs erkrankten Frauen – 21
3.1.1	Entstehung und Hintergründe – 14			
3.1.2	Gesundheit und Krankheit als Kontinuum – 14		**3.3**	**Systemisches Anforderungs-Ressourcen-Modell** – 23
3.1.3	Generelle Widerstandsressourcen – 15		3.3.1	Differenzierung von aktueller und habitueller körperlicher Gesundheit – 23
3.1.4	Kohärenzgefühl – 15		3.3.2	Komponenten des systemischen Anforderungs-Ressourcen-Modells – 24
3.2	**Resilienz** – 18		3.3.3	Gesundheitsrelevante Variablen – 24
3.2.1	Resilienz: Eine Begriffsbestimmung – 18		3.3.4	Gesundheitsfördernde Maßnahmen – 26
3.2.2	Methodische Aspekte der Resilienzforschung – 19			
3.2.3	Resilienz am Beispiel von Kindern, die familiäre Gewalt erfahren – 20			
3.2.4	Resilienz am Beispiel vom Depressionsrisiko bei Jugendlichen – 20			

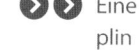 Eine der großen Neuerungen, die die junge Disziplin Gesundheitspsychologie in die bereits etablierte Psychologie einbrachte, ist ein Wechsel bzw. eine Erweiterung der Perspektiven: es werden nicht mehr ausschließlich Risikofaktoren untersucht, die zu Krankheiten und Störungen beitragen können, sondern es wird nach Faktoren und psychischen Prozessen gesucht, die mit dazu beitragen, dass Menschen körperlich und psychisch trotz auf sie einströmender Belastungen gesund bleiben.

In den folgenden Abschnitten sollen unterschiedliche Ansätze dieser anderen Perspektive näher erläutert werden. Zunächst wird das Salutogenesekonzept von Antonovsky dargestellt (▶ Abschn. 3.1), das als eines der bekanntesten ressourcenorientierten Konzepte gelten kann. In dem darauf aufbauenden Abschnitt zur Resilienz (▶ Abschn. 3.2) werden theoretische und empirische Ansätze beschrieben, die dazu dienen können, bereichsspezifische Resilienzfaktoren zu ermitteln und darauf aufbauend Interventionen zu planen. ▶ Abschnitt 3.3 schließt dann mit einer theoretischen Erweiterung des Salutogenesekonzeptes um kybernetische Elemente, die als systemisches Anforderungs-Ressourcen-Modell Eingang in die Gesundheitspsychologie gefunden hat.

3.1 Das Salutogenesekonzept von Antonovsky

Swantje Reimann

> Mitte des 20. Jahrhunderts wurde das die Forschung dominierende biomedizinische Paradigma zur Erklärung der Krankheitsentstehung durch Ansätze und Modelle erweitert, die von dem Zusammenhang zwischen Stress und Gesundheit ausgehen. Die Stressforschung konzentrierte sich dabei vor allem auf psychische und soziale Vermittlungsfaktoren, die mit der Entstehung von Krankheit in Zusammenhang gebracht wurden. Im Folgenden wird das Salutogenesekonzept von Antonovsky (1979) dargestellt. Hierbei handelt es sich zwar gleichfalls um ein Stressmodell, das sich mit situationsspezifischen Bedingungen und intrapsychischen Merkmalen bei der Bewältigung von Anforderungen beschäftigt, allerdings besteht die Leitfrage aber darin, wie Menschen ihre Gesundheit trotz widriger Umstände aufrechterhalten können.

3.1.1 Entstehung und Hintergründe

Salutogenese (lat. salus: Wohlbefinden, Zufriedenheit; griech. genesis: Entstehung, Herkunft) wird als die Entstehung von Gesundheit verstanden. Das Salutogenesemodell geht im Gegensatz zu den Risikofaktorenmodellen eines biomedizinischen Ansatzes vom Zustand Gesundheit aus, der durch bestimmte Schutzfaktoren vor dem schädigenden Einfluss belastender psychosozialer Ereignisse bewahrt werden kann. Krankheit und Gesundheit werden dabei wie bei anderen biopsychosozialen Ansätzen auch als Kontinuum gesehen, nicht als voneinander deutlich abgrenzbare Kategorien. Das Konzept der Salutogenese kann auch im Sinne eines Resilienzkonzeptes (▶ Abschn. 3.2) verstanden werden. Im Mittelpunkt steht dabei das Merkmal des Kohärenzsinns als Ausdruck der Lebensorientierung eines Menschen (▶ Abschn. 3.1.4). Antonovsky entwickelte seine theoretischen Überlegungen auf Untersuchungen an Überlebenden des Holocaust.

Antonovsky (1979) untersuchte in einem seiner Forschungsprojekte den Einfluss des Klimakteriums auf die psychische Gesundheit bei Frauen aus Israel. Innerhalb einer dieser Untersuchungen verglich er Frauen, die zwischen 1914 und 1923 in Mitteleuropa geboren waren und während der nationalsozialistischen Diktatur in Konzentrationslager deportiert wurden mit Frauen gleichen Alters, die aber während dieser Zeit in Mitteleuropa nicht deportiert wurden. Die Ergebnisse des Gruppenvergleiches hinsichtlich der psychischen und körperlichen Gesundheit waren sehr deutlich: 51% der Frauen, die keine Deportation erlebt hatten, gaben an, sich körperlich und emotional gesund zu fühlen. Demgegenüber berichteten nur 29% der Frauen, die den Aufenthalt im Lager überlebt hatten, über eine gute physische und psychische Gesundheit zu verfügen. Die Extrembelastung eines Konzentrationslagers scheint so auch noch über 30 Jahre danach einen Einfluss auf die Gesundheit zu haben.

Allerdings leidet nicht jede Frau in dieser Untersuchung, die die Extrembelastung eines Konzentrationslagers überlebt hat, auch 30 Jahre später noch an gesundheitlichen Problemen. Warum gab immerhin noch fast ein Drittel dieser Frauen an, sich psychisch und physisch gesund zu fühlen, obwohl sie die Gefangenschaft in einem Konzentrationslager überlebt hatten und danach in einem Land ihr Leben aufbauten, das durch drei Kriege gezeichnet wurde? Diese Frage sollte zu Antonovskys Leitfrage bei der Ausarbeitung seiner theoretischen Ansätze und empirischen Studien werden.

Aus dieser anderen Betrachtung der Ergebnisse stellte sich für Antonovsky die zentrale Frage des Salutogenesekonzeptes: **Was erhält einen Menschen trotz vieler Widrigkeiten, negativer Umstände und ungünstiger Bedingungen gesund?**

3.1.2 Gesundheit und Krankheit als Kontinuum

Wie bereits erwähnt, begreifen biopsychosoziale Modelle (zu dem sich auch das Salutogenesekonzept rechnen lässt) Gesundheit und Krankheit als eine Dimension mit unterschiedlichen Facetten. Diese Dimension lässt sich zum einen durch den Pol der völligen Gesundheit, Zufriedenheit, des Wohlfühlens (»**health ease**«) und zum anderen durch den Pol der völligen Abwesenheit von Wohlbefinden und Gesundheit (»**dis-ease**«) beschreiben. Von Antonovsky (1979) wird dieses Kontinuum als Health-ease-dis-ease-Kontinuum (HEDE-Kontinuum) bezeichnet.

Der pathogenetische Ansatz eines biomedizinischen Krankheitsverständnisses beschäftigt sich mit den Fragen,
- welche Ursachen für die Entstehung einer Krankheit verantwortlich sind und
- welche Faktoren diese aufrecht erhalten bzw. mitbedingen,

was sich auch in dem sog. Risikofaktorenkonzept widerspiegelt.

Im Gegensatz dazu verschiebt sich der Fokus im salutogenetischen Ansatz hin zu der Fragestellung, welche Bedingungen, Eigenschaften, Umstände und Situationen einen Menschen **gesund erhalten.**

Aus diesem Ansatz leitet sich ab, dass eine wesentliche Aufgabe der Gesundheitsförderung in der Sicherung dieser postulierten Schutzfaktoren bestehen muss. Dem Bewältigungsverhalten und den diesem zugrunde liegenden Lebenserfahrungen und -einstellungen werden hier große Bedeutung beigemessen.

Auf welcher Position des HEDE-Kontinuums sich ein Mensch nun befindet, kann durch vier Indikatoren bestimmt werden: So sind z. B. nicht nur das **Schmerzerleben** und die **Beeinträchtigung von Funktionen** für die subjektiv eingeschätzte Position auf dem HEDE-Kontinuum entscheidend, sondern auch die sich daraus ergebenden **Handlungsimplikationen** (wie z. B. die Notwendigkeit einer bestimmten Behandlung) und die **prognostischen Implikationen,** die von der Dauer und der Schwere einer Krankheit oder Störung abhängig sind. Es fällt auf, dass diese Positionsbestimmung lediglich durch krankheits- oder störungsbezogene Begrifflichkeiten vorgenommen wird. Eine positive Definition von Gesundheit, die eben nicht allein nur durch die Abwesenheit von Krankheitszeichen gekennzeichnet ist, wird von Antonovsky an dieser Stelle nicht gegeben.

Zwei Komponenten, die im Nachfolgenden genauer beschrieben werden, werden im Salutogenesemodell als zentral angenommen:
1. generelle Widerstandsressourcen und
2. Kohärenzgefühl.

3.1.3 Generelle Widerstandsressourcen

Welche Ressourcen ermöglichen es einem Menschen, sich mit Belastungen effektiv auseinander zu setzen und die individuelle Gesundheit zu fördern? Im Sinne der Stress- und Copingforschung können Faktoren unterschieden werden, die dem Menschen individuell zueigen sind (**interne Ressourcen**), so z. B. die körperliche Konstitution, die Fähigkeit, eigene Bedürfnisse, Wünsche, Anforderungen, Ängste usw. wahrzunehmen und eine gewisse Ich-Stärke.

Von diesen sind **externe Ressourcen** abzugrenzen wie z. B. materielle und soziale Unterstützung, beruflicher und sozialer Status und soziale Integration. Diese allgemeinen Faktoren werden von Antonovsky als »**generalised resistance resources**« (generelle Widerstandsressourcen/GRR; Antonovsky 1979) bezeichnet.

> **Definition**
> Generelle Widerstandsressourcen können als Kräfte verstanden werden, die Menschen dazu befähigen, potenziell krankmachende Einflüsse zu bewältigen, ohne zu erkranken. Diese werden nach Antonovsky (1979) schon in der Kindheit und Jugend gebildet und können unterschieden werden in
> - interne GRR (Empfinden von Entspannung, Ich-Stärke, Introspektionsfähigkeit usw.) und
> - externe GRR (soziale Unterstützung, materielle Ressourcen usw.)

Allerdings war Antonovsky nicht der erste, der bestimmte Eigenschaften von Menschen beschrieb, die Quellen einer gewissen Widerstandsfähigkeit gegenüber Erkrankungen darstellten. So veröffentlichte der amerikanische Psychiater Karl Menninger schon 1968 in seinem Buch »Das Leben als Balance« neben einem Kontinuumsmodell von Krankheit und Gesundheit auch die Beschreibung solcher Ressourcen wie z. B. einer guten Stressbewältigungskompetenz. Er ging von einer nicht nur krank machenden Wirkung der Stressoren aus, sondern ebenso von der Möglichkeit einer Weiterentwicklung des Individuums durch eben diese Stressoren.

3.1.4 Kohärenzgefühl

Da die GRR individuell sehr verschieden sind und eine einheitliche Konzeptualisierung für eine optimale Belastungsbewältigung schwierig erschien, schlug Antonovsky ein Konzept vor, das übergreifend zum Ausdruck bringen sollte, worin sich Menschen hinsichtlich ihrer Position auf dem Gesundheits-Krankheits-Kontinuum unterscheiden. Dieses wird von ihm als »**sense of coherence**« (SOC) bezeichnet. In der deutschen Übertragung wird zumeist der Begriff des Kohärenzgefühls verwendet, aber auch die Begriffe Kohärenzsinn oder Kohärenzempfinden tauchen in der Literatur als Übersetzung auf.

> **Definition**
> Das Kohärenzgefühl wird definiert als eine globale Orientierung (...), die das Maß ausdrückt, in dem man ein durchdringendes, andauerndes aber dynamisches Gefühl des Vertrauens hat, daß die eigene interne und externe Umwelt vorhersagbar ist und daß es eine hohe Wahrscheinlichkeit gibt, daß sich die Dinge so entwickeln werden, wie vernünftigerweise erwartet werden kann (Anontovsky 1997, S. 16).

Eine hohe Ausprägung des Kohärenzgefühls als eine grundlegende Lebenseinstellung ist gebunden an die Verfügbarkeit von GRR. Das Gefühl von Zusammengehörigkeit als allgemeine Lebensorientierung eines Menschen kann durch drei Komponenten näher beschrieben werden:
1. Die Komponente **Verstehbarkeit** (»comprehensibility«) soll zum Ausdruck bringen, dass ein Mensch seine Umwelt als kognitiv verstehbar einschätzt

und sie für geordnet, strukturiert, konsistent und erklärbar hält. Menschen, die ein hohes Maß an Verstehbarkeit besitzen, gehen davon aus, dass auch zukünftig eintretende Ereignisse, selbst wenn sie überraschend eintreffen, eingeordnet und erklärt werden können.
2. Als weitere Komponente wird die **Handhabbarkeit** bzw. **Bewältigbarkeit** (»manageability«) angeführt. Diese beschreibt das Ausmaß, in dem ein Mensch annimmt, dass die Anforderungen, die die Umwelt durch bestimmte Reize an ihn stellt, durch Ressourcen bewältigt werden können, die ihm zur Verfügung stehen oder durch sein soziales Umfeld geleistet werden können. Wer ein hohes Maß an Handhabbarkeit erlebt, wird sich nicht durch Ereignisse in die Opferrolle gedrängt oder vom Leben ungerecht behandelt fühlen. Bedauerliche Dinge geschehen fast in jedem Leben, aber wenn sie dann auftreten, wird man mit ihnen anders umgehen können und nicht im Trauerprozess verharren.
3. Das Erleben von **Sinnhaftigkeit** oder **Bedeutsamkeit** (»meaningfulness«) wird als dritte, motivationale Komponente beschrieben, die für Antonovsky als entscheidend für die Stärke des Kohärenzgefühls angesehen wird. Menschen mit einem hohen SOC geben Bereiche in ihrem Leben an, die ihnen wichtig genug sind, emotional in diese zu investieren. Diese Bereiche werden als bedeutsam erlebt; aus den Sinnbezügen ergeben sich normative Bindungen und mehr oder weniger konkrete Handlungsziele.

Operationalisierung des Konstruktes »Kohärenzgefühl«

In der folgenden Studien von Antonovsky et al. (1979) wurde das Konstrukt des Kohärenzgefühls näher untersucht.

> **Studienbox**
>
> Um das Konstrukt des Kohärenzgefühls zu operationalisieren, untersuchten Antonovsky et al. (1979) in einem qualitativen Interview (mit der Aufforderung: »Bitte erzählen Sie uns von Ihrem Leben!«) 51 Personen (30 Männer und 21 Frauen) hinsichtlich Gemeinsamkeiten von Formulierungen, die einen starken vs. schwachen SOC ausdrückten. Alle untersuchten Personen hatten in der Vergangenheit ein schweres Trauma erlebt, das mit einschneidenden und unvermeidbaren Konsequenzen in ihrem Leben einherging. Ein weiteres Kriterium zur Aufnahme in die Studie war die Einschätzung der Untersuchten als »gut funktionierend« durch einen bekannten außen stehenden Dritten.
> Nach Überprüfung der Befragungsprotokolle, die von den Interviewern unabhängig voneinander auf einer Zehn-Punkte-Skala hinsichtlich eines starken/schwachen SOC eingeschätzt wurden, konnte die Gruppe der Menschen mit einem hohen SOC der Gruppe mit einem niedrigen SOC gegenübergestellt werden. Im Folgenden sind Auszüge dieser Protokolle (ausführlicher abgedruckt bei Antonovsky 1997, S. 77–79) wiedergegeben und zwar jeweils für eine Person mit einem starken SOC (Beispiel 1) und eines für eine Person mit einem niedrigen SOC (Beispiel 2).
>
> **Beispiel 1:** Befragte 43 (weiblich, 55, verheiratet, ein Kind, Hausfrau, Sohn in Kampfhandlung getötet): »Als ich nach Israel kam, entwickelte sich alles wunderbar (...) [Nach dem Tod des Sohnes] Wenn etwas Furchtbares geschieht, suchen die Menschen nach einem Schuldigen. Aber ich tue das nicht, absolut nicht (...) Ich beschloß, daß ich ihn lebend in Erinnerung behalten möchte, voller Freude und Glück (...) Vielleicht hat die Tatsache, daß unser Leben all die Jahre so gut verlaufen war, uns Kraft verliehen (...) Sogar als wir unsere shiva [Trauer] abhielten, sagte ich, daß man niemandem die Schuld geben kann. Offensichtlich hatte es einfach geschehen müssen und das war's (...) Du schluckst Deine Tränen und machst weiter.«
>
> **Beispiel 2:** Befragte 29 (weiblich, 59, verheiratet, zwei Kinder, mittlere Verwaltungstätigkeit, Überlebende des Holocaust) »[Nach dem Zweiten Weltkrieg] Ich heiratete den ersten jüdischen Mann, dem ich begegnete. Wir gehörten zwei verschiedenen Welten an; unsere Ehe war nie ein Erfolg (...) Ich brachte ein Kind zur Welt (...) widmete mich ihr völlig (...) schreckliche Schuldgefühle (...) ein permanentes 'Mit-dem-Kopf-durch-die-Wand-Wollen' meinerseits

3.1 · Das Salutogenesekonzept von Antonovsky

(...) Ich habe alles aufgegeben (...)Wenn ich liebe, ist es grenzenlos. Haß ist bei mir ebenfalls grenzenlos (...) Was ich wirklich bedauere, ist, daß ich meiner Schwester im Konzentrationslager das Leben gerettet habe (...) es endete damit, daß der Kontakt zu ihr abbrach. Ich weiß nicht, wie man Kompromisse schließt (...) Das ganze Leben ist ein Kampf.«
Nach Extrahierung sich wiederholender Formulierungen in den jeweiligen Protokollen wurden markante Aussagen zu den drei Komponenten gebildet. Schließlich wurden 29 Items ausgewählt und zu einem Erhebungsinstrument des Kohärenzgefühls zusammengestellt. In der Originalfassung als »Orientation to Life Questionnaire« (Fragebogen zur Lebensorientierung, Antonovsky 1983) beinhaltet dieser Fragebogen:
- elf Items zur Komponente Verstehbarkeit,
- zehn Items zur Handhabbarkeit und
- acht Items zur Komponente Bedeutsamkeit,

die auf einer siebenstufigen Skala zu beantworten waren. Für die Erfassung des SOC lag gleichfalls eine Kurzform mit 13 Items vor. Dieser Fragebogen existiert auch in einer deutschen Version und wurde von Schumacher et al. (2000) an einer deutschen Stichprobe normiert.

Nachfolgende Untersuchungen zum Nachweis der Drei-Faktoren-Lösung des Konstruktes Kohärenzsinn kamen zu unterschiedlichen Ergebnissen. Verschiedene Autoren (z. B. Rimann u. Udris 1997) konnten diese Faktorenstruktur nicht finden und gingen eher von einem Generalfaktor aus. Die Befunde hinsichtlich der drei Komponenten sind inkonsistent. Antonovsky selbst führte eine Faktorenanalyse durch und fand ebenfalls keine sinnvollen separaten Faktoren. Er empfiehlt, die Gesamtauswertung des SOC einer Einzelauswertung der drei Subskalen vorzuziehen.

❗ Entgegen der Vermutung Antonovskys weisen allerdings mehrere Studie darauf hin, dass die Zusammenhänge zwischen Zeichen **psychischer** Gesundheit und Kohärenzgefühl weitaus deutlicher sind als die Beziehung des Kohärenzgefühls zu **physischer** Gesundheit.

Nach mehreren Untersuchungen mit unterschiedlichen Stichproben (Patienten, Studenten, Rentner, Bewohner eines Kibbuz u. a.) in verschiedenen Nationen (Schweden, Israel, Deutschland, USA, Großbritannien) weisen die Mittelwerte des SOC auf folgende Tendenzen hin:

❗ Männer verfügen über ein höheres Kohärenzgefühl als Frauen, das Kohärenzgefühl in klinischen Stichproben ist niedriger als in den nichtklinischen Stichproben und mit dem Alter steigt das Kohärenzgefühl an (Übersicht bei Antonovsky 1979)

Zusammenfassung

Das Salutogenesekonzept bietet nach Antonovsky (1979) eine Erweiterung der pathogenetischen, nach Ursachen von Erkrankung suchenden Sichtweise. Einen zusätzlichen diagnostischen Gewinn kann es durch die Frage leisten: Warum gelingt es einem Menschen trotz extremer Belastungen, gesund zu bleiben?
Wesentlich für den Heilungsprozess sind neben der Auseinandersetzung mit pathogenetischen Faktoren auch die dem Menschen zur Verfügung stehenden Ressourcen. Diese sollten ebenso wie Belastungen eruiert werden. Mögliche Ergänzungen in einer Anamnese können sich vor allem auf die Exploration individueller Bedeutungen der gegenwärtigen Situation und nötiger und auch zur Verfügung stehender Hilfen, den Lebenssinn und die Lebensziele beziehen.
Nach Antonovsky befähigt ein starkes Kohärenzgefühl einen Menschen dazu, seine Bewältigungsstile flexibel an die momentanen Umstände anzupassen, also seine Ressourcen optimal auszuschöpfen. Das Salutogenesemodell von Antonovsky kann als ein Stressbewältigungsmodell bezeichnet werden, das neben situationalen Bedingungen vor allem individuelle Eigenschaften von Menschen in den Fokus der Betrachtung einer effektiven Bewältigung von Anforderungen stellt. Dabei steht die Frage im Mittelpunkt, was einen Menschen trotz widriger Umstände gesund erhält. Gesundheit und Krankheit werden hier als ein Kontinuum angenommen, auf welchem sich ein Mensch aufgrund verschiedener individueller Merkmale und Besonderheiten der Situation positionieren kann. Im Abschluss wird auf die zentrale Komponente des Salutogenesemodells – das Kohärenzgefühl – und seine Operationalisierung und eingegangen.

3.2 Resilienz

Philipp Hammelstein

> Der folgende Abschnitt befasst sich mit einem jüngeren Konzept der Psychologie, nämlich der Resilienz, also der Widerstandsfähigkeit. Dabei gibt es sehr unterschiedliche Auffassungen darüber, was genau Resilienz ist. So hat Blum (1998) beklagt, dass es so viele Definitionen von Resilienz gäbe wie Studien zu diesem Thema. Zunächst wird eine Definition von Resilienz vorgestellt, die einen möglichst breiten Konsens bietet. Darauf aufbauend werden entsprechende Probleme der Resilienzforschung angeschnitten und abschließend beispielhafte Resilienzfaktoren in unterschiedlichen Kontexten dargestellt.

3.2.1 Resilienz: Eine Begriffsbestimmung

> **Definition**
> Mit Resilienz werden Prozesse oder Phänomene beschrieben, die eine positive Anpassung des Individuums trotz vorhandener Risikofaktoren widerspiegeln.

In dieser Definition sind einige Begrifflichkeiten verwendet, die einer näheren Betrachtung bedürfen. Zum einen kann Resilienz als **Prozess** oder aber als **Phänomen** verstanden werden. Damit ist gemeint, dass sowohl das Ergebnis (positive Anpassung) als auch der Prozess dahin als Resilienz verstanden werden. Mit **positiver Anpassung** wird auf zwei zentrale Aspekte aufmerksam gemacht (Staudinger et al. 1995): zum einen kann sich Anpassung auf die Aufrechterhaltung der normalen Entwicklung trotz vorhandener negativer Einflüsse beziehen. Beispielhaft könnte hier die Aufrechterhaltung einer dem Alter entsprechenden Entwicklung der Emotionsregulation trotz Misshandlungen in der Familie gemeint sein. Der Begriff der Anpassung meint aber gleichzeitig auch den Aspekt der Wiederherstellung des psychischen Funktionsniveaus nach Absinken desselben durch negative Einflüsse. So könnte z. B. die Wiederherstellung der schulischen Leistungsfähigkeit eines Kindes nach dem Verlust eines Elternteils eine Anpassung darstellen.

Der letzte Bestandteil der Definition ist das **Vorhandensein von Risikofaktoren**. Damit sind Faktoren gemeint, die im Durchschnitt beim Individuum zu negativen psychischen und/oder physischen Konsequenzen führen. Ohne das Vorhandensein solcher Risikofaktoren kann es also keine Resilienz geben.

Was nach der Betrachtung dieser Definitionsbestandteile deutlich wird, ist, dass sich Resilienz nicht inhaltlich bestimmen lässt, sondern nur im funktionalen Kontext. Aus diesem Grund können in diesem Abschnitt auch nicht einzelne Resilienzfaktoren aufgelistet werden (wie z. B. Optimismus, Kompetenzerwartung usw.), sondern nur Konstrukte, die unter bestimmten Risikofaktoren bei bestimmten Populationen resiliente Wirkung entfalten. Anders ausgedrückt bedeutet dies, dass Aspekte, die zur Resilienz beitragen, nicht unbedingt generell positive Auswirkung haben müssen und vice versa (Luthar u. Zelazo 2003). So gehen z. B. positive Zukunftserwartungen im Mittel mit positiven Konsequenzen für die Individuen einher. Bei Jugendlichen mit Verhaltensauffälligkeiten korrelieren positive Zukunftserwartungen allerdings mit einem geringeren schulischen Engagement. Umgekehrt gelten geringe Erwartungen an die Eltern als abträglich für die kindliche Entwicklung. Ist das Kind allerdings sehr jung und befindet es sich in einer hoch dysfunktionalen Familienumgebung, sind geringe Erwartungen an die Eltern ein Resilienzfaktor (ebd.).

Die Implikationen dieser Definitionen sind jedoch noch weitergehend: Resilienz kann nämlich nicht als »Trait« betrachtet werden (Luthar u. Zelazo 2003; Staudinger et al. 1995). Im Einzelfall kann natürlich ein Persönlichkeitsmerkmal (z. B. dispositionaler Optimismus) zur Resilienz beitragen (▶ Kap. 6), aber Resilienzfaktoren sind nicht nur auf Persönlichkeitsmerkmale beschränkt. Resilienzfaktoren können grundsätzlich auf drei verschiedenen Ebenen auftreten (Olsson et al. 2003):

1. Faktoren auf individueller Ebene: hierzu zählen sämtliche Merkmale, die innerhalb des Individuums liegen (Persönlichkeitsmerkmale, Kompetenzen, physiologische Faktoren usw.);
2. Faktoren auf sozialer Ebene: hierzu zählen soziale Bezüge zur Familie und Peers und
3. Faktoren auf gesellschaftlicher Ebene: hierzu zählen Einflüsse, die durch gesellschaftliche Normen und Institutionen entstehen, aber auch die Verfügbarkeit bestimmter gesellschaftlicher Ressourcen.

3.2.2 Methodische Aspekte der Resilienzforschung

Das Konzept der Resilienz spiegelt die zunehmend komplexer werdende Betrachtung psychologischer Phänomene wider. Der Status dieser Forschung ist damit der Psychotherapieforschung sehr ähnlich. Bei dieser geht es auch nicht mehr um die allgemeine Frage »wirkt Psychotherapie?«, sondern um spezifische Fragestellungen der Art »welche Therapieform wirkt bei welchen Patienten mit welchen Problemen unter welchen Bedingungen und vom wem durchgeführt?«. Bezogen auf die Resilienzforschung heißt dies, dass es nicht mehr um die Frage geht »welche Aspekte haben einen förderlichen Einfluss auf die menschliche Entwicklung?« (eine derartige Fragestellung würde den Resilienzbegriff auch nicht umfassen), sondern um die wesentlich komplexere Fragestellung »welche Faktoren tragen bei welchen Risikofaktoren unter welchen Bedingungen und bei welchen Populationen zur Resilienz bei?«

Die Resilienzforschung ist letztlich aus der Risikoforschung hervorgegangen. Dieser Forschungszweig hat sich mit der Identifikation von Faktoren befasst, die im Mittel einen signifikanten nachträglichen Effekt auf psychische und/oder physische Merkmale des Individuums haben. Teile der Risikoforschung sind also unerlässlicher Bestandteil der Resilienzforschung, da zur Untersuchung der Resilienz – wie bereits gesagt – Risikofaktoren vorliegen müssen. Der Anspruch der Resilienzforschung ist allerdings breiter, da nicht nur negative Faktoren und negative Auswirkungen (bzw. das Ausbleiben derselben) untersucht werden, sondern sowohl positive (resilienzfördernde) Faktoren als auch Risikofaktoren und die Auswirkung dieser Faktoren auf positive (z. B. Kompetenzen, Fähigkeiten usw.) und negative Merkmale (z. B. Ausbildung psychischer Störungen) studiert werden.

Resilienz lässt sich nie direkt erfassen. Dies resultiert zum einen aus der funktionalen anstelle einer inhaltlichen Definition von Resilienz und zum anderen durch das Eingebettetsein der Resilienz in einen Risikokontext. Resilienz lässt sich damit nur indirekt erschließen aus den zwei Konstrukten:
- Risikoexposition und
- positive Anpassung.

Neben diesen beiden Variablen müssen in der Resilienzforschung noch weitere Merkmale erhoben werden, die potenziell eine resiliente Wirkung entfalten könnten.

❗ Resilienzforschung muss somit mindestens drei Variablen umfassen: die Risikoindikatoren, die positive Anpassung auf das Risiko hin sowie potenzielle Resilienzfaktoren.

Als **Risikoindikatoren** kommen alle Bedingungen infrage, die signifikant mit einer nachfolgenden maladaptiven Entwicklung in wichtigen Bereichen des Individuums einhergehen. Als **positive Anpassung** können all diejenigen Zustände verstanden werden, die substanziell besser sind als nach der Risikoexposition zu erwarten gewesen wäre. Im Kontext der Resilienzforschung sollte auch diese Variable breit gefasst sein.

Interessieren also z. B. Resilienzfaktoren bei Kindern, die eine Scheidung ihrer Eltern erleben, so benötigen wir zum einen die Erfassung der genauen Risikofaktoren (Art der Trennung, sozioökonomische Veränderungen usw.), die Erfassung der Anpassung (Sozialverhalten, Selbstwert, Aspekte der Emotionsregulation usw.) als auch die Erfassung potenzieller Resilienzfaktoren möglichst auf den drei oben beschriebenen Ebenen (individuell, sozial, gesellschaftlich).

Dabei darf nicht aus den Augen verloren werden, dass man es hier mit hochgradig voneinander abhängigen Variablen zu tun hat, die meist in enger Wechselwirkung miteinander stehen. In dem gerade beschriebenen Beispiel wurde der Selbstwert als eine mögliche Variable der positiven Anpassung dargestellt. Gleichzeitig kann der Selbstwert des Kindes zum Zeitpunkt der Trennung natürlich aber auch selbst ein Resilienzfaktor sein. Was also als ein potenzieller Resilienzfaktor und was als Ergebnisvariable definiert wird, hängt häufig vom Forschungskontext bzw. von den Interessen des jeweils Forschenden ab. Gleichzeitig können die Resilienzfaktoren auch selbst vom Risikofaktor beeinflusst werden. In der Resilienzforschung geht es um korrelative Forschung, wenn sie nicht Interventionsforschung ist und die Resilienzfaktoren experimentell variiert. Insofern müssen die Ergebnisse auch korrelativ und nicht kausal interpretiert werden.

Die Resilienzforschung hat sich aus Entwicklungspsychologie heraus entwickelt und aus diesem Grun-

de werden meist Resilienzfaktoren in bestimmten Altersbereichen (bei bestimmten Risikoexpositionen) untersucht. Daher wird die folgende Darstellung sich ebenfalls an bestimmten Entwicklungsabschnitten orientieren. Es werden jeweils drei Aspekte beleuchtet:
a) Welche Konsequenzen hat der Risikofaktor für die bestimmte Population?
b) Welche Faktoren tragen dazu bei, dass einige Individuen der Population eine positive Anpassung aufrechterhalten bzw. wiederherstellen können
c) Welche Interventionsstrategien lassen sich daraus ableiten?

3.2.3 Resilienz am Beispiel von Kindern, die familiäre Gewalt erfahren

Kinder werden in den Industriestaaten häufig Opfer körperlicher und/oder psychischer Gewalt. Ergebnisse von Befragungen im Auftrag des Bundesfamilienministeriums zeigen zwar einen kontinuierlichen Rückgang der familiären Gewalt gegen Kinder, dennoch berichten immer noch ein Viertel aller Eltern, ihren Kindern den »Po versohlt zu haben« (BMFSFJ 2003). Andere Schätzungen gehen von weitaus höheren Zahlen aus und nehmen an, dass nur jedes fünfte Kind gewaltfrei erzogen wird. Bestrafendes elterliches Verhalten gilt allgemein als ein Risikofaktor für die Ausbildung verschiedenster psychischer Störungen im Kindesalter (Heinrichs et al. 2002). Dabei zeigt sich in mehreren Studien, dass jüngere Kinder für die Folgen von Gewalt vulnerabler sind als ältere Kinder oder Jugendliche (Engle et al. 1996). Allerdings entwickeln nicht alle Kinder, die familiärer Gewalt ausgesetzt sind, psychische Störungen. Das heißt, an dieser Stelle können Resilienzprozesse vermutet werden, da ein Risikofaktor vorliegt (elterliche Gewalt), der im Durchschnitt zu einer erhöhten Wahrscheinlichkeit für eine folgende psychische Störung des Kindes führt, dies aber nicht bei allen Kindern.

> ❗ Als stärkster Faktor auf sozialer Ebene, der den Effekt der Gewalt abpuffern kann, wird eine stabile emotionale Beziehung zu entweder einem Elternteil oder einer anderen erwachsenen Person gesehen, die dem Kind Unterstützung im Umgang mit diesem Konflikt bieten kann (Engle et al. 1996).

Resilienzvariablen auf individueller Ebene sind v. a. bei Jugendlichen untersucht worden, die bereits als Kinder geschlagen wurden. Hier zeigte sich, dass ein klares langfristiges Lebensziel mit der Ablehnung von eigener Gewaltanwendung einhergeht. Die Entwicklung eines eigenen Lebensziels wäre hierbei also der Resilienzfaktor.

Die existierenden Präventionsprogramme (Überblick bei Heinrichs et al. 2002) setzen an unterschiedlichen Ebenen an (kindzentriert, elternzentriert usw.) und sind meist darauf ausgerichtet, die Risikofaktoren zu vermeiden und sog. Schutzfaktoren (unter ihnen auch Resilienzfaktoren) zu stärken. Beispielhaft sei hier ein universelles, elternzentriertes Präventionsprogramm vorgestellt, das sogenannte **»Triple P«** (»Positive Parenting Program«; Sanders 1999). Bezogen auf die hier vorgestellte Problematik versucht das Erziehungsprogramm an zwei Stellen einzuwirken:
- die Eltern-Kind-Beziehung zu verbessern (und damit den Resilienzfaktor zu stärken) und
- gleichzeitig dysfunktionale Erziehungsstrategien (wie z. B. Gewaltanwendung) zu reduzieren (und damit den Risikofaktor zu minimieren).

Daneben hat »Triple P« noch weitergehende Zielvorstellungen, die aber innerhalb dieses Abschnitts von untergeordnetem Interesse sind. »Triple P« hat verschiedene Intensitätsstufen der Intervention, die von universellen Informationen über Erziehung bis hin zu konkreten Elterntrainings auf Familienebene reichen. Das Erziehungsprogramm »Triple P« ist sowohl theoretisch fundiert als auch empirisch überprüft worden und führte in einigen Studien zu einer Reduktion des kindlichen Problemverhaltens von 42% vor auf 20% nach der Intervention (Sanders 1999).

3.2.4 Resilienz am Beispiel vom Depressionsrisiko bei Jugendlichen

Depressionen gelten als eine der weit verbreiteten psychischen Störungen. Kernmerkmale sind Niedergeschlagenheit, Interesseverlust, emotionale Leere, Antriebs- und Freudlosigkeit sowie multiple körperliche Beschwerden (Hautzinger 1998).

Das Risiko für Jugendliche, an einer Depression zu erkranken, ist relativ hoch. Punktprävalenzen für Jugendliche liegen zwischen 0.4 und 8.4%.

Auch wenn die Entwicklungspfade hin zu depressiven Symptomen, die von dysphorischen Stimmungen bis zu depressiven Episoden schwanken können, recht unterschiedlich sind, konnten Risikofaktoren auf unterschiedlichsten Ebenen identifiziert werden (→zusf. Compas et al. 1995; Shochet et al. 2001):

- Auf der biologischen Ebene gelten Dysregulationen des Schlafmusters sowie frühere oder aktuelle Depressionen bei Verwandten ersten Grades als Risikofaktoren.
- Auf der psychologischen Ebene erhöht ein dysfunktionaler Attributionsstil, ein niedriges Selbstwertgefühl sowie ungünstige Stressverarbeitungsmuster das Risiko, depressiv zu werden.
- Als Risikofaktoren auf sozialer Ebene gelten elterliche Depressionen, kritische Lebensereignisse und mangelnde Peer-Beziehungen.

! Depressionen naher Verwandter gelten also sowohl aufgrund ihrer erblichen Komponenten als auch aufgrund der mit Depression veränderten Erlebens- und Verhaltensweisen als Risikofaktor der biologischen **und** der sozialen Ebene.

Neben diesen allgemeinen Risikofaktoren kommen noch geschlechtsspezifische Faktoren hinzu. Allgemein ist das Depressionsrisiko für Mädchen höher als für Jungen. Bei Mädchen ist das frühe Einsetzen der Pubertät, bei Jungen ein spätes Einsetzen der Pubertät ein zusätzlicher Risikofaktor (Compas et al. 1995).

Wie aus dieser Ansammlung von Faktoren schon deutlich wird, gibt es unterschiedlichste Entwicklungsverläufe hin zu einer depressiven Episode. Ist ein Jugendlicher einmal an einer Depression erkrankt, so ist die Wahrscheinlichkeit einer depressiven Folgeepisode sowie komorbider psychischer Erkrankungen deutlich erhöht.

Als Resilienzfaktoren kommen nun unterschiedliche Variablen infrage. Auf individueller Ebene scheinen Problemlösefertigkeiten das Depressionsrisiko abzupuffern, während auf sozialer Ebene die (soziale) Unterstützung durch Familie und/oder Peers sich als ein Resilienzfaktor herausgestellt hat (Compas et al. 1995; Shochet et al. 2001). Hierbei scheint die Beziehung zur Mutter andere Effekte zu haben als die Beziehung zum Vater. Während eine enge Beziehung zur Mutter vor allem die negative Wirkung familiärer Veränderungen abzupuffern vermag, schützt eine enge Beziehung zum Vater sowohl vor stressreichen familiären Veränderungen als auch vor den mit den pubertären Veränderungen assoziierten Problemen.

Es gibt mittlerweile viele Interventionsprogrammen, die Depressionen bei Jugendlichen vorbeugen sollen (Übersicht bei Wiesner u. Reitzle 2001). Die Programme sind teilweise universell angelegt, teilweise selektiv (z. B. nur für Kinder und Jugendliche depressiver Eltern) und teilweise indikativ (für Kinder und Jugendliche mit bereits vermehrten dysphorischen Symptomen). Die meisten Präventionsansätze sind kognitiv-verhaltenstherapeutisch konzipiert und versuchen u. a. Problemlösefähigkeiten und soziale Kompetenzen zu verbessern. Damit setzen sie an einem möglichen Resilienzfaktor an. Bislang gibt es allerdings kaum Programme, die die Eltern mit einbeziehen. Eine derartige Präventionsmaßnahme, das »Resourceful Adolescent Program«, wurde von Shochet et al. (2001) vorgestellt.

Neben elf Sitzungen mit den Jugendlichen in Gruppen werden noch drei Sitzungen mit den jeweiligen Elternteilen durchgeführt. Innerhalb dieser Sitzungen werden die elterlichen Stärken herausgearbeitet, Wissen über jugendliche Entwicklung dargelegt und Strategien vermittelt, die die familiären Beziehungen verbessern sollen.

Das Programm hat sich insgesamt als wirksam herausgestellt. So nahmen die Depressionswerte in den Fragebögen der Jugendlichen nach der Intervention ab und blieben auf diesem Niveau zehn Monate stabil. Allerdings ist unklar, ob die Sitzungen mit den Eltern einen zusätzlichen Effekt haben. Denn innerhalb dieser Evaluationsstudie nahm nur ein geringer Anteil der Eltern diese Sitzungen wahr. Es ist also auch denkbar, dass ausschließlich die Förderung der sozialen und Problemlösekompetenzen diesen Effekt verursacht haben.

3.2.5 Resilienz am Beispiel von Angststörungen und Depressionen bei an Brustkrebs erkrankten Frauen

Das Mammakarzinom ist eine maligne Erkrankung des Brustdrüsengewebes und gilt als die häufigste Krebserkrankung der Frau. Das mittlere Lebenszeitrisiko für Frauen an Brustkrebs zu erkranken, beträgt in Deutschland 9.2% (Robert Koch Institut 2005).

Schätzungen gehen davon aus, dass in Deutschland jährlich über 45.000 Frauen neu an Brustkrebs erkranken. Die Mortalität ist aufgrund der Präventionsbemühungen und der verbesserten Behandlungsmöglichkeit in Deutschland seit den 1990er Jahren rückläufig. So liegt die relative Überlebenswahrscheinlichkeit nach fünf Jahren für Frauen, die in den 1990er Jahren die Diagnose erhalten haben, bei 78% (Anfang der 1980er Jahre lag dieser Wert noch bei 67%; ebd.). Dabei darf dennoch nicht übersehen werden, dass ca. 30% der Todesfälle bei Frauen zwischen 35 und 59 Jahren auf das Mammakarzinom zurückzuführen sind.

Die medizintherapeutische Strategie besteht zum einen in der chirurgischen Entfernung des Tumors, wobei versucht wird, die Brust zu erhalten (in Abhängigkeit vom Tumorstadium). Zusätzlich können hormon- oder chemotherapeutische Strategien zum Einsatz kommen (Pfreundschuh 1997).

Die Diagnose eines Brustkrebs stellt einen tiefen Einschnitt in die Lebenssituation der davon betroffenen Frauen dar. Nicht nur die mit der Diagnose verbundene mögliche Letalität, sondern auch die starken Beeinträchtigungen durch die medizinische Behandlung des Brustkrebs (mit dem Risiko einer sog. totalen Mastektomie, also der chirurgischen Brustentnahme) stellen für die Betroffenen eine besondere psychosoziale Belastung dar. Es wundert also nicht, dass das Risiko nach der Brustkrebsdiagnose an einer affektiven oder Angststörung zu erkranken im Vergleich zur weiblichen Normalbevölkerung deutlich erhöht ist. Die Angaben zur Häufigkeit von psychischen Störungen bei Frauen mit einem Mammakarzinom weichen dabei beträchtlich voneinander ab, was nicht zuletzt abhängig ist von der Art der Stichprobenrekrutierung bzw. der eingesetzten Messverfahren. Innerhalb der ersten sechs Monate nach Erhalt der Diagnose leiden zwischen 20 und 30% der Frauen an einer depressiven Erkrankung (Golden-Kreutz u. Andersen 2004; McDaniel et al. 1997).

Die Angaben dazu, wie häufig Frauen mit Brustkrebs nach der Diagnose unter einer Angststörung leiden, schwanken zwischen 6 und 14% (Dausch et al. 2004; Kissane et al. 2004). Die Betroffenen leiden unter:
- Unkontrollierbarkeit des Krankheitsverlaufs,
- mangelhafter Arzt-Patientinnen-Kommunikation,
- Veränderung des eigenen Körperbildes und
- Belastung für die Familie (Turner et al. 2005).

Wie ersichtlich handelt es sich auch hier um eine schwer belastete Gruppe mit einem erhöhten Risiko, neben der Tumorerkrankung noch eine psychische Störung zu entwickeln. Allerdings entwickeln nicht alle Frauen mit der Diagnose eines Mammakarzinoms psychische Störungen. Welche Resilienzfaktoren lassen sich identifizieren, die gegen eine zusätzliche psychische Störung schützen können? Hier zeigte sich u. a. ein Persönlichkeitsmerkmal als resilienter Faktor auf individueller Ebene, der sog. dispositionale Optimismus (▶ Abschn. 6.1). Hierunter wird der zeitlich überdauernde Glaube verstanden, dass einem eher gute Ereignisse widerfahren werden, wobei offen gelassen wird, ob sich die Dinge von allein positiv entwickeln oder man selbst etwas dazu beiträgt. Es zeigte sich, dass Frauen, die mittels eines Screeningverfahrens als »Optimisten« eingestuft wurden, sowohl kurz nach der Tumordiagnose als auch 12 Monate nach der Diagnose weniger an depressiven Beschwerden und Angstsymptomen litten als Patientinnen, die eher als »Pessimisten« eingestuft wurden (Schou et al. 2004). Dieser Zusammenhang kann über verschiedenste Prozesse vermittelt werden. Wahrscheinlich bedingt das Persönlichkeitsmerkmal des Optimismus die Wahl der Bewältigungsstrategien. So steht der Optimismus auch in einem positiven Zusammenhang mit dem Finden positiver Aspekte (so z. B. stärkere Bedeutung sozialer Bezüge, größere Spiritualität usw.), was wiederum in einem negativen Zusammenhang mit dem Erleben emotionaler Belastung durch die Krebsdiagnose steht (Urcuyo et al. 2005). Bei der Interpretation dieser Ergebnisse ist Vorsicht geboten, da das Konzept des dispositionalen Optimismus nicht klar genug definiert ist (Schwarzer u. Renner 1997).

Die meisten Interventionsprogramme sollen bei der Bewältigung der Diagnose unterstützend sein. In diesem Zusammenhang werden edukative, supportive, imaginative, kognitive und behaviorale Techniken eingesetzt (Kruse et al. 2003). Hierzu haben Antoni et al. ein kognitiv-behaviorales Stressmanagement-Gruppenprogramm vorgestellt und evaluiert (Antoni et al. 2001). Dieses Gruppenprogramm reduziert nicht nur die depressiven Beschwerden der Teilnehmerinnen, sondern erhöhte auch das Finden positiver Aspekte und steigerte den Optimismus der Betroffenen. Letzteres traf erfreulicherweise besonders für diejenigen zu, die zu Beginn der Behandlung sehr gering optimistisch waren.

> **Zusammenfassung**
> In diesem Abschnitt wurde der Begriff der Resilienz eingeführt. Mit Resilienz werden Prozesse oder Phänomene beschrieben, die eine positive Anpassung des Individuums trotz vorhandener Risikofaktoren widerspiegeln. Allerdings wird die Bezeichnung derzeit in der Forschung leider sehr uneinheitlich verwendet. Resilienz lässt sich inhaltlich nicht über bestimmte Merkmale definieren (z. B. Optimismus, Selbstwirksamkeit usw.), sondern nur über die Funktion des Merkmals, i. e. eine positive Anpassung des Individuums trotz vorhandener Risikofaktoren sicherzustellen. Ein Merkmal kann folglich in einem Kontext ein Risiko- und in einem anderen Kontext ein Resilienzfaktor sein. Es wurden exemplarisch für drei verschiedene Kontexte entsprechende Resilienzfaktoren dargestellt.

3.3 Systemisches Anforderungs-Ressourcen-Modell

Swantje Reimann

> Das systemische Anforderungs-Ressourcen-Modell (Becker et al. 1994) stellt den Versuch dar, verschiedene gesundheitspsychologische Modelle zu integrieren und Lücken zu schließen, die im Verständnis von Gesundheit und Krankheit offen bleiben. Ebenso wie das Modell von Antonovsky werden die Ressourcen besonders betont.

Das Salutogenesemodell von Antonovsky ist bereits dargestellt worden (▶ Abschn. 3.1). In diesem Modell werden Gesundheit und Krankheit als zwei Pole eines Kontinuums betrachtet. Eine Person bewegt sich auf diesem Kontinuum in Richtung Krankheit oder Gesundheit je nach Ausmaß ihrer Widerstandsressourcen und Schutzfaktoren. Die Erwartung auf eine Positivdefinition von Gesundheit, die der Name Salutogenese impliziert, wird auch hier nicht erfüllt. Innerhalb dieses Modells wird Gesundheit nur als die Abwesenheit von Beeinträchtigungen und Defiziten definiert.

Antonovskys Salutogenesemodell, wie auch die anderen Stressbewältigungsmodelle, beschäftigt sich allerdings fast ausschließlich mit externen Anforderungen an den Menschen. Jedoch sind auch interne Anforderungen und die daraus folgenden Emotionen für den Gesundheitszustand von Relevanz, finden aber in den vorgenannten Modellen wenig Beachtung. Diese Lücke versuchen Becker et al. (1994) mit einem Rahmenmodell zu schließen, das sie als systemisches Anforderungs-Ressourcen-Modell bezeichnen. Bevor dieses Modell dargestellt wird, soll allerdings noch auf die von Becker et al. (1996) eingeführte Unterscheidung in aktuelle und habituelle körperliche Gesundheit eingegangen werden.

3.3.1 Differenzierung von aktueller und habitueller körperlicher Gesundheit

Die oben angeführten Modelle sind als Stressbewältigungsmodelle zu verstehen und gehen davon aus, dass nicht die Belastung per se, sondern deren Bewertung und die anschließende Bewältigung einen Bezug zur aktuellen körperlichen Gesundheit haben. Was unterscheidet nun aber Menschen mit wenigen Erkrankungen (Becker et al. 1996, bezeichnen sie als **Hochgesunde**) innerhalb eines langen Zeitraumes (über mehrere Jahre hinweg) von denjenigen, die innerhalb des gleichen Zeitintervalls mehrfach erkrankten, den Arzt konsultierten, Medikamente einnahmen oder stationär behandelt wurden (von Becker et al. [1996] als **Mindergesunde** bezeichnet)?

Um diese Frage zu beantworten, schlagen Becker et al. die Unterscheidung von **aktueller** und **habitueller** körperlicher Gesundheit vor.

Aktuelle körperliche Gesundheit. Sie lässt sich nach Becker et al. als der Gesundheitszustand eines Menschen beschreiben, in dem er sich momentan befindet (Ist der Mensch zurzeit erkrankt?). Dieses aktuelle körperliche Befinden ist Schwankungen unterworfen, je nachdem, ob die Person Belastungen und Anforderungen ausgesetzt ist, die das Risiko einer Erkrankung erhöhen können.

Stressbewältigungsmodelle können nun helfen, den aktuellen körperlichen Gesundheitszustand in Abhängigkeit von der An- oder Abwesenheit von Stressoren zu erklären. Sie beschreiben das jeweilige Bewältigen eines bestimmten Stressors, einer Anforderung oder eines stark handlungsrelevanten Reizes durch verschiedene Strategien. Diese sog. **Copingstrategien** können individuell verschieden sein, da jedem Menschen unterschiedliche Eigenschaften und Hilfsmittel (z. B. generelle Widerstandsressourcen bei Antonovsky) zur Verfügung stehen.

Habitueller körperlicher Gesundheitszustand. Er kann als der »über einen längeren Zeitraum (nach Möglichkeit mehrere Jahre) aggregierte bzw. gemittelte körperliche Gesundheitszustand einer Person« (Becker 1996, S. 13) beschrieben werden.

Hochgesunde lassen sich von Mindergesunden demnach auf dem Niveau des habituellen körperlichen Gesundheitszustandes unterscheiden. Hochgesunde können nach Becker et al. (1996) interne und externe Anforderungen unter Zuhilfenahme interner und externer Mittel (**Ressourcen**) effektiver begegnen und so ihre Gesundheit erhalten.

3.3.2 Komponenten des systemischen Anforderungs-Ressourcen-Modells

Das von Becker et al. (1994) vorgeschlagene Modell zur Erklärung der habituellen körperlichen Gesundheit steht in seiner Konzeptualisierung kybernetischen Modellen nahe. Dabei wird das Individuum als ein System betrachtet, in dem eine hierarchische Struktur aus vielen Subsystemen existiert, die gleichzeitig aber auch in Suprasystemen (übergeordneten Systemen) organisiert ist. Diese Systeme bedingen und beeinflussen sich gegenseitig.

Während sich das biomedizinische Krankheitsmodell mit der Erklärung und Beschreibung des Gesundheitszustandes auf biologischer Ebene (Organe und Organsysteme) beschäftigt, lässt es die Betrachtung der ökologischen Suprasysteme, in denen ein Mensch lebt, gänzlich unbeachtet. Aus diesen Suprasystemen (z. B. Familie, Gesellschaft, Umwelt u. a.) erwachsen jedoch Anforderungen an einen Menschen, die gleichfalls gesundheitsrelevant sind, mit denen er sich tagtäglich auseinandersetzen muss, die als Belastungen erlebt werden können und dann eine Bewältigungsaufgabe darstellen.

Doch nicht nur externe Anforderungen müssen von der Person bewältigt werden. So sind interne Anforderungen wie Bedürfnisbefriedigung, Erwartungen an andere Personen des Familiensystems usw. ebenso von Relevanz für den Gesundheitszustand. Diese Aufgaben können unter Nutzung interner und externer Ressourcen, wie schon in den Stressbewältigungsmodellen beschrieben, bearbeitet werden.

Interne Ressourcen sind die dem Menschen eigenen Handlungsüberzeugungen (wie z. B. Selbstwirksamkeitserwartung, Bandura 1977 oder dispositioneller Optimismus, Scheier et al. 1985), Lebenseinstellungen (z. B. der Kohärenzsinn nach Antonovsky 1979), aber auch die genetische oder erworbene physische Konstitution.

Unter externen Ressourcen können soziale Unterstützung, Handlungs- und Gestaltungsfreiräume sowie ein bestimmtes Ausmaß an Kontrolle im Arbeits-, und Familienbereich und günstige Umweltbedingungen genannt werden.

> ❗ Eine gute habituelle körperliche Gesundheit eines Menschen ist davon abhängig, wie es ihm gelingt, verschiedenste Anforderungen (interner und externer Art) unter Zuzug verschiedenster zur Verfügung stehender Ressourcen (interner und externer Art) zu bewältigen.

In einem gesunden (gut funktionierenden) System werden von den einzelnen Sub- und Suprasystemen demnach Anforderungen an das Individuum gestellt. Diese mobilisieren aber innerhalb dieser hierarchischen Ordnung ausreichende Ressourcen, um diese Anforderungen zu bewältigen. Ein Reiz kann somit nicht nur negativ auf den Menschen wirken, sondern durch eine absehbar erfolgreiche Bewältigung kann ein Stressor auch eine Herausforderung darstellen (→Lazarus 1981, Interpretation von Stressoren). Die Verhaltensweisen, Einstellungen und externen Bedingungen, die auf den habituellen körperlichen Gesundheitszustand einen Einfluss haben und somit in der Gesundheitsforschung von Relevanz sind, werden nachfolgend dargestellt.

3.3.3 Gesundheitsrelevante Variablen

Aus einer pathogenetischen Sichtweise (»Was unterscheidet Mindergesunde von anderen?«) können Prädiktoren für Krankheit und ätiologisch bedeutsame Risikofaktoren bestimmt werden, die die Wahrscheinlichkeit einer Erkrankung erhöhen. Im Gegensatz dazu können durch eine salutogenetische Betrachtungsweise (»Was unterscheidet Hochgesunde von anderen?«) Schutzfaktoren oder Ressourcen ermittelt werden, die das Risiko einer Erkrankung verringern.

Möglicherweise nähern sich beide Fragestellungen nur von zwei entgegengesetzten Richtungen an das gleiche Problem. Um es deutlicher zu skizzieren: die Verhaltensweise »Sonnenbaden« stellt einen Risikofaktor für Hautkrebs dar, das Meiden dieser Verhaltensweise senkt nun das Risiko einer solchen Erkrankung. Einmal steht der Risikofaktor »Sonnenbaden« im Mittelpunkt der Diskussion, ein anderes Mal der Schutzfaktor »Nichtsonnenbaden«.

Die Ausprägung **einer** Verhaltensweise könnte demnach unter pathogenetischer Betrachtung die Frage nach Risikofaktoren und unter salutogenetischer Herangehensweise die Frage nach den Schutzfaktoren beantworten.

Sind die pathogenetische und die salutogenetische Sichtweise nur zwei Seiten einer Medaille oder leistet das Salutogenesemodell von Antonovsky (1979) einen zusätzlichen Beitrag zur Gesundheitsförderung?

Zur Überprüfung der Hypothese, dass gesunderhaltende Faktoren (salutogenetischer Ansatz) nicht nur das Unterlassen von krankmachenden Faktoren (pathogenetischer Ansatz) darstellen, führten Becker et al. (1996) eine Studie mit Hochgesunden, Normal- und Mindergesunden durch (▶ Studienbox).

Studienbox

Becker et al. (1996): Vergleich von Hochgesunden, Normal- und Mindergesunden in gesundheitsrelevanten Variablen (GRV)

Methode: 863 Personen (452 Männer, 411 Frauen) im Alter von 19–84 Jahre (MW=43,4) wurden hinsichtlich folgender Kriterien der habituellen körperlichen Gesundheit den drei Gruppen Hochgesunder, Normal- und Mindergesunder zugeordnet:
- Selbsteinstufung des Gesundheitszustandes im Vergleich mit anderen Personen gleichen Geschlechts und Alters;
- Selbstbeschreibung des Gesundheitszustandes von sehr gut bis sehr schlecht;
- Selbsteinschätzung des Gesundheitszustandes durch die Anzahl der in den letzten fünf Jahren in Anspruch genommenen ärztlichen Behandlung und des stationären Aufenthaltes in einem Krankenhaus und
- ärztliche Einstufung des gesundheitlichen Risikos nach eingehender medizinischer Untersuchung.

Diese Selbst- und Fremdbeurteilungen konnten nach einer Hauptkomponentenanalyse zu einem Gesamtmaß der habituellen körperlichen Gesundheit zusammengefasst werden. Die oberen und unteren 10% der Verteilung dieses Gesamtmaßes dienten als Cut-off-Wert für die Einteilung in die Gruppen der Hoch- bzw. Mindergesunden. Folgende Merkmale wurden bei den Probanden mit teilweise selbst entwickelten Fragebogen erfasst:
- seelische Gesundheit,
- Kohärenzsinn,
- internale Kontrollüberzeugung bezüglich der Gesundheit,
- Sporttreiben bei Belastung,
- depressives Bewältigungsverhalten,
- gesundes Ernährungsverhalten,
- intensives Sporttreiben,
- Schlafqualität und
- perzipierte soziale Unterstützung.

Ergebnisse: Korrelationen mit einem guten Gesundheitszustand

Alter	–0.14
seelische Gesundheit	0.27
Kohärenzsinn	0.24
internale Kontrollüberzeugung	0.15
Sporttreiben bei Belastung	0.27
depressives Bewältigungsverhalten	–0.15
gesunde Ernährung	0.10
intensives Sporttreiben	0.27
gutes Schlafen	0.25
soziale Unterstützung	0.15

In eine multiple Regressionsanalyse gingen zehn Variablen als Prädiktoren des Kriteriums habituelle Gesundheit ein. Die Varianzaufklärung betrug 18%. Folgende Variablen trugen substanziell zur Prädiktion bei (β-Gewichte in Klammern) und können als vorhersagende Variablen des Gesundheitszustandes herangezogen werden:

seelische Gesundheit	0.15
Kohärenzsinn	0.10
Sporttreiben bei Belastung	0.14
intensives Sporttreiben	0.15
gutes Schlafen	0.15

Aus dem von Becker et al. (1994) vorgeschlagenen integrativen Modell und unter Einbeziehung der gesundheitsrelevanten Variablen ergeben sich die nun im Folgenden beschriebenen Maßnahmen für die Gesundheitsförderung.

3.3.4 Gesundheitsfördernde Maßnahmen

Gesundheitsförderung, ausgehend von einem systemischen Anforderungs-Ressourcen-Modell, beschreibt nicht nur Bewältigungsverhalten, sondern stellt eine aktive Förderung von Gesundheit in den Fokus der Gesundheitswissenschaften. Gesundheitsförderung kann anhand dieses Modells in vier Bereichen erfolgen:
— die Bearbeitung interner und externer Anforderungen sowie
— die Stärkung interner und externer Ressourcen.

Dazu bedürfe es einer Gesundheitsförderung, die durch die Zusammenarbeit mehrerer Wissenschaften (Psychologie, Soziologie, Politik, Ökologie usw.) geleistet werden sollte (▶ Kap. 10). Nachfolgend werden einige exemplarische Maßnahmen geordnet nach Anforderungen und Ressourcen benannt, die von Becker (2001) für eine umfangreiche Gesundheitsförderung beschrieben wurden.

Gesundheitsförderung im Sinne einer Beachtung **interner psychischer** und **physischer Anforderungen** schließt die Vermeidung von psychischer Unter- und Überforderung in verschiedensten Lebensbereichen (Arbeit, Familie, Ausbildung, Freizeit) und somit auch das Akzeptieren von eigenen Grenzen und deren Einhaltung ein. Ebenso sollte eine Unter- und Überforderung der physischen Subsysteme, z. B. durch Missbrauch von Substanzen, wie Drogen, Alkohol und anderen schädlichen Stoffen, eine falsche Ernährung, aber auch Bewegungsmangel vermieden werden. Die Beachtung eigener Bedürfnisse und deren angemessener Befriedigung durch Erholung, Entspannung und den Aufbau von Bindungen erfahren in der Gesundheitsförderung ebenso Beachtung wie die Erwartungen und Forderungen eines Menschen an sein Familiensystem (Kinder, Partner).

Die Anpassung **externer physischer** und **psychischer Anforderungen** bezieht sich auf Gestaltungsfreiräume und Kontrollmöglichkeiten des Arbeits- oder Ausbildungsplatzes, auf soziale und ökologische Umweltbedingungen. Zum Beispiel kann physischen Stressoren am Arbeitsplatz durch ergonomische Maßnahmen, geregelten Pausenzeiten usw. begegnet werden. Auch die Auswahl der für den Menschen am günstigsten erscheinenden Umwelt, z. B. durch Entscheidungsmöglichkeiten über Ausbildungsplatz und Arbeitsstelle, wird in gesundheitsförderliche Maßnahmen mit einbezogen.

Externe Ressourcen sind in ökologischen Bedingungen, wie einer sauberen Umwelt, gesunden Nahrungsmitteln, in funktionierenden gesellschaftlichen Bedingungen (Bildungssystem, Gesundheitssystem, politisches System, kulturelles Wertesystem), aber auch im Arbeitsbereich zu finden. Das Anbieten von Ausbildungs- und Arbeitsplätzen zählt ebenso dazu wie die Schaffung von angemessenen Handlungsspielräumen und der Kontrolle über die eigene Arbeit. Aber auch arbeitsschutztechnische Maßnahmen wie Lärmschutz usw. dürfen nicht unbeachtet bleiben. Im privaten Bereich sind eine soziale Integration und Unterstützung aber auch ein angemessenes Einkommen, zufriedenstellende Wohnbedingungen von Relevanz für die Förderung von Gesundheit.

Interne Ressourcen können zum einen günstige genetische Voraussetzungen sein. Zum anderen trägt auch eine erworbene physische und psychische Konstitution zur Anforderungsbewältigung bei. Durch den Aufbau oder die Stärkung der körperlichen Fitness, der seelischen Gesundheit und die Verbesserung der Konfliktlösefähigkeit und der Kommunikationskompetenzen, z. B. durch Kurse oder Lernprogramme, können interne Ressourcen zum Bewältigen von Anforderungen genutzt werden.

> **Zusammenfassung**
>
> Das systemische Anforderungs-Ressourcen-Modell, formuliert von Becker et al. (1994), soll als ein integratives Modell einen Erklärungsrahmen bieten, in dem nicht nur die aktuelle, sondern auch die habituelle körperliche Gesundheit berücksichtigt ist. Dabei wird vor dem Hintergrund eines interaktiven Persönlichkeitssystems das Zusammenspiel von internen und externen Anforderungen in der Genese von Gesundheit und Krankheit beschrieben.
>
> Gesundheit wird in diesem Modell nicht nur als die Abwesenheit von Funktionsbeeinträchtigungen und Symptomen beschrieben. Ein wichtiger Indikator für eine gute habituelle Gesundheit zeigt sich in der positiven Nutzung externer und interner Ressourcen zur Bewältigung externer und interner Anforderungen. Dieses drückt sich in einem hohen Maß an Wohlbefinden aus.
>
> In der Stärkung von Gesundheit und Wohlbefinden werden neben externen Anforderungen (Stressoren aus der Umwelt) auch die internen Anforderungen des Menschen hervorgehoben.
>
> Die Betonung der Multidisziplinarität der Gesundheitsförderung stellt aber nicht mehr nur das individuelle Verhalten bzw. die Änderung und Beeinflussung des Verhaltens in den Vordergrund. Es wird ausdrücklich darauf hingewiesen, dass Umweltbedingungen (ökologische, politische, gesellschaftliche und soziale Merkmale) gleichermaßen darauf ausgerichtet sein sollten, gesundheitsförderlich für den Menschen zu sein.
>
> Im Unterschied zu anderen Modellen geht das systemische Anforderungs-Ressourcen-Modell davon aus, dass es Stressoren gibt, die für fast alle Menschen als Belastung wirken. Hier geht das Modell teilweise weg von der idiographischen Analyseform des transaktionalen Stressmodells und schaut sich Stressoren und deren Auswirkungen auf das Individuum in Abhängigkeit von Ressourcen wie Kohärenzsinn, Selbstwirksamkeit usw. an.
>
> Somit bietet dieses Modell einen starken Anwendungsbezug zur Entwicklung gesundheitsförderlicher Maßnahmen, wobei nicht nur versucht wird, einer Erkrankung vorzubeugen, sondern Gesundheit, physischer und psychischer Art gleichfalls, aktiv zu fördern, indem die Bedürfnisse von Menschen berücksichtigt werden. Das Systemische Anforderungs-Ressourcen-Modell versucht als ein Rahmenmodell verschiedene gesundheitspsychologische Erklärungsbeiträge zu integrieren. Eine Erweiterung findet sich in der Unterscheidung des aktuellen körperlichen Gesundheitszustandes von einem habituellen körperlichen Gesundheitsniveau. Als entscheidend für die Bewältigung von Stressoren werden nicht nur die zur Verfügung stehenden Ressourcen interner und externer Art betrachtet, sondern auch die Anforderungen, die an einen Mensch gestellt werden (extern) und die er selbst an sich stellt (intern). Zusammengefasst können diese Anforderungen und Ressourcen zu der Entwicklung effektiver Maßnahmen innerhalb der Gesundheitsförderung herangezogen werden.

Literatur

Antoni, M. H., Lehman, J. M., Klibourn, K. M., Boyers, A. E., Culver, J. L., Alferi, S. M., Yount, S. E., McGregor, B. A., Arena, P. L., Harris, S. D., Price, A. A. & Carver, C. S. (2001). Cognitive-behavioral stress management intervention decreases the prevalence of depression and enhances benefit finding among women under treatment for realy-stage breast cancer. *Health Psychology, 20* (1), 20–32.

Antonovsky, A. (1979). *Health, stress and coping: New perspectives on mental and physical well-being.* San Francisco: Jossey-Bass.

Antonovsky, A. (1983). The sense of coherence: Development of a research instrument. W. S. Schwartz Research Center for Behavioral Medicine. Tel Aviv University. *News Research Reports 1*, 1–11.

Antonovsky, A. (1997). *Salutogenese: Zur Entmystifizierung der Gesundheit.* (Deutsche erw. Herausgabe von Alexa Franke). Tübingen: Deutsche Gesellschaft für Verhaltenstherapie.

Bandura, A. (1977). Self-efficacy: Toward an unifying theory of behavioral charge. *Psychological Review, 84*, 191–215.

Bandura, A. (1986). *Social foundations of thought and action: A social cognitive theory.* Englewood Cliffs, NJ: Prentice Hall.

Becker, P. (1989). *Der Trierer Persönlichkeitsfragebogen (TPF). Testmappe mit Handanweisung.* Göttingen: Hogrefe.

Becker, P. (1995). *Seelische Gesundheit und Verhaltenskontrolle: Eine integrative Persönlichkeitstheorie und ihre klinische Anwendung.* Göttingen: Hogrefe.

Becker, P. (1996). Zwei theoretische Rahmenmodelle zur Erklärung der aktuellen und habituellen körperlichen Gesundheit: Darstellung und empirische Überprüfung. *Trierer Psychologische Berichte, 23* (4). Universität Trier: Fachbereich I Psychologie.

Becker, P. (2001). Modelle der Gesundheit – Ansätze der Gesundheitsförderung. In S. Höfling & O. Gieseke (Hrsg.), *Gesundheitsoffensive Prävention – Gesundheitsförderung und Prävention als unverzichtbare Bausteine effizienter Gesundheitspolitik* (S. 41–53). München: Redaktion Politische Studien, Hanns-Seidel-Stiftung e.V., Atwerb.

Becker, P., Bös, K. & Woll, A. (1994). Ein Anforderungs-Ressourcen-Modell der körperlichen Gesundheit: pfadanalytische Überprüfungen mit latenten Variablen. *Zeitschrift für Gesundheitspsychologie, 2,* 25–48.

Becker, P., Bös, K., Opper, E., Woll, A. & Wustmans, A. (1996). Vergleich von Hochgesunden, Normal- und Mindergesunden in gesundheitsrelevanten Variablen (GRV). *Zeitschrift für Gesundheitspsychologie, 4* (1), 55–76.

Blum, R. W. (1998). Healthy youth development as a model for youth health promotion: A review. *Journal of Adolescent Health, 22,* 368–375.

Bundesministerium für Familie, Senioren, Frauen und Jugend (BMFSFJ). (2003). *Gewaltfreie Erziehung. Eine Bilanz nach Einführung des Rechts auf gewaltfreie Erziehung.* Berlin: Bundesministerium für Familie, Senioren, Frauen und Jugend.

Compas, B., Hinden, B. & Gerhardt, C. (1995). Adolescent development: Pathways and processes of risk and resilience. *Annual Review of Psychology, 46,* 265–293.

Dausch, B. M., Compas, B. E., Beckjord, E. et al. (2004). Rates and correlates of DSM-IV diagnoses in women newly diagnosed with breast cancer. *Journal of Clinical Psychology in Medical Settings, 11* (3), 159–169.

Engle, P. L., Castle, S. & Menon, P. (1996). Child development: Vulnerability and resilience. *Social Science & Medicine, 43* (5), 621–635.

Eysenck, H. J. (1991). *Smoking, personality and stress.* New York: Springer.

Golden-Kreutz, D. M. & Andersen, B. L. (2004). Depressive symptoms after breast cancer surgery: Relationships with global, cancer-related and life event stress. *Psycho-Oncology, 13* (3), 211–220.

Hautzinger, M. (1998). *Depression.* Göttingen: Hogrefe.

Hautzinger, M., Bailer, M., Worall, H. & Keller, F. (1994). *Beck-Depressions-Inventar (BDI).* Bern: Huber.

Heinrichs, N., Saßmann, H., Hahlweg, K. & Perrez, M. (2002). Prävention kindlicher Verhaltensstörungen. *Psychologische Rundschau, 53* (4), 170–183.

Holmes, T. H. & Rahe, R. H. (1967). The social readjustment scale. *Journal of Psychosomatic Research, 11,* 213–218.

Kissane, D. W., Grabsch, B., Love, A., Clarke, D. M., Block, S. & Smith, G. (2004). Psychiatric disorder in women with early stage and advanced breast cancer: A comparative analysis. *Australian and New Zealand Journal of Psychiatry, 38* (5), 320–326.

Kobasa, S. C. (1979). Stressful life events, personality and health. *Journal of Personality and Social Psychology, 37,* 1–11.

Kruse, J., Grinschgl, A., Wöller, W., Söllner, W. & Keller, M. (2003). Psychosoziale Interventionen bei Patientinnen mit Brustkrebs. *Psychotherapeut, 48,* 93–99.

Lazarus, L. (1981). Streß und Streßbewältigung – Ein Paradigma. In S. H. Filipp (Hrsg.), *Kritische Lebensereignisse* (S. 198–232). München: Urban & Schwarzenberg.

Luthar, S. & Zelazo, L. (2003). Research on resilience: an integrative review. In S. Luthar (Ed.), *Resilience and vulnerability: Adaption in the context of childhood adversities* (pp. 510–549). New York: Cambridge University Press.

McDaniel, J. S., Musselman, D. L. & Nemeroff, C. B. (1997). Cancer and depression: Theory and treatment. *Psychiatric Annals, 27* (5), 360–364.

Menninger, K. (1968). *Das Leben als Balance.* München: Piper.

Muthny, F. A., Kramer, P., Lerch, J., Tausch, B. & Wiedemann, S. (1994). Gesundheits- und erkrankungsbezogene Kontrollüberzeugungen Gesunder. *Zeitschrift für Gesundheitspsychologie, 2,* 194–215.

Olsson, C., Bond, L., Burns, J., Vella-Brodrick, D. & Sawyer, S. (2003). Adolescent resilience: a concept analysis. *Journal of Adolescence, 26* (1), 1–11

Pfreundschuh, M. (Hrsg.). (1997). *Onkologische Therapie. Leitlinien und Schemata zur Diagnostik, Therapie und Nachsorge.* Stuttgart: Thieme.

Rimann, M. & Udris, I. (1997). Kohärenzerleben (sense of coherence): Zentraler Bestandteil von Gesundheit oder Gesundheitsressource? In W. Schüffel, U. Brucks & R. Johnen (Hrsg.), *Handbuch zur Salutogenese.* Wiesbaden: Ullstein & Mosby.

Robert Koch Institut (2005). *Brustkrebs.* Gesundheitsberichterstattung des Bundes, Heft 25. Berlin: Statistisches Bundesamt.

Rotter, J. B. (1966). Generalized expectancies for internal versus external control of reinforcement. *Psychological Monographs, 80.*

Sack, M., Künsebeck, H.W. & Lamprecht, F. (1997). Kohärenzgefühl und psychosomatischer Behandlungserfolg. *Psychotherapie, Psychosomatik und Medizinische Psychologie, 47,* 149–155.

Sanders, M. R. (1999). The Triple P – Positive Parenting Program: Towards an empirically validated multi-level parenting and family support strategy for the prevention and treatment of child behavior and emotional problems. *Child and Family Psychology Review, 2,* 71–90.

Scheier, M. F. & Carver, C. S. (1985). Optimism, coping, and health: Assessment and implications of generalized outcome expectancies. *Health Psychology, 4,* 219–247.

Schou, I., Ekeberg, Ø., Ruland, C. M., Sandvik, L. & Kåresen, R. (2004). Pessimism as a predictor of emotional morbidity one year following breast cancer surgery. *Psycho-Oncology, 13* (5), 309–320.

Schumacher, J., Gunzelmann, T. & Brähler, E. (2000). Deutsche Normierung der sense of coherence scale von Antonovsky. *Diagnostica, 46,* 208–213.

Schwarzer, R. (1994). Optimistische Kompetenzerwartung: Zur Erfassung einer personalen Bewältigungsressource. *Diagnostica, 40,* 105–123.

Schwarzer, R. & Renner, B. (1997). Risikoeinschätzung und Optimismus. In R. Schwarzer (Hrsg.), *Gesundheitspsychologie. Ein Lehrbuch* (2. Aufl. S. 43–66). Göttingen: Hogrefe.

Selye, H. (1936). A syndrome produced by diverse nocous agents. *Nature, 138* (4), 32–34.

Shochet, I. M., Dadds, M. R., Holland, D., Whitefield, K., Harnett, P. H. & Osgarby, S. M. (2001). The efficacy of a universal school-based program to prevent adolescent depression. *Journal of Clinical Child Psychology, 30* (3), 303–315.

Sommer, G. & Fydrich, T. (1989). *Soziale Unterstützung. Diagnostik, Konzepte, F-SOZU.* DGVT-Materialie, 22. Tübingen: Deutsche Gesellschaft für Verhaltenstherapie.

Staudinger, U., Marsiske, M. & Baltes, P. B. (1995). Resilience and reserve capacity in later adulthood: Potentials and limits of development across life span. In D. Cohen & D. Cicchetti (Eds.), *Developmental Psychopathology* (Vol. 2, pp. 801–847). Oxford: John Wiley & Sons.

Turner, J., Kelly, B., Swanson, C., Allison, R. & Wetzig, N. (2005). Psychosocial impact of newly diagnosed advanced breast cancer. *Psycho-Oncology, 14* (5), 396–407.

Urcuyo, K. R., Boyers, A. E. & Carver, C. S. (2005). Finding benefit in breast cancer: Relations with personality, coping, and concurrent well-being. *Psychology and Health, 20* (2), 175–192.

Wiesner, M. & Reitzle, M. (2001). Prävention depressiver Störungen im Kindes- und Jugendalter. *Kindheit und Entwicklung, 10* (4), 248–257.

4 Lebensqualität

Babette Renneberg, Sonia Lippke

4.1 Begriffsbestimmung – 29

4.2 Gesundheitsbezogene Lebensqualität – 30

4.3 Die Messung von gesundheitsbezogener Lebensqualität – 31

4.4 Forschung zu gesundheitsbezogener Lebensqualität in der Onkologie – 32

> Neben den Modellen von Gesundheit und Krankheit hat das Konstrukt Lebensqualität über die letzten Jahrzehnte hinweg zunehmend an Bedeutung gewonnen. Beachtung kommt der Lebensqualität insbesondere durch die Fortschritte in der medizinischen Behandlung von schweren körperlichen Erkrankungen wie Krebs oder Aids zu. Neben dem körperlichen Status geht es zunehmend darum, aus der Sicht der Patienten Lebensqualität als Kriterium zur Bewertung des Therapieerfolges heranzuziehen und einen Zuwachs an Lebensqualität als Ziel der Behandlung zu etablieren. Auf dem Hintergrund des biopsychosozialen Modells wird Lebensqualität als ein wichtiges Kriterium für die Beurteilung von Gesundheit und Wohlbefinden sowie dem Erfolg von gesundheitsbezogenen Interventionen betrachtet.

4.1 Begriffsbestimmung

Lange Jahre wurde über die Definition von Lebensqualität gestritten. Auch wurde bezweifelt, dass man das Konstrukt Lebensqualität überhaupt messen und quantifizieren könne. Weiterhin war umstritten, dass individuelle Bewertungen vergleichbar seien. Es stellte sich also die grundsätzliche Frage, wie das Konstrukt zu operationalisieren sei. Dabei war und ist die Erfassung von Lebensqualität schwierig, da es sich um ein Konstrukt handelt, das nicht oder nur schwer direkt beobachtbar ist und nur indirekt erschlossen werden kann. Die World Health Organisation (WHO 1997) hat eine komplexe Definition von Lebensqualität vorgelegt:

> **Definition**
> Lebensqualität ist die subjektive Wahrnehmung einer Person über ihre Stellung im Leben in Relation zur Kultur und den Wertesystemen, in denen sie lebt und in Bezug auf ihre Ziele, Erwartungen, Maßstäbe und Anliegen. Es handelt sich um ein breites Konzept, das in komplexer Weise beeinflusst wird durch die körperliche Gesundheit einer Person, den psychischen Zustand, die sozialen Beziehungen, die persönlichen Überzeugungen und ihre Stellung zu den hervorstechenden Eigenschaften der Umwelt.

Nach dieser Definition wird Lebensqualität als ein multidimensionales Konstrukt verstanden, das physische, psychische und soziale sowie ökologische Aspekte unter dem Gesichtspunkt subjektiv erlebten Wohlbefindens und Funktionsfähigkeit zusammenfasst.

Dabei werden auch der kulturelle Hintergrund und Wertesysteme berücksichtigt.

Denkt man an die Beispiele von Frau O. und Frau M. in ▶ Kap. 2, die beide an Krebs erkrankt sind, wird deutlich, dass zwischen objektiven Parametern der Schwere einer Krankheit und der Lebensqualität nur geringe Beziehungen bestehen.

Ganz grundsätzlich gilt: Der »Subjektbezug definiert in der Regel den Realitätsgehalt der Lebensqualitätsmessung« (Bullinger et al. 2000). Das heißt, die Einschätzung der Lebensqualität ist nur für diese eine Person zutreffend.

> Das Konstrukt Lebensqualität setzt sich immer aus mehreren Dimensionen zusammen und ist eine subjektive Angabe, die auf komplexen Bewertungsprozessen beruht.

Relevante Bestandteile sind die physische und psychische Befindlichkeit sowie soziale und ökologische Aspekte. Der Begriff sollte nicht angewandt werden, wenn nur eine Dimension wie z. B. Stimmung, Schmerz, oder körperliche Einschränkungen erfasst wird.

Seit den 1970er Jahren hat sich die Lebensqualitätsforschung mit drei wesentlichen Bereichen beschäftigt:
1. der grundsätzlichen Frage der Definition und Operationalisierung von Lebensqualität,
2. der Konstruktion und Überprüfung von Verfahren zur Erfassung von Lebensqualität und
3. den Anwendungsmöglichkeiten und der Nutzung der Erfassung von Lebensqualität (Böhmer u. Ravens-Sieberer 2003).

Der Begriff Lebensqualität wurde zunächst in der sozialwissenschaftlichen Wohlfahrtsforschung verwandt. Lebensqualität war hier Maß der Kongruenz zwischen Bedingungen eines bestimmten objektiven Lebensstandards und der subjektiven Bewertung (Zufriedenheit) einer Bevölkerungsgruppe. Gesundheitsbezogene Lebensqualität hat sich in der Forschung zunehmend etabliert, wenn bedeutsame Aspekte des Befindens und Handlungsvermögens von Personen Beachtung finden, die unter gesundheitlichen Einschränkungen leiden oder chronisch krank sind (Bullinger et al. 2000).

Die Bewertung relevanter Aspekte von Befinden und Handlungsvermögen kann natürlich auch an Personen erfolgen, die keine Krankheit oder psychischen Störungen haben. Epidemiologische Studien zeigen, dass eine globale Einschätzung der »subjektiven Gesundheit« eine eigenständige Vorhersagekraft für das zukünftige Morbiditäts- und Mortalitätsrisiko besitzt (zusammenfassend Siegrist et al. 2000).

> **Studienbox**
>
> Siegrist et al. führten eine Untersuchung zur sozialen Lage und der gesundheitsbezogenen Lebensqualität an einer repräsentativen deutschen Stichprobe durch. Zur Erfassung der gesundheitsbezogenen Lebensqualität wurde das Profil der Lebensqualität chronisch Kranker eingesetzt (PLC, s. unten), mit dem auf 6 Skalen (Leistungsvermögen, Genuss- und Entspannungsfähigkeit, positive Stimmung, negative Stimmung, Kontaktvermögen, Zugehörigkeitsgefühl) die Lebensqualität eingeschätzt wurde. Ein wichtiges Ergebnis dieser Studie ist, dass gesunde Menschen mit niedrigem Bildungsstatus ihre Lebensqualität ähnlich niedrig einschätzen, wie Personen mit chronischen Krankheiten. Die Autoren ziehen aus diesen Ergebnissen den Schluss, dass primärpräventive Maßnahmen (▶ Kap. 9) zur Steigerung der Gesundheit auf der Ebene von Bevölkerungsgruppen **strukturelle** Maßnahmen einschließen sollten. Diese sollten in der Lage sein, belastende Lebens- und Arbeitskontexte zu verringern (Siegrist et al. 2000).

4.2 Gesundheitsbezogene Lebensqualität

Im Folgenden wird insbesondere auf die **gesundheitsbezogene** Lebensqualität eingegangen, da dieser Aspekt in der gesundheitspsychologischen und medizinischen Forschung im Mittelpunkt des Interesses steht. Gesundheitsbezogene Lebensqualität ist ebenfalls ein mehrdimensionales Konstrukt und beinhaltet vier wesentliche Bereiche (Schumacher et al. 2003):
1. krankheitsbedingte körperliche Beschwerden,
2. psychische Verfassung im Sinne von emotionaler Befindlichkeit, allgemeinem Wohlbefinden und Lebenszufriedenheit,
3. erkrankungsbedingte funktionale Einschränkungen in alltäglichen Lebensbereichen wie Beruf, Haushalt, und Freizeit und
4. Ausgestaltung zwischenmenschlicher Beziehungen und sozialer Interaktionen sowie krankheitsbedingte Einschränkungen in diesem Bereich.

Gesundheitsbezogene Lebensqualität ist als das Resultat individueller komplexer Bewertungs- und Beurteilungsprozesse zu sehen. Sie ist keine festgeschriebene Größe und sollte daher mit änderungssensitiven Maßen erhoben werden:

> ❗ Subjektives Befinden kann sich im Verlauf des Lebens und natürlich auch im Verlauf einer Krankheit ändern.

Bei etlichen Verfahren zur Erfassung der gesundheitsbezogenen Lebensqualität geht es darum, Zielzustände zu erfassen, also nicht so sehr den physischen oder psychischen Zustand an sich zu beschreiben, sondern das, was an Zielsetzung intendiert ist und erreicht werden kann (Siegrist et al. 2003).

4.3 Die Messung von gesundheitsbezogener Lebensqualität

Es besteht Konsens, dass die gesundheitsbezogene Lebensqualität im Wesentlichen auf der subjektiven Sicht des Individuums basierend eingeschätzt werden sollte. Dennoch liegen neben Selbsteinschätzungsinventaren auch Fremdratingskalen vor, die die Möglichkeit bieten, dass Behandelnde oder Angehörige die Lebensqualität des Betroffenen einschätzen. In machen Fällen stellen Fremdratings die einzige Quelle zur Einschätzung der Lebensqualität dar, z. B. bei jüngeren Kindern oder sehr schweren oder sehr fortgeschrittenen Krankheiten wie Demenz oder Schädel-Hirn-Trauma.

Inzwischen liegen viele standardisierte und psychometrisch überprüfte Instrumente zur Erfassung der gesundheitsbezogenen Lebensqualität vor. Ein aktueller Überblick findet sich bei Schumacher et al. (2003). Im Folgenden werden nur exemplarisch einzelne Skalen beschrieben: Bei der Erfassung der Lebensqualität werden krankheitsübergreifende (generische) Instrumente von krankheitsspezifischen Instrumenten unterschieden. Letztere erfassen neben krankheitsspezifischen Aspekten häufig auch Aspekte der spezifischen Behandlungsmaßnahmen, z. B. Nebenwirkungen einer Chemotherapie bei Krebspatienten.

Weiterhin werden Instrumente danach unterschieden, ob ein Profil über die verschiedenen Dimensionen der gesundheitsbezogenen Lebensqualität hinweg erstellt oder ein Index gebildet wird (Böhmer 2002). Solche Indexwerte werden insbesondere bei gesundheitsökonomischen Kosten-Nutzwert-Analysen benötigt, in denen die Kosten einer Maßnahme mit dem subjektiven Gesundheitsverbesserungen verglichen werden. Ein Beispiel für ein solches Indexverfahren ist der »**European Quality of Life Questionnaire**« (EuroQOL, für eine nähere Beschreibung →Schumacher et al. 2003). Mit diesem Verfahren wird ein eindimensionaler Index gebildet, wie er in Kosten-Nutzwert-Analysen benötigt wird. Der EuroQOL sollte in Ergänzung mit anderen dimensionalen Verfahren (z. B. der SF-36, s. unten) zum Einsatz kommen.

Ein sehr weit verbreitetes Selbsteinschätzungsinventar für Lebensqualität ist der »**Short Form 36 Health Survey**« (SF-36; Fragebogen zum Gesundheitszustand Bullinger u. Kirchberger 1998). Der SF-36 gehört zu den weltweit am häufigsten eingesetzten krankheitsübergreifenden Verfahren. Der Fragebogen basiert auf einer verhaltensorientierten Konzeptualisierung von Lebensqualität und erfasst mit 36 Fragen acht Dimensionen der subjektiven Gesundheit:

- körperliche Funktionsfähigkeit,
- körperliche Rollenfunktion,
- Schmerz,
- allgemeine Gesundheitswahrnehmung,
- Vitalität,
- soziale Funktionsfähigkeit,
- emotionale Rollenfunktion und
- psychisches Wohlbefinden.

Beispielitems sind: »Wie oft waren Sie in der vergangenen Woche
a) ruhig und gelassen?
b) voller Energie?
c) entmutigt und traurig?«

Den Befragten steht ein 6-stufiges Antwortformat zur Verfügung: nie – selten – manchmal – ziemlich oft – meistens – immer

Die Dimensionen können zu einem körperlichen und einem psychischen Summenscore zusammengefasst werden. Das Instrument liegt auch in einer Kurzversion mit 12 Items (SF-12) vor. Für beide Formen sind neben einer Fragebogenversion zur Selbsteinschätzung auch Interview- und Fremdbeurteilungsformen verfügbar.

Ein weiteres Inventar ist das **Profil der Lebensqualität chronisch Kranker** (PLC; Siegrist et al. 1996). Die Autoren gehen von einem Konzept gesundheitsbezo-

gener Lebensqualität aus, das das Befinden und Handlungsvermögen in drei Bereichen erfasst:
- körperliche Funktionsfähigkeit,
- psychisches Befinden und
- soziales Befinden.

Faktorenanalytisch gewonnene Komponenten erfassen das Leistungsvermögen, die Genuss- und Entspannungsfähigkeit, das Kontaktvermögen, positive Stimmung, negative Stimmung und das Zugehörigkeitsgefühl.

Ein von einer internationalen Arbeitsgruppe der WHO entwickeltes Verfahren, das »**World Health Organisation Quality of Life**« (WHOQOL-BREF; Kilian et al. 2000) ist die Kurzform des WHOQOL-100 (Angermeyer et al. 2000). Das WHOQOL-BREF-Inventar umfasst 26 Items, die die subjektive Lebensqualität in folgenden den Dimensionen erfassen:
- physisches Wohlbefinden,
- psychisches Wohlbefinden,
- soziale Beziehungen und
- Umwelt.

Zwei Items dienen der Globalbeurteilung. Normwerte einer repräsentativen Befragung der deutschen Erwachsenenbevölkerung liegen für den WHOQOL-BREF vor.

Nach langen und kontroversen Diskussionen hat sich in den letzten Jahren ein pragmatisches Vorgehen bei der Erfassung der gesundheitsbezogenen Lebensqualität etabliert. Viele Verfahren wurden zur Messung der gesundheitsbezogenen Lebensqualität entwickelt und in den psychometrischen Eigenschaften überprüft. Diese Verfahren, von denen einige beispielhaft dargestellt wurden, werden in der Medizin und in den Gesundheitswissenschaften zur Beschreibung des subjektiven Gesundheitszustandes und als Zielkriterium der Behandlung eingesetzt.

4.4 Forschung zu gesundheitsbezogener Lebensqualität in der Onkologie

Die Onkologie ist einer der ersten Bereiche, in dem die Erfassung der gesundheitsbezogenen Lebensqualität systematisch eingesetzt wird, um das Befinden und den funktionalen Status der Patienten im Verlauf der Krankheit zu beschreiben. Eine Metaanalyse von Graves (2003; ▶ Abschn. 5.1 zu Metaanalysen) fasst die Befunde zur gesundheitsbezogenen Lebensqualität von Krebspatienten auf dem Hintergrund von sozial-kognitiven Theorien (▶ Kap. 5) zusammen: Es wurden 38 Studien in die Metaanalyse eingeschlossen, in denen in einem kontrolliertem Design Interventionen mit Komponenten, die auf sozial-kognitiven Theorien beruhten und ohne solche Komponenten verglichen wurden. Folgende Komponenten von sozial-kognitiven Theorie wurden in ihrer Wirksamkeit hinsichtlich der Steigerung der gesundheitsbezogenen Lebensqualität untersucht:
- Selbstwirksamkeit,
- Ergebniserwartung und
- Selbstregulationsfähigkeiten.

Das Hauptergebnis der Metaanalyse lässt sich folgendermaßen zusammenfassen: Eine durch die Interventionen erreichte Steigerung der Selbstwirksamkeit, der Handlungsergebniserwartung und der Selbstregulativen Strategien führte zu besseren Ergebnissen hinsichtlich der subjektiv eingeschätzten Lebensqualität, insbesondere der psychischen Befindlichkeit der Tumorpatienten.

> Wer mehr an seine Fähigkeit glaubt, wer mehr davon überzeugt ist, dass eigenes Handeln zu Ergebnissen führt und eine optimistische Einstellung bzgl. der eigenen Fähigkeiten hat, der berichtet auch über mehr Lebensqualität.

Wie wichtig die Selbstwirksamkeitserwartung für die Lebensqualität ist, zeigen auch die Ergebnisse einer Studie von Böhmer u. Luszczynka (in press): Eine höhere Ausprägung der Selbstwirksamkeitserwartung ging mit einer besseren gesundheitsbezogenen Lebensqualität von Tumorpatienten 6 Monate nach einer stationären Behandlung einher. Die gesundheitsbezogene Lebensqualität wurde in diesem Fall mit einem krankheitsspezifischen Maß erfasst, dem »**European Organization for Research and Treatment of Cancer Quality of Life Questionnaire Core 30**« (EORTC QLQ-C30), ein mehrdimensionales Selbstbeurteilungsverfahren für Tumorpatienten (zur Beschreibung →Schumacher et al. 2003).

Forschungsergebnisse zu psychologischen Faktoren, die den Genesungsprozess bei Krebserkrankungen beeinflussen, zeigen, dass optimistische Erwartungen von besonderer Bedeutung sind: Bei Patientinnen mit wiederkehrenden Mammakarzinom war die Selbstwirksamkeitserwartung der wichtigste Prädiktor für die psychischen Aspekte der Lebensqualität. Patienten mit hoher Selbstwirksamkeitserwartung gaben an, weniger hoffnungslos zu sein, nahmen weniger negative Bewertungen vor und hatten eine höhere subjektive Lebensqualität (Northouse et al. 2002).

> **Zusammenfassung**
>
> Gesundheitsbezogene Lebensqualität umfasst das körperliche, psychische und soziale Befinden und die Funktionsfähigkeit. Es ist ein mehrdimensionales Konstrukt, das auf subjektiven Einschätzungen basiert, die durch komplexe individuelle Bewertungsvorgänge zustande kommen. Die Beurteilung der gesundheitsbezogenen Lebensqualität wird zunehmend häufiger als Ziel- und Evaluationskriterium in der Medizin und in den Gesundheitswissenschaften eingesetzt. Verfahren zur Messung der Lebensqualität sind entweder generisch oder krankheitsspezifisch und sollten änderungssensitiv sein. Die gesundheitsbezogene Lebensqualität wird zunehmend stärker herangezogen, um den subjektiven Gesundheitszustand einer Person zu erfassen. Sie sollte ergänzend zu medizinisch-technischen Daten zur Beurteilung von Behandlung und Gesundheit erhoben werden.

Weiterführende Literatur

Böhmer, S. & Ravens-Sieberer, U. (2003). Das Konzept der Lebensqualität in der gesundheitsbezogenen Forschung. In R. Schwarzer (Hrsg.), *Enzyklopädie der Psychologie. Gesundheitspsychologie* (S. 370–386). Göttingen: Hogrefe.

Schumacher, J., Klaiberg, A. & Brähler, E. (2003). *Diagnostische Verfahren zu Lebensqualität und Wohlbefinden.* Göttingen: Hogrefe.

Literatur

Angermeyer, M. C., Kilian, R. & Matschinger, H(2000). WHOQOL-100 und WHOQOL-BREF. *Handbuch für die deutschsprachige Version der WHO Instrumente zur Erfassung der Lebensqualität.* Göttingen: Hogrefe.

Böhmer, S., (2002). Lebensqualität. In R. Schwarzer, M. Jerusalem & H. Weber (Hrsg.), *Gesundheitspsychologie von A–Z* (S. 349–352). Gottingen: Hogrefe.

Böhmer, S. & Luszczynska, A. (in press). General self-efficacy promotes quality of life in cancer survivors. In J. Strelau & T. Klonowicz (Eds.), *People under extreme stress: An individual differences approach.* Hauppauge, NY: Nova Science.

Böhmer, S. & Ravens-Sieberer, U. (2003). Das Konzept der Lebensqualität in der gesundheitsbezogenen Forschung. In R. Schwarzer (Hrsg.) *Enzyklopädie der Psychologie. Gesundheitspsychologie* (S. 370–386). Göttingen: Hogrefe.

Bullinger, M., Kirchberger, I. (1998). *SF-36 Fragebogen zum Gesundheitszustand.* Göttingen: Hogrefe.

Bullinger, M., Ravens-Sieberer, U. & Siegrist, J. (2000). Gesundheitsbezogene Lebensqualität in der Medizin – eine Einführung. In M. Bullinger, J. Siegrist & U. Ravens-Sieberer (Hrsg.), *Lebensqualitätsforschung aus medizinischer und -soziologischer Perspektive* (S. 11– 21). Göttingen: Hogrefe.

Graves, K. D. (2003). Social cognitive theory and cancer patients' quality of life: a meta-analysis of psychosocial intervention components. *Health Psychology, 22,* 210–219.

Kilian, R., Matschinger, H. & Angermeyer, M. C. (2000). Die subjektive Lebensqualität bei Patienten mit somatischen und psychischen Erkrankungen in stationärer Behandlung im Vergleich zur Allgemeinbevölkerung: Eine Anwendung des WHOQOL-BREF. In M. Bullinger, J. Siegrist & U. Ravens-Sieberer (Hrsg.), *Lebensqualitätsforschung aus medizinpsychologischer und – soziologischer Perspektive* (S. 79–97). Göttingen: Hogrefe.

Northouse, B. L., Kershaw, T., Schafenacker, A., Mellon, S., Walker, J., Galvin, E. & Decker, V. (2002). Quality of life of women with recurrent breast cancer and their family members. *Journal of Clinical Oncology, 20,* 4050–4064.

Schumacher, J., Klaiberg, A. & Brähler, E. (2003). *Diagnostische Verfahren zu Lebensqualität und Wohlbefinden.* Göttingen: Hogrefe.

Siegrist, J., Broer, M. & Junge, A. (1996). *Profil der Lebensqualität chronisch Kranker PLC. Manual.* Göttingen: Beltz.

Siegrist, J., Broer, M. & Junge, A. (2003). Profil der Lebensqualität chronisch Kranker. In J. Schumacher, A. Klaiberg & E. Brähler (Hrsg.), *Diagnostische Verfahren zu Lebensqualität und Wohlbefinden* (S. 258–261). Göttingen: Hogrefe.

Siegrist, J., Starke, D., Laubach, W. & Brähler, E. (2000). Soziale Lage und gesundheitsbezogene Lebensqualität: Befragungsergebnisse einer repräsentativen Stichprobe der deutschen Bevölkerung. In M. Bullinger, J. Siegrist & U. Ravens-Sieberer (Hrsg.), *Lebensqualitätsforschung aus medizinpsychologischer und – soziologischer Perspektive* (S. 307–319). Göttingen: Hogrefe.

Theorien und Modelle des Gesundheitsverhaltens

Sonia Lippke, Babette Renneberg

5.1 Furchtappelltheorien: Modell gesundheitlicher Überzeugungen und Theorie der Schutzmotivation – 36

5.2 Theorie des geplanten Verhaltens und sozialkognitive Theorie – 40

5.3 Von der Absicht zum Verhalten: Volitionale Modelle des Gesundheitsverhaltens – 45

5.4 Stufenmodelle: Das transtheoretische Modell und allgemeine stadientheoretische Annahmen – 47

5.5 Theoretische Integration und Lösungsansätze – 55

> In diesem Kapitel geht es um Theorien und Modelle des Gesundheitsverhaltens. Gesundheitsverhalten ist jegliches Verhalten, das die Gesundheit fördert und langfristig erhält, Schäden und Einschränkungen fernhält und die Lebenserwartung verlängert. Gesundheitsverhalten kann auch die Unterlassung eines Risikoverhaltens sein, also wenn Verhaltensweisen, die die Gesundheit gefährden, aufgegeben oder reduziert werden.

Beispiele für Gesundheitsverhaltensweisen werden in den ▶ Kap. 9–16 genannt und umfassend behandelt. In diesem Kapitel geht es um die Erklärung und Vorhersage von Gesundheitsverhaltensweisen. Dies ist möglich mit verschiedenen Variablen, Motiven, Determinanten und Konstrukten (wie z. B. den »Tricks« im folgenden Beispiel).

Einzelne Einflussfaktoren (wie die Tricks in dem Beispiel) können zu einer Theorie oder einem Modell zusammengefasst werden.

Jedoch geht es bei der Erklärung und Vorhersage von Erleben und Verhalten nicht darum, das Rad immer wieder neu zu erfinden, sondern sich an dem zu orientieren, was schon bekannt und erprobt ist. Theorien und Modelle können hierbei zentral sein und helfen, besser zu verstehen, wieso bestimmte Einflüsse zum gewünschten Erfolg führen oder auch gerade nicht (▶ Kap. 8).

Beispiel

Herr A. will mit dem Rauchen aufhören. Er geht in die Apotheke, besorgt sich Nikotinpflaster und fragt den Apotheker nach Tipps. Der Apotheker nennt ihm Tricks, wie z. B. bestimmte Orte zu meiden, nur mit Freunden auszugehen, die selbst nicht rauchen und, wenn sich das Verlangen nach einer Zigarette meldet, Obst zu essen. Herr A. ist erfolgreich und will begeistert seinen Kollegen Herrn B. davon überzeugen, ebenfalls das Rauchen aufzugeben. Aber mit den »Tricks« klappt es nicht. Herr B. will nicht aufhören und raucht die gleiche Anzahl Zigaretten trotz der Überzeugungsversuche von Herrn A.

Exkurs

Streng genommen sind Theorien und Modelle nicht das gleiche; die beiden Begriffe werden in diesem Kapitel jedoch synonym verwendet (außer wenn es sich um feststehende Namen von Theorien und Modellen handelt).

> Theorien und Modelle beschreiben, wie und unter welchen Bedingungen bestimmte Einflussfaktoren zusammenwirken und ein Kriterium (z. B. Absicht, mit dem Rauchen aufzuhören oder tatsächliche Nikotinabstinenz) beeinflussen.

Aus Modellen lassen sich Hypothesen ableiten, um diese zu testen und Modifikationsprogramme theoriegeleitet und evidenzbasiert zu entwickeln und zu überprüfen. Entsprechend werden in den folgenden Abschnitten verschiedene Inhalte der Theorien vorgestellt. Ferner werden Befunde berichtet, die für und gegen ihre Annahmen sprechen.

Zur Erklärung von individuellem Verhalten werden üblicherweise drei Gruppen von Modellen unterschieden:

- motivationale Modelle zur Absichtsbildung (▶ Abschn. 5.1 und Abschn. 5.2),
- volitionale Modelle (insbesondere ▶ Abschn. 5.3) sowie
- Stadienmodelle (▶ Abschn. 5.4) und Hybridmodelle (▶ Abschn. 5.5).

Exemplarisch werden im Folgenden Theorien und Modelle eingeführt, anhand derer Verhaltensänderungsmaßnahmen entwickelt werden können.

5.1 Furchtappelltheorien: Modell gesundheitlicher Überzeugungen und Theorie der Schutzmotivation

> **Definition**
> Theorien, die annehmen, dass Menschen mit ihrem Risiko konfrontiert und wachgerüttelt werden müssen, damit sie ihr Verhalten ändern, werden als Furchtappelltheorien bezeichnet. In diesem Rahmen sind besonders prominent:
> - das Modell gesundheitlicher Überzeugungen und
> - die Theorie der Schutzmotivation.

In den 1950er Jahren hat die Gesundheitsförderung ihr Hauptaugenmerk auf die Gesundheitsaufklärung gerichtet. Menschen sollten sich der Gefahren bestimmter Lebensstile bewusst sein oder werden und damit gesundheitliche Überzeugungen ausbilden, die zu gesundheitlichem Handeln motivieren.

> **Beispiel**
> Seit einigen Jahren ist auf jeder Zigarettenpackung etwas zu lesen wie »Rauchen kann zu einem langsamen und schmerzhaften Tod führen« oder »Wer das Rauchen aufgibt, verringert das Risiko tödlicher Herz- und Lungenerkrankungen«. Raucher sollen sich der Gefahr bewusst werden und ihr Verhalten ändern. Fast alle Raucher wissen um die Gefahren, aber es sind kaum Verhaltensänderungen im Tabakkonsum zu beobachten. Ist nun zu erwarten, dass die von den EU-Gesundheitsministern geplanten Bilder, die erschreckende Gesundheitsfolgen durch das Rauchen zeigen, mehr Effekte zeigen (▶ Abschn. 9.1)?

Modell gesundheitlicher Überzeugungen

Das Modell gesundheitlicher Überzeugungen (»Health Belief Model«/HBM; Becker 1974; Rosenstock 1966; ◘ Abb. 5.1) erklärt menschliches Handeln rational und stammt aus der Tradition der Erwartungswertmodelle. Das HBM war eins der ersten Modelle zur Erklärung von Gesundheits- und Risikoverhalten. Nach dem HBM erhöhen die wahrgenommene gesundheitliche Bedrohung und eine Kosten-Nutzen-Bilanz die Wahrscheinlichkeit einer Verhaltensänderung (◘ Abb. 5.1). Dabei setzt sich die **Bedrohung** zusammen aus

- wahrgenommener **Verwundbarkeit** (»ich habe ein erhöhtes Risiko, eine Herz- oder Lungenerkrankung zu bekommen«) und
- **Schweregrad** (»so eine Herz- oder Lungenerkrankung ist tödlich«).

Ferner wird die Bilanz gebildet aus

- **Kosten** (»wenn ich das Rauchen aufgebe, dann kostet mich das große Überwindung«) und
- **Nutzen** (»wenn ich aufhöre zu rauchen, dann verringere ich mein Risiko, an einer Herz- oder Lungenerkrankung langsam und schmerzhaft zu sterben«).

Beide Faktoren können durch **demographische Variablen** (z. B. Geschlecht, Alter, sozioökonomischer Status) und **psychologische Charakteristika** (Persönlichkeit, Mitmenschen, Gruppendruck usw.) beeinflusst werden. Darüber werden auch die **Gesundheitsmotivation** (»ich bin beunruhigt wegen meines Gesundheitszustands«) und die **Handlungsreize** (z. B. der Rat des Arztes, eine nahe stehende Person, die eine nicht-

5.1 · Furchtappelltheorien: Modell gesundheitlicher Überzeugungen und Theorie der Schutzmotivation

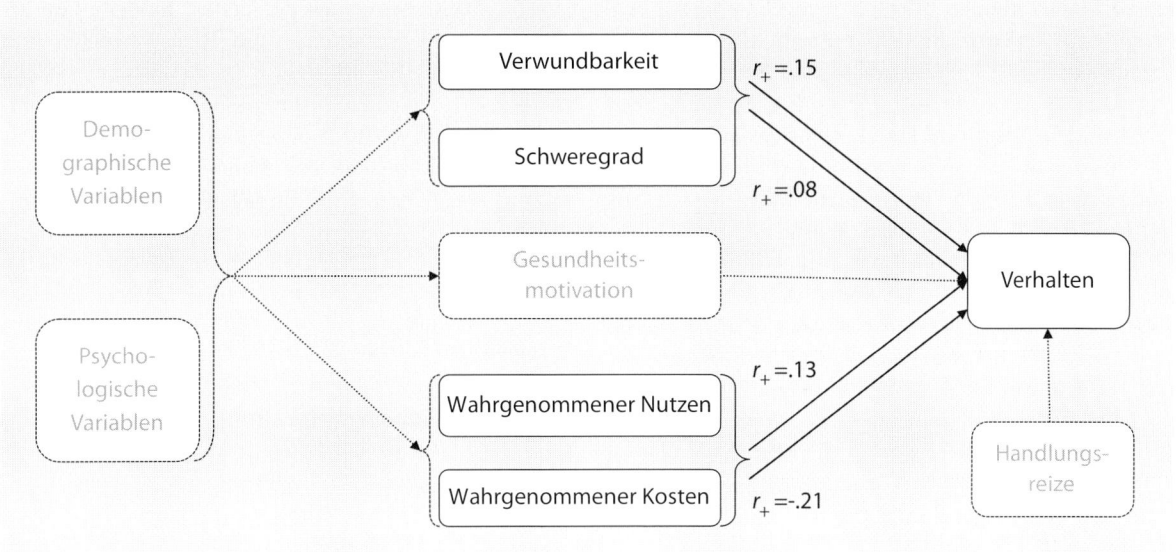

Abb. 5.1. Das Modell gesundheitlicher Überzeugungen mit aggregierten Korrelationen aus der Metaanalyse von Harrison et al. (1992). Teile in *grau und gestrichelt* sind uneinheitlich und weniger häufig untersucht worden. r_+ sind stichprobengewichtete Korrelationen (Effektstärken) aus der Metaanalyse von Harrison et al. (1992)

heilbare Herz- oder Lungenerkrankung hat, oder die Wahrnehmung eigener Symptome wie Raucherhusten) als bedeutsam angesehen. Mittlerweile liegen zahlreiche Untersuchungen des Modells und zwei Metaanalysen vor (zu der Frage, was eine Metaanalyse ist, s. Kasten).

In der Metaanalyse von Harrison et al. (1992) sind die Zusammenhänge von Verwundbarkeit, Schweregrad, Nutzen und Kosten eines Verhaltens, die im Rahmen von 16 Studien untersucht wurden, zusammengefasst. Dabei werden die in der ◘ Abb. 5.1 berichteten stichprobengewichteten Korrelationen aggregiert.

In ihrer Metaanalyse fanden Harrison et al. (1992), dass Verwundbarkeit mit Verhalten durchschnittlich zu $r_+=0.15$ korrelierte, also je höher die wahrgenommene Verwundbarkeit, desto gesundheitsförderlicher verhielten sich die Personen. Die durchschnittliche Korrelation zwischen Schweregrad und Verhalten betrug $r_+=0.08$, je höher Menschen den Schweregrad von Gesundheitsbedrohungen einschätzten, desto eher zeigten sie Gesundheitsverhalten (jedoch nicht so stark beeinflusst wie durch die wahrgenommene Verwundbarkeit). Verhalten hing mit wahrgenommenem Nutzen zu $r_+=0.13$ und mit wahrgenommenen Kosten zu $r_+=-0.21$ zusammen. Je mehr Personen also von dem Nutzen überzeugt waren und je weniger Nachteile sie wahrnahmen, desto eher führten sie gesundheitsförderliches Verhalten aus (◘ Abb. 5.1).

In eine andere Metaanalyse zum HBM, die von Janz u. Becker (1984) durchgeführt wurde, gingen 29 Studien ein, in denen das Kriterium überprüft wurde, ob signifikante Zusammenhänge zwischen den Faktoren zu beobachten waren. Die Ergebnisse stimmen mit der anderen Metaanalyse überein:

> Die Kosten oder Barrieren sind die besten Prädiktoren von Verhalten. Die Verwundbarkeit korreliert signifikant häufiger mit Intention als der Schweregrad.

Wenig ist jedoch über die anderen Faktoren (in der ◘ Abb. 5.1 **grau**) und die Mechanismen bekannt, da diese von wenigen Studien untersucht wurden oder die Untersuchungen derart unterschiedlich waren, dass sie bis heute kaum vergleichbar sind.

Was ist eine Metaanalyse?

Liegen mehrere quantitative Einzelergebnisse zu einem Bereich vor und möchte man wissen, wie der aktuelle Forschungsstand ist, so kann man die Parameter statistisch aggregieren. Das heißt, es wird eine Studie über mehrere andere Studien hinweg angefertigt, um Populationsparameter genauer abschätzen zu können. Solch ein Parameter können Effektstärken (ES) wie stichprobengewichtete Korrelationen (r_+) sein. ES von $d_+=0.8$ (entspricht $r_+=0.37$) gelten als groß, ES von $d_+=0.5$ ($r_+=0.24$) als mittel und $d_+=0.2$ ($r_+=0.1$) als klein. Weitere Informationen und eine kostenfreie Software, die auch in der Metaanalyse von Milne et al. (2000), verwendet wurde, ist zu finden unter: http://web.fu-berlin.de/gesund/gesu_engl/meta_e.htm

In einem Überblick über Interventionsstudien auf Grundlage des HBM haben Abraham u. Sheeran (2005) festgestellt, dass 13 von 17 Maßnahmen, die auf Grundlage des HBM entwickelt wurden, effektiv waren. Auch wenn das Ergebnis viel versprechend klingt, liegen zwei Einschränkungen vor:

1. Es muss von einem »publication bias« ausgegangen werden, d. h., dass häufig nur signifikante Ergebnisse publiziert werden und damit der Anteil unwirksamer Studien sehr viel höher ist als angegeben.
2. Die Interventionen sind keine Modelltestungen, sondern nur Maßnahmen, die auf Grundlage des HBM oder Teilaspekten des Modells entwickelt wurden (▶ Kap. 8). Ferner können einige der Interventionsstudien ebenso gut oder passender anderen Theorien zugeschrieben werden (z. B. dem transtheoretischen Modell; ▶ Abschn. 5.4).

Zusammenfassend ist festzustellen, dass – auch wenn einige Befunde für das HBM zu sprechen scheinen – sich zahlreiche Probleme ergeben, die zwei größten sind:
- Einige Modellkomponenten (in ◘ Abb. 5.1 **grau**) und Mechanismen (z. B. Zusammenwirken von Verwundbarkeit und Schweregrad, s. **geschwungene Klammer** in ◘ Abb. 5.1) sind trotz zahlreicher Anwendungen des Modells kaum untersucht worden.
- Ferner ist zu beachten, dass die Korrelationen (◘ Abb. 5.1) zwar tendenziell die erwarteten Zusammenhänge andeuten, aber doch gering sind. Damit klären sie so wenig Varianz auf, dass weitere Faktoren, die im Modell **nicht** berücksichtigt werden, das Gesundheitsverhalten deutlich beeinflussen zu scheinen.

Somit ist über die Bewährung des gesamten HBM keine Aussage möglich. Diverse Prozesse sind nicht berücksichtigt und Modellweiterentwicklungen haben gezeigt, dass Faktoren wie Intention und Selbstwirksamkeitserwartung fehlen (Abraham u. Sheeran 2005; Schwarzer 2004).

Das HBM war eines der ersten Modelle zur Erklärung von Gesundheits- und Risikoverhalten. Ein Verdienst des HBM ist, dass es im Bereich der »Public Health« den Fokus auf beeinflussbare Faktoren gerichtet hat. Dies geschah in einer Zeit, in der hauptsächlich sozioökonomische bzw. demographische Faktoren wichtig erschienen. Das Modell weist jedoch theoretische Schwächen auf und kann kaum auf empirische Evidenz bauen, so dass es heute in der Gesundheitspsychologie und für die Gesundheitsförderung nicht mehr als aktuell gilt.

Theorie der Schutzmotivation

Ein Modell, das dem HBM stark ähnelt, jedoch Selbstwirksamkeitserwartung und Intention berücksichtigt, ist die Theorie der Schutzmotivation (»Protection Motivation Theory«/PMT; Rogers 1975; ◘ Abb. 5.2). Rogers wollte mit dem Modell erklären, wie Furchtappelle auf Gesundheitsverhalten Einfluss nehmen. Die PMT beschreibt, wie Furchtappelle
- Bedrohungseinschätzungen (Verwundbarkeit, Schweregrad) beeinflussen, dadurch
- zu mehr Schutzmotivation (Intention) führen und somit
- Verhalten ändern.

Ferner sollte eine höhere Handlungswirksamkeit eine höhere Intention zur Verhaltensänderung und damit mehr erwünschtes Verhalten zur Folge haben. Dieses Modell wurde erweitert, indem auch Selbstwirksamkeitserwartung und Handlungskosten, Belohnungen und Informationsquellen Berücksichtigung fanden. Zur PMT wurden dann im Jahr 2000 zwei Metaanalysen von Floyd et al. (2000) und Milne et al. (2000) veröffentlicht. Das Modell ist in ◘ Abb. 5.2 mit den Befunden aus der einen Metaanalyse dargestellt.

Die **Informationsquellen** wie Beobachtungslernen, verbale Überzeugungen, Persönlichkeitsvariablen und Erfahrungen (in ◘ Abb. 5.2 nicht gezeigt) würden wiederum Einfluss nehmen auf die Bedrohungseinschätzung und die Bewältigungseinschätzung. Die **Bedrohungseinschätzung** setzt sich zusammen aus **intrinsischer Belohnung** (»ich fühle mich besser, wenn ich nicht rauche«) und **extrinsischer Belohnung** (»mein Arzt lobt mich, wenn ich nicht rauche«). Diese werden von wahrgenommener gesundheitlicher **Verwundbarkeit** (»Die Wahrscheinlichkeit ist groß, dass

5.1 · Furchtappelltheorien: Modell gesundheitlicher Überzeugungen und Theorie der Schutzmotivation

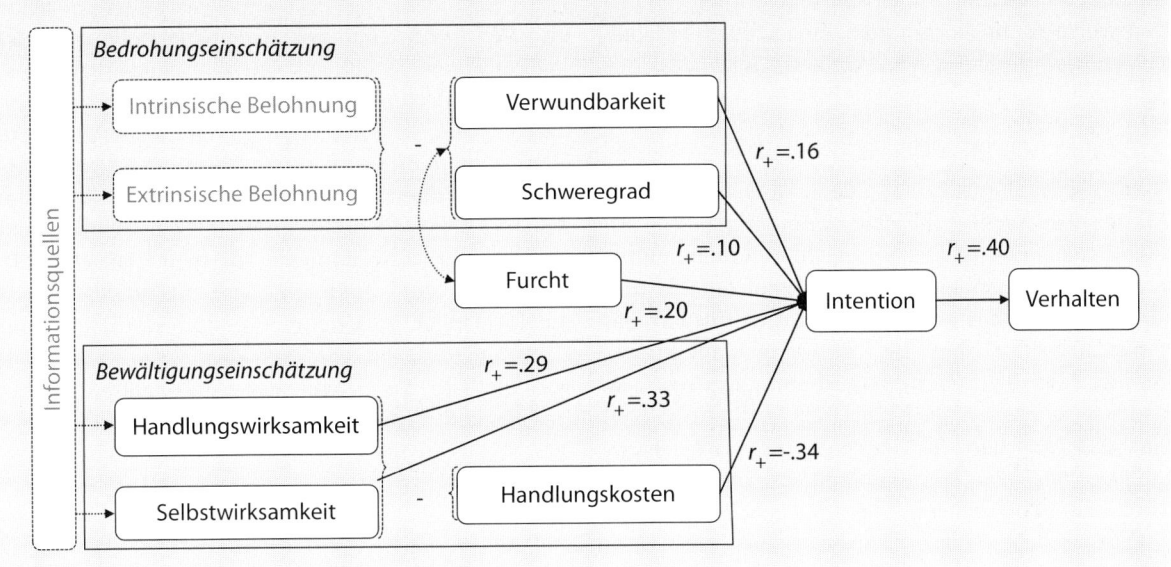

Abb. 5.2. Die Theorie der Schutzmotivation mit aggregierten Korrelationen aus der Metaanalyse von Milne et al. (2000). Komponenten in *grau* und *gestrichelt* sind uneinheitlich und weniger häufig untersucht worden. r_+ sind stichprobengewichtete Korrelationen (Effektstärken) aus der Metaanalyse von Milne et al. (2000)

ich Lungenkrebs bekomme«) und **Schweregrad** (»Lungenkrebs ist sehr schwerwiegend und kann zum Tode führen«) abgezogen werden (◘ Abb. 5.2). Die Bewältigungseinschätzung besteht aus den positiven Komponenten **Handlungswirksamkeit** (»wenn ich aufhöre zu rauchen, dann lebe ich länger«) und **Selbstwirksamkeit** (»ich traue mir zu, mit dem Rauchen aufzuhören, auch wenn ich gestresst bin«), von denen die **Handlungskosten** (»wenn ich aufhöre zu rauchen, dann kostet mich das große Überwindung«) abgezogen werden. Bedrohungseinschätzung und Bewältigungseinschätzung führen zu einer **Schutzmotivation/Intention** (»ich habe die Absicht, mit dem Rauchen aufzuhören«) und theoretisch zur **Verhaltensänderung (Nichtrauchen)**.

In ◘ Abb. 5.2 sind typische Befunde wiedergegeben (Ergebnisse aus der Metaanalyse von Milne et al. 2000):

– Je mehr sich Personen als selbstwirksam einschätzen, je mehr sie glauben, dass ihr Verhalten eine Wirkung hat, je mehr sie sich als anfällig und die Gesundheitseinschränkungen als schwerwiegend wahrnehmen,
– desto stärker bilden sie eine Intention aus und desto eher zeigen sie später das Zielverhalten.

In beiden Metaanalysen hat sich gezeigt:

Selbstwirksamkeitserwartung ist der stärkste Prädiktor für die Schutzmotivation bzw. Intention. Auch wenn alle Effektstärken bei Floyd et al. höher ausgefallen sind als bei Milne et al., kommen beide Metaanalysen zu diesem Ergebnis.

Milne et al. untersuchten auch die Effekte von experimentellen Manipulationen und stellten fest, dass Bedrohungseinschätzungen stärker beeinflusst werden konnten (Verwundbarkeit $r_+=0.63$ und Schweregrad $r_+=0.66$) als die anderen Variablen (Handlungswirksamkeit $r_+=0.42$, Selbstwirksamkeit $r_+=0.32$, Handlungskosten $r_+=0.09$). Die in die Metaanalyse einbezogenen Studien waren in der Manipulation der Bedrohungseinschätzungen also wirksamer als bei der Beeinflussung der Bewältigungseinschätzungen.

In einer Metaanalyse über Interventionsstudien zu Angstappellen fanden Witte u. Allen (2000), dass der Schweregrad am stärksten beeinflusst werden konnte ($r_+=0.44$). Angstappelle führen auch zu mehr Selbstwirksamkeit und Handlungswirksamkeit (beide $r_+=0.36$) und zu mehr Verwundbarkeitswahrnehmung und Furcht (beide $r_+=0.36$). Wenn man Personen Rückmeldung über ihr individuelles Risiko gibt, nehmen sie durchschnittlich 1,5-mal wahrscheinlicher an einer Krebsvorsorgeuntersuchung teil. Ein wichtiges Ergebnis der Studie von Witte u. Allen (2000) ist folgendes:

> Furchtappelle motivieren nur dann wirksam, wenn Maßnahmen gleichzeitig die Bewältigungskompetenzen unterstützen.

Als Beispiel seien hier die eingangs erwähnten Zigarettenetiketten erwähnt. Die Aufschriften »**Rauchen kann zu einem langsamen und schmerzhaften Tod führen**« und »**Wer das Rauchen aufgibt, verringert das Risiko tödlicher Herz- und Lungenerkrankungen**« können beide Bedrohungswahrnehmungen auslösen. Gleichzeitig unterstützt der zweite Satz die Kognition, dass das Aufgeben des Rauchens die Lebenserwartung erhöhen kann (Handlungsergebniserwartung als Bewältigungskompetenz). Die andere wichtige Komponente der Bewältigungskompetenz ist Selbstwirksamkeitserwartung, die mit den Zigarettenetiketten nicht unterstützt wird.

> Viele Studien haben gezeigt, dass Bedrohungsinterventionen, die die Handlungsergebniserwartung und/oder Selbstwirksamkeitserwartung stärken, mit einer höheren Wahrscheinlichkeit zu einer Verhaltensänderung führen als Bedrohungsinterventionen, die die Bewältigungskompetenzen nicht unterstützen (Abb. 5.3).

HBM und PMT bieten noch viele weitere Aspekte und Weiterentwicklungen zu Furchtappellen, die der Wirkung von Furcht auf Intention und Verhaltensänderung Rechnung tragen. Beispielsweise können Furchtappelle zu Reaktionen führen, die nicht zu dem gewünschten Effekt, also zur Gesundheitsverhaltensänderung führen, sondern zum Herunterspielen des Risikos oder zur Reaktanz. Furcht erzielt zudem vorwiegend kurzfristige Effekte (Barth u. Bengel 1998). Allgemein ist festzustellen, dass Menschen Risiken unterschiedlich interpretieren und unterschiedlich auf Bedrohungserleben reagieren. In späteren Abschnitten wird deshalb das Thema der Risikokommunikation und Risikowahrnehmung wieder aufgegriffen.

> **Zusammenfassung**
> Furchtappelle können einen Einfluss auf Gesundheitsverhalten nehmen; das HBM und die PMT stellen theoretische Rahmen dafür dar. Der Nutzen der PMT kann darin gesehen werden, dass sie neben Bedrohungseinschätzung verschiedene personale Ressourcen (Bewältigungseinschätzung) berücksichtigt. Die explizite Integration der Schutzmotivation (Intention) und der Selbstwirksamkeit stellt ihren Vorteil gegenüber dem HBM dar.

5.2 Theorie des geplanten Verhaltens und sozialkognitive Theorie

> Zwei Theorien, bei denen die Kompetenzwahrnehmung zentral ist, sind die Theorie des geplanten Verhaltens und die sozialkognitive Theorie. Sie betrachten neben den Kompetenzen (Selbstwirksamkeitserwartung) andere sozialkognitive Determinanten, die auf die Intentionsbildung und die Verhaltensänderung Einfluss nehmen und mit der Kompetenzwahrnehmung zusammenwirken.

In der Psychologie gab es in den 1960er Jahren eine Wende hin zu kognitiven Modellen zur Erklärung von Verhalten.
- Dazu gehörten zum einen die Erwartungs-x-Wert-Theorien, aus denen z. B. die Theorie des geplanten Verhaltens hervorging.
- Zum anderen zählte dazu besonders die Arbeit von Albert Bandura zum Modelllernen.

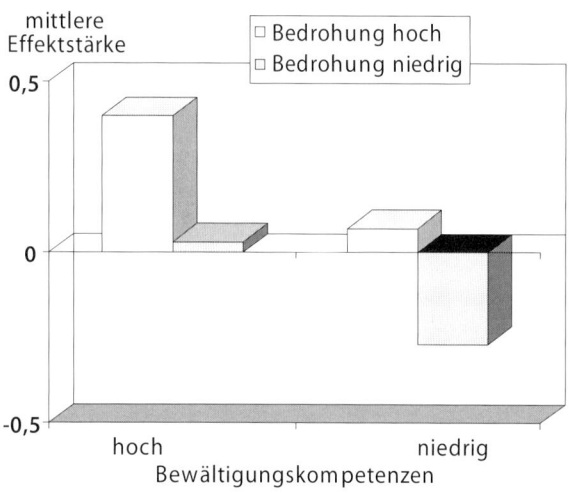

Abb. 5.3. Interaktion von Bedrohungseinschätzung und Bewältigungseinschätzung auf Verhaltensänderung. (Nach Witte u. Allen 2000, S. 599)

5.2 · Theorie des geplanten Verhaltens und sozialkognitive Theorie

Beispiel

An der Bushaltestelle hängt ein Plakat, das eine Brille zeigt. Die Bügel sind gezeichnet und die Gläser rosa. Bei genauer Betrachtung ist zu erkennen, dass die Gläser unbenutzte Kondome sind. Oben steht »Für Verliebte« und unten »mach's mit«. Dieses Plakat der Kampagne »Gib Aids keine Chance« ist eines von zahlreichen, die an verschiedensten Orten zu sehen sind. Was macht dieses Plakat so ansprechend? Es ist irgendwie lustig, es vermittelt das Gefühl, berührt zu werden und konkret Ideen zu bekommen, was man machen kann, um Verliebtsein und Sexualität auch mit »rosaroter Brille« genießen zu können. Das Poster vermittelt die Einstellung, dass man Kondome ganz selbstverständlich benutzen kann, dass Kondome sinnvoll sind und anziehend sein können.

Im Folgenden werden zuerst die Theorie des geplanten Verhaltens und danach die sozialkognitive Theorie beschrieben.

Theorie des geplanten Verhaltens

Die Theorie des geplanten Verhaltens (»Theory of Planned Behavior«/TPB; ◘ Abb. 5.4) von Ajzen (1991) ist eine Erweiterung der Theorie des überlegten Handelns (»Theory of Reasoned Action«/TRA; Fishbein u. Ajzen 1975). Beide Theorien wurden erfolgreich auf gesundheitspsychologische Fragestellungen übertragen und für verschiedene Gesundheitsverhaltensweisen metaanalytisch untersucht. Die TRA postuliert, dass Verhaltensänderungen durch Einstellungen und subjektive Norm beeinflusst werden und dass ihr Einfluss durch die Intention vermittelt wird. Damit fehlt der TRA die Kompetenzkomponente (genauso wie dem in ▶ Abschn. 5.1 beschriebenen HBM). Aus diesem Grunde entwickelte Ajzen die Theorie weiter, indem er die wahrgenommene Verhaltenskontrolle als wichtige Determinante von Intention und Verhalten einführte (◘ Abb. 5.4). Mit **Einstellungen** sind positive oder negative Bewertungen des Zielverhaltens gemeint (»Kondombenutzung ist unerotisch, ... ist sicher, ... ist langweilig, ... macht Spaß«). Die **subjektive Norm** stellt den erlebten sozialen Druck dar, das Zielverhalten auszuüben oder zu unterlassen (»die meisten Menschen, die mir wichtig sind, meinen, dass ich Kondome benutzen sollte; oder ... meinen, dass Kondome unattraktiv sind«). Die **wahrgenommene Verhaltenskontrolle** ist der Selbstwirksamkeitserwartung sehr ähnlich (»ich habe vollkommen Kontrolle darüber, ob ich in der Zukunft Kondome benutze« oder »ich bin mir sicher, dass ich regelmäßig Kondome benutzen kann«). Zur Überprüfung der TPB haben Conner u. Sparks (2005) neun vorliegende Metaanalysen zu einzelnen Verhaltensbereichen aggregiert wie

- Kondombenutzung und
- körperlicher Aktivität (Hagger et al. 2002; ◘ Abb. 5.4)

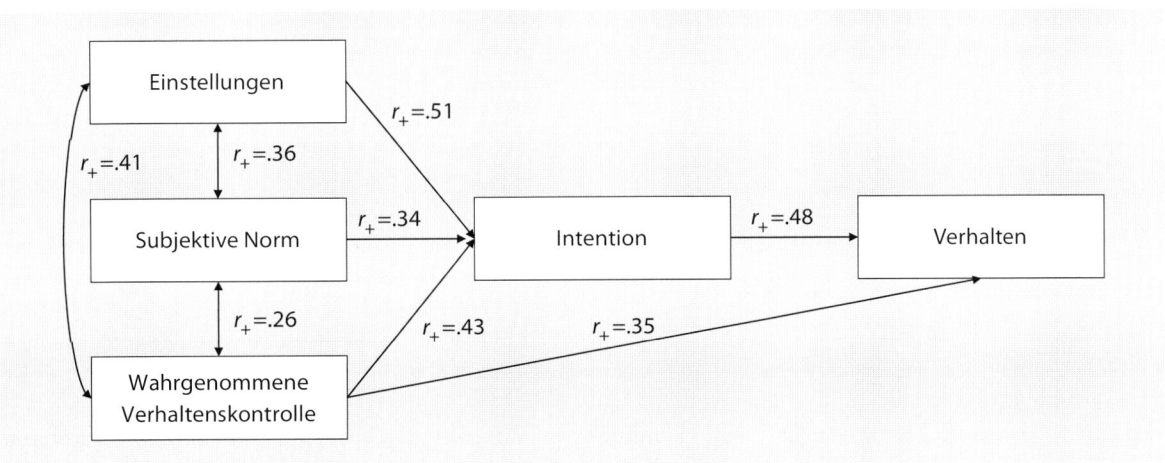

◘ **Abb. 5.4.** Die Theorie des geplanten Verhaltens mit aggregierten Korrelationen aus der Metaanalyse über Metaanalysen von Conner u. Sparks (2005). r_+ sind stichprobengewichtete Korrelationen (Effektstärken)

Im Gegensatz zur PMT nimmt die TPB auch einen direkten Einfluss von Kompetenzerwartung (Selbstwirksamkeitserwartung, Verhaltenskontrolle) auf das Verhalten an und nicht nur vermittelt über die Intention:

> Wer sich stärker zutraut, das Zielverhalten auszuüben, wird nicht nur eine höhere Intention haben, sondern auch direkt mehr handeln.

In der ◘ Abb. 5.4 sind Conner u. Sparks' Befunde wiedergegeben. Zwei Punkte sollten beachtet werden:
1. Die Befunde fallen sehr positiv aus. Dies liegt zum einen an zahlreichen querschnittlichen Designs (die ES stellen lediglich korrelative Zusammenhänge zwischen zum gleichen Messzeitpunkt gemessenen Variablen dar), zum anderen daran, dass oftmals keine Veränderungen berücksichtigt wurden (Personen, die regelmäßig Kondome benutzen, haben auch eine stärkere Absicht dazu sowie eine höhere Verhaltenskontrolle, weil sie das Zielverhalten ja bereits praktizieren usw.). Experimentelle Manipulationen sind in der Metaanalyse (wie bei der PMT; s. Milne et al. 2000) nicht berichtet worden.
2. Die TPB ist sehr viel umfassender als in der ◘ Abb. 5.4 dargestellt. Einstellungen werden durch **Verhaltensüberzeugungen** (Überzeugungen über Verhaltenskonsequenzen und Bewertung der Verhaltenskonsequenzen) beeinflusst, subjektive Norm durch **normative Überzeugungen** (Überzeugungen über die Erwartungen signifikanter anderer sowie der Einwilligungsbereitschaft) und Verhaltenskontrolle durch **Kontrollüberzeugungen** und der subjektiven Stärke, mit der internale und externale Faktoren das Verhalten behindern oder fördern. Diese Überzeugungen werden wiederum durch weitere externale Variablen beeinflusst wie
   - demographische Variablen (z. B. Alter, Geschlecht, Beruf, Bildung),
   - Persönlichkeitsfaktoren und
   - Umweltfaktoren (z. B. Verfügbarkeit).

Sozialkognitive Theorie

Ähnliche Annahmen wie die Theorie des geplanten Verhaltens trifft die sozialkognitive Theorie (»Social-Cognitive Theory«/SCT; ◘ Abb. 5.5) von Bandura (2004). Ziele (Intentionen) bestimmen, ob Menschen ihr Verhalten ändern oder aufrechterhalten. Sie mediieren den Einfluss von Selbstwirksamkeitserwartung, Handlungsergebniserwartung sowie soziostrukturellen, behindernden und unterstützenden Faktoren auf das Verhalten (◘ Abb. 5.5).

Die Selbstwirksamkeitserwartung nimmt (genauso wie in der TPB angenommen) direkten Einfluss auf das Verhalten. Die SCT ist mittlerweile in vielen Bereichen menschlichen Handelns und der Gesundheitsförderung untersucht worden. Es liegen zahlreiche Reviews zum Modell sowie zu einzelnen Konstrukten vor. Überblicksartikel kommen zu dem Schluss, dass
- Selbstwirksamkeitserwartung,
- Ergebniserwartungen,
- Zielsetzung (z. B. Shilts et al. 2004) und
- soziale Unterstützung

hilfreich für Verhaltensänderung sind. Trotz der großen Popularität der SCT und zahlreichen empirischen Untersuchungen auf Grundlage der SCT sind bis heute keine Metaanalysen zu finden.

Auch Banduras Modell ist komplizierter als in der ◘ Abb. 5.5 wiedergegeben. So nimmt Bandura (2004) an, dass das Wissen um Gesundheitsrisiken und -gewinne eine wichtige Voraussetzung für Änderungen ist. Nur wenn Menschen sich bewusst sind, dass ihr Lebensstil Einfluss auf ihre Gesundheit nimmt, können sie eine Entscheidung treffen, den gewohnten Lebensstil zu ändern. Dazu müssen sie jedoch ausreichend **Selbstwirksamkeitserwartung** (»ich kann auch dann Kondome benutzen, wenn ich mich überwinden muss«) und funktionale Ergebniserwartungen haben (◘ Abb. 5.5). **Ergebniserwartungen** können positiv und negativ sein und haben nach Bandura
- physische Komponenten (»wenn ich Kondome benutze, dann fühle ich mich wohler«),
- soziale Komponenten (»wenn ich Kondome benutze, dann bin ich bei meinen Freunden anerkannt«) und
- selbstevaluative Komponenten (»wenn ich Kondome benutze, dann bin ich stolz auf mich«).

Typischerweise haben Menschen mit Schwierigkeiten zu kämpfen, bekommen aber auch Hilfe aus der Umgebung. Ferner nehmen soziokulturelle Faktoren Einfluss, die z. B. im Gesundheitssystem liegen können. All diese Faktoren bewirken, dass Menschen sich etwas vornehmen, also Ziele setzten. Diese **Ziele** können sein:
- kurzfristig (»ich will am Freitagabend ein Kondom bei mir tragen«) oder
- langfristig (»ich habe mir vorgenommen, in Zukunft immer ein Kondom bei mir zu tragen«).

5.2 · Theorie des geplanten Verhaltens und sozialkognitive Theorie

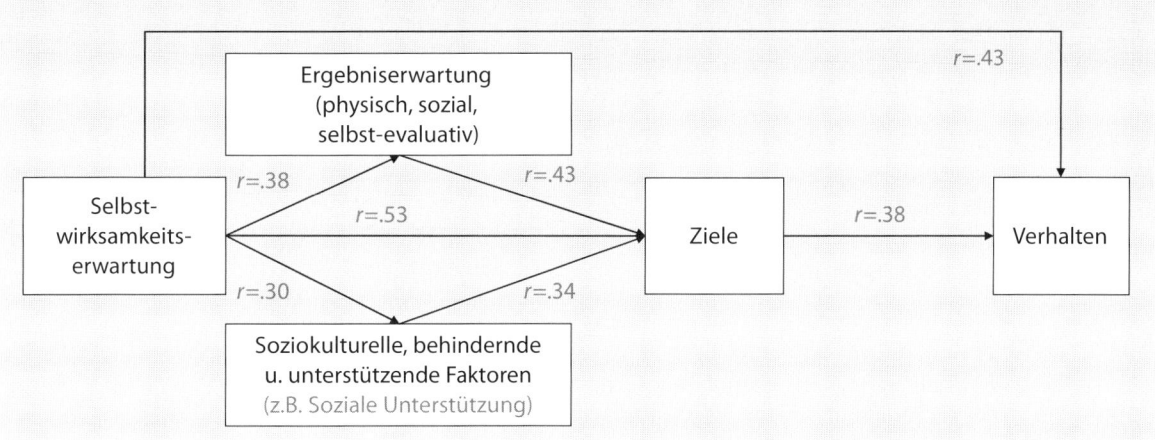

Abb. 5.5. Die sozialkognitive Theorie mit Korrelationen aus einer exemplarischen Einzeluntersuchung. *r* sind Pearson-Produkt-Moment-Korrelationen, die der Studie von Rovniak et al. (2002) entnommen wurden

Studienbox

In einer Studie von Rovniak et al. (2002) wurde die SCT strukturanalytisch untersucht (◘ Abb. 5.5). Dazu befragten die Autoren 283 Studierende nach ihrer körperlichen Bewegung über einen Zeitraum von 8 Wochen.
Zur »Baseline« (erster Messzeitpunkt) wurden folgende sozialkognitive Variablen erhoben:
- **Selbstwirksamkeitserwartung** (5 Items, z. B. »Ich kann körperlich aktiv sein, auch wenn ich Zeitprobleme habe«),
- **Ergebniserwartung** (27 Items, z. B. »Wenn ich regelmäßig körperlich aktiv bin, dann bin ich fitter«),
- **soziale Unterstützung** (5 Items, z. B. »Freunde haben mir in den letzten drei Monaten geholfen, körperlich aktiv zu sein«) und
- **Ziele** (10 Items, z. B. »Ich setzte mir oft Ziele in Bezug auf meine körperliche Bewegung«).

Das Verhalten wurde zum »Follow-up« (zweiter Messzeitpunkt, 8 Wochen nach der Baseline) erfasst. Dazu wurden die Studierenden gefragt, wie oft und wie lange sie in der letzten Woche körperliche Aktivitäten (wie z. B. Fitnessstudiobesuch, Fahrradfahren oder Bowling) ausgeführt hatten.
Die Autoren analysierten ihre Daten anders, als in der Abbildung dargestellt, nämlich mittels eines Strukturgleichungsmodells mit den latenten Faktoren:

- soziale Unterstützung,
- Selbstwirksamkeitserwartung,
- Selbstregulation und Ergebniserwartungen und
- Verhalten.

Im obigen Beispiel können 33% Varianzaufklärung erreicht werden, ermittelt indem jeweils die Korrelationen von Zielen und Verhalten r=0.38 sowie von Selbstwirksamkeitserwartung und Verhalten r=0.43 quadriert werden ($0.38^2+0.43^2=0.3289$; gerundet 33%). Dieser Anteil aufgeklärter Varianz spricht für das Modell, jedoch ist keine Verhaltensänderung vorhergesagt worden, sondern nur, wie die Variablen längsschnittlich zusammenhängen. Um wirklich beurteilen zu können, ob die Variablen im Modell dazu beitragen, dass Menschen körperlich aktiver werden, müsste z. B. das Verhalten zur Baseline kontrolliert werden. Auch wäre es wertvoll zu erfahren, ob diejenigen, die sich stärker vornehmen, körperlich aktiv zu sein (sowie mehr Hilfe von Freunden erhalten oder über mehr Wissen darüber verfügen, dass Bewegung hilft, in Form zu bleiben), sich auch tatsächlich sportlich mehr engagieren. Dies sind typische Probleme auch vieler anderer Untersuchungen, und weitere offene Fragen weisen auf viele Notwendigkeit hin, weitergehende und möglichst verbesserte Untersuchungen durchzuführen.

Banduras Hauptverdienst ist, neben seiner SCT, in seinen Arbeiten zur Selbstwirksamkeitserwartung zu sehen. Er beschrieb die Entwicklung von Selbstwirksamkeitserwartung (◘ Abb. 5.6) und beschreibt damit auch, wie Selbstwirksamkeitserwartung konkret erhöht werden kann.

> **Eigene** Erfolgserfahrungen stärken die Selbstwirksamkeitserwartung am meisten. Beobachtungslernen und verbale Verstärkung können ebenfalls Einfluss nehmen.

Jemand, der schon einmal in der schwierigen Situation war, z. B. während eines One-night-Stands ein Kondom zu zücken und darauf zu bestehen, es trotz Unannehmlichkeiten anzuwenden, wird sich auch in Zukunft eher zutrauen, wieder ein Kondom zu benutzen. Hat man im Fernsehen **beobachtet**, wie jemand das Kondom erfolgreich »ins Spiel bringt«, kann man es sich selbst auch eher vorstellen, als wenn man die Episode nicht gesehen hat. Jedoch ist der Glaube an die eigene Kompetenz nicht so stark wie bei jemandem, der auf eigene Erfahrungen bauen kann. Bezüglich **verbaler Verstärkung** stelle man sich z. B. folgendes Szenario vor: Zwei Freundinnen (A und C) unterhalten sich. Die eine (A) erzählt, dass sie einen neuen Freund (B) hat. Beide Freundinnen stimmen darin überein, dass die Kondombenutzung wichtig ist. Trotzdem äußert A Bedenken, dass sie B dazu bringen kann, das Kondom auch zu benutzen. Ihre Freundin (C) rät ihr nun, unbedingt auf der Kondombenutzung zu bestehen. Sie sagt »Ich weiß, du kannst es, und ich vertraue ganz fest in deine Fähigkeiten«. Dies kann helfen, jedoch kann es auch den gegenteiligen Effekt haben, z. B. dass Reaktanz ausgelöst wird. Üblicherweise wird angenommen, dass Broschüren und Selbsthilfehefte über diese Quelle des Zuspruchs auf die Selbstwirksamkeitserwartung Einfluss nehmen. **Physiologische und affektive Zustände** könnten darin zu sehen sein, dass A z. B. ein »Kribbeln« empfindet, als sie das Haus verlassen will. A interpretiert dies als den eigentlichen Wunsch, ein Kondom mitzunehmen und es später zu benutzen. Sie steckt das Kondom in die Tasche und nimmt nun Gelassenheit wahr, die sie als Verstärker empfindet, das Richtige getan zu haben und später das Kondom auch zu benutzen. Diese letzte Quelle (◘ Abb. 5.6) ist die schwächste und wird oftmals nicht berücksichtigt, da sie mit Interventionsprogrammen nur schwerlich zu

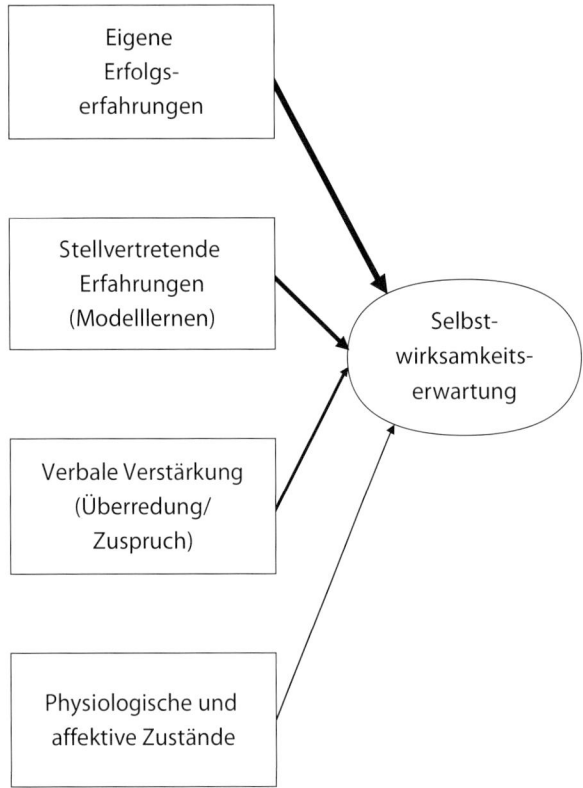

◘ **Abb. 5.6.** Die Quellen von Selbstwirksamkeitserwartung nach Bandura (2004). Die *Pfeilstärken* deuten an, wie stark der Einfluss der einzelnen Quellen auf die Selbstwirksamkeitserwartung sein kann

erreichen ist. Zu Interventionen auf Grundlage der sozialkognitiven Theorie und der Selbstwirksamkeit siehe ▶ Abschn. 9.1.

Die Bedeutung der Kompetenzerwartungen ist in den beiden beschriebenen Theorien (in der SCT »Selbstwirksamkeitserwartung«, in der TPB »Verhaltenskontrolle« genannt) in diesem Abschnitt zentral. Ferner wird in beiden Theorien die Verhaltensabsicht berücksichtigt (in der SCT »Ziel«, in der TPB »Intention«). Defizite weisen die motivationalen Modelle (Alle Modelle in den ▶ Abschn. 5.1 und 5.2) jedoch auf, wenn es um die konkrete Übersetzung von Absichten in Verhalten geht. Hier ist eine Lücke festzustellen, die motivationale Modelle nicht schließen können, da es ihnen um die Beschreibung der Intentionsbildung geht. In den folgenden Abschnitten werden Modelle vorgestellt, die Prozesse nach der Intentionsbildung genauer betrachten.

Zusammenfassung

Die Verdienste der beiden Theorien (SCT und TPB) sind vor allem in ihrem Kompetenzansatz (in der SCT »Selbstwirksamkeitserwartung« genannt und in der TPB unter dem Namen »Verhaltenskontrolle«) und der Integration der Verhaltensabsicht (in der SCT »Ziel« und in der TPB »Intention«) zu sehen. Es werden verschiedene weitere sozialkognitive Variablen berücksichtigt, die für beide Theorien umfangreich untersucht wurden. Zusätzlich zu einigen methodischen Problemen (z. B. kaum Untersuchung von Veränderungen) geben die beiden Theorien keine Auskunft darüber, wie Menschen es schaffen, ihre gebildeten Absichten auch in Verhalten umzusetzen.

5.3 Von der Absicht zum Verhalten: Volitionale Modelle des Gesundheitsverhaltens

Definition
Theorien, die Konstrukte berücksichtigen, die zwischen Intention und Verhalten wirken oder den Prozess der Umsetzung von Intentionen in Verhalten realisieren, werden volitionale Modelle genannt.

Je mehr Menschen wissen, wie sehr sie einem Gesundheitsrisiko ausgesetzt sind, je mehr sie daran glauben, dass eine Verhaltensänderung dieses Gesundheitsrisiko abwenden kann, je mehr sie darauf vertrauen, ihr Verhalten selbst verändern zu können usw., desto eher nehmen sie sich vor, ihr Verhalten zu ändern. Aber obwohl sie es sich vornehmen, ändern viele Menschen ihr Verhalten nicht.

Menschen verhalten sich oft so wie bisher und entsprechend ihren lieb gewonnenen Gewohnheiten (durchschnittliche Korrelation zwischen früherem und jetzigem Verhalten $r_+ = 0{,}51$). Damit klärt das bisherige Verhalten 26% der Varianz im nachfolgenden Verhalten auf. Die Intention kann nur noch weitere 7% der Verhaltensvarianz erklären. Es scheint also etwas zwischen der Intention und dem Verhalten zu geben, das in den letzten Abschnitten beschriebenen Modellen fehlt bzw. in diesen nicht berücksichtigt wird.

Beispiel
Drei Studentinnen unterhalten sich beim Mittagessen darüber, was sie am Abend machen wollen. A sagt, sie plane direkt nach der Uni zum Schwimmen zu gehen und sie habe ihre Schwimmausrüstung schon dabei. B meint, sie hätte vor, abends an ihrem Unisportkurs teilzunehmen. C äußert ebenfalls, dass sie am Abend Sport treiben wolle, aber sie wisse noch nicht genau, was sie genau mache. Am nächsten Tag treffen sie sich wieder. C erklärt, sie habe es sich dann doch anders überlegt und habe keinen Sport gemacht. B gibt kleinlaut zu, dass sie eigentlich nur kurz nach Hause gehen wollte, um ihre Sportsachen zu holen. Es überfiel sie aber eine akute Lust- und Kraftlosigkeit und sie setzte sich aufs Sofa. Dort lag die Fernbedienung des Fernsehers und als dieser erst mal lief, war der Sportkurs vergessen. Als es zu spät war, um noch rechtzeitig zum Sport zu gehen, überkam sie das schlechte Gewissen: Sie war gegen ihren »inneren Schweinehund« nicht angekommen und nun war es, als wenn er zufrieden auf dem Sofa neben ihr grunzte... A dagegen war, wie geplant, direkt von der Uni zum Schwimmen gegangen, war trotz ihrer Abgespanntheit und obwohl auch sie keine richtige Lust hatte, ins Wasser gesprungen und hatte sich sofort erfrischt gefühlt. Kraftvoll hatte sie ihre Runden gezogen und war nach dem Schwimmen zufrieden nach Hause gegangen und hatte sich auf ihr Sofa gelegt.

Eine Intention (z. B. Sport zu treiben) stellt nicht sicher, dass entsprechendes Verhalten nachfolgt. Welche Faktoren bewirken, dass Menschen an ihren gesetzten Zielen erfolgreich festhalten und sie tatsächlich in Verhalten umsetzen? Auch wenn nichts über die Bedrohungswahrnehmung, Selbstwirksamkeitserwartung, antizipierten Handlungsergebnisse und andere Faktoren der drei Frauen bekannt ist, macht das Beispiel deutlich, dass alle drei beim Mittagessen die feste Absicht hatten, am Abend Sport zu treiben, sich die Konkretheit ihres Vorhabens jedoch deutlich unterschied.

Rubikonmodell

Modelle, die den Prozess nach der Intentionsbildung genauer betrachten, können erklären, wieso es zu einer

Handlungsausführung oder Aufgabe der Intention kommt. Solch ein Modell ist das Rubikonmodell von Heckhausen (1989), in dem vier Phasen unterschieden werden, die in ◘ Tabelle 5.1 wiedergegeben sind.

Ein anderes gesundheitspsychologisches Modell, das zwischen motivationalen und volitionalen Prozessen unterscheidet, ist das sozialkognitive Prozessmodell des Gesundheitsverhaltens (»Health Action Process Approach«/HAPA; Schwarzer 1992, 2004; ▶ Abschn. 5.5 und Abschn. 6.1). Das HAPA beschreibt, dass sich Menschen erst ein Ziel setzen müssen, das es dann zu planen gilt. Da das HAPA noch andere Modellkomponenten beinhaltet, wird es später genauer vorgestellt. Sowohl nach dem HAPA als auch nach dem Rubikonmodell geht es nach der Intentionsbildung (nach dem sog. »Überschreiten des Rubikons«) um die konkrete »Übersetzung« der Intention in Handlungspläne.

Die drei Studentinnen im Beispiel oben befinden sich während des Mittagessens alle in der postdezisionalen Phase (sie haben die Entscheidung getroffen, abends Sport zu treiben). Abends schafft es jedoch nur A, auch in die aktionale Phase zu wechseln. C wechselt ins prädezisionale Stadium zurück (Aufgabe des gesetzten Ziels). B verharrt im postdezisionalen Stadium und erlebt typische selbstregulative Schwierigkeiten.

Es fehlt hier also etwas, diese Lücke zwischen Intention und Verhalten zu schließen. Die im Folgenden beschriebenen Pläne stellen solch eine Möglichkeit zur Füllung der Lücke dar.

Pläne

> **Definition**
>
> Handlungspläne spezifizieren, wann, wo und wie ein Verhalten ausgeübt werden soll, und haben die Struktur von Wenn-dann-Beziehungen (z. B. »wenn das letzte Seminar vorbei ist, dann gehe ich gleich schwimmen«).

Damit wird ein Automatismus in Gang gesetzt, durch den die Kontrolle des Verhaltens vom Individuum an die Umwelt übertragen wird. Wenn der Reiz (der Wenn-Teil) erfolgt, dann wird die Reaktion (der Dann-Teil) ausgelöst.

❗ Je konkreter Handlungspläne gebildet wurden (in Form von Wann-wo-wie-Plänen), desto einfacher können sie auch umgesetzt werden.

Dies ist nichts Neues: Beispielswiese haben schon Leventhal et al. in den 1960er Jahren gezeigt, dass Furchtappelle zwar immer zu einer Intentionssteigerung führen, aber nur dann eine Verhaltensänderung initiieren, wenn konkrete Handlungspläne gebildet wurden (Leventhal et al. 1965). Dies ist vielfach repliziert worden.

Allgemein ist die Wirksamkeit von Handlungsplänen (»action plan«, »implementation intentions«) ist in verschiedenen Verhaltensbereichen gezeigt worden. Metaanalytisch wurden mittlere bis hohe Effektstärken im Bereich von $d_+=0.54$ (Koestner et al. 2002) bis $d_+=0.70$ für den Zusammenhang zwischen Plänen und Zielerreichung bestimmt. Gollwitzer u. Sheeran (2006) analysierten Gesundheitskontexte separat und fanden hier eine Effektstärke von $d_+=0.59$ zwischen Plänen und Verhaltenausführung. Allgemein ist Folgendes festzustellen:

❗ Menschen, denen man hilft, Pläne zu machen, erreichen ihre Ziele eher als diejenigen, die nicht dazu veranlasst wurden, Pläne zu formulieren ($d_+=0.65$, experimentelle Studien). Es hilft aber auch einfach (mehr) Pläne zu haben ($d_+=0.70$, korrelative Untersuchungen; beide nach Gollwitzer u. Sheeran 2006).

◘ **Tabelle 5.1.** Die Handlungsphasen des Rubikonmodells. (Nach Gollwitzer u. Matzlacher 1996; Heckhausen 1989)

Handlungsphase	Inhalte
Prädezisional (motivational)	Verschiedene konkurrierende Ziele (z. B. zum Sport oder ins Kino gehen) werden gegeneinander abgewogen, um Prioritäten aufgrund von Attraktivität und Realisierbarkeit zu setzen
Postdezisional (volitional)	Eine Entscheidung für ein Ziel (z. B. Sport treiben) wurde getroffen. Diese wird nun genauer geplant (z. B. wann, wo und wie sportlich aktiv zu sein)
Aktional (volitional)	Die Handlung wird initiiert (z. B. in Form eines Sprungs ins Wasser). Es wird auf das effiziente Erreichen des Handlungsergebnisses fokussiert (z. B. 15 Bahnen zu schwimmen)
Postaktional	Die Handlung wird bewertet (z. B. nach dem Schwimmen mit sich zufrieden zu sein)

Pläne nützen nicht nur, leichter Ziele zu erreichen, sondern helfen Menschen auch, sich wohler zu fühlen (d+=0.61; Koestner et al. 2002).

Im Gesundheitskontext gilt es, konkrete Pläne zu machen, die vor allem in schwierigen Situationen helfen, an den Zielen festzuhalten. Schwierige Situationen sind insbesondere dadurch gekennzeichnet, dass »etwas dazwischen kommen« kann. Das konkrete Einplanen von solchen Schwierigkeiten hilft, mit ihnen umzugehen.

> **Studienbox**
>
> Beispielsweise waren kardiologischen Rehabilitationspatienten, die **Bewältigungspläne** (»coping plans«) formuliert hatten (was tun, wenn etwas dazwischen kommt?), doppelt so lange sportlich aktiv (nämlich fast 3 h pro Woche) wie Patienten, die keine Pläne gebildet hatten (die ca. 1,5 h pro Woche Sport trieben). Außerdem waren sie 1,5-mal so aktiv wie diejenigen, die nur **Handlungspläne** (»action plans«) erarbeitet hatten (diese Gruppe war ca. 2 h pro Woche sportlich aktiv; Sniehotta et al. 2006).

Es kommt jedoch darauf an, dass man sich erst für ein Ziel entscheidet und dann dieses Ziel und die Überwindung von Schwierigkeiten dabei möglichst genau plant.

Muss ein fremdgesetztes Ziel geplant werden (z. B. der Arzt »verordnet« körperliches Training), das man selbst nicht ausführen möchte, so bringt Planung keinen Vorteil.

> **Studienbox**
>
> Orthopädische Patienten wurden danach unterschieden, ob sie die Absicht hatten, regelmäßig körperlich aktiv zu werden oder dies nicht wollten. Diejenigen, die die Absicht hatten und angeleitet wurden, Handlungs- und Bewältigungspläne zu formulieren, waren zu 14% aktiver als diejenigen, die keine Pläne aufstellen sollten. Dieser Effekt zeigte sich nicht bei denjenigen, die keine Absicht hatten aktiv werden wollten (Lippke et al. 2004b).

Von der Planung profitieren also nur Menschen, die sich in der postdezisionalen Phase befinden, nicht jedoch in der prädezisionalen Phase (◘ Tabelle 5.1). Das heißt, Menschen in der prädezisionalen Phase benötigen andere Strategien, um in die postdezisionale Phase zu gelangen, also erst einmal eine Intention zu bilden.

> **Zusammenfassung**
>
> Der Verdienst der volitionalen Modelle und Konzepte ist vor allem darin zu sehen, dass sie die Lücke zwischen Intention und Verhalten schließen. Sie ergänzen damit die motivationalen Theorien. Pläne sind »wenn-dann«-Verbindungen, die eine automatische Ausführung von Zielen (Intentionen) veranlassen. Es sollte geplant werden, wann, wo und wie die Intention umgesetzt werden soll (**Handlungsplanung**). Ferner ist es hilfreich, Barrieren zu antizipieren und ihre Bewältigung zu planen (**Bewältigungsplanung**; ▶ Kap. 8).

5.4 Stufenmodelle: Das transtheoretische Modell und allgemeine stadientheoretische Annahmen

> Modelle, die annehmen, dass Menschen sich in unterschiedlichen »Zuständen« der Verhaltensänderung befinden, werden Stufen- oder Stadienmodelle genannt. Nach diesen Modellen unterscheiden sich die Stadien qualitativ, d. h. Personen in einem Stadium unterscheiden sich stark von denjenigen in anderen Stadien und kaum von Personen im gleichen Stadium. Die Unterschiede bestehen in Gedanken, Gefühlen und im Verhalten.

In den vorherigen Abschnitten sind Theorien und Modelle beschrieben worden, die annehmen, dass Menschen einen kontinuierlichen, linearen Prozess der Verhaltensänderung durchlaufen. Nach den Modellen besteht der Änderungsprozess darin, das Zielverhalten oder seine Wahrscheinlichkeit zu erhöhen. Je stärker die Bedrohung ist und je besser die Bewältigungskompetenzen sind, die ein Mensch wahrnimmt, desto höher ist die Absicht zur Verhaltensänderung und desto mehr soll das Zielverhalten umgesetzt werden. Aufgrund dieser Annahmen werden Modelle wie das HBM, die PMT und die TPB kontinuierliche, lineare **Modelle der Gesundheitsverhaltensänderung** genannt. Ihnen stehen Stadien- oder Stufenmodelle gegenüber, die Folgendes postulieren:

> Menschen machen eine Entwicklung über Stufen durch, bei der auf den unterschiedlichen Stufen (als Synonym: Stadien) unterschiedliche Einflüsse wirken und spezifische Faktoren wichtig sind. Nach Stadienmodellen reagieren Personen nur auf die für sie »passenden« Reize. Wenn passende Einflüssen erfolgreich sind, wechseln Menschen auf die nächste Stufe/ins nächste Stadium.

Das Durchlaufen von mehreren Stadien ergibt die Entwicklung hin zum Zielverhalten, z. B. die empfohlene Menge Flüssigkeit pro Tag zu trinken.

Beispiel

Herr A liest in einer Zeitung, dass Menschen pro Tag mindestens 2 l Wasser und Kräutertees trinken sollten. Ihm wird bewusst, dass er weniger Wasser trinkt, nämlich täglich ca. 3 Gläser à 0,2 Liter. Herr A liest weiter, dass zu wenig Flüssigkeit zu Konzentrationsproblemen und Erschöpfungszuständen führen kann, und er überlegt, ob dies einer der Gründe für seine nachmittägliche Müdigkeit sein könnte. Er entschließt sich, von nun an jeden Tag zusätzlich 2 Flaschen Wasser (à 0,75 l) zu trinken, jeweils vor- und nachmittags eine Flasche, die er sich dafür auf den Schreibtisch bereit stellt. Dies setzt er auch um und stellt nach einiger Zeit fest, dass er nachmittags nicht mehr von der Müdigkeit befallen wird. Schon bald braucht er sich nicht einmal mehr selbst ans Trinken zu erinnern: Die Flasche auf seinem Schreibtisch gehört einfach dazu, und am Ende jedes Tages hat er ganz automatisch 2 l oder mehr Flüssigkeit zu sich genommen.

Das bekannteste und weit verbreitete Stadienmodell ist das **transtheoretische Modell** (»Transtheoretical Model«/TTM) mit seinen fünf bzw. sechs Stadien. Im Folgenden werden Stadienannahmen anhand der TTM-Stadien erläutert.

Erläuterungen der Stadienannahmen am Beispiel des TTM

Zentral ist die Ansicht, dass jeder Mensch nur einem Stadium zugeordnet werden kann.

In den Stadien haben Menschen charakteristische Gedanken und Gefühle, sog. »Mindsets«. Personen – wie Herr A in dem Beispiel oben – lassen sich folgendermaßen in die unterschiedlichen Stadien einstufen (◘ Tabelle 5.2).

Die zentrale Annahme von Stadienmodellen ist, dass Menschen nicht einfach immer mehr Intention entwickeln, sondern eine Entwicklung durchmachen, bei der die Stadien nacheinander durchlaufen werden (wie ein Schmetterling: Ei → Raupe → Puppe → Schmetterling). Auf den unterschiedlichen Stufen wirken unterschiedliche Einflüsse, die nachfolgend anhand einzelner Beispiele dargestellt werden:

- So ist z. B. der Anstoß durch einen informierenden Zeitungsartikel im **Präkontemplation**- (PC-)Stadium hilfreich, um sich bewusst zu werden, dass es überhaupt ein Zielverhalten gibt, das gesundheitlich wichtig ist.
- Im **Kontemplation**- (C-)Stadium kann die Information aus der Zeitung das Treffen einer Entscheidung unterstützen.
- Danach, also im **Präparation**- (P-)Stadium, geht es um die konkrete Planung und Vorbereitung. Wenn die Zeitung nur Informationen zu den Vorteilen durch das Zielverhalten anbietet, kann sie bei der Planung und Vorbereitung nicht helfen und wird damit unwichtig.
- Wird das Verhalten im **Aufnahme**- (A-)Stadium oder **Aufrechterhaltungs**- (M-)Stadium ausgeführt, sind Kontrollmechanismen wichtiger, die Schwierigkeiten bei der Handlungsausführung bewältigen helfen.
- Das letzte Stadium, das **Stabilisierungs**-Stadium (»Termination«), stammt vor allem aus den Beobachtungen von Ex-Rauchern, die anfangs große Schwierigkeiten haben, nicht mehr zu rauchen (aufgrund ihrer psychischen und physischen Abhängigkeit). Nach längerer Zeit des erfolgreichen Nichtrauchens ist es jedoch wahrscheinlich, dass Menschen kein Verlangen mehr nach einer Zigarette haben oder sogar Abneigungen gegenüber Tabakrauch empfinden. Dies würde als Stabilisierung bezeichnet werden, da keine Rückfallgefahr mehr besteht und keine weiteren Kontrollmechanismen notwendig sind. Ob allerdings Verhaltensweisen wie körperliche Bewegung und Ernährung irgendwann derart automatisiert werden, dass ein Stabilisierungsstadium diagnostiziert werden kann, ist bisher nicht eindeutig geklärt.

5.4 · Stufenmodelle: Das transtheoretische Modell und allgemeine stadientheoretische Annahmen

Tabelle 5.2. Beschreibung der TTM-Stadien: Name, allgemeines Charakteristikum und mögliche Aussagen, denen Personen zustimmen sollten, damit das Stadium, in dem die Person sich befindet, diagnostiziert werden kann (Stadienalgorithmus)

Stadium	Allgemeines Charakteristikum	Beispiel: Herr A würde folgenden Aussagen zustimmen (mögliche Stadienalgorithmen[a])
Präkontemplation (»Precontemplation«)	Person führt das Zielverhalten nicht aus (z. B. 2 l Wasser pro Tag zu trinken) und denkt nicht darüber nach, ihr Verhalten zu ändern (z. B. mehr Wasser zu trinken)	»Ich trinke weniger als 2 l Wasser pro Tag und denke nicht darüber nach, mehr Wasser zu trinken.«
Kontemplation (»Contemplation«)	Person führt das Zielverhalten nicht aus und wägt ab, ob sie das Zielverhalten ausüben will (eine Absicht liegt jedoch noch nicht vor)	»Ich trinke weniger als 2 l Wasser pro Tag und denke darüber nach, mehr Wasser zu trinken.«
Präparation (»Preparation«)	Person führt das Zielverhalten nicht aus, hat aber die feste Absicht, das Zielverhalten auszuüben, und Vorbereitungen werden getroffen (z. B. Pläne gebildet)	»Ich trinke weniger als 2 l Wasser pro Tag und habe vor, 2 Liter zu trinken.«
Aufnahme (»Action«)	Person führt das Zielverhalten seit kurzer Zeit aus	»Ich trinke neuerdings mindestens 2 l Wasser pro Tag.«
Aufrechterhaltung (»Maintenance«)	Person führt das Zielverhalten seit längerer Zeit aus	»Ich trinke schon seit einiger Zeit mindestens 2 l Wasser pro Tag.«
Stabilisierung (»Termination«)	Person führt das Zielverhalten automatisiert (nahezu unbewusst) aus; die Wahrscheinlichkeit, das Zielverhalten aufzugeben, ist gleich Null	»Ich trinke mindestens 2 l Wasser pro Tag, und das strengt mich überhaupt nicht an; mache ich automatisch.«

[a] Die Aussagen könnten als Stadienalgorithmus verwendet werden, indem einer Person alle Aussagen vorgelegt werden und sie die betreffende ankreuzen soll, die sie selbst am besten beschreibt. Die typischen TTM-Stadien würden außerdem einen konkreten Zeitraum definieren, auf den hier jedoch (aufgrund psychologischer Überlegungen, s. Text) verzichtet wurde

Stadienmodelle nehmen an, dass in den unterschiedlichen Stadien unterschiedliche Faktoren wirken. In dieser Annahme liegt vor allem der Grund, dass Stadienmodelle in den letzten 20 Jahren an Popularität in Forschung und Praxis der Gesundheitsförderung gewonnen haben: Das Stadium kann scheinbar einfach festgestellt und die wichtigen Faktoren entsprechend des Stadiums bearbeitet werden.

Beispiel

Würden man z. B. Herrn A treffen, während er sich im Präparationsstadium befindet, könnte man gezielt beim Planen und Vorbereiten helfen; weitere Informationen bräuchten nicht angeboten zu werden.

Es könnten also alle Unterstützungsangebote entfallen, die in diesem Stadium als nicht wichtig angesehen werden. Dadurch könnten mehr Zeit und Energie auf die »passenden« Strategien verwendet werden, da unwichtige, »unpassende« Strategien ausgespart würden.

❗ Wenn also bekannt ist, welches die passenden Strategien für welches Stadium sind, ist eine Zeit- und Aufwandsersparnis bei gleichzeitiger Effektivitätssteigerung möglich.

Dieses Prinzip wird auch als »**Matched Designs**« bezeichnet und ist nicht nur wichtig, um in Zeiten geringer Ressourcen im Gesundheitswesen genug Kapazitäten für den Einzelnen zu haben, sondern vor allem auch, um die Theorie zu testen: Wenn ein Stadienmodell aussagt, dass die Intervention I (z. B. Steigern des Problembewusstseins) nur im Stadium 1 (z. B. Präkontemplation) hilfreich dabei ist in das Stadium 2 (z. B. Präparation) zu wechseln, sollte die gleiche Intervention für Personen im Stadium 2 unwirksam oder sogar hinderlich sein. Dagegen sollte eine Intervention II (z. B. Planen) für Personen im Stadium 2 (z. B. Präparation) hilfreich sein, wohingegen Personen im Stadium 1 (Präkontemplation) damit nicht erreichen können, ins Stadium 2 zu wechseln (Abb. 5.7).

Allgemein ausgedrückt: Die Intervention I wäre also passend oder »matched« für Personen im Stadium 1 und unpassend oder »mismatched« für Personen im Stadium 2. Entsprechend wäre die Intervention II passend für Personen im Stadium 2 und unpassend für Personen im Stadium 1 (◘ Abb. 5.7).

Das TTM trifft solche Annahmen und verbindet diese mit konkreten Strategien (◘ Tabelle 5.3). Die Strategien stammen aus verschiedenen anderen Theorien (deshalb auch der Name **trans**theoretisches Modell) und Beobachtungen aus der klinischen Praxis (Prochaska et al. 1992).

Exkurs

Das TTM versteht sich nicht nur als Stadienmodell, sondern auch als Modell, das v. a. durch die Strategien Verhaltensänderung beschreibt und unterstützen hilft. In diesem Kapitel wird jedoch der Schwerpunkt auf die Darstellung der Stadien gelegt.

Die Befundlage zu der stadienspezifischen Wirksamkeit der Strategien weist jedoch Schwierigkeiten auf. Zum einen lassen sich kaum Studien finden, die genau die Annahmen in der ◘ Tabelle 5.2 testen, zum anderen geben Studien, die »matched-mismatched« Designs untersuchen, nur beschränkt Informationen darüber, was die von ihnen untersuchte »matched« Intervention konkret beinhaltet hat (s. auch die Kritik von Adams u. White 2005; Brug et al. 2005).

Reviews gibt es mittlerweile für ausgewählte Gesundheitsverhaltensweisen, wie HIV-Prävention, Krebspräventionsprogramme, körperliche Aktivität und verschiedene Gesundheitsverhaltensweisen (Bridle et al. 2005). Metaanalysen zu TTM-basierten Interventionen liegen bisher nicht vor. Die Überblicksartikel weisen sowohl auf die Wirksamkeit von Programmen, die auf Grundlage des TTM entwickelt wurden, aber gleichzeitig auch auf die zahlreichen Schwierigkeiten theoretischer und methodischer Art hin (s. auch Sutton 2005). Die methodischen Probleme der Interventionsstudien sind zumeist nicht TTM-spezifisch, sondern betreffen die (Interventions-)Forschung allgemein (▶ Studienbox).

Studienbox

Methodische Probleme von Studien, die für Reviews und Metaanalysen berücksichtigt werden
- Die Bestimmung von Gruppen und die Messung von Variablen sind nicht vergleichbar (da unterschiedliche Fragebögen zugrunde gelegt wurden).
- Selbstberichte, z. B. über das Verhalten, können verzerrt sein (Personen können sich nicht richtig erinnern, wollen sich positiver darstellen oder keine Selbstauskünfte geben).
- Querschnittliche (statt longitudinale) und korrelative Designs (statt Veränderungsmessungen).
- Faktoren (z. B. Wetter, nationale Kampagnen), die nicht Teil der Untersuchung waren und nicht berücksichtigt wurden, haben die Untersuchungsteilnehmer und damit das Ergebnis derart beeinflusst, dass ohne eine Kontrolle dieser Einflüsse keine Aussage über die allgemeine Wirksamkeit der Intervention möglich ist.

Die Überblicksstudien, die »matched-mismatched« Designs betrachten, fassen zusammen, dass
- zum einen passende Maßnahmen erfolgreicher waren als unpassende Standardintervention oder Kontrollbedingungen;
- zum anderen passende Interventionen nicht nur bessere Ergebnisse zeigen können, sondern ihr Erfolg vor allem darin liegt, dass Ressourcen eingespart werden können.

Dies sind jedoch Verdienste, die allgemein durch Passung oder Maßschneiderung von Interventionen auf Grundlage unterschiedlicher Modelle erreicht werden können.

	Intervention I	Intervention II
Personen im **Stadium 1** sollen in das Stadium 2 überwechseln	☺ passend/ wirksam	☹ *un*passend/ *un*wirksam
Personen im **Stadium 2** sollen in das Stadium 3 überwechseln	☹ *un*passend/ *un*wirksam	☺ passend/ wirksam

◘ **Abb. 5.7.** Allgemeines Design zur Testung der erfolgreichen Passung von Interventionen. (Nach Weinstein et al. 1998)

5.4 · Stufenmodelle: Das transtheoretische Modell und allgemeine stadientheoretische Annahmen

Tabelle 5.3. Strategien und ihre theoretische Wirksamkeit in den Stadien

Strategien (»processes of change«)	PC	C	P	A	M
a. Kognitiv-affektive Strategien					
Steigern des Problembewusstseins (»consciousness raising«)	OXx	OXx	–	–	–
Wahrnehmen förderlicher Umweltbedingungen (»social liberation«)	X	X	O	O	–
Emotionales Erleben (»dramatic relief«, »emotional arousal«)	Ox	OXx	X	–	–
Selbstneubewertung (»self-reevaluation«)	–	OXx	OXx	–	–
Neubewertung der persönlichen Umwelt (»environmental reevaluation«)	x	Xx	X	–	–
b. Verhaltensorientierte Strategien					
Selbstverpflichtung (»self-liberation«, „commitment«)	–	–	OXx	OXx	–
Nutzen hilfreicher Beziehungen (»helping relationships«)	–	–	X	OXx	Ox
(Selbst-)Verstärkung (»reinforcement management«, „reward«)	–	–	–	OXx	OXx
Gegenkonditionierung (»counterconditioning«)	–	–	–	OXx	OXx
Kontrolle der Umwelt (»stimulus control«)	–	–	–	OXx	OXx

PC Präkontemplation; *C* Kontemplation; *P* Präparation; *A* Aktion; *M* Aufrechterhaltung; *O/X/x* theoretisch sollen diese Strategien auf den entsprechenden Stadien helfen ins nächste Stadium zu wechseln (jedoch nicht in andere); *O* nach Prochaska et al. 1992; *X* nach Keller et al. 1999; *x* nach Biddle u. Mutrie 2001. Die Uneinheitlichkeit der Autoren ist typisch für die derzeitige theoretische Uneinigkeit. Ferner liegen bisher nur wenige empirische Befunde vor

Trotz seiner Beliebtheit in Forschung und Praxis sind Studien über das TTM mit verschiedenen spezifischen theoretischen und methodischen Problemen konfrontiert.

Theoretische und methodische Probleme

1. Die Stadien sind ungenügend operationalisiert: Die meisten Studien verwenden Algorithmen zur Bestimmung der Stadien, die Zeitkriterien beinhalten.
    - So wurde das **Aufrechterhaltung**sstadium immer durch ein 6-Monats-Kriterium definiert (z. B. »Ich trinke schon seit sechs Monaten oder länger mindestens 2 l Wasser pro Tag.«). Oftmals werden auch die anderen Stadien durch Zeitkriterien definiert, z. B.
    - PC: keine Intention, das Verhalten in den nächsten 6 Monaten zu ändern;
    - C: Intention, das Verhalten in 1 bis 6 Monaten zu ändern;
    - P: Intention, das Verhalten in den nächsten 30 Tagen zu ändern (→Bridle et al. 2005).

    Das Problem hierbei ist offensichtlich:
    a) Weshalb sollten genau diese zeitlichen Kriterien (z. B. 6 Monate) entscheidend sein (und nicht z. B. 12 Monate)? Die Zeitkriterien sind arbiträr.
    b) Diese zeitlichen Kriterien mögen präzisere Kriterien darstellen, aber es ist nicht klar, was ihr **psychologischer** Gehalt ist.

    Um diese Schwierigkeiten zu umgehen, ist in der Definition in Tabelle 5.2 auf zeitliche Kriterien verzichtet und besonderer Wert auf psychologische Kriterien wie Intention, Planung und Habituation (»strengt mich überhaupt nicht an«, »mache ich automatisch«) gelegt worden.

2. Die Stadienzuordnung ist nicht valide, d. h. Menschen in den Stadien PC und C sollten eine sehr geringe und in P eine sehr hohe Intention haben, das Zielverhalten auszuüben. Personen in PC, C und P dürften logischerweise das Zielverhalten nicht ausüben, wohingegen diejenigen in A und M alle aktiv sein sollten. Studien haben jedoch immer wieder gezeigt, dass diese Annahmen empirisch nicht vollständig erwartungskonform gefunden werden (Review s. Nigg 2005).

Stadien werden wiederholt als kontinuierliches Maß verwendet. Hierbei werden sie nicht der Idee qualitativ unterschiedlicher Stadien nach als nominal- oder ordinalskalierte Variable, sondern als intervallskalierte Variable behandelt, die dann eher Veränderungsbereitschaft erfasst (»readiness to change«). Zwei Illustrationen sollen die Probleme deutlich machen:

1. Wenn z. B. eine Intervention evaluiert wird und hierzu die Veränderungsbereitschaft in der Interventionsgruppe um 0,2 Punkte angestiegen und in der Kontrollgruppe um 0,4 Punkte schlechter geworden ist, ist eher an ein Intentionsmaß oder eine Verhaltenswahrscheinlichkeit zu denken als an qualitativ unterschiedliche Stadien. (In einer Studie von Webb et al. [2005] wurde eine 10-stufige Stadienvariable erhoben und die Mittelwerte und Standardabweichungen für die Gruppen zu einem Prä- und einem Post-Messzeitpunkt berichtet. Dabei wurden drei Gruppen unterschiedlich behandelt: eine Standardintervention, eine minimale und eine umfangreiche Personalisierung.)
2. Wenn eine Stadienvariable mit einer anderen Variablen korreliert, dann sollte geprüft werden, ob ein linearer Zusammenhang zwischen den beiden Variablen angenommen werden kann. Beispielsweise ist fraglich, was aus der Information geschlussfolgert werden kann, wenn die Korrelation zwischen dem Stadium für Tabakrauchen und dem für Alkoholkonsum r=0.19 beträgt. Wichtiger wäre es zu wissen, wie die konkreten Zellverteilungen aussehen (dies wurde leider nur für ausgewählte Stadien wie PC, C und A/M zusammengefasst berichtet) und ob es typische Stadienwechsel gibt. Ein anderes Beispiel für nichtlineare Zusammenhänge wäre bei der Risikowahrnehmung zu sehen (◘ Abb. 5.8 und ▶ Abschn. 6.1).

Personen im PC-Stadium sind dadurch gekennzeichnet, dass sie sich des Problems nicht bewusst sind. Im C-Stadium steigt das Problembewusstsein. Mit der Vorbereitung der Verhaltensänderung liegt zwar weiterhin das Problembewusstsein vor, jedoch sollten sich Menschen nicht mehr stark vulnerabel fühlen, da sie ihre Aufmerksamkeit auf die Verhaltensänderung richten und die persönliche Gefährdung abwenden.

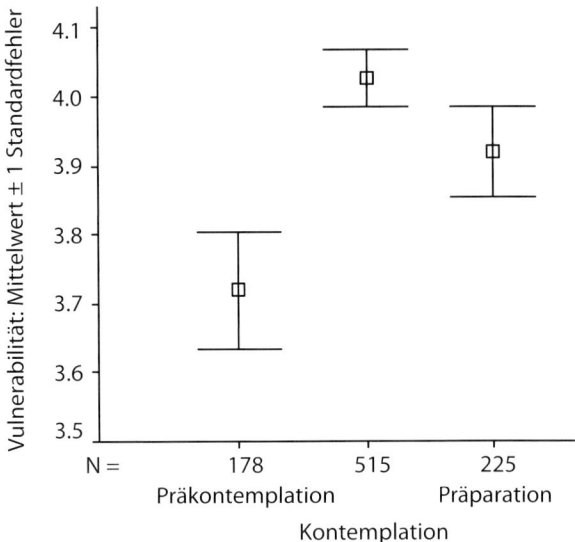

◘ **Abb. 5.8.** Wahrgenommene Vulnerabilität (Mittelwerte und Standardfehler/SE) der Personen in den drei ersten TTM-Stadien Präkontemplation, Kontemplation und Präparation. (Nach Lippke u. Plotnikoff 2006).

> **Exkurs**
>
> Gleichzeitig sollte theoretisch und statistisch bedacht werden, welches Skalenniveau der beiden Variablen vorliegt. Die Stadienvariable – wie oben schon erwähnt – sollte nominal- oder ordinalskaliert und nicht intervallskaliert sein. Wenn z. B. überprüft werden soll, ob es Zusammenhänge zwischen dem Hilfesuch-Stadium und dem Stadium bzgl. Alkoholgenuss gibt, dann sollte ein Zusammenhangsmaß für zwei kategoriale Variablen berechnet werden (Kreuztabelle mit z. B. Kontingent – Koeffizient).

Methodische Lösung: Testung von Stadien als Moderatoren

Allgemein kann festgehalten werden, dass Stadien als **Moderator** und nicht als Mediator (vermittelnder Faktor wie z. B. Intention) verwendet werden sollten (▶ folgende Studienbox). Dabei es ist nicht adäquat, Intention durch die Stadienvariable zu ersetzen. Im TTM werden explizit Mediatoren angegeben, nämlich **Selbstwirksamkeitserwartung** und die **Entscheidungsbalance**, bestehend aus Pros und Kontras (Vor- und Nachteilen, vergleichbar mit Ergebniserwartungen

5.4 · Stufenmodelle: Das transtheoretische Modell und allgemeine stadientheoretische Annahmen

und Barrieren). Diese Mediatoren oder abhängigen Variablen sollen helfen, die Verhaltensänderung abzubilden. Stadien können als Moderator in Theorien wie der TPB verstanden werden (◘ Abb. 5.9).

Studienbox

Stadien als Moderatorvariablen

Ob die TTM-Stadien in Theorien wie der TPB als Moderator verstanden werden können, wurde mit einem Multigruppen-Strukturgleichungsmodell untersucht.
Dabei zeigt das in ◘ Abb. 5.9 wiedergegebene Muster: Je optimaler die Einstellung, desto höher die Intention in allen Stadien. Stadienspezifische Effekte zeigen sich dagegen in den anderen sozialkognitiven Prädiktoren: Subjektive Norm hängt mit Intention nur in PC positiv und in C negativ zusammen; Verhaltenskontrolle korreliert lediglich in M mit Intention und Verhalten signifikant. Intention und Verhalten korrelieren in allen Stadien außer in C (Lippke et al. 2004a). Im Beispiel (◘ Abb. 5.9) ist zu erkennen, dass eine bessere Einstellung in allen Stadien mit einer höheren Intention zusammenhängt.

> Einstellung ist damit **generisch** wirksam, d. h. hilfreich in alle Stadien und damit nicht stadienspezifisch. Andere Variablen (z. B. subjektive Norm) scheinen stadienspezifisch zu wirken, d. h. in Abhängigkeit vom Stadium unterschiedliche Bedeutung und damit für einzelne Stadien passender als für andere zu sein.

Was solch eine Passung von Stadium und sozialkognitiven Faktoren idealerweise bedeutet und wie eine Modellstruktur des TTM konkret aussehen soll, ist bis heute nicht eindeutig spezifiziert (s. auch die Kritik von Sutton 2005, S. 227). Klar ist nur, dass Selbstwirksamkeitserwartung, Pros und Kontras bedeutsame Faktoren während des Verhaltensprozesses sind:

> Nur wer sich zutraut, sein Verhalten zu ändern, wer viele Vorteile durch die Änderung und wenig Nachteile oder Barrieren wahrnimmt, wird auch erfolgreich von einem Stadium ins nächste wechseln.

Unter der Annahme, dass eine Person
- über die Zeit von einem Stadium ins nächste wechselt und
- jeweils typische Kennzeichen dieser Stadien zeigt,

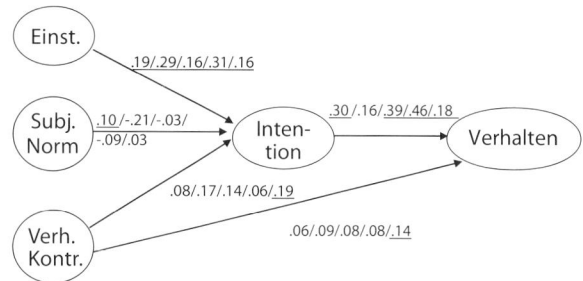

◘ **Abb. 5.9.** Die Struktur der TPB für die einzelnen TTM-Stadien. (Nach Lippke et al. 2004a). Pfadkoeffizienten sind für die Stadien PC/C/P/A/M angegeben. Signifikante Pfadkoeffizienten *unterstrichen*. *Einst.* Einstellung, *Subj. Norm* subjektive Norm, *Verh. Kontr.* wahrgenommene Verhaltenskontrolle (alle zum 1. Messzeitpunkt); Intention (Mediator) 6 Monate danach; Verhalten 12 Monate nach dem 1. Messzeitpunkt

könnte auch ein Querschnitt von Personen betrachtet werden, die sich in unterschiedlichen Stadien befinden. Theoretisch befinden sich die Personen in den unterschiedlichen Stadien an unterschiedlichen »Punkten« der Verhaltensänderung, die gemeinsam eine natürliche Entwicklung durch diesen Prozess darstellen. Wie eingangs beschrieben, nehmen Stadienmodelle an, dass dieser Verhaltensänderungsprozess eine dynamische Entwicklung ist, also dass

1. ein Voranschreiten, Zurückfallen und Verbleiben möglich ist und
2. in den unterschiedlichen Stadien unterschiedliche Kognitionen und Emotionen (sog. »mind-sets«) sowie Verhaltensweisen charakteristisch sind.

Methodische Lösung: Testung von Diskontinuitätsmustern

Das letzte Argument bedeutet, dass stadientheoretisch die Faktoren nicht einfach immer stärker werden, sondern dass nichtlineare Muster zu beobachten sind. Die Untersuchung solcher **Diskontinuitätsmuster** lässt sich statistisch testen (Sutton 2005). Dabei wird zum einen geprüft, ob z. B. Testvariable A zwischen den Stadien 1 und 2 signifikant unterschiedlich und zwischen den Stadien 2 und 3 gleich ausgeprägt ist, während Testvariable B ein anderes Muster zeigt. Zum anderen werden die statistischen Trends betrachtet, und ob nichtlineare Trends (quadratische, kubische usw.) über den linearen Trend hinaus Varianzen zwischen den Stadien aufklären können. Das Muster über die Vulnerabilität in

○ Abb. 5.8 zeigt solch einen nichtlinearen Trend. Dagegen zeigt sich typischerweise bei Betrachtung der Ausprägung der Intention über die Stadien ein eindeutiger linearer Trend (○ Abb. 5.10). Es geht also nicht einfach nur darum, dass sich alle Stadien signifikant voneinander oder von den benachbarten Stadien unterscheiden, sondern darum, ob Unterschiedsmuster vorliegen (was in ○ Abb. 5.10 nicht der Fall ist).

Der lineare Trend in ○ Abb. 5.10 ließe eher die Vermutung zu, dass hier ebenso eine Intentionsskala verwendet werden könnte: Personen, die auf die Frage »Wie groß ist Ihre Absicht, Ihr Verhalten zu ändern?« mit »sehr gering« antworten, würden dem ersten Stadium zugeordnet werden, diejenigen, die »ein wenig« angeben, würden dem zweiten Stadium zugeordnet usw. Das heißt, hier könnte von sog. Pseudostadien ausgegangen werden, die keine tatsächlichen qualitativ unterschiedlichen Stadien ausmachen. Hier würde der Stadiengedanke keinen Vorteil gegenüber der reinen Intentionsmessung oder einer anderen proximalen Variablen von Verhalten darstellen.

Stadien sind jedoch mehr: Es werden zur Diagnostik verschiedene Kriterien herangezogen:
— behaviorale Kriterien (wird das Zielverhalten vollständig ausgeübt?),
— kognitive Kriterien (ist eine Entscheidung zur Verhaltensänderung getroffen worden?), evtl.
— zeitliche Kriterien (seit wann wird das Verhalten ausgeführt?) und z. T.
— Habituierungskriterien (ist es noch schwierig, das Verhalten auszuüben, besteht Rückfallgefahr?).

> Von den zahlreichen Studien, die die Charakteristika der Stadien betrachten, testen nur sehr wenige, ob sich lineare und nichtlineare Trends statistisch bestätigen lassen.

Auch die Metaanalysen von Marshall u. Biddle (2001), die die Ausprägungen der Strategien (»Processes of Change«) sowie Selbstwirksamkeitserwartungen, Pros und Kontras über die Stadien untersuchen, haben nicht explizit die Diskontinuitätsmuster geprüft, jedoch deuten sie Diskontinuitätsmuster an (○ Abb. 5.11).

Auch wenn in der Metaanalyse von Marshall u. Biddle (2001) Trends über die Stadien nicht getestet wurden, lassen sich Diskontinuitätsmuster beobachten: Die Unterschiede zwischen PC und C sind sowohl hinsichtlich Pros als auch Kontras größer als zwischen allen anderen benachbarten Stadien. C und P nehmen ähnlich viele

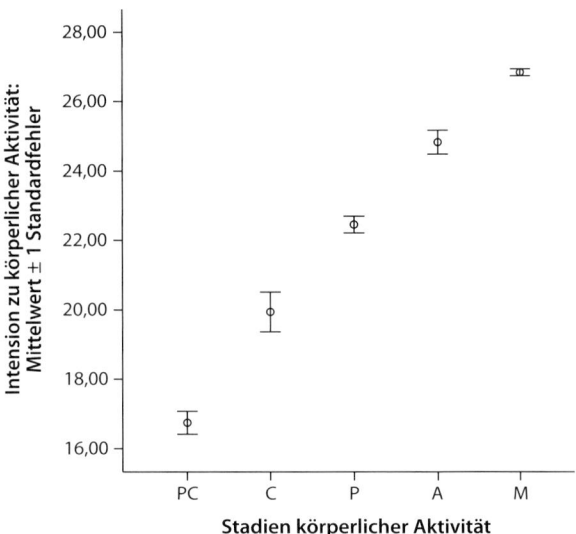

○ **Abb. 5.10.** Intention (Mittelwerte und Standardfehler/*SE*) der Personen in den TTM-Stadien Präkontemplation (*PC*), Kontemplation (*C*), Präparation (*P*), Aktion (*A*) und Aufrechterhaltung (*M*). (Aus Lippke et al. 2004, S. 597).

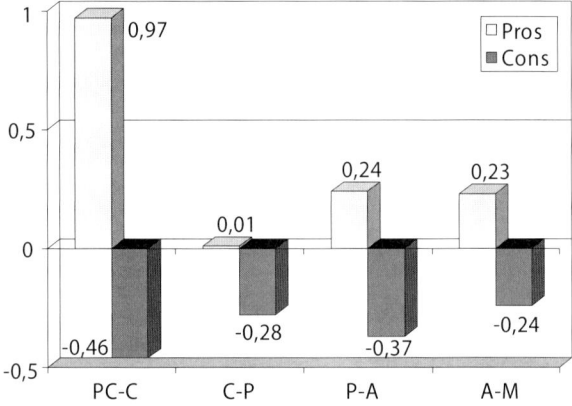

○ **Abb. 5.11.** Durchschnittliche Mittelwertsunterschiede zwischen den Stadien (in mittleren Effektstärken, d_+, metaanalytischer Befund für Pros und Kontras im Bereich körperliche Bewegung; aus Marshall u. Biddle 2001, S. 239).

Vorteile wahr, wohingegen Personen in P deutlich mehr Vorteile sehen als Personen in A, und diese wiederum mehr als Menschen in M. Es scheint also ein qualitativ unterschiedlicher Prozess abzulaufen und weniger ein Durchlaufen von Stufen entlang einer kontinuierlichen Handlungs- oder Änderungsbereitschaft vorzuliegen.

Dies stützt die allgemeine Stadienannahme, auch wenn diverse Probleme mit dem TTM auftreten.

Weiterentwicklungen
Neuere Stadienmodelle, die die Schwierigkeiten des TTM überwunden haben (z. B. eindeutigere Strukturannahmen, Verzicht auf Zeitkriterien) weisen jedoch andere Defizite auf. Beispielsweise ist das Prozessmodell des präventiven Handelns (»Precaution Adoption Process Model«/PAPM; Weinstein 1988) bisher nur sehr eingeschränkt untersucht worden (Weinstein 1988; Weinstein et al. 1998a).

! Stadienmodelle unterscheiden sich hinsichtlich der Anzahl postulierter Stadien.

Derzeit ist kaum untersucht worden, wie viele Stadien sinnvollerweise angenommen werden sollten und empirisch haltbar sind.

Generell liegt der Verdienst von Stadienmodellen darin, dass sie Verhaltensänderung beobachtbar machen, bevor tatsächliche Veränderungen äußerlich sichtbar werden und dass ein Querschnitt erstellt werden kann, bei dem man Personen in unterschiedlichen Stadien vergleicht unter der Annahme, dass sie sich auf unterschiedlichen Stufen ihres Weges hin zum Zielverhalten befinden.

In dem Sinne können Erfolge von Gesundheitsförderungsmaßnahmen auch dann verzeichnet werden, wenn Menschen einen Stadienwechsel bewältigen, sich z. B. ihres Problemverhaltens bewusst werden oder sich vornehmen, etwas zu verändern (▶ Kap. 8). Es geht dabei nicht um ein Mehr-oder-Weniger- oder um ein Alles-oder-Nichts-Prinzip, sondern um dynamische, qualitativ unterschiedliche Entwicklungsschritte.

! Die Befundlage spricht mittlerweile dafür, dass Änderungen von Gesundheitsverhalten durch solche Stadien oder über derartige Stufen verlaufen können. Derzeit ist jedoch nicht eindeutig geklärt, welche Faktoren wann nachweisbar wirksam sind und bearbeitet werden sollten.

Das hier vorgestellte TTM ist nur eines von verschiedenen Stadienmodellen. Im ▶ Abschn. 5.5 wird ein weiteres Stadienmodell (das sozialkognitive Prozessmodell des Gesundheitsverhaltens/HAPA) beschrieben, das gleichzeitig andere theoretische Annahmen aus den vorherigen Abschnitten integriert.

> **Zusammenfassung**
> Der Nutzen von Stadienmodellen liegt darin, dass mit einer Stadiendiagnostik eine Passung (»matching«) von Maßnahmen relativ einfach vorgenommen werden kann, wenn klar ist, welche Behandlungen stadienspezifisch wirksam sind. Letzteres bietet derzeit noch viel Raum für Kritik und weist auf Desiderata hin bzw. darauf, dass weitere theoriegeleitete Forschung notwendig ist. Ein bekanntes Stadienmodell ist das TTM, das 5 Stadien (bzw. 6) postuliert. Zentral ist bei der Untersuchung von Stadien zu berücksichtigen, dass Stadien kategoriale oder evtl. ordinale Variablen sind (und keine intervallskalierten Daten). Es liegen mittlerweile eine Reihe von Stadienmodellen und Weiterentwicklungen vor.

5.5 Theoretische Integration und Lösungsansätze

▶ Theorien und Modelle lassen sich gegeneinander testen oder auch integrieren. Ziel dabei sollte es sein, Gesundheitsverhalten optimal beschreiben, erklären und verändern zu können. Mit der Übersetzung von Theorien in Programme können Änderungen von Gesundheitsverhalten effektiver und ressourcensparend gestaltet werden.

In den vorherigen Abschnitten sind einzelne Theorien und Modelle beschrieben worden, die annehmen, dass Menschen einen kontinuierlichen, linearen Prozess oder qualitativ unterschiedliche Stadien der Verhaltensänderung durchlaufen. Aus den einzelnen Theorien und Modellen ergeben sich verschiedene Fragen:
1. Stehen die Theorien nur nebeneinander oder gibt es zumindest in Teilen Überschneidungen der einzelnen Theorien?
2. Welche Theorie ist die beste?
3. Wie ist zu beurteilen, welches die beste Theorie ist, d. h. welche Kriterien werden angelegt?
4. Wenn nicht zu beurteilen ist, welche Theorie die beste ist, kann dann wenigstens eingeschätzt werden, welche Variablen bedeutsam für Verhaltensänderung sind?

Die in den letzten Abschnitten beschriebenen Theorien und Modelle scheinen nebeneinander zu stehen oder zu konkurrieren. In diesem Abschnitt soll auf die oben genannten Fragen eingegangen und mögliche Integrationen vorgestellt werden. Ansätze und Entwicklungen, aber auch Evaluationskriterien und Chancen werden im Folgenden beschrieben.

In den vorangegangenen Abschnitten sind jeweils die zentralen Annahmen der Theorien und Modelle herausgearbeitet worden. Dabei wurde deutlich, dass einige Konstrukte, z. B. Selbstwirksamkeitserwartung, in verschiedenen Theorien enthalten sind. Die Konstrukte tragen z. T. unterschiedliche Namen, ihr Inhalt ist jedoch sehr ähnlich (z. B. Selbstwirksamkeitserwartung und wahrgenommene Verhaltenskontrolle). Unter Berücksichtigung von diesen begrifflichen und messmethodischen Unterschieden, lassen sich die Übereinstimmungen der Theorien entsprechend der ◘ Tabelle 5.4 entnehmen.

Es lässt sich feststellen, dass
a) die fünf genannten sozialkognitiven Faktoren (Selbstwirksamkeitserwartung, Ergebniserwartung, Risikowahrnehmung, Ziele und Pläne) die zentralen Konstrukte (»key constructs«) sind, die eine gute Theorie beinhalten sollte. Daneben lässt sich aber auch ableiten,
b) keine der in den vorherigen Abschnitten vorgestellten Theorien (HBM, PMT, TPB, SCT und TTM) alle Determinanten berücksichtigt.

Integrative Modelle, die alle als effektiv gefundenen Faktoren beinhalten, werden zunehmend diskutiert (z. B. Conner u. Norman 2005, S. 19). Ein Modell, das die bewährten Modellkomponenten bereits integriert, ist das sozialkognitive Prozessmodell des Gesundheitsverhaltens (HAPA; Schwarzer 1992; ◘ Abb. 5.12). Darüber hinaus ist es das erste Modell, das nicht nur kontinuierliche, lineare Modellannahmen trifft, sondern auch stadientheoretische Annahmen integriert (Übersicht).

Theorien und Modelle
1. **Kontinuierliche lineare Modelle**
    a) **Motivationale** Modelle, z. B. HBM und PMT (▶ Abschn. 5.4.1), TPB und SCT (▶ Abschn. 5.1 und 5.2)
    b) **Volitionale** Modelle (▶ Abschn. 5.3)
2. **Stadienmodelle**, z. B. TTM, PAPM (▶ Abschn. 5.4)
3. **Integrative Modelle**, z. B. HAPA = motivationale + volitionale Annahmen + Stadien (dieser Abschnitt)

Damit ist das HAPA das erste Modell, das diese drei Bereiche integriert (Sutton 2005; s. unten). Mittlerweile liegt auch ein Fundus an Forschung zu diesem Modell vor, der ansatzweise im Folgenden beschrieben wird.

Ein Hybridmodell: Das sozialkognitive Prozessmodell des Gesundheitsverhaltens

Der sozialkognitive Prozessmodell des Gesundheitsverhaltens (»Health Action Process Approach«/HAPA; Schwarzer 1992; ◘ Abb. 5.12) ist ein Modell, das explizit **lineare** und **Stadienannahmen** kombiniert und deshalb als **Hybridmodell** bezeichnet werden kann. Die linearen Anteile umfassen
- **motivationale** Komponenten (Zielsetzung) und
- **volitionale** Modellanteile (postdezisionale Anteile wie z. B. Pläne).

Danach wird angenommen, dass Menschen zunächst einen konflikthaften Entscheidungs- und Motivierungsprozess durchlaufen, der in einer Zielsetzung gipfelt, bevor sie darangehen, das neue oder schwierige Verhalten zu planen und in den Alltag zu integrieren. In der ersten Phase (prädezisionale Phase, nichtintentionales Stadium) werden Menschen von Kognitionen gelei-

◘ **Tabelle 5.4.** Übereinstimmungen der Theorien und Modelle hinsichtlich der postulierten sozialkognitiven Determinanten von Gesundheitsverhalten

Theorie	Sozialkognitive Determinanten von Gesundheitsverhalten				
	SE	ErgebnisE	Risikow.	Ziele	Pläne
HBM	–	✓	✓	–	–
PMT	✓	✓	✓	✓	–
TPB	✓	✓	–	✓	–
SCT	✓	✓	–	✓	–
TTM	✓	✓	✓	–	–
HAPA	✓	✓	✓	✓	✓

Theorie beschreibt sozialkognitive Variable als bedeutsam für Verhalten(sänderung; nach Bandura 2004, S. 147); *SE* Selbstwirksamkeitserwartung; *ErgebnisE* Ergebniserwartung; *Risikow.* Risikowahrnehmung; Sozialkognitive Determinanten werden in den Theorien teilweise anders benannt

5.5 · Theoretische Integration und Lösungsansätze

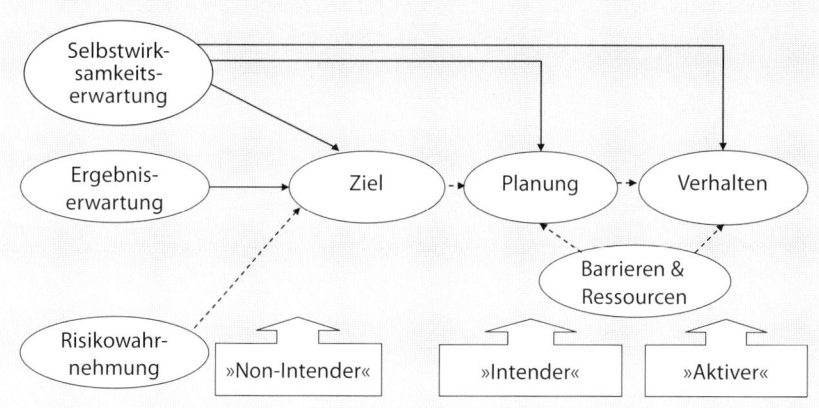

◘ **Abb. 5.12.** Das sozialkognitive Prozessmodell gesundheitlichen Handelns (sozialkognitives Prozessmodell des Gesundheitsverhaltens/ HAPA; Schwarzer 1992, 2004). *Barrieren* können z. B. Schwierigkeiten sein, die es gilt, genauer zu planen; *Ressourcen*, z. B. soziale Unterstützung, Selbstregulation. *Gestrichelte Pfeile* deuten stadienspezifische Effekte und Mechanismen, *durchgezogen Pfeile* allgemeine Effekte an

tet, v. a. von Risikowahrnehmung, Ergebniserwartungen und Selbstwirksamkeitserwartungen (◘ Abb. 5.12). Wenn Menschen sich ein konkretes Handlungsziel setzen, steigen sie in die volitionale Phase ein, in der es zunächst um die Planung (postdezisional präaktives, intentionales Stadium) und Handlungsinitiative und -aufrechterhaltung (aktives/aktionales Stadium) geht. In der volitionalen Phase sind personale und soziale Ressourcen bedeutsam: Wer optimistisch an die eigene Kraft zum Durchhalten glaubt (also eine hohe Selbstwirksamkeitswartung hat), und bei Bedarf sein soziales Netz geschickt zu mobilisieren weiß (um soziale Unterstützung zu erhalten), kann Widerstände überwinden und seine Ziele dauerhaft in die Tat umsetzen.

◘ Abbildung 5.12 veranschaulicht die beiden Grundprinzipien dieses Modells: eine bestimmte Stufe wird erst dann erreicht, wenn die vorhergehende Stufe durchlaufen wurde. Bei Menschen in den unterschiedlichen Stadien sind verschiedene sozialkognitive Faktoren charakteristisch im Vergleich zu den anderen Stadien. Außerdem sind unterschiedliche Variablen verantwortlich für das Überwechseln in das jeweils nächste Stadium (→Schwarzer 2004).

Bis eine Person sich ein Ziel gesetzt hat, gilt sie als »**Non-Intender**« (»Ich habe nicht die Absicht, täglich 20 Minuten lang zu laufen«). Die **Risikowahrnehmung** einer Person ist als die subjektive Einschätzung des Schweregrads von Erkrankungen sowie der eigenen Verwundbarkeit definiert (»Mein Risiko, einen Herzinfarkt zu bekommen, ist hoch«). Wird eine Bedrohung wahrgenommen, kommt es zum Abwägen von **Handlungsergebniserwartungen** bzgl. des Gesundheitsverhaltens (»Wenn ich täglich laufe, ... halte ich meinen Kreislauf fit« und »... habe ich weniger Zeit für andere Dinge«). **Selbstwirksamkeitserwartung** ist darüber hinaus für die Zielsetzung erforderlich (»Ich bin mir sicher, dass ich mich täglich zum Laufen überwinden kann, auch wenn das Wetter schlecht ist«). Mit der **Zielsetzung** (»Ich habe die Absicht, täglich 20 Minuten lang zu laufen«) endet die Motivationsphase, und die Personen wechseln vom »Non-Intender« zum »**Intender**«, also in die Volitionsphase über. In der intentionalen Phase erfolgt zunächst die genaue **Planung** (»Ich will täglich nach der Arbeit gegen 17 Uhr mit meinem Hund eine Runde durch den Stadtpark laufen«). Selbstwirksamkeit ist in dieser Phase weiterhin wichtig. Mit der Initiierung der Handlung beginnt die **aktionale Phase**, d. h. ein »Intender« wird zum **Aktiven** (»actor«). Während dieser Phase findet eine ständige Handlungsausführungskontrolle statt, bei der es darum geht, sowohl die Handlung als auch die Intention gegenüber Distraktoren abzuschirmen. Metakognitive Abschirm- und Durchhaltetendenzen können dafür sorgen, dass man nicht vom Ziel abkommt, die Handlung nicht unterbricht oder seine Aufmerksamkeit nicht ständig anderen Dingen zuwendet (in ◘ Abb. 5.12 nicht wiedergegeben). Barrieren müssen gemeistert werden und personale und soziale Ressourcen so genutzt, dass das Verhalten zielgerichtet ausgeübt werden kann. Die Selbstwirksamkeitserwartung bleibt nach wie vor von großer Bedeutung.

Nach der Handlungsausführung, also in der **postaktionalen Phase** (in ◘ Abb. 5.12 nicht dargestellt), kann eine Handlungsbewertung stattfinden (»Heute habe ich schon nach 10 Minuten abgebrochen, weil ich keine Lust mehr hatte«). Postaktionale Zielentbindung (Disengagement, Abbrechen eines Gesundheitsverhaltens ohne Absicht, es wieder aufzunehmen) ist nicht wünschenswert. Ein Rückfallpräventionsprogramm sollte deshalb bei Aktiven einem Rückfall vorbeugen (→auch Rückfallmodell).

> ❗ Es liegen mittlerweile zahlreiche Studien vor, die zeigen, dass die Zielsetzung durch die drei postulierten sozialkognitiven Variablen **Selbstwirksamkeitserwartung** (oder Verhaltenskontrolle), **Ergebniserwartung** (oder Pros und Kontras) und **Risikowahrnehmung** (auch Vulnerabilität und Schweregrad) vorhergesagt werden kann, und dass darüber hinaus Planung eine wichtige Rolle bei der erfolgreichen Umsetzung von Zielen in Verhalten spielt (Schwarzer 2004).

Auch ist die überdauernde wichtige Rolle von **phasenspezifischer Selbstwirksamkeitserwartung** (Scholz et al. 2005) sowie von **selbstregulativen Fähigkeiten** (Überblick →Schwarzer 2004) gezeigt worden.

Stadienspezifische Einflüsse wurden untersucht und liegen folgendermaßen vor:
- Risikowahrnehmung ist bei der Intentionsbildung bedeutsam. Dies zeigte sich sowohl für Ernährung als auch körperliche Bewegung (→**gestrichelte Linie** in ◘ Abb. 5.12).
- Damit Planung hilfreich ist, muss erst einmal eine starke Zielbindung vorliegen, damit sie bei der erfolgreichen Verhaltensänderung hilft (Lippke et al. 2004b, 2005; ▶ Abschnitt »Pläne«).

Wie oben beschrieben, umfasst das HAPA darüber hinaus andere Aspekte wie situative Barrieren und Ressourcen (Schwarzer 1992), zu denen bisher kaum Befunde vorliegen (Schwarzer 2004; Sutton 2005). Insgesamt bietet das HAPA-Modell viele Ansatzpunkte für weitere Forschung und evidenzbasierte, theoriegeleitete Orientierung für die Förderung von Gesundheitsverhalten.

Vergleich und Integration von verschiedenen Theorien und Modellen

Weshalb sollte man nun verschiedene Modelle kennen und nicht einfach nur das zuletzt beschriebene Hybridmodell berücksichtigen? Drei zentrale Gründe lassen sich zusammenfassen: Es ist wichtig,
1. die Entwicklung der verschiedenen Theorien und Modelle über die Zeit zu kennen (um z. B. die Furchtappellforschung und die derzeitige Praxis besser einschätzen zu können);
2. die Grenzen und Probleme von Theorien und Modellen zu kennen, um Studien und Programme beurteilen zu können (z. B. um bei Zigarettenpackungsetiketten lokalisieren zu können, dass nur die Bedrohungseinschätzung angesprochen wird);
3. Ideen zu bekommen, wie sich Theorien bzw. ihre Qualität testen lassen (z. B. Testung der Stadienannahmen mit Variablen aus linearen Modellen; ▶ Abschn. 5.4 und Studienbox).

In diesem Abschnitt wurden einige ausgewählte Theorien und Modelle, die auf Gesundheits- und Risikoverhalten angewandt wurden, beschrieben. Andere wichtige Theorien und Modelle wurden nur am Rande erwähnt (z. B. PAPM, Rückfallmodell). Darüber hinaus gibt es zahlreiche weitere Theorien, die andere Aspekte der Motivationsentwicklung (z. B. Selbstdeterminationstheorie; ▶ Kap. 12) oder der interpersonellen Prozesse, des »Social Marketings« und sozialökologische Einflüsse beschreiben.

Auch in Zukunft wird es weiterhin darum gehen festzustellen, welche Theorie die am besten geeignete und angemessene für eine bestimmte Forschungsfrage oder einen Gesundheitsförderungsbereich ist. Durch die große Überschneidung der Theorien in ihren Konstrukten kann es schwierig sein, Theorien zu vergleichen. Mit anderen Worten, es ist nicht klar, ob die Konstrukte derart unterschiedlich sind, dass sie sich gegenseitig ergänzen (also z. B. zu einer höheren Varianzaufklärung beitragen) oder ob Unterschiede nur durch unterschiedliche Messmethoden bedingt sind.

Durch den direkten Vergleich von verschiedenen Modellen kann festgestellt werden, ob ein Modell anderen Modellen überlegen ist. Jedoch kann mit diesen Methoden oftmals nur festgestellt werden, wie viel Intentions- oder Verhaltensvarianz durch die theoretischen Konstrukte aufgeklärt wird. Damit gehen jedoch Probleme einher, wie z. B. dass bei einer Testung von stadienspezifischen Prädiktionsmustern (▶ Studienbox; ◘ Abb 5.9 und Abb. 5.12) allein durch die Aufteilung der Untersuchungsgruppe in die Stadien ein hoher Anteil der Varianz von Intention und Verhalten aufgeklärt wird (beide Variablen sind Inhalte der Stadiendiagnostik). Andere Fragestellungen und daraus resultierende Methoden (neben denen zur Aufklärung der Varianz), die die Angemessenheit der verschiedenen Theorien ermitteln, können daher folgende sein:

a) Kann auf Grundlage der Theorie ein statistisch bedeutsamer Effekt erzeugt werden (z. B. in einem experimentellen Design)?
b) Sind die Effektstärken (klinisch) bedeutsam?
c) Wie groß ist der allgemeine Erfolg der Theorie, wenn man sie zur Gestaltung von Public-Health-Interventionen nutzt?
d) Wie generalisierbar ist die Theorie über verschiedene Populationen, d. h. inwiefern werden altersspezifischen, kulturellen oder umgebungsbezogenen Unterschieden Rechnung getragen bzw.
e) wie gut passen die Daten auf das theoretische Modell oder welches Modell hat den besten Modellfit (getestet mit Strukturgleichungsmodellen)?

Dem steht das Bestreben gegenüber, Theorien weiter zu integrieren, um bessere Vorhersagen zu treffen und mehr Varianz aufklären zu können (z. B. indem in die TPB Pläne integriert werden).

❗ Es muss darauf geachtet werden, dass Theorien und Interventionen nicht zu umfangreich und damit nicht mehr testbar werden. Auf der einen Seite sollten Theorien und Modelle vollständig sein, auf der anderen Seite jedoch auch sparsam, eindeutig, operationalisier- und testbar.

Das HAPA stellt ein Beispiel für solch ein Modell dar, aufgrund seiner Vereinigung von motivationalen, volitionalen und Stadienannahmen.

Zusammenfassung

Theorien der Gesundheitspsychologie scheinen meist nur nebeneinander zu stehen, weisen tatsächlich aber zahlreiche Ähnlichkeiten und Überschneidungen auf. Zentrale und nützliche Konstrukte (z. B. Selbstwirksamkeitserwartung) lassen sich identifizieren. Integrationen von verschiedenen Theorien und Annahmen befinden sich in der Anwendung und Überprüfung.

Welche Theorie die beste ist, kann anhand verschiedener Kriterien beurteilt werden. Je nach den angelegten Kriterien können unterschiedliche Beurteilungen resultieren: So mag für die in der Praxis tätigen Gesundheitspsychologen bedeutsamer sein, dass ein Modell darüber Aussagen macht, wie die Selbstwirksamkeitserwartung konkret erhöht wird, während Gesundheitspsychologen in der Forschung mehr daran interessiert sein könnten, wie hoch die Varianzaufklärung oder wie gut die Modellpassung ist.

In der Zukunft sollte diesen Fragen weiter nachgegangen, Forschungsdesigns verbessert (z. B. mehr experimentelle Studien) und Entwicklungen weiter integriert werden (z. B. Befunde zu Stadientheorien und linearen Modellen). Theorien sollten weiterhin gesundheitspsychologische Forschung und Praxis leiten und stärker für die Gesundheitsförderung (▶ Kap. 8) genutzt werden.

Weiterführende Literatur

Conner, M. & Norman, P. (Eds.). *Predicting health behaviour*. London: Open University Press.

Schwarzer, R. (2004). *Psychologie des Gesundheitsverhaltens. Eine Einführung in die Gesundheitspsychologie* (3. Auflage). Göttingen: Hogrefe.

Literatur

Abraham, C. & Scheeran, P. (2005). The health belief model. In M. Conner & P. Norman (Eds.), *Predicting health behaviour* (pp. 28–80). London: Open University Press.

Adams, J., & White, M. (2005). Why don't stage-based activity promotion interventions work? *Health Education Research, 20* (2), 237–243.

Ajzen, I. (1991). The Theory of Planned Behavior. *Organizational Behavior and Human Decision Processes, 50*, 179–211.

Bandura, A. (2004). Health promotion by social cognitive means. *Health Education & Behavior, 31* (2), 143–164.

Barth, J. & Bengel, J. (1998). *Prävention durch Angst? Stand der Furchtappellforschung.* (Schriftenreihe der BZgA: Forschung und Praxis der Gesundheitsförderung, Band 4.) Köln: BZgA.

Becker, M. H. (Ed.) (1974). *The health belief model and personal health behavior.* Thorofare, NJ: Slack.

Biddle, S. J. H. & Mutrie, N. (2001). *Psychology of physical activity: Determinants, well-being and interventions*. London: Routledge.

Bridle, C., Riemsma, R. P., Pattenden, J., Sowden, A. J., Mather, L., Watt, I. S. & Walker, A. (2005). Systematic review of the effectiveness of health behavior interventions based on the transtheoretical model. *Psychology & Health, 20* (3), 283–301.

Brug, J., Conner, M., Harré, N., Kremers, S., McKellar, S. & Whitelaw, S. (2005). The transtheoretical model and stages of change: A critique. Observations by five commentators on the paper by Adams, J. and White, M. (2004) Why don't stage-based activity promotion interventions work? *Health Education Research, 20* (2), 244–258.

Conner, M. & Sparks, P. (2005). Theory of planned behaviour and health behaviour. In M. Conner & P. Norman (Eds.), *Predicting health behaviour* (pp. 170–222). London: Open University Press.

Fishbein, M. & Ajzen, I. (1975). *Belief, attitude, intention, and behavior: An introduction to theory and research*. Reading, MA: Addison-Wesley.

Floyd, D. L., Prentice Dunn, S. & Rogers, R. W. (2000). A meta-analysis of research on protection motivation theory. *Journal of Applied Social Psychology, 30*, 407–429.

Gollwitzer, P. M., & Sheeran, P. (2006). Implementation intentions and goal achievement: A meta-analysis of effects and processes. *Advances in Experimental Social Psychology, 38*, 69–119.

Hagger, M. S., Chatzisarantis, N. L. D. & Biddle, S. J. H. (2002). A meta-analytic review of the theories of reasoned action and planned behavior in physical activity: Predictive validity and the contribution of additional variables. *Journal of Sport & Exercise Psychology, 7* (3), 3–32.

Harrison, J. A., Mullen, P. D. & Green, W. (1992). A meta-analysis if studies of the Health Belief Model with adults. *Health Education Research, 7* (1), 107–116.

Heckhausen, H. (1989). *Motivation und Handeln*. Berlin: Springer.

Janz, N. K. & Becker, M. H. (1984). The health belief model: a decade later. *Health Education Quarterly, 11*, 1–47.

Koestner, R., Lekes, N., Powers, T. A. & Chicoine, E. (2002). Attaining personal goals: Self-concordance plus implementation intentions equals success. *Journal of Personality & Social Psychology, 83* (1), 231–244.

Leventhal, H., Singer, R. & Jones, S. (1965). Effects of fear and specificity of recommendation upon attitudes and behavior. *Journal of Personality and Social Psychology, 2*, 20–29.

Lippke, S. & Plotnikoff, R. C. (2006). Stages of change in physical exercise: A test of stage discrimination and non-linearity. *American Journal of Health Behavior, 30* (3), 290–301.

Lippke, S., Nigg, C. R. & Maddock, J. E. (2004a). Testing stage-specific predictions of the TPB in the stages of the TTM for physical activity. In W. F. Velicer (Ed.), *Research on the transtheoretical model: Where are we now, where are we going?* (pp. 76–78). Lengerich: Pabst Science Publishers.

Lippke, S., Ziegelmann, J. P. & Schwarzer, R. (2004b). Initiation and maintenance of physical exercise: Stage-specific effects of a planning intervention. *Research in Sports Medicine, 12*, 221–240.

Lippke, S., Ziegelmann, J. P. & Schwarzer, R. (2005). Stage-specific adoption and maintenance of physical activity: Testing a three-stage model. *Psychology of Sport & Exercise, 6*, 585–603.

Luszczynska, A. & Schwarzer, R. (2005). Social cognitive theory. In M. Conner & P. Norman (Eds.), *Predicting health behaviour* (pp. 127–169). London: Open University Press.

Marshall, S. J. & Biddle, S. J. H. (2001). The transtheoretical model of behavior change: A meta-analysis of applications to physical activity and exercise. *Annals of Behavioral Medicine, 23* (4), 229–246.

Milne, S., Sheeran, P. & Orbell, S. (2000). Prediction and intervention in health-related behavior: A meta-analytic review of protection motivation theory. *Journal of Applied Social Psychology, 30* (1), 106–143.

Nigg, C. R. (2005). There is more to stages of exercise than just exercise. *American College of Sports Medicine, 33*, 32–35.

Prochaska, J. O., DiClemente, C. C. & Norcross, J. C. (1992). In search of how people change: Applications to addictive behaviors. *American Psychologist, 47* (9), 1102–1114.

Rogers, R. W. (1975). A protection motivation theory of fear appeals and attitude change. *Journal of Psychology, 91*, 93–114.

Rosenstock, I. M. (1966). Why people use health services. *Milbank Memorial Fund Quarterly, 44*, 94–127.

Rovniak, L. S., Anderson, E. S., Winett, R. A. & Stephens, R. S. (2002). Social cognitive determinants of physical activity in young adults: a prospective structural equation analysis. *Annals of Behavioral Medicine, 24* (2), 149–156.

Scholz, U., Sniehotta, F. F. & Schwarzer, R. (2005). Predicting physical exercise in cardiac rehabilitation: The role of phase-specific self-efficacy beliefs. *Journal of Sport & Exercise Psychology*, 135–151.

Schwarzer, R. (1992). Self-efficacy in the adoption and maintenance of health behaviors: Theoretical approaches and a new model. In R. Schwarzer (Ed.), *Self-efficacy: Thought control of action* (pp. 217–243). Bristol, PA: Taylor & Francis.

Schwarzer, R. (2004). *Psychologie des Gesundheitsverhaltens. Eine Einführung in die Gesundheitspsychologie* (3. überarb. u. erweit. Aufl.). Göttingen: Hogrefe.

Shilts, M. K., Horowitz, M. & Townsend, M. S. (2004). Goal setting as a strategy for dietary and physical activity behavior change: A review of the literature. *American Journal of Health Promotion, 19* (2), 81–93.

Sniehotta, F. F., Scholz, U. & Schwarzer, R. (2006). Action plans and coping plans for physical exercise: A longitudinal intervention study in cardiac rehabilitation. *British Journal of Health Psychology, 11* (1), 23–37.

Sutton, S. (2005). Stage theories of health behaviour. In M. Conner & P. Norman (Eds.), *Predicting health behaviour: Research and practice with social cognition models* (2nd edn.). Buckingham, UK: Open University Press.

Webb, M. S., Simmons, V. N. & Brandon, T. H. (2005). Tailored interventions for motivating smoking cessation: Using placebo tailoring to examine the influence of expectancies and personalization. *Health Psychology, 24* (2), 179–188.

Weinstein, N. D. (1988). The precaution adoption process. *Health Psychology, 7* (4), 355–386.

Weinstein, N. D., Lyon, J. E., Sandman, P. M. & Cuite, C. L. (1998a). Experimental evidence for stages of health behavior change: The precaution adoption process model applied to home radon testing. *Health Psychology, 17* (5), 445–453.

Weinstein, N. D., Rothman, A. J. & Sutton, S. R. (1998b). Stage theories of health behavior: Conceptual and methodological issues. *Health Psychology. 17* (3), 290–299.

Witte, K. & Allen, M. (2000). A meta-analysis of fear-appeals: Implications for effective public health campaigns. *Health Education & Behavior, 27* (5), 591–615.

Persönlichkeitsmerkmale

Philipp Hammelstein, Johannes Pohl, Swantje Reimann, Marcus Roth

6.1 Risikowahrnehmung – 62
6.1.1 Risikowahrnehmung als Bestandteil gesundheitspsychologischer Modelle – 63
6.1.2 Der optimistische Fehlschluss – 64
6.1.3 Risikoeinschätzung als adaptiver Prozess – 65

6.2 Das Bedürfnis nach Stimulation: »Sensation Seeking« – 67
6.2.1 Das Konzept »Sensation Seeking« – 67
6.2.2 Formen des Risikoverhaltens – 68
6.2.3 »Sensation Seeking« als Determinante von Risikoverhalten – 69

6.3 Emotionserleben und Emotionsausdruck – 72
6.3.1 Negative Emotionen und Gesundheit – 72
6.3.2 Positive Emotionen und Gesundheit – 76

6.4 Religiosität und Spiritualität – 80
6.4.1 Die Konzepte Religiosität und Spiritualität – 80
6.4.2 Fragebogen zur Erfassung von Religiosität und Spiritualität – 81
6.4.3 Empirische Zusammenhänge zwischen Religiosität bzw. Spiritualität und Gesundheit – 82
6.4.4 Theoretische Konzepte – 84
6.4.5 Kritische Bewertung der bisherigen Forschung und Ausblick – 85

6.5 Die Bedeutung des Geschlechts und der sexuellen Orientierung für die Gesundheit – 88
6.5.1 Begriffsklärung – 88
6.5.2 Geschlecht, Gender und Gesundheit – 89
6.5.3 Sexuelle Orientierung und Gesundheit – 93

6.6 Exkurs: Übermäßiges Gesundheitsstreben – 96
6.6.1 Begriffsklärung – 96
6.6.2 Übermäßiges Gesundheitsstreben als Lebensstil – 97
6.6.3 Einordnung des nach übermäßiger Gesundheit strebenden Lebensstils – 98

Philipp Hammelstein

> Für die Gesundheitspsychologie ist es von großem Interesse, Merkmale von Menschen zu identifizieren, die mit einer besonderen Anfälligkeit, aber auch einer besonderen Resistenz gegenüber psychischen und physischen Erkrankungen einhergehen. Dies ist nicht nur für die Bestimmung konkreter präventiver Maßnahmen von Interesse (▶ Kap. 9), sondern für die gesundheitspsychologische Modellbildung (▶ Kap. 5) überhaupt. Hierbei interessieren vor allem die Persönlichkeitsmerkmale (»*Traits*«).

> Der Begriff »Trait« wird in der Psychologie in mindestens zweierlei Bedeutung gebraucht: zum einen als Abgrenzung zu einem Zustand (»state«) und in diesem Sinne umfasst er sämtliche zeitlich überdauernde Persönlichkeitsmerkmale und zum anderen in einem engeren Sinne als Kennzeichnung der Persönlichkeitsfaktoren wie z. B. der »Big Five« (s. unten).

In Anlehnung an Asendorpf (1999) können die verschiedenen Persönlichkeitsbereiche aufgrund ihrer Funktionalität unterschieden werden (◘ Tabelle 6.1). Dabei sind die Zusammenhänge zwischen den einzelnen Persönlichkeitsbereichen in vielen Bereichen noch nicht geklärt, was nicht zuletzt damit zusammenhängt, dass mit den unterschiedlichen Persönlichkeitsbereichen häufig auch gesonderte Forschungstraditionen und Prämissen verbunden sind.

Ein Modell, wie die unterschiedlichen Persönlichkeitsbereiche in Bezug auf gesundheitsrelevantes Verhalten ineinander greifen können, hat Kohlmann (2003) vorgeschlagen. Dieser unterscheidet

- *emotionsbezogene Persönlichkeitsmerkmale* von
- *kontrollorientierten Persönlichkeitsmerkmalen*.

Während erstere (wie Feindseligkeit, Ärgerausdruck, Angstbewältigung) durch die Vermittlung über physiologische Prozesse Einfluss auf den Gesundheitsstatus ausüben, geschieht dies bei den kontrollorientierten Merkmalen (wie Optimismus oder Selbstwirksamkeit)

□ **Tabelle 6.1.** Unterscheidung der Persönlichkeitsbereiche in Anlehnung an Asendorpf (1999)

Persönlichkeitsbereich	Beschreibung	Beispiel
Persönlichkeitsfaktoren »Big Five«	Ergeben sich faktorenanalytisch aus dem lexikalischen Ansatz. Sie beschreiben fünf statistisch unabhängige Faktoren, die wesentliche Eigenschaften der relevanten Alltagspsychologie umfassen	Extraversion, Neurotizismus, Verträglichkeit, Gewissenhaftigkeit, Offenheit für Erfahrung
Temperament	Ist definiert als die individuelle Besonderheit einer Person in Formaspekten des Verhaltens.	Extraversion/Introversion Neurotizismus Ängstlichkeit
Fähigkeit	Ist definiert als überdauerndes Merkmal, das den Tätigkeitsvollzug steuert, also Leistung ermöglicht	Intelligenz Kreativität Soziale Kompetenz
Bedürfnisse und Motive	Beziehen sich auf überdauernde Ziele des Verhaltens (Richtungsaspekt des Verhaltens)	Leistungsmotiv Bindung »Sensation Seeking«
Handlungsüberzeugung	Entsprechen Erwartungs-, Handlungskontroll- und Attributionsstilen	Selbstwirksamkeit Optimismus »Locus of Control«
Bewältigungsstil	Habituelle kognitive, emotionale und behaviorale Reaktionen bei Konfrontation mit einem Stressor	Emotionsausdruck Suche nach sozialer Unterstützung Problemorientierte Bewältigung
Bewertungsdispositionen	Entsprechen a) Werthaltungen als individueller Besonderheit in der Bewertung von wünschenswerten globalen Zielen bzw. von Handlungsdispositionen oder b) Einstellungen als individueller Besonderheit in der Bewertung spezifischer Objekte	Autoritarismus Religiosität

über das konkrete Gesundheits- bzw. Risikoverhalten. Dabei nimmt Kohlmann (2003) weiter an, dass sich die Vermittlungsprozesse, also die emotionalen und damit verbundenen physiologischen Prozesse auf der einen Seite und die konkreten behavioralen Prozesse auf der anderen, wechselseitig beeinflussen.

In den folgenden Abschnitten werden einzelne Persönlichkeitsbereiche im Hinblick auf ihren Zusammenhang zu gesundheitsrelevantem Verhalten und Erleben untersucht. Dabei muss die hier vorgenommene Auswahl unvollständig bleiben. Ziel ist es, den Lesern einen exemplarischen Einblick in die spezifischen Forschungsmethoden und Modellbildungen zu liefern.

6.1 Risikowahrnehmung

Philipp Hammelstein

Die Idee, dass eine erhöhte Kenntnis von Risiken dazu führt, dass Menschen das entsprechende Risikoverhalten weniger ausführen, ist nicht nur eine alltagspsychologische Annahme, die sich z. B. in EU-Richtlinien äußert, die entsprechende Gesundheitswarnungen auf Zigarettenpackungen vorschreibt. Risikowahrnehmung wird auch in gesundheitspsychologischen Modellen eine wichtige Rolle zugeschrieben. Was genau aber ist unter Risiko zu verstehen?

> **Definition**
> Risiko kann allgemein definiert werden als Produkt der Eintrittswahrscheinlichkeit eines Ereignisses X und der Schadenshöhe von X.
> Im gesundheitspsychologischen Kontext lässt sich Risiko enger definieren als das Produkt aus der Eintrittswahrscheinlichkeit eines für Gesundheit und Wohlbefinden negativen Ereignisses (Vulnerabilität) und seiner Bedeutsamkeit (Schweregrad).

Es sei allerdings darauf hingewiesen, dass empirisch gestützte Risikoangaben sich häufig nur auf die Eintrittswahrscheinlichkeit beziehen: die Schadenshöhe kann nicht immer eindeutig definiert werden und hängt zudem von der jeweiligen Perspektive ab, die z. B. volkswirtschaftlich, medizinisch oder psychologisch geprägt ist. So liegt z. B. das Risiko eines männlichen Rauchers mit 75 Jahren an Lungenkrebs zu erkranken bei 16%, wenn er bis zu seinem 70. Lebensjahr weitergeraucht hat, aber nur bei 2%, wenn er im Alter von 30 Jahren aufgehört hat (Peto et al. 2000). Eine Schadenshöhe kann hierbei natürlich nicht eindeutig angegeben werden.

Was im Bereich der Gesundheitspsychologie interessiert, ist aber nicht ausschließlich das objektive, d. h. empirisch gestützte Risiko, das mit einem Verhalten verbunden ist, sondern das vom Menschen subjektiv eingeschätzte Risiko (Risikowahrnehmung oder »Risk appraisal«). Und in diesem Zusammenhang ist die Bedeutsamkeit, die jemand einem bestimmten Ereignis beimisst, Bestandteil der Risikowahrnehmung.

Die Einschätzung der Eintrittswahrscheinlichkeit unterliegt dabei häufig bestimmten Verzerrungen. So werden dramatische Todesursachen wie Autounfälle häufig überschätzt, während die meisten Krankheiten als Todesursache häufig unterschätzt werden. Ebenso wird auch die Kumulation von Risiken, die dann entsteht, wenn das entsprechende Verhalten zur Routine wird, häufig unterschätzt. Wenn also riskante Situationen zur Routine werden, wird die damit verbundene Gefahr geringer eingeschätzt (Schwarzer u. Renner 1997).

Im Folgenden soll zunächst auf die Rolle eingegangen werden, die der Risikowahrnehmung in gesundheitspsychologischen Modellen zugewiesen wird. Anschließend wird auf ein besonderes Phänomen im Bereich der Risikowahrnehmung eingegangen, das als »optimistischer Fehlschluss« bekannt geworden ist. Abschließend werden bestimmte Aspekte näher beleuchtet, die die Risikowahrnehmung beeinflussen können.

6.1.1 Risikowahrnehmung als Bestandteil gesundheitspsychologischer Modelle

Bereits in einem der ersten gesundheitspsychologischen Modelle, dem Health-Belief-Modell (▶ Kap. 5), wird der Risikowahrnehmung eine zentrale Rolle zugewiesen. So bestimmt sich in diesem Modell die wahrgenommene Bedrohung über

- die subjektiv empfundene Anfälligkeit (»perceived susceptibility«) und
- den wahrgenommenen Schweregrad der entsprechenden Krankheit (»perceived severity«).

Beides sind Bestandteile, die als Kennzeichen der Definition von Risiko eingeführt wurden. Als weitere Variable dieses Modells wird die wahrgenommene Effektivität von möglichen Gegenmaßnahmen (wie z. B. das Aufgeben des Rauchens) hinzugefügt. Damit soll sich die Wahrscheinlichkeit berechnen lassen, mit der ein bestimmtes gesundheitsförderliches Verhalten ausgeführt oder ein gesundheitsschädliches Verhalten unterlassen wird. Diese Wahrscheinlichkeit bestimmt sich über

- wahrgenommene Bedrohung (also die Risikowahrnehmung) und
- wahrgenommene Effektivität möglicher Gegenmaßnahmen.

Aber auch in aktuellen gesundheitspsychologischen Modellen wird der Risikowahrnehmung eine zentrale Rolle zugewiesen. Es sei in diesem Kontext das *sozialkognitive Prozessmodell des Gesundheitsverhaltens* (»health action process approach«/HAPA; ▶ Kap. 5) von Schwarzer (1999) kurz wiederholt. Das HAPA-Modell nimmt an, dass die Zielsetzung eines Verhaltens bzw. einer Verhaltensänderung bestimmt wird durch

- Selbstwirksamkeitserwartung,
- Handlungs-Ergebnis-Erwartung und
- Risikowahrnehmung.

Ob jemand sich das Ziel setzt, sein Rauchen aufzugeben, ist demnach davon abhängig,

- welche gesundheitliche Schäden er aufgrund des Rauchens erwartet (Risikowahrnehmung),
- ob er annimmt, dass das Aufgeben des Rauchens die Wahrscheinlichkeit der Gesundheitsschäden reduziert (Handlungs-Ergebnis-Erwartung) und
- ob er davon ausgeht, dass er auch Kontrolle über seine Rauchgewohnheit hat (Selbstwirksamkeitserwartung).

In der Phase der Umsetzung der Handlung wird der Risikowahrnehmung keine Rolle mehr zugeschrieben. Beginnt man also einmal damit, das Rauchen aufzugeben, ist es nach diesem Modell uninteressant, ob sich die eigene Einschätzung von Gesundheitsrisiken durch das Rauchen noch verändert. Das HAPA-Modell (wie auch das Health-Belief-Modell) nimmt also an, dass die Risikowahrnehmung im Rahmen der Motivationsphase eine wichtige Rolle spielt. Allerdings macht das Modell keine Angaben darüber, welche Aspekte die Risikowahrnehmung beeinflussen.

Schwarzer u. Renner (2000) haben das Modell an einer Stichprobe von über 500 Personen hinsichtlich der Frage überprüft, ob es eine Verhaltensänderung in Richtung fettarmer und ballaststoffreicher Ernährung vorhersagen kann und fanden allgemein eine gute Bestätigung des Modells. Innerhalb des Strukturgleichungsmodells trug die Risikowahrnehmung bei allen Teilnehmern mit einem Pfadkoeffizient von $\beta=0.15$ zur Intentionsbildung bei. Bei den Personen allerdings, die ein eher überdurchschnittliches Gewicht hatten oder jünger als 30 Jahre waren, trug die Risikowahrnehmung interessanterweise nicht zur Intentionsbildung bei. Diese Ergebnisse sind zumindest kontraintuitiv.

Die Rolle, die Risikowahrnehmung bei gesundheitsförderlichen bzw. -schädlichen Verhaltensweisen spielt, ist sicher noch nicht abschließend erklärt.

! Risikowahrnehmung wird in den klassischen gesundheitspsychologischen Modellen dem Bereich der Motivationsbildung zugeordnet.

Das heißt, es wird davon ausgegangen, dass Personen, die mit ihrem Verhalten ein höheres Risiko verbinden, eher dazu geneigt sind, dieses Verhalten aufzugeben.

Später werden theoretische Ansätze vorgestellt, die Risikowahrnehmung nicht als ein primär motivationales Element verstehen sondern als ein adaptives (▶ Abschn. 6.1.3).

6.1.2 Der optimistische Fehlschluss

Bislang ging es vorrangig darum, wie riskant bestimmte Konsequenzen von Verhaltensweisen eingeschätzt werden. Wie adäquat solche Einschätzungen sind, lässt sich über die Abweichung von den empirisch gefundenen Daten feststellen (s. oben). Daraus lässt sich aber per se nicht einschätzen, ob es sich hierbei um eine besonders optimistische Einschätzung handelt oder nicht, da Personen häufig zwischen ihrem eigenen Risiko und dem Risiko von vergleichbaren anderen Personen deutliche Unterschiede machen.

Genau diesen Fokus hat Weinstein (1980) eingenommen. So kann jemand das Risiko, sich als sexuell aktiver Mann mit HIV zu infizieren, für relativ hoch einschätzen. Gleichzeitig glaubt er aber, dass dieses Risiko für ihn persönlich deutlich unter dem Durchschnitt liegt, da er sich ausreichend durch Kondome schützt, die Wahrscheinlichkeit, dass seine Partnerin HIV-infiziert ist, für gering hält usw. Was unter dieser Perspektive interessiert, sind die sozialen Vergleichsprozesse. In Gruppenuntersuchungen ist relativ leicht festzustellen, ob dieser Optimismus bestimmten Verzerrungen unterliegt: halten sich nämlich deutlich mehr Menschen innerhalb dieser Gruppe für unterdurchschnittlich gefährdet, ein bestimmtes negatives Ereignis zu erfahren, muss die Gruppe einem »optimistischen Fehlschluss« unterliegen.

> **Definition**
> Der optimistische Fehlschluss (»optimistic bias«, auch »unrealistischer Optimismus«) besteht also in der Tendenz, das eigene Risiko als geringer einzustufen als das durchschnittliche Risiko von Menschen, die einem in Alter, Geschlecht oder Schichtzugehörigkeit gleichen.

Dabei kann diese unterdurchschnittliche Risikoeinstufung im *Einzelfall* durchaus adäquat sein.

! Der optimistische Fehlschluss ist von dem sog. *dispositionalen Optimismus* (Scheier u. Carver 1985) abzugrenzen. Dieser ist als ein zeitlich stabiles und transsituativ konsistentes Persönlichkeitsmerkmal zu sehen, das sich in dem allgemeinen Glauben ausdrückt, dass »schon alles gut gehen wird« und sich die Dinge zum Guten hin entwickeln werden. Hinsichtlich der Frage, ob es einen empirischen Zusammenhang zwischen optimistischem Fehlschluss und dispositionalem Optimismus gibt, widersprechen sich bislang die Befunde.

Die Erfassung des optimistischen Fehlschlusses ist relativ einfach: der Teilnehmer wird üblicherweise gebeten, auf einer siebenstufigen Skala (von z. B. –3 »wesentlich unter dem Durchschnitt« über 0 »genau durchschnittlich« bis +3 »wesentlich über dem Durchschnitt«) einzuschätzen, wie hoch sein Risiko ist, ein bestimmtes negatives Ereignis im Vergleich zu seinen Alters- und Geschlechtsgenossen zu erleben (Weinstein 1982). Weicht der Gruppenmittelwert der untersuchten Stichprobe nun negativ von 0 ab, besteht ein optimistischer Fehlschluss.

Es konnten verschiedene kognitive und motivationale Prozesse ermittelt werden, welche den optimistischen Fehlschluss fördern:
1. Wenn Menschen nach ihrem eigenen Risiko für eine bestimmte Auswirkung ihres Verhaltens (z. B. das eigene Krebsrisiko) und dem anderer gefragt werden, tendieren sie dazu, auf risikosteigernde Faktoren bei anderen zu achten (z. B. ungünstiger Lebensstil) und auf risikoreduzierende bei sich selbst (z. B. Sport-, Ernährungsverhalten). Sie kommen damit zu dem Schluss, dass sie selbst ein geringeres Risiko haben.
2. Menschen machen sich ein Bild von einem für das entsprechende Risiko besonders gefährdeten Menschen. Weichen sie in bestimmten, für das entsprechende Risiko nicht unbedingt relevanten Bereichen ab, bewerten sie ihr eigenes Risiko als geringer.

Allgemein ist der optimistische Fehlschluss um so ausgeprägter, je höher die subjektive Kontrolle des entsprechenden Verhaltens bzw. der Konsequenz ist und je bedrohlicher das entsprechende Risiko wahrgenommen wird. Je mehr Erfahrung jemand mit dem entsprechenden Risiko hat (z. B. wenn jemand einen HIV-infizierten Menschen in seinem Bekanntenkreis kennt), desto geringer fällt der optimistische Fehlschluss in diesem Bereich aus. Während zunehmende Erfahrung mit dem entsprechenden Risiko den optimistischen Fehlschluss zu verändern vermag, geschieht dies nicht durch eine Rückmeldung über die individuelle, empirisch abgeleitete Risikohöhe (Pligt 1996, 1998; Schwarzer u. Renner 1997; Weinstein u. Lyon 1999). Theoretische Ansätze, die diese Phänomene in einen sinnvollen Zusammenhang bringen, werden unter ▶ Abschn. 6.1.3 erläutert.

Ähnlich wie der allgemeinen subjektiven Risikowahrnehmung wird auch dem optimistischen Fehlschluss eine motivationale Rolle zugesprochen: Wenn ich mich für relativ unverwundbar halte und z. B. glaube, dass ich ein wesentlich geringeres Risiko habe, an Lungenkrebs zu erkranken, dann ist es auch weniger wahrscheinlich, dass ich die Mühen auf mich nehme, die mit dem Aufhören des Zigarettenkonsums verbunden sind. Ausgehend von dieser Annahme hat man versucht, den optimistischen Fehlschluss zu reduzieren, indem man die betreffenden Personen über ihr individuelles Risiko aufgeklärt hat. Diese Versuche sind zumeist fehlgeschlagen: entweder hatte die Information keinen Effekt auf das Ausmaß des optimistischen Fehlschlusses oder aber der optimistische Fehlschluss nahm sogar noch zu, d. h. die Probanden nahmen sich hinterher als noch weniger vulnerabel wahr als zuvor.

Diese Änderungsresistenz des optimistischen Fehlschlusses wird mittlerweile in Teilen mit der Wirkung in Verbindung gebracht, die Informationen über *individuelle* Risiken haben. Erfahren Personen etwas über ihr individuelles Erkrankungsrisiko bzw. über die mit ihrem Verhalten verbundenen Gefährdungen, bedroht dies ihr Selbstbild. Die Annahme ist nun, dass kognitive Defensivstrategien einsetzen, die die selbstbildbedrohliche Information entwerten, um das Selbstbild aufrecht zu erhalten (z. B. Abwertung des Senders, Suchen von Gegenargumenten usw.). Dies wäre eine Erklärung dafür, warum Informationen über Risikoverhaltensweisen bei den Empfängern kaum Effekte auf die Einschätzung der eigenen Vulnerabilität haben. In Übereinstimmung mit dieser Annahme konnte in zwei Experimenten von Sherman et al. (2000) gezeigt werden, dass Probanden, die zu selbstbestätigenden Gedankengängen aufgefordert wurden, offener gegenüber Risikoinformationen waren. Diese Personen setzten anschließend weniger Defensivstrategien ein und hielten ihr eigenes Risiko für höher als die Probanden, die diese selbstbestätigenden Gedankengänge nicht durchführen mussten.

❗ Derartige Untersuchungen machen darauf aufmerksam, dass Aufklärungskampagnen über Risikoverhalten immer auch bedrohliche Anteile für den Empfänger beinhalten, die beachtet und abgepuffert werden müssen, soll die Aufklärung eine Einstellungs- und im längeren Verlauf auch eine Verhaltensänderung zur Folge haben.

6.1.3 Risikoeinschätzung als adaptiver Prozess

Innerhalb der letzten 10 Jahre hat es eine Reihe von Arbeiten gegeben, welche die Faktoren untersucht haben, die die Risikowahrnehmung beeinflussen können. Dabei zeigt sich zum einen, dass eine relative Risikoeinschätzung durchaus auf den Faktoren beruht, die auch objektiv das Risiko bestimmen. So schätzen Frauen das Risiko schwanger zu werden in Abhängigkeit von der Methode der Verhütung und der Häufigkeit des Geschlechtsverkehrs ein (Gerrard u. Luus 1995). Neben diesem Befund, dass Menschen die Risikoeinschätzung durchaus aufgrund rationaler Erwägungen vornehmen, gibt es allerdings zunehmend Befunde, dass die Risikoeinschätzung dazu dient, ein besonders gewünschtes Verhalten zu rechtfertigen. Der Zusammenhang, der bei diesen Studien zwischen Risikowahrnehmung und dazugehörigem Risikoverhalten angenommen wird, ist also genau ein umgekehrter als derjenige, der von den klassischen gesundheitspsychologischen Modellen vertreten wird: der Raucher behält das Rauchen also nicht deshalb bei, weil er das Risiko, an Krebs zu erkranken, unterschätzt, sondern weil ihm das Rauchen so wichtig ist, schätze er die damit verbundenen Risiken als geringer ein. Dieser Prozess wurde besonders gut in der Studie von Blanton u. Gerrard (1997; ▶ Studienbox) demonstriert.

Es wurde bereits darauf hingewiesen, dass Informationen, die sich auf den Risikogehalt eigenen Verhaltens beziehen, selbstwertbedrohlich sind. Deshalb wurde die Rolle, die der Selbstwert innerhalb der Risikoeinschätzung (bzw. des optimistischen Fehlschlusses) spielt, besonders untersucht. In verschiedenen Untersuchungen konnte die Arbeitsgruppe um Gerrard (Übersicht bei Gerrard et al. 2000) zeigen, dass der Selbstwert eine moderierende Funktion im Prozess der Risikoeinschätzung hat. Das heißt, Personen mit einem hohen Selbstwert tendieren dazu, selbstwertbedrohliche Informationen eher zu verwerfen als Menschen mit einem niedrigen Selbstwertgefühl. Dies wird mit dem klarer definierten und stabileren Selbstschema erklärt, das Personen mit einem hohen Selbstwertgefühl aufweisen. Dies führt dazu, dass selbstwertrelevante Informationen eher in einer Weise wahrgenommen werden, die konsistent ist mit dem entsprechenden Selbstschema. In ihren Studien zeigte sich, dass z. B. Raucher mit einem hohen Selbstwertgefühl, die versucht hatten, das Rauchen aufzugeben, aber daran gescheitert waren, anschließend das Risiko, an Krebs zu erkranken, für geringer hielten als vor dem Entwöhnungsversuch. Raucher mit einem niedrigen Selbstwertgefühl handelten nicht so. In einer anderen

Studienbox

Blanton u. Gerrard (1997) untersuchten die Auswirkung sexueller Motivation auf die subjektive Einschätzung des Risikos, sich mit HIV oder einer anderen sexuell übertragbaren Krankheit zu infizieren. Hierzu legten Sie zunächst 40 männlichen heterosexuellen Collegestudenten Informationen (sog. Vignetten) über neun fiktive Frauen vor, die sich in der Anzahl ihrer früheren Sexualpartner (einer, fünf oder acht) und ihrer Kondomnutzung (extrem gut, ziemlich gut, nicht sehr gut) unterschieden. Die Teilnehmer wurden gebeten, auf einer 100er-Skala einzuschätzen, wie hoch das Risiko sei, sich mit HIV oder einer Sexualkrankheit zu infizieren, wenn sie einen einmaligen ungeschützten Genitalverkehr mit dieser Frau hätten. Erwartungsgemäß nahm das eingeschätzte Risiko mit häufigeren Sexualpartnern und geringerer Kondomnutzung zu.

In einem zweiten Durchgang wurden diese Vignetten jeweils zweimal dargeboten: einmal in Kombination mit Fotos hoch attraktiver Frauen und einmal mit Fotos weniger attraktiver Frauen. Weiter wurden in der Hälfte der Vignetten noch zusätzliche, aber für das Sexualverhalten irrelevante Informationen (z. B. Vereinszugehörigkeit, Hobbys usw.) hinzugefügt.

Die Teilnehmer sollten sich nun vorstellen, sie hätten die Möglichkeit, mit den entsprechenden Frauen sexuell zu verkehren und sollten wiederum das Risiko einschätzen, sich mit dem HI-Virus zu infizieren. Die Hypothese der Arbeitsgruppe war folgende: die Motivation, Sex mit einer dieser attraktiven Frauen zu haben, würde die Risikowahrnehmung dann (und nur dann) reduzierend beeinflussen, wenn die Teilnehmer zusätzliche (aber für das HIV-Risiko irrelevante) Informationen erhalten würden, die ihnen die Möglichkeit geben würde, ihre Risikoeinschätzung zu revidieren. Die Ergebnisse stützten die Hypothese. Die Veränderung der Risikoeinschätzung war dann besonders eklatant, wenn die Frau entweder besonders viele frühere Sexualpartner hatte oder das Kondomverhalten am schlechtesten war. Allerdings fand eine Reduktion der Risikoeinschätzung nur dann statt, wenn zusätzliche irrelevante Informationen gegeben wurden. Diese Informationen scheinen also wesentlich zu sein, um im Sinne der Dissonanztheorie die Dissonanz zwischen sexueller Attraktivität der Frau und ihrem ungünstigen Risikoverhalten (Anzahl an früheren Partnern bzw. unzureichendes Kondomverhalten) zu reduzieren.

Untersuchung zeigte sich, dass Frauen mit einem niedrigen Selbstwertgefühl, die die Aufmerksamkeit auf ihr Risikoverhalten lenken sollten, anschließend ihre entsprechende Vulnerabilität für höher einschätzten. Frauen mit einem hohen Selbstwertgefühl veränderten ihre Risikoeinschätzung hingegen nicht.

Diese Studien zeigen, dass die Risikoeinschätzung in einen funktionalen Zusammenhang mit dem Selbstbild bzw. dem Selbstwertgefühl eingebettet ist. Die Risikoeinschätzung dient u. a. dazu, ein möglichst positives Selbstbild aufrechtzuerhalten bzw. das eigene Verhalten zu rechtfertigen. Die eher auf rationalen Überlegungen fußende Risikoeinschätzung wird dann möglicherweise reduziert, wenn das Ergebnis mit dem Selbstbild nicht zu vereinbaren ist. Es muss also zumindest eine Rückkopplungsschleife vom tatsächlichen Verhalten zu einer (erneuten) Risikoabwägung angenommen werden, die bislang in den herkömmlichen gesundheitspsychologischen Modellen eher vernachlässigt worden ist (es gibt noch weitere Studien, die diese Verknüpfungen beachten; z. B. Brewet et al. 2004).

> **Zusammenfassung**
> In diesem Abschnitt wurde zunächst Risikowahrnehmung als die subjektive Einschätzung der Vulnerabilität und des Schweregrades eines möglichen negativen Ereignisses definiert. Der Risikowahrnehmung wird in den herkömmlichen gesundheitspsychologischen Modellen v. a. eine Rolle in der Motivation des gesundheitsförderlichen bzw. gesundheitsschädlichen Verhaltens zugesprochen (▶ Abschn. 6.1.1). Als eine besondere Form der Risikowahrnehmung gilt der optimistische Fehlschluss, der darin besteht, das eigene Risiko geringer einzustufen als das durchschnittliche Risiko von Menschen. Informationen über die Konsequenzen von Risikoverhalten sind für die Empfänger i. Allg. selbstwertbedrohlich und werden insofern meist verworfen, d. h., der optimistische Fehlschluss bleibt bestehen oder wird sogar noch ausgeprägter. Untersuchungen von Faktoren, die die Risikowahrnehmung beeinflussen, legen nahe, dass die Risikoeinschätzung in einem funktionalen Zusammenhang zum Selbstbild steht, d. h., dass eine geringere Risikoeinschätzung dazu dienen kann, das eigene Verhalten zu rechtfertigen und das Selbstbild aufrecht zu erhalten.

6.2 Das Bedürfnis nach Stimulation: »Sensation Seeking«

Philipp Hammelstein, Marcus Roth

Die nahe liegende Frage, warum man überhaupt in solchen Gefilden herumsteigt, wird von vielen, für die die Berge eine Passion sind, mit Unverständnis, bestenfalls mit Nachsicht beantwortet: weil es schön und spannend ist. Das finde ich auch. Aber oft ist es mehr spannend als schön, und dann ist das Schöne eher eine Verklärung, vor allem, wenn man wieder im Tal ist (Geißler 2003, S. 8).

> Was der Bundesminister a. D. Geißler hier über das Bergsteigen schreibt, ist die Dynamik eines Persönlichkeitsmerkmals, das als *Sensation Seeking* benannt wird. Menschen unterscheiden sich in dem Ausmaß, mit dem sie Spannung in ihrem Alltag aufsuchen bzw. vermeiden.

6.2.1 Das Konzept »Sensation Seeking«

Ausgehend von Experimenten, in denen die Auswirkung von Reizdeprivation auf das Verhalten von Menschen untersucht wurde, hat Marvin Zuckerman in den 1960er Jahren das Konzept »Sensation Seeking« begründet (→Möller u. Huber 2003). Nach einigen Modifikationen seiner Ursprungsdefinition, versteht Zuckerman das Konzept heute folgendermaßen.

> **Definition**
> »Sensation Seeking« ist ein »Trait«, das definiert ist durch das Suchen nach verschiedenartigen, neuen, komplexen und intensiven Eindrücken und Erfahrungen sowie durch die Bereitschaft um solcher Erfahrungen willen physische, soziale, legale und finanzielle Risiken in Kauf zu nehmen (Zuckerman 1994, S. 27; Übers. d. Verf.).

Zuckerman spezifiziert hier nicht, um welche Art »Trait« es sich handeln soll (vgl. hierzu die Einführung von ▶ Kap. 6), wobei er es explizit ablehnt, »Sensation Seeking« als Bedürfnis zu verstehen (vgl. hierzu ausführlich die Arbeiten in Roth u. Hammelstein 2003), da seiner Meinung nach dem Bedürfniskonzept ein zwanghaftes

Ausleben von Verhalten zur Bedürfnisbefriedigung inhärent sei. Genau dies ist letztlich eine problematische Auffassung, da es an frühere »Dampfkessel-Modelle« erinnert, bei denen angenommen wurde, dass ein Bedürfnis, das nicht befriedigt würde (z. B. Sexualität), quasi zwangsläufig und ohne Kontrolle in Handlung umgesetzt würde (vgl. hierzu ausführlich Hammelstein 2004). Aus gesundheitspsychologischer Sicht ist hier vor allem relevant, dass dieses Konzept u. a. mit gesundheitlichem Risikoverhalten in Verbindung gebracht wird.

Zuckerman kann nicht nur als Begründer des Konzeptes gelten, sondern er hat mit seinem Messinstrument, der »Sensation Seeking Scale«, die mittlerweile in der fünften Version als SSS-V vorliegt (Zuckerman 1994), einen Standard in der Erfassung dieses Merkmals vorgegeben. Die meisten empirischen Studien zu diesem Thema stützen sich auf diesen Fragebogen. Die SSS-V besteht aus 40 Items im Forced-Choice-Format, so dass der Proband zwischen zwei Aussagen wählen muss, welche besser auf ihn zutrifft. Faktorenanalytisch lassen sich vier Skalen voneinander unterscheiden:

- Der Faktor »Thrill and Adventure Seeking« (TAS) beschreibt die Tendenz, sportliche und andere Aktivitäten durchzuführen, die Gefahr oder Geschwindigkeit beinhalten.
- Der Faktor »Experience Seeking« (ES) bezieht sich auf die Suche nach Erfahrungen durch einen nonkonformistischen Lebensstil.
- Mittels des dritten Faktors »Disinhibition« (Dis) soll die Tendenz zu sozial und sexuell enthemmten Verhaltensweisen erfasst werden.
- Der letzte Faktor »Boredom Susceptibility« (BS) erfasst die Abneigung gegen Wiederholung und Routine.

Sowohl an der Konzeption als auch an der Erfassungsmethode von »Sensation Seeking« hat es über die Jahre hinweg eine fundamentale Kritik gegeben, die hauptsächlich aus dem europäischen Raum kam (Arnett 1994; Hammelstein 2004; Roth et al. 2003b). Die Kritik lässt sich auf folgende Punkte zusammenfassen:

- Die SSS-V beinhaltet Prädiktor-Kriteriums-Konfundierungen, d. h. es werden bestimmte Merkmale direkt erfasst (z. B. Drogenkonsum, illegale Aktivitäten usw.), die durch die SSS-V eigentlich erst vorgesagt werden sollen. Hohe Korrelationen zwischen der SSS-V und dem entsprechenden Risikoverhalten wären demnach tautologisch.
- Die SSS-V enthält starke Varianzüberlappungen zum Konstrukt der Impulsivität, so dass sich teilweise nicht klären lässt, ob die empirischen Zusammenhänge zum Risikoverhalten nun auf das Konstrukt des »Sensation Seeking« oder der Impulsivität zurückzuführen sind. Bestimmte physiologische Korrelate, die in vielen Studien gefunden wurden (z. B. ein verminderter Gehalt von Monoaminooxidase in den Blutplättchen, vgl. Hammelstein u. Pietrowsky 2003) sind gleichzeitig auch Korrelate von Impulsivität.
- Bestimmte Items der SSS-V (z. B. Skifahren, Bergsteigen) beinhalten körperliche Anstrengungen und sind damit alterskorreliert.
- Da das Inkaufnehmen von Risiken Bestandteil der Definition ist, ist es kaum möglich, »Sensation Seeking« auch als Ressource aufzufassen (vgl. ▶ Kap. 3).
- Bestimmte empirische Befunde lassen sich nur dann erklären, wenn »Sensation Seeking« als Bedürfnis aufgefasst wird und nicht als eine Art transsituationales Verhaltensmuster.

Ausgehend von dieser Kritik lässt sich »Sensation Seeking« nun klarer folgendermaßen definieren:

> **Definition**
> »Sensation Seeking« stellt ein Bedürfnis nach intensiver und neuartiger Stimulation dar, wobei das Bedürfnis durch die Registrierung von Ist-Soll-Diskrepanzen seine motivierende Kraft entfaltet.

»Sensation Seeking« wird also durch sein Ziel (das der Stimulation) definiert, nicht (mehr) durch konkretes Verhalten. Wie das Individuum nun dieses Bedürfnis befriedigt (durch Drogenkonsum, Risikosportarten oder Abenteuerurlaub) ist nicht direkter Bestandteil des Konzeptes. Vielmehr wird angenommen, dass die Frage, welches Verhalten das Individuum konkret zur Befriedigung dieses Bedürfnisses wählt, von anderen Faktoren (Impulsivität, Sozialisationsbedingungen, Verstärkungsprozessen usw.) abhängt.

6.2.2 Formen des Risikoverhaltens

Wird zunächst versucht, zu bestimmen, was genau als »Risikoverhalten« zu verstehen sei, so kann man sich nicht auf die subjektiven Einschätzungen von

Individuen stützen, da die Risikowahrnehmung durch multiple Einflüsse verzerrt wird (▶ Abschn. 6.1). Was der eine für hochriskant hält, empfindet ein anderer als weniger riskant. Von dem eingeführten Begriff des Risikos her, kann aber auf die Definitionsbestandteile der Eintrittswahrscheinlichkeit und der Schadenshöhe zurückgegriffen werden (ebd.).

Als *Risikoverhalten* können somit alle Verhaltensweisen eingestuft werden, die ein Gefährdungs- und Schädigungspotenzial besitzen, wobei sich dieses nicht nur auf die Person des Handelnden selbst, sondern auch auf dessen soziale und ökologische Umwelt beziehen kann. Häufig wird der Begriff des Risikoverhaltens jedoch mit dem des *gesundheitsbezogenen Risikoverhaltens* gleichgesetzt, da vor allem solche Verhaltensweisen als risikobehaftet angesehen werden, die mit negativen Auswirkungen für die Gesundheit und das Wohlbefinden einhergehen (Schumacher u. Hammelstein 2003, S. 140).

Die Frage zu beantworten, welches Verhalten nun als risikobehaftet gelten kann, ist eine Aufgabe der analytischen Epidemiologie. Verglichen werden dabei z. B. Personen, die sich einem bestimmten Risiko aussetzen bzw. ein bestimmtes Verhalten zeigen, mit Personen, die selbiges Verhalten nicht aufweisen. Nach einem bestimmten Zeitintervall werden dann die beiden Gruppen hinsichtlich der Auftretenshäufigkeit bestimmter zu erwartender negativer Konsequenzen (z. B. Erkrankungen) verglichen. Geht nun ein entsprechendes Verhalten mit einer erhöhten Erkrankungshäufigkeit einher, kann dieses Verhalten in einem (mittelbaren oder unmittelbaren) kausalen Zusammenhang zur Erkrankung gesehen werden. So könnte man z. B. zwei Gruppen vergleichen, die sich dadurch unterscheiden, dass die Personen der ersten Gruppe keine Kondome beim Genitalverkehr benutzen, während die Personen der zweiten Gruppe regelmäßige Kondomnutzer sind. Gesetzt den Fall, in der ersten Gruppe fänden sich nun nach einem gewissen Zeitintervall deutlich mehr Menschen, die sich mit HIV oder anderen sexuell übertragbaren Krankheiten infiziert hätten, so könnte man die mangelnde Kondomnutzung als ein Risikoverhalten für die Infektion mit sexuell übertragbaren Krankheiten ansehen.

Die Ergebnisse der analytischen Epidemiologie tragen dazu bei, zu klären, was als Risikoverhalten anzusehen ist. Dadurch können so unterschiedliche Bereiche wie Rauchen (▶ Kap. 10), Drogenkonsum (▶ Kap. 10), ungeschützter Sexualverkehr (▶ Kap. 14), aber auch Risikosportarten oder S-Bahn-Surfen als Risikoverhaltensweisen gelten. Kraiker (1997) hat eine Typologie riskanter Verhaltensweisen vorgeschlagen, die vier Formen unterscheidet (◘ Tabelle 6.2). Die Typen unterscheiden sich nicht nur in ihrer Funktionalität, sondern es wird auch davon ausgegangen, dass sie jeweils andere Determinanten haben. Insofern bedarf es auch darauf abgestimmter Interventionsformen.

◘ **Tabelle 6.2.** Typen von gesundheitsbezogenem Risikoverhalten

Typ	Gesundheitsbezogenes Risikoverhalten
Typ 1	Umgang mit gefährlichen Stoffen (z. B. Asbest, Holzschutzmittel, Formaldehyd)
Typ 2	Missbrauch und Abhängigkeit von psychotropen Substanzen
Typ 3	Erregungssuchendes Verhalten einschließlich gefährlicher Sexualpraktiken, Rasen im Straßenverkehr, S-Bahn-Surfen u. ä.
Typ 4	Gesellschaftlich unauffällige Verhaltensweisen, die dennoch eine gesundheitliche Gefährdung bedeuten. In erster Linie geht es hier um die »Dirty Four«: zu viel Alkohol, zu viel Rauchen, falsche Ernährung und Bewegungsmangel

6.2.3 »Sensation Seeking« als Determinante von Risikoverhalten

Dass »Sensation Seeking« schon früh als Determinante möglicher Risikoverhaltensweisen diskutiert wurde, liegt zunächst einmal in der Definition von »Sensation Seeking« begründet. Wie bereits erwähnt, ist das Aufsuchen von Risiken ein Kennzeichen des »Sensation Seeking« nach Zuckerman (1994). Die Auffassung, die hier vertreten wird, ist eine andere:

> Das Aufsuchen von Risiken wird nicht als conditio sine qua non des »Sensation Seeking« aufgefasst, sondern es wird angenommen, dass das Bedürfnis nach Stimulation eben auch durch das Aufsuchen von Situationen befriedigt werden kann, die bestimmte Risiken beinhalten und so die Möglichkeit einer potenziellen Schädigung von Leib und Leben aufweisen.

So sehen Beauducel u. Roth (2003) gerade in der Antizipation einer potenziellen Schädigung ein mögliches Mittel zur Erreichung intensiver emotionaler aber auch intensiver sensorischer Stimulation, wobei sie hier von einer *Emotionsinstrumentalisierung* sprechen:

> Bestimmte Situationen, wie beispielsweise Risikosituationen, werden dabei als Mittel eingesetzt, um bestimmte Emotionen (beispielsweise Angst) zu erzeugen. Die intensive emotionale Reaktion kann wiederum ein Mittel sein, intensive Stimulation zu erfahren. In diesem Sinne können Situationen, die an bestimmte Emotionen gekoppelt sind und damit auch die Emotionen gezielt zur Erreichung intensiver Stimulation eingesetzt werden. Risiko ließe sich in diesem Fall dadurch definieren, dass Handlungen durchgeführt werden, deren Folgen möglicherweise in einer Schädigung resultieren (Beauducel u. Roth 2003, S. 127).

Der Risikobereitschaft kommt somit für die Erreichung neuartiger, komplexer und intensiver Sinnesstimulation eine wesentliche Bedeutung zu. Demnach kann die Stimulation durch Risikoverhalten, wie Beauducel u. Roth (2003) ausführen, auf zwei Wegen erfolgen:

- Zum einen, indem Aktivitäten durchgeführt werden, deren Folgen eine potenzielle Schädigung implizieren. Dabei resultiert die antizipierte Möglichkeit der potenziellen Schädigung in einer emotional-kognitiven Erregung, die letztlich die aufgesuchte Stimulation darstellt.
- Eine zweite Verbindung ist direkter, indem durch die Inkaufnahme von Risiko bestimmte Verhaltensweisen durchgeführt werden, die an sich stimulierend sind.

In den meisten Fällen dürften beide hier skizzierten Zusammenhänge zwischen Risiko und »Sensation Seeking« schwer trennbar sein. Gerade Risikosportarten zeichnen sich sowohl durch den evozierten »Nervenkitzel« aus, der aufgrund der Ungewissheit des Ausganges entsteht, als auch durch direkte sensorische Stimulation (z. B. Bungeejumping). Eine starke Ausprägung im Merkmal »Sensation Seeking« kann so eine mögliche Erklärung dafür sein, wieso sich Individuen freiwillig Gefahren aussetzen wie sie z. B. den als High-Risk-Sportarten bezeichneten Aktivitäten Fallschirmspringen, Mountainbiking oder Bersteigen inhärent sind. Es verwundert daher nicht, dass die Teilnahme an Risikosportarten ein häufig untersuchtes Verhaltenskorrelat innerhalb der Sensation-Seeking-Forschung darstellen.

Die empirische Befundlage scheint diesbzgl. zunächst recht eindeutig und verweist auf erhöhte Sensation-Seeking-Werte bei Risikosportlern.

> **Studienbox**
>
> In einer Studie von Diehm u. Armatas (2004) wurden Surfer (als High-Risk-Sportler) und Golfer (Low-Risk-Sportler) verglichen, wobei sich die Surfer erwartungsgemäß durch höhere Werte auf der Gesamtskala des SSS-V auszeichneten. Nach den Befunden von Zuckerman (1983) trägt die Sensation-Seeking-Disposition insgesamt zur Vorhersage der Teilnahme an Risikosportarten bei. In seiner Untersuchung unterscheiden sich Aktive in High-Risk-Sportarten (z. B. Fallschirmspringen, Drachenfliegen) von solchen in nur wenig riskanten Sportarten (Laufen, Gymnastik) sowohl im Gesamtwert der SSS-V als auch insbesondere in der Subskala »Thrill and Adventure Seeking« (TAS). Jack u. Ronan (1998), die Teilnehmer unterschiedlicher Sportarten untersuchten, fanden ebenfalls Unterschiede zwischen High-Risk-Sportlern (Gleitschirmflieger, Bergsteiger, Fallschirmspringer, Autorennfahrer) und Low-Risk-Sportlern (Schwimmer, Marathonläufer, Golfer, Aerobicer) in der Sensation-Seeking-Ausprägung.

Positive Zusammenhänge zwischen »Sensation Seeking« und der Partizipation an Risikosportarten konnten auch in einer Vielzahl weiterer empirischer Arbeiten bestätigt werden (zusf. Schumacher u. Hammelstein 2003). Auf Ebene der Subskalen zeigten sich dabei insbesondere zur Skala TAS hohe Zusammenhänge. Demzufolge scheint in der Tat die bei Risikosportarten antizipierte Gefahr für »Sensation Seeker« eine Stimulationsquelle darzustellen. Allerdings zeigen die wenigen Studien, die außerhalb der High-Risk-Bereiche durchgeführt wurden, dass »Sensation Seeking« auch mit der Teilnahme an weniger riskanten Sportarten in Zusammenhang steht. So legen andere Studien nahe, dass sich auch Rugby-Spieler und ganz allgemein Teamsportler im Vergleich zu anderen Sportlern durch höhere Sensation-Seeking-Werte auszeichnen. Und in der Untersuchung von Joireman et al. (2002) zeichneten sich sogar schachspielende und schacherfahrene Studierende durch höhere Sensation-Seeking-Werte

(Gesamtskala aus TAS) gegenüber nichtspielenden und schachunerfahrenen Kommilitonen aus.

❗ Im Bereich sportlicher Aktivitäten ist damit der Zusammenhang weniger eindeutig als angenommen. Es kann nur festgehalten werden, dass Individuen mit hohen Sensation-Seeking-Werten insgesamt häufiger riskante Sportarten präferieren, die eine potenzielle Schädigung implizieren.

Allerdings scheint die Gefahrenantizipation kein notwendiger Bestandteil für »Sensation Seeker« zu sein. Sie wählen auch Sportarten, die dieses Merkmal nicht aufweisen (wie z. B. das Schachspiel) und die eher gesundheitsförderlich sind. Es bleibt daher die Frage, welche weiteren Bedingungskonstellationen hinzukommen müssen, damit sich eine erhöhte Sensation-Seeking-Disposition in riskanten Sportaktivitäten manifestiert.

Wie Schumacher u. Hammelstein (2003) allerdings kritisch resümieren, wurden entsprechende Wechselbeziehungen zwischen »Sensation Seeking« und anderen psychologischen Variablen mit potenziellem Vorhersagewert für Risikosportarten jedoch relativ selten untersucht. Eine Ausnahme bildet hier eine Untersuchung von Schumacher u. Roth (2004), die interessante Wechselbeziehungen zwischen »Sensation Seeking« und gesundheitsbezogenen Kognitionen zur Erklärung der Teilnahme an einem Risikosport nachweisen. Ihren Befunden zufolge lässt sich vermuten, dass eine hohe Sensation-Seeking-Ausprägung vor allem in Verbindung mit einer niedrigen Risikowahrnehmung und einem gesteigerten Gefühl der Selbstwirksamkeit für die Partizipation an Risikosportarten relevant ist.

Gegenüber der Teilnahme an Risikosportarten ist die Partizipation am Straßenverkehr durch ihre alltägliche Verfügbarkeit gekennzeichnet. So ist nach Zuckerman (1994, S. 138) das Autofahren »the most common form of sensation seeking in young men«. In der Tat konnte ein Zusammenhang zwischen dem Fahrstil und »Sensation Seeking« in zahlreichen Studien nachgewiesen werden. Demnach korrespondiert eine hohe Sensation-Seeking-Ausprägung mit einem riskanten Fahrstil, der z. B. durch Geschwindigkeitsübertretung, häufiges Überholen und zu dichtes Auffahren charakterisiert ist. Herzberg u. Schlag (2003) kommen in einer aktuellen Übersicht zu dem Schluss, dass zwischen 10 und 36% der Varianz des Fahrstils durch das Merkmal »Sensation Seeking« aufgeklärt wird. Dabei konnten die vorwiegend auf Selbstberichten basierenden Zusammenhänge auch in zwei Simulationsstudien nachgewiesen werden, die tatsächliches Verhalten auf der Performanzebene erfassten.

Neben dem riskanten Fahrverhalten und der Teilnahme an Risikosportarten wurde »Sensation Seeking« auch als möglicher Einflussfaktor für den Konsum von psychoaktiven Substanzen sowie sexuelles Risikoverhalten diskutiert. Da den letzten beiden Aspekten eigene Kapitel gewidmet sind, sei an dieser Stelle nicht weiter darauf eingegangen. Exemplarisch sei hier eine Studie von Hammelstein u. Regli (in press) vorgestellt (▶ Studienbox). Unter Vorwegnahme auf die weiteren Kapitel sei nur darauf verwiesen, dass es deutliche Hinweise dafür gibt, dass Personen mit höheren Sensation-Seeking-Werten in der SSS-V auch mehr Tabak, Alkohol und Drogen konsumieren als Personen, die als Low-Sensation-Seeker bezeichnet werden können.

Studienbox

Hammelstein u. Regli (in press) untersuchten mögliche Korrelate im Bereich des ungeschützten Sexualverhaltens. Die Autoren interessierte die Frage, ob Männern, die Sex mit Männern haben (MSM; ▶ Kap. 14), sich in bestimmten Persönlichkeitsmerkmalen unterscheiden, je nachdem, ob sie nahezu nie, gelegentlich oder häufig ungeschützten Analverkehr außerhalb der primären Partnerschaft praktizieren. Aufgrund des möglichen Einflusses von sozialer Erwünschtheit führten die Autoren eine anonyme Online-Befragung durch und rekrutierten die Probanden über deutschsprachige Internetforen für Schwule. Auf der Basis der absoluten Häufigkeit ungeschützter Analverkehre innerhalb der letzten 12 Monate (außerhalb der primären Partnerschaft) bzw. auf der Basis des Häufigkeitsverhältnisses von ungeschütztem zu geschütztem Analverkehr wurden die Teilnehmer in drei Gruppen eingeteilt (»geschützter Sex«, »gelegentlich ungeschützter Sex« und »häufig ungeschützter Sex«). Von der gesamten Stichprobe (N=536) an MSM wurden 71,6% der Gruppe »geschützter Sex«, 17,2% der Gruppe »gelegentlich ungeschützter Sex« und 11,2% der Gruppe »häufig ungeschützter Sex« zugewiesen.
Unter anderem wurden das Stimulationsbedürfnis, ein bereichsspezifisches Maß für Sexuelles »Sensation Seeking« und ein Maß für die Kontrolle

> sexueller Impulse erhoben. Die drei Gruppen unterschieden sich nicht in soziodemographischen Variablen, aber sowohl im Bereich des sexuellen »Sensation Seeking« als auch im Bereich der Kontrolle über sexuelle Impulse. Während sexuelles »Sensation Seeking« als ein genereller Risikofaktor für ungeschützten Analverkehr bei MSM in dieser Studie gelten kann, war die Kontrolle über sexuelle Impulse ausschließlich in der Gruppe mit häufig ungeschütztem Sexualverkehr signifikant gegenüber beiden anderen Gruppen erhöht.

Zusammenfassend bleibt somit zu konstatieren, dass »Sensation Seeking« mit vielen Verhaltensweisen in Zusammenhang steht, die sich gewöhnlich durch einen vergleichsweise hohen Risikocharakter auszeichnen. Geht man von den zuvor dargestellten Überlegungen zur Emotionsinstrumentalisierung aus, dürfte dies allerdings kaum verwundern. Denn es ist wenig überraschend, dass »High Sensation Seeker« – entsprechend der empirischen Befundlage – häufiger Risikosportarten betreiben und riskantes Verhalten im Straßenverkehr zeigen. Was allerdings die Studien, die gewöhnlich einen isolierten Bezug zwischen »Sensation Seeking« und verschiedenen Verhaltensweisen herstellen, zumeist kaum beachten, ist der Umstand, dass wohl kein »High Sensation Seeker« all diese Verhaltensweisen zugleich aufweisen dürfte. Eine diesbzgl. differenzielle Fragestellung wurde bislang kaum thematisiert. Aber es ist anzunehmen, dass »High Sensation Seeker« unterschiedliche Wege zur Befriedigung ihres Bedürfnisses wählen. Zu fragen bleibt daher, unter welchen Umständen sich eine erhöhte Sensation-Seeking-Disposition in der einen oder anderen Verhaltensweise manifestiert.

> **Zusammenfassung**
>
> In diesem Kapitel wurde das Persönlichkeitsmerkmal »Sensation Seeking« als Bedürfnis nach intensiver und neuartiger Stimulation eingeführt. Dieses Merkmal steht in Zusammenhang mit dem Aufsuchen von Risikoverhaltensweisen wie z. B. Nikotin- und Drogenkonsum, ungeschütztem Sexualverhalten, aber auch dem Betreiben von Risikosport. Es ist bislang noch nicht eindeutig geklärt, inwiefern das Aufsuchen von Gefahren, möglicherweise vermittelt über entsprechende Emotionen bzw. die Steigerung des Arousals, dieses Bedürfnis befriedigt.

6.3 Emotionserleben und Emotionsausdruck

Johannes Pohl, Philipp Hammelstein

> Zieht man den Volksmund zu Rate, so lässt sich in der Bevölkerung eine tiefe Überzeugung konstatieren, dass das Erleben von Gefühlen einen intensiven Zusammenhang zur körperlichen Gesundheit hat und zwar sowohl im Positiven wie im Negativen. Einem von Liebeskummer gequälten Menschen hat es »das Herz gebrochen«. Jemand, der von Wut verzehrt wird, »spuckt Gift und Galle«. Schlechte Nachrichten müssen zunächst »verdaut werden«, können einem aber ohne weiteres »auf den Magen schlagen« oder auch »an die Nieren gehen«. Sind wir allerdings verliebt, so haben wir »Schmetterlinge im Bauch« und unser »Herz macht einen Sprung«. Hat diese über Generationen und mittels der Sprache weitergegebene Überzeugung eine Entsprechung in den empirischen Befunden? Genau mit dieser Frage möchte sich das vorliegende Kapitel beschäftigen.

In der Forschung wurden in diesem Kontext vor allem negativ getönte Emotionen (wie z. B. Ärger, Angst, Feindseligkeit) untersucht, was nicht zuletzt daran liegen mag, dass eine psychophysiologische Aktivierung und damit mögliche Effekte auf den körperlichen Zustand unmittelbar evident sind. Dies ist bei positiven Emotionen auf den ersten Blick nicht in dieser Form ausgeprägt (mit Ausnahme vielleicht des Lachens, das aber weniger eine eng umgrenzte Emotion als vielmehr einen Komplex behavioraler, psychophysiologischer, kognitiver und emotionaler Prozesse darstellt). Das vorliegende Kapitel beschäftigt sich aus diesem Grunde zunächst mit dem Erleben und Ausdruck von negativen Gefühlen, fasst aber auch die Befunde der aktuellen Forschung zum Zusammenhang von positiven Gefühlen und Gesundheit zusammen.

6.3.1 Negative Emotionen und Gesundheit

Die Beziehung zwischen Erleben bzw. dem Ausdruck von (negativen) Emotionen und Gesundheit bzw. Krankheit lässt sich aus zwei Perspektiven untersuchen:
- Nach dem einen Konzept sind Personen, die ihre Emotionen nicht ausdrücken, anfälliger für Krankheiten als diejenigen, die ihre Gefühle zum Ausdruck bringen (»non-expression approach«).

- Das andere Konzept untersucht die positiven Auswirkungen von offen gezeigten Emotionen auf die Gesundheit (»expression approach«; Panagopoulou et al. 2002).

Blickt man in der Forschung zurück, so war dieser Ansatz zunächst ein Gegenstand der klinischen Psychologie bzw. der Psychosomatik und ist mit den Namen Freud (1917) und Alexander (1952) verbunden. Unklar ist bislang, ob es sich bei der emotionalen Expressivität eher um eine situationsspezifische Bewältigungsstrategie oder um ein Persönlichkeitsmerkmal handelt (Panagopoulou et al. 2002).

Im Folgenden soll auf der Basis von Übersichtsarbeiten auf die empirische Evidenz der beiden Annahmen eingegangen werden. Bei der Auswahl und Bewertung von Studien in diesem Bereich ist zu berücksichtigen, dass es eine große Vielfalt an Operationalisierungen der genannten Konstrukte gibt. So kann sich die Unterdrückung von Emotionen auf einen beeinträchtigten emotionalen Prozess oder auf das Unterdrücken von Gedanken und Gefühlen beziehen. Je nach theoretischem Hintergrund wird das Unterdrücken von Emotionen sogar als unbewusster Prozess konzeptualisiert, was die Erforschung des Untersuchungsgegenstandes weiter erschwert. Emotionen können sich z. B. durch spontanes Abreagieren von negativen Gefühlen oder durch das Verbalisieren von Gefühlszuständen ausdrücken (Panagopoulou et al. 2002).

Ein möglicher Zusammenhang zwischen dem Erleben und Ausdruck negativer Emotionen einerseits und körperlicher Gesundheit andererseits sei hier exemplarisch an dem Gefühlszustand des Ärgers erläutert, bevor auf den allgemeinen Zusammenhang zwischen negativen Emotionen und Krankheit eingegangen wird.

Erleben und Ausdruck von Ärger

Seit den inzwischen klassischen Untersuchungen zur Beziehung zwischen dem sog. Typ-A-Verhalten (hektischer Lebensstil, starkes Streben nach Anerkennung, Ungeduld, Hast, Reizbarkeit und Aggressivität) und dem Auftreten kardiovaskulärer Erkrankungen wird in diesem Zusammenhang auch die Rolle von Reizbarkeit, Ärger und Feindseligkeit diskutiert (Friedman u. Rosenman 1974).

In einigen Studien zeigt sich ein deutlich positiver Zusammenhang zwischen Ärgerausdruck und Blutdruck: je stärker der Ärger ausgedrückt wird, desto höher ist der Blutdruck (Bongard u. al'Absi 2005; → Übersichten bei Suls et al. 1995 sowie Siegman 1993). Teilweise finden sich aber auch kurvilineare Zusammenhänge, die z. B. bei Frauen nahe legen, dass ein sehr starker Ausdruck von Ärger wieder mit einem niedrigen Blutdruck einhergeht (Hogan u. Linden 2005).

Der positive Zusammenhang zwischen Ärgerausdruck und erhöhtem Blutdruck scheint wohl doch differenzierter und komplizierter zu sein. In einzelnen Subgruppen finden sich häufig dem globalen Zusammenhang sogar widersprechende Befunde. So zeigte sich in der Stichprobe von Mitarbeitern aus dem Gesundheitssystem, die Eng et al. (2003) untersuchten, ein umgekehrter Zusammenhang: hier prädizierte ein moderater Ärgerausdruck (verglichen mit einem geringen Ärgerausdruck) weniger Herzinfarkte und weniger Schlaganfälle in einem Zeitintervall von zwei Jahren. Innerhalb dieser Stichprobe gab es allerdings kaum Menschen, die ein sehr intensives Ausleben ärgerlicher Gefühle angaben.

Bei genauerer Analyse der einzelnen Komponenten des Typ-A-Verhaltens erwies sich Ärger bzw. Feindseligkeit in der Metaanalyse von Miller et al. (1996) als unabhängiger Risikofaktor für die koronare Herzkrankheit (KHK). Allerdings verweisen Amelang u. Schmidt-Rathjens (2003) in ihrer kritischen Übersicht zu Recht darauf, dass die Prädiktionskraft von Feindseligkeit für die Entstehung von KHK verschwindend gering ist und für den Anwendungsbereich z. B. der Rehabilitation völlig unbedeutend sei. Hierzu verweisen sie auf Metaanalysen, die auf der Basis einer anderen Studienzusammensetzung zu anderen Schlussfolgerungen kommen als Miller et al. (→Myrtek 1995, 2000).

Auch die *Form des Ärgerausdrucks* scheint den Zusammenhang zwischen Ärgerausdruck und körperlicher Gesundheit zu moderieren. So konstruierten Davidson et al. (2000) eine »Constructive Anger Behavior-Verbal Style Scale« (CAB-V), mit der der konstruktive verbale Ärgerausdruck im Rahmen eines Interviews kodiert werden kann.

> **Definition**
> Als ein konstruktiver Ärgerausdruck wird eine ziel- und problemlösungsorientierte Kommunikation des Ärgers verstanden, die beinhaltet, dass
> - der Ärger gegenüber derjenigen Person ausgedrückt wird, die am Zustandekommen des Ärgers beteiligt war,
> - die Sichtweise des anderen miteinbezogen wird und
> - die Ärgersituation gelöst wird.

> An einer Stichprobe von 1.862 Personen konnten sie zeigen, dass ein konstruktiver Ärgerausdruck mit einem niedrigen Blutdruck im Ruhezustand einhergeht und zwar auch dann, wenn dieser Zusammenhang statistisch bzgl. allgemeiner Risikofaktoren für Bluthochdruck kontrolliert wird.

Bei Entstehung der essenziellen Hypertonie wird dem Ärgererleben bzw. dem Ärgerausdruck ebenfalls eine pathogene Funktion zugeschrieben (Traue 1998; Vögele u. Steptoe 1993). Ausgangspunkt ist die Annahme, dass wiederholtes Auftreten lang anhaltender hoher Blutdruckwerte als Stressreaktion auf Umweltbedingungen (kardiovaskuläre Reaktivität) beiträgt (Schum et al. 2003). Grund ist die verstärkte Freisetzung von Katecholaminen und Glukokortikoiden (Pathomechanismus), die zur Entstehung von Bluthochdruck führt.

> Personen mit ausgeprägter Ärgerneigung im Sinne eines Persönlichkeitsmerkmals scheinen eine erhöhte kardiovaskuläre Reaktivität zu besitzen.

Dies bedeutet, dass sie insbesondere soziale Situationen anders interpretieren und stärker auf sie mit dem Erleben von Ärger sowie kardiovaskulären Veränderungen reagieren als Personen mit geringer Ärgerneigung. Im Sinne eines transaktionalen Modells führen Personen mit großer Ärgerbereitschaft auch mehr stressauslösende Situationen bzw. Interaktionen selbst herbei (Schum et al. 2003).

Die bisherigen empirischen Befunde zum Zusammenhang zwischen Ärger als Persönlichkeitseigenschaft und Blutdruck sind nach Schum et al. (2003) auch deswegen uneindeutig, weil nicht zwischen Ärgererleben und Ärgerausdruck differenziert wird (▶ Studienbox).

Insgesamt sprechen die Ergebnisse für Zusammenhänge zwischen dem Persönlichkeitsmerkmal Ärger und Blutdruckparametern unter naturalistischen Bedingungen, wobei intensives Ärger*erleben* mit gesundheitlich eher ungünstigen und ausgeprägter Ärger*ausdruck* mit eher günstigen Blutdruckveränderungen einhergeht.

Zusammenfassend ist festzustellen, dass es Hinweise auf einen positiven Zusammenhang zwischen Ärgerausdruck und körperlicher Gesundheit zu geben scheint. Allerdings fehlen neben den naturalistischen und experimentellen Studien auch noch Interventionsstudien, die den längerfristigen Effekt eines gezielten Ärgerausdrucks auf psychophysiologische Variablen bzw. die körperliche Gesundheit untersuchen.

Studienbox

Metaanalyse

Schum et al. (2003) führten eine Metaanalyse mit 15 Studien durch (insgesamt 2.213 Personen, 46% Frauen, 330 Personen mit Bluthochdruck ohne Medikation, Alter: 18–5 Jahre), in der sie die Komponenten Erleben und Ausdruck von Ärger getrennt untersuchten. Es wurden nur Studien mit ambulantem Monitoring des Blutdrucks in der natürlichen Umgebung einbezogen. Diese Methode erlaubt validere Aussagen zur kardiovaskulären Reaktivität als Untersuchungen im Labor mit künstlichen Stressoren. Die Messungen erfolgten alle 20 min über 6–24 h während normaler Alltagsaktivitäten. Zur getrennten Untersuchung der Ärgerkomponenten wurden die einzelnen Skalen typischer Fragebogen wie dem »Spielberger State-Trait Anger Expression Inventory« (STAXI; Spielberger 1988)
- dem Ärgererleben (z. B. Reizbarkeit, Frustration, Ärger) oder
- dem Ärgerausdruck (z. B. Beleidigung, Schreien, körperliche Angriffe, verdeckte Angriffe)

zugeordnet. Es fand sich eine signifikante positive Beziehung zwischen Ärgererleben und systolischem Blutdruck, jedoch keine statistisch bedeutsame Assoziation von Ärgererleben und diastolischem Blutdruck. Für den Ärgerausdruck konnte ein signifikant negativer Zusammenhang mit dem diastolischen Blutdruck nachgewiesen werden. Die Beziehung zwischen Ärgerausdruck und systolischem Blutdruck war nicht signifikant. Sämtliche gemittelten Zusammenhänge sind allerdings schwach ausgeprägt.

Ausdruck negativer Emotionen und Krankheit

Das Ausdrücken negativer Gefühlszustände als Risikofaktor wurde nicht nur in Zusammenhang mit Herz-Kreislauf-Erkrankungen, sondern z. B. auch in Zusammenhang mit Krebserkrankungen, Kopfschmerz, Rückenschmerz und Störungen des Immunsystems untersucht (→Amelang u. Schmidt-Rathjens 2003; Traue 1998). Panagopoulou et al. (2002) kritisieren an den bisherigen Studien, dass meist die Beziehung zwischen Emotionsausdruck und dem *Beginn* der Krankheit, selten jedoch der Emotionsausdruck als Prädiktor für den *Verlauf* bzw. die Anpassung an eine Krankheit untersucht wurde. Zur letzteren Fragestellung führten sie eine Metaanalyse mit 15 Studien (davon nur 3 Längsschnittstudien) durch. Berücksichtigt wurden 6 Studien zum Ausdruck und 10 Studien zur Unterdrückung von Emotionen (insgesamt über 1.600 Personen, zwei Drittel Frauen, mittleres Alter 51 Jahre, mittlere Dauer der Erkrankung 2,3 Jahre, Spannbreite 1,5 Wochen bis 13 Jahre). Die Patienten litten an KHK, Rheuma, Krebserkrankungen oder den Folgen einer HIV-Infektion. In den einzelnen Studien wurde der Emotionsausdruck sehr unterschiedlich operationalisiert, z. B. mittels Fragebogen, Kodierung mimischer Reaktionen oder mittels der Verwendung emotionaler Wörter beim expressiven Schreiben (Pennebaker u. Francis 1996; ausführliche Darstellung im folgenden Abschnitt). Die klinischen Verlaufsparameter bezogen sich auf subjektive und objektive Indikatoren für den Schweregrad der Krankheit, psychische Belastung, Lebensqualität und Einstellungen zur Krankheit. Basierend auf Korrelationskoeffizienten wurden mittlere gewichtete Effektstärken r berechnet (▶ Kap. 5).

In der Metaanalyse zeigte sich kein signifikanter Zusammenhang zwischen Emotionsausdruck und Schwere der Krankheit. Der Grad der Unterdrückung von Emotionen war mit der Stärke der psychischen Belastung durch die Krankheit zwar signifikant positiv assoziiert, aber nur in schwachem Ausmaß ($r = .11$). Zudem konnte eine signifikant positive Beziehung zwischen der Stärke nicht gezeigter Emotionen und dem Ausmaß maladaptiver Einstellungen zur Krankheit z. B. in Form von Hilflosigkeit gefunden werden ($r = .14$).

Insgesamt weisen die Ergebnisse darauf hin, dass die *Bewältigung* (nicht der Verlauf) einer körperlichen Erkrankung umso schlechter gelingt, je stärker der Ausdruck von Emotionen gehemmt ist. Die Aussagekraft dieser Metaanalyse ist allerdings durch die relativ geringe Anzahl der Studien und die große Heterogenität der verwendeten theoretischen Konzepte, Stichproben bzw. Untersuchungsmethoden eingeschränkt.

Expressives Schreiben und Gesundheit

Eine ganz alltägliche Form schmerzhafte Erlebnisse zu verarbeiten und die damit einhergehenden Gefühle auszudrücken, ist das Schreiben von Tagebüchern. Nun ließe sich vermuten, dass dieses *emotionale* oder *expressive Schreiben* einen Effekt auf die psychische und physische Gesundheit hat. Und genau dies hat die Arbeitsgruppe um Pennebaker intensiv untersucht. Das experimentelle Paradigma, das in seinen Studien mit einigen Variationen durchgeführt wurde, ist in der nachfolgenden ▶ Studienbox beschrieben.

> **Studienbox**
>
> **Das Paradigma des expressiven Schreibens**
> Im Standarddesign wird jeder (in den meisten Studien durchschnittlich gesunder) Proband zu einer von zwei oder mehreren Gruppen zugewiesen. Jede Gruppe schreibt an drei bis fünf aufeinander folgenden Tagen über ein bestimmtes Thema in einem Zeitraum von 15–30 min. Das Schreiben erfolgt jeweils alleine, ohne dass eine Rückmeldung gegeben wird. Die Probanden wissen nichts über den Zweck der Studie. Während die Probanden der Kontrollgruppe über ein oberflächliches Thema schreiben sollen (wie z. B. Beschreibung des Untersuchungsraumes), sollen die Probanden der Experimentalgruppe(n) über das schmerzhafteste Ereignis schreiben, dass sie jemals erfahren haben. Teilweise werden unterschiedliche Instruktionen an die Experimentalgruppen gegeben (ausschließliches Beschreiben des emotionalen Gehaltes, ausschließliches Beschreiben der Fakten; Beschreiben sowohl der Fakten als auch der emotionalen Bedeutung). In der ersten Studie dieser Art fanden Pennebaker u. Beall (1986), dass diejenigen Probanden, die über das schmerzhafte Ereignis schreiben sollten, nach der Untersuchung eine wesentlich schlechtere Stimmung aufwiesen als die Kontrollprobanden. Allerdings zeigte sich, dass die Arztbesuche der Probanden der Experimentalgruppe in den nächsten zwei Monaten um 50% abnahmen. Auch die Selbsteinschätzungen der Probanden unterschieden sich zwei Monate nach dem Experiment: die Probanden der Experimentalgruppe fühlten sich gesünder, in einer besseren Stimmung und blickten optimistischer in die Zukunft als die Probanden der Kontrollgruppe.

Diese für so eine minimale Intervention überraschenden Ergebnisse sind in der Folgezeit durch viele Studien bestätigt worden.

> ❗ Emotionales Schreiben über schmerzhafte Erlebnisse hat positive Wirkung auf das Immunsystem: die T-Helferzellen und andere Marker (wie z. B. die Anzahl der Hepatitis-B-Antikörper) nehmen zu (Pennebaker 1997b). Ebenso nehmen der Medikamentengebrauch, das Erleben von körperlichen Schmerzen und depressive Gefühle ab und der Selbstwert zu (Pennebaker u. Seagal 1999).

Die ursprüngliche Erklärung dieser Effekte lag in einer Art Katharsis- oder Hemmungshypothese (Harber u. Pennebaker 1992; Pennebaker u. Beall 1986). Die mangelnde Auseinandersetzung mit schmerzhaften Erinnerungen und die Hemmung von damit in Zusammenhang stehenden negativen Gefühlen sollten gesundheitsschädlich, die Hinwendung zu diesen Ereignissen und der entsprechende Ausdruck der Gefühle gesundheitsförderlich sein.

In nachfolgenden Untersuchungen zeigte sich allerdings, dass diese Erklärung unzureichend ist. So brachte die Analyse der von den Probanden geschriebenen Texte abermals erstaunliche Ergebnisse. Pennebaker verwendete hierzu ein linguistisches Analyseprogramm (»Linguistic Inquiry and Word Count«/ LIWC; beschrieben bei Pennebaker u. Francis 1996), das sowohl emotionale Prozesse (Anzahl negativer und positiver Emotionswörter), als auch kognitive Prozesse (Selbstreflektion/Verständnis, Kausalität, Akzeptanz über die Anzahl entsprechender Wörter wie »verstehen«, »deshalb«, »akzeptieren«) in numerischen Kennwerten abbildet. Hierbei zeigte sich, dass eine Zunahme an Selbstreflexionswörtern, Kausalitätswörtern und positiven Emotionswörtern über die Tage hinweg mit einer Verbesserung der Gesundheit in Zusammenhang stand (Pennebaker u. Francis 1996). Eine moderate Verwendung negativer Emotionswörter scheint ebenfalls gesundheitsförderlich zu sein (Pennebaker u. Seagal 1999). Aufgrund dieser Ergebnisse vertritt Pennebaker (1997a) heute eine andere Hypothese:

> ❗ Mit der Umwandlung von Emotionen und Bildern in Worte verändert sich die Art und Weise, wie eine Person über die schmerzhafte Erfahrung denkt.

Die Integration von Gefühlen und Gedanken in eine kohärente Geschichte steigert das Verständnis von Erfahrungen (was sich auch an der gesteigerten Anzahl entsprechender Worte festmachen lässt) und steigert so das Wohlbefinden und die Gesundheit. Diese Annahme wird auch durch Studien anderer Arbeitsgruppen gestützt (z. B. Smyth et al. 2001).

Nicht der schriftliche Ausdruck negativer Gefühle allein erzielt positive Effekte für die psychische und körperliche Gesundheit, sondern die Integration dieser Gefühle in ein kohärentes Narrativ (→hierzu auch Hammelstein u. Fiedler 2002).

6.3.2 Positive Emotionen und Gesundheit

Die Analyse positiver Emotionen scheint in der Wissenschaft deutlich schwieriger zu sein als die Untersuchung negativer Emotionen. So ist es verhältnismäßig einfach, Probanden im Labor zu verärgern oder sie in angstvolle Situationen zu bringen. Um wie viel schwieriger ist es, Probanden dazu zu bringen, wirkliche Freude zu empfinden. Auch Gefühle wie Verliebtheit oder intensives Glück sind letztlich nur in naturalistischen Studien zu untersuchen und nicht experimentell herstellbar.

Damit ist der psychologisch untersuchbare Gegenstand von vornherein teils methodisch, teils inhaltlich eingeschränkt. Hinzu kommen aber zwei weitere Facetten, die bei der Betrachtung entsprechender Studien zu beachten sind. Zum einen wird häufig von dem »trait« an positiven Gefühlen gesprochen (»trait positive affect«), was hier als *habituelle positive Emotionalität* bezeichnet wird. Gemeint ist damit eine Disposition für positive Emotionen, die zeitlich und transsituativ relativ stabil ist. Davon abzugrenzen ist der zeitlich begrenzte Zustand, in dem eine bestimmte Emotion erlebt wird.

Für die Betrachtung der Studien ist es aber noch wesentlicher, die Art der Operationalisierung zu unterscheiden. Werden positive und negative Emotionen als Endpole eines Kontinuums betrachtet und auch als solche erfasst, so gelten Korrelationen für negative Emotionen in umgekehrter Art auch für positive Emotionen. Häufig wird jedoch ein zweidimensionales Emotionsmodell verwendet, bei dem negative Emotionsadjektive (z. B. Items wie »verärgert«, »schuldig«, »feindselig«) einen Faktor bilden, der generelle emotionale Belastung abbildet, und positive Emotionsadjektive (z. B. Items wie »stolz«, »begeistert«, »interessiert«) den anderen Faktor bilden, der starke Energie und Zugewandtheit erfasst (vgl. Watson et al. 1988). In diesem Fall sind entsprechende Korrelationen als bereichsspezifisch aufzufassen.

Gesundheit und das Erleben positiver Emotionen

In der gesundheitspsychologischen Forschung zum Einfluss positiver Emotionen auf den Gesundheitszustand wird kaum zwischen dem Erleben und dem Ausdruck positiver Emotionen unterschieden, was nicht zuletzt damit zusammenhängen mag, dass Menschen sich bei positiven Emotionen – im Gegensatz zu negativen Gefühlen – i. Allg. nicht bemühen, den Ausdruck des Gefühls zu unterdrücken.

❗ Hinsichtlich der *Mortalität* zeigt sich in vielen prospektiven Studien ein Zusammenhang zwischen dem Ausmaß an erlebten positiven Emotionen zu Beginn der Studie und einer niedrigeren Sterblichkeitsrate (zur Übersicht →Pressman u. Cohen 2005).

So hatten in einer Studie an 66- bis 99-jährigen Amerikanern mexikanischer Herkunft diejenigen mit hohen Werten in habituell positiver Emotionalität in den zwei darauf folgenden Jahren eine nur halb so große Wahrscheinlichkeit zu versterben wie diejenigen mit niedriger Ausprägung in positiver Emotionalität (Ostir et al. 2000).

Andere Studien verweisen auf ein ähnliches Bild, das vor allem für ältere Menschen diesen Zusammenhang zwischen dem häufigen Erleben positiver Emotionen und einer niedrigeren Mortalität nahe legt.

Wird der Zusammenhang zwischen positiven Emotionen und *Morbidität* untersucht, so ist das Bild zwar weniger eindeutig, aber auch hier gibt es eine Anzahl von Studien, die einen gesundheitsförderlichen Einfluss von positiven Gefühlen nahe legen (▶ Studienbox).

Die bei Cohen (2003) gefundenen Gruppenunterschiede gehen übrigens nicht auf verminderte Infektionsraten zurück, sondern ausschließlich auf die verminderte Herausbildung von entsprechenden objektiv erfassten klinischen Symptomen. Die Teilnehmer mit häufig vs. weniger häufig erlebten Symptomen unterscheiden sich in einer ganzen Reihe von weiteren Variablen: So haben die Teilnehmer mit ausgeprägten positiven Gefühlen auch eine signifikant bessere Schlafqualität, machen mehr Sport, weisen niedrigere Niveaus von Adrenalin und Noradrenalin sowie Kortisol auf. Nutzt man diese Variablen als Kovariate, so verschwindet der Gruppenunterschied hinsichtlich der Diagnose eines Schnupfens allerdings nicht. Der genaue Verursachungspfad, der diese Unterschiede vermittelt, bedarf also noch weiterer Untersuchung.

❗ Fasst man die Befunde zur Morbidität zusammen, so lässt sich festhalten, dass es einige Belege dafür gibt, dass das häufige Erleben positiver Emotionen mit weniger Verletzungen, weniger Schlaganfällen, weniger Schnupfen und selteneren Unfällen einhergehen.

Studienbox

Positive Emotionen und die gewöhnliche Erkältung

Die Arbeitsgruppe um Cohen (2003) interessierte sich für die Frage, ob das häufigere Erleben von positiven Gefühlen davor schützt, einen Schnupfen zu bekommen und zwar auch dann, wenn man mit entsprechenden Viren in Kontakt kommt.

Hierzu befragten sie zunächst 343 Teilnehmer (davon 175 Frauen) im Alter von 18–55 Jahren alle zwei Tage über einen Zeitraum von 14 Tagen wie intensiv sie bestimmte positive und negative Emotionen erlebt hatten. Sowohl für die positiven als auch für die negativen Emotionen wurde dann ein Mittelwert über den Zeitraum gebildet. Die Teilnehmer erhielten dann einen von zwei Arten von Rhinoviren als Nasentropfen. Rhinoviren können den gewöhnlichen Schnupfen verursachen. Die Teilnehmer verblieben weitere fünf Tage in Quarantäne, an denen z. B. die Nasenschleimproduktion überprüft wurde. 28 Tage nach der Exposition mit dem Virus wurde eine Blutprobe zur Serumdiagnostik entnommen.

Teilt man nun die Teilnehmer hinsichtlich ihrer *positiven* Emotionen in Terzile, so hatten die Teilnehmer des unteren Terzils (also mit nur geringem Erleben an positiven Emotionen innerhalb der letzten 14 Tage) ein deutlich höheres Risiko an Schnupfen zu erkranken als die Teilnehmer des mittleren bzw. oberen Terzils (OR 2.9 für den Vergleich des unteren mit dem oberen Terzil). Im Gegensatz dazu fand sich dieser Unterschied nicht, wenn man die Gruppe in Abhängigkeit von dem Erleben *negativer* Emotionen in drei Gruppen einteilte.

Des Weiteren gibt es viele psychophysiologische Studien, die den Einfluss von positiver Emotionsaktivierung auf das psychophysische System untersucht haben (Übersicht bei Pressman u. Cohen 2005). Stark aktivierte positive Emotionen scheinen mit einem Anstieg kardiovaskulärer Reaktionen (Herzfrequenz, Blutdruck) einherzugehen. Dabei fällt dieser Anstieg gemeinhin geringer aus als der durch negative Emotionen verursachte Anstieg kardiovaskulärer Reaktionen.

Positive Emotionen wirken ebenfalls auf hormonelle Prozesse ein, die wiederum mit quantitativen und qualitativen Veränderungen immunologischer und kardiovaskulärer Funktionen einhergehen, die nun ihrerseits den Gesundheitszustand beeinflussen können. Folgende empirische Zusammenhänge konnten gefunden werden (Übersicht).

> **Positive Emotionen**
> - gehen mit niedrigeren Kortisolspiegeln einher, wenn die habituelle positive Emotionalität erfasst wird (z. B. Polk 2005),
> - scheinen sowohl als Disposition als auch als aktuell aktivierte Emotionen mit einer geringeren Ausschüttung von Adrenalin und Noradrenalin einherzugehen (Codispoti et al. 2003; Cohen et al. 2003),
> - führen zu einem Anstieg des sekretorischen Immunglobulins, ein Antikörper, der auf allen Schleimhäuten der Atemwege, der Augen und des Magen-Darm-Traktes ausgeschüttet wird (Hucklebridge et al. 2000).

Erklärungsmodelle

Es haben sich zwei Modelle herausgebildet, die den Zusammenhang von positiven Emotionen zur körperlichen Gesundheit erklären möchten. Diese werden von Pressman u. Cohen (2005) als *Haupteffekt-Modell* bzw. als *Stresspuffer-Modell* bezeichnet.

> ❗ Das *Haupteffekt-Modell* nimmt an, dass positive Gefühle in direkter Weise den Gesundheitszustand beeinflussen und zwar über verschiedene Pfade.

Es wird angenommen, dass positive Gefühle sowohl das Gesundheitsverhalten beeinflussen (vermehrter Schlaf, vermehrte körperliche Bewegung usw.) als auch mit zu besseren sozialen Beziehungen beitragen (▶ Kap. 7). Auf psychophysiologischer Ebene gibt es Belege für einen direkten Einfluss positiver Emotionen auf die Aktivität der Hypothalamus-Hypophysen-Nebennierenrinden-Achse (geringeres Kortisolniveau) sowie des kardiovaskulären und Immunsystems. Diese Auswirkungen beeinflussen sich gegenseitig und letztlich auch den körperlichen Zustand (◘ Abb. 6.1).

Das *Stresspuffer-Modell* nimmt keinen direkten Effekt positiver Emotionen auf den Gesundheitszustand an, sondern sieht den gesundheitsförderlichen Effekt positiver Emotionen in einem Abpuffern des gesundheitsbeeinträchtigenden Effekts von erhöhtem Stress (◘ Abb. 6.2; ▶ Kap. 13).

Für beide Modelle gibt es stützende empirische Belege. Es bedarf weiterer gezielter Forschung, um die Modelle gegeneinander zu testen.

> **Zusammenfassung**
>
> In diesem Abschnitt wurden Befunde und Modelle vorgestellt, ob und in welcher Weise sich das Erleben und Ausdrücken von Emotionen auf den körperlichen Gesundheitszustand auswirkt. Intensiv wurde die Auswirkung vom Erleben negativer Emotionen untersucht und hier am Beispiel des Ärgers dargelegt. Gehäuftes Erleben von Ärger scheint zwar allgemein das Risiko für koronare Herzkrankheiten zu erhöhen, dies gilt aber nicht in jedem Fall. Abhängig von den untersuchten Stichproben und der Operationalisierung des Ärgererlebens bzw. des Ärgerausdrucks finden sich auch gegenläufige Zusammenhänge. Das schriftliche Ausdrücken schmerzhafter Erlebnisse im Rahmen eines in sich kohärenten Narrativs scheint langfristig positive Effekte sowohl auf den psychischen als auch auf den physischen Gesundheitszustand zu haben. Positive Emotionen scheinen einen positiven Effekt auf das psychophysische System zu haben. So finden sich z. B. niedrigere Sterblichkeitsraten bei älteren Menschen, die häufig positive Emotionen erleben. Zudem scheinen positive Emotionen günstige Einflüsse auf hormonelle und immunologische Prozesse zu haben. Zur Erklärung dieser Effekte werden das Haupteffekt-Modell und das Stresspuffer-Modell herangezogen.

6.3 · Emotionserleben und Emotionsausdruck

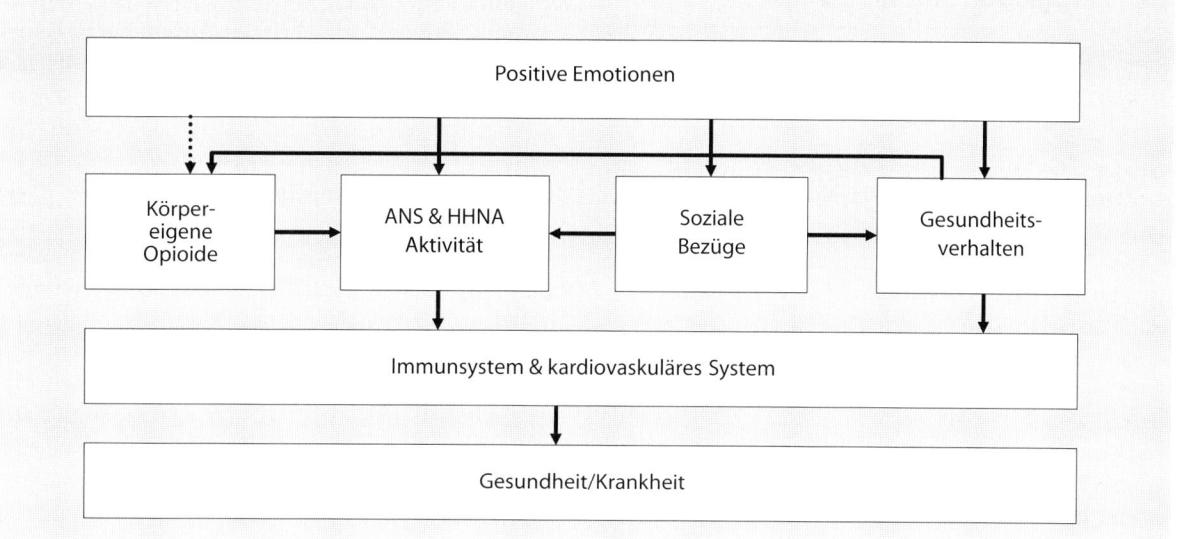

◘ **Abb. 6.1.** Das Haupteffekt-Modell. Es nimmt einen direkten Effekt positiver Emotionen auf den Gesundheitszustand an, der über Prozesse des Immunsystems und des kardiovaskulären Systems vermittelt wird. *Gestrichelte Pfeile* bedeuten, dass es für diesen Pfad bislang keine gesicherte empirische Evidenz gibt. *ANS* autonomes Nervensystem, *HHNA* Hypothalamus-Hypophysen-Nebennierenrinden-Achse. (Nach Pressman & Cohen 2005, S. 958)

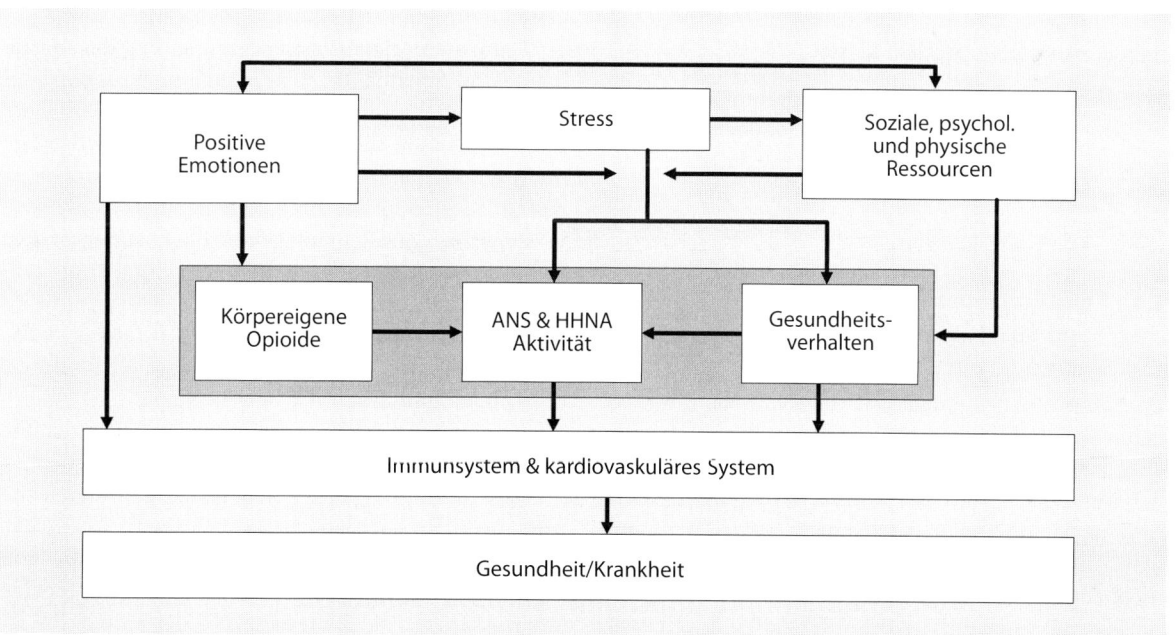

◘ **Abb. 6.2.** Das Stresspuffer-Modell. Es nimmt einen direkten Effekt von Stress auf den Gesundheitszustand an, der über das Erleben positiver Emotionen abgepuffert wird. *ANS* autonomes Nervensystem, *HHNA* Hypothalamus-Hypophysen-Nebennierenrinden-Achse. (Nach Pressman & Cohen, 2005, S. 959)

6.4 Religiosität und Spiritualität

Johannes Pohl

> Es gehört zu jeder Religion und jeder spirituellen Richtung, dass sie Leitlinien, Anweisungen und Praktiken umfasst, die die Lebensführung ihrer Anhänger betreffen. Dies impliziert mögliche Auswirkungen auf die psychische und körperliche Gesundheit (Dörr 2001).

In den USA begann die Forschung zur Beziehung zwischen Religiosität und Gesundheit in den 1960er Jahren. Erst in den 1990er Jahren nahmen die Quantität der Untersuchungen und deren Qualität (hypothesengeleitete Fragestellungen, komplexere Erhebungsverfahren, Kontrolle von Störvariablen) deutlich zu. Dies war auch das Jahrzehnt, in dem in Deutschland die Forschung auf diesem Gebiet verstärkt einsetzte (Dörr 2001; Miller u. Thoresen 2003; Schowalter u. Murken 2003). Die Datenlage basiert zum überwiegenden Teil auf Untersuchungen zur christlich geprägten Religiosität. Ob die bislang generierten Forschungsbefunde auch z. B. für die jüdische, islamische, buddhistische oder hinduistische Religiosität bzw. für nichteuropäische und nicht US-amerikanische Kulturkreise gelten, müssen zukünftige Studien klären.

> Zu betonen ist, dass sich die empirisch-psychologische Religionsforschung mit dem Erleben und Verhalten religiöser Menschen und nicht mit der Wahrheitsfrage religiöser Inhalte beschäftigt (Dörr 2001).

6.4.1 Die Konzepte Religiosität und Spiritualität

Eine empirische Herangehensweise setzt klare Begrifflichkeiten und Operationalisierungen der zu untersuchenden Phänomene voraus. Wie im Folgenden deutlich werden soll, ist dieser Prozess der Konzeptbildung in dem relativ jungen Forschungsgebiet zum Zusammenhang zwischen Religiosität und Gesundheit noch nicht abgeschlossen.

Für das mit dem Wort »Religion« Bezeichnete findet sich in der empirischen Religionswissenschaft keine allgemein anerkannte Definition (Huber 2003). Nach Hubers (2003) abstrakter Festlegung umfasst Religion die Beziehung von »etwas« wie z. B. Symbolen, Vorstellungen, sprachlichen Äußerungen, Handlungen zu »Letztgültigem«. Für die abrahamitischen Religionen (Judentum, Christentum, Islam) ist Gott das »Letztgültige«. Nach Scharfetter (1998) wird mit Religion die Beziehung des Menschen zu einer überindividuellen als heilig angesehenen Wesenheit (z. B. ein Gott) oder einer Macht bezeichnet. Diese kann sich in einem institutionellen Rahmen mit dogmatischen Lehr- und Glaubensinhalten sowie Kulthandlungen abspielen oder sehr individuelle Glaubensinhalte und Praktiken umfassen. Die Lehrinhalte enthalten Aussagen zum ethischen Handeln und zum Lebenssinn. Religiosität lässt sich nach Möller u. Reimann (2003) als ein auf das jeweilige Glaubenssystem bezogenes Bewusstsein, Erleben und Verhalten psychologisch kennzeichnen.

Wird der Ausdruck Spiritualität in der europäischen Forschungstradition verwendet, so beschreibt er Einstellungen, Verhaltensweisen und eine Lebensführung, die die transzendente Erfahrung des All-Einen anstreben (Möller u. Reimann 2003; Scharfetter 1998). Je nach Kontext wird dieses Eine z. B. »Gott« oder »Buddha-Natur« genannt. Mystische Erlebnisse dieser Art sind gekennzeichnet durch den Wegfall von Ich-Grenzen und der Ich-Aktivität (Scharfetter 1998).

Die US-amerikanische Forschung setzt das mit Religion und Spiritualität Bezeichnete in Beziehung mit dem Begriff »heilig« (Koenig et al. 2001b). Religion und Spiritualität sei die Suche nach dem Heiligen gemeinsam, wobei unter dem Heiligen je nach Kontext das Göttliche oder die endgültige Realität/Wahrheit zu verstehen sei. Zur Religion gehöre ein Glaubenssystem, Praktiken und Rituale, um die Verbindung zum Heiligen herzustellen, und um soziale Beziehungen in der Gemeinde zu fördern. Spiritualität sei demgegenüber durch die Suche nach Antworten auf Grundfragen des Lebens und durch die Beziehung zum Heiligen in Zusammenhang mit der Religiosität gekennzeichnet (Koenig et al. 2001b).

Aus methodologischer Sicht lassen sich Religiosität und Spiritualität als latente psychologische Konstrukte mit mehreren Dimensionen verstehen, auf die über angemessen operationalisierte Indikatoren geschlossen wird (Miller u. Thoresen 2003). Da jedoch die mit Religiosität und Spiritualität bezeichneten Phänomenbereiche nicht einheitlich definiert sind, fallen auch deren Operationalisierungen in den verschiedenen

Arbeitsgruppen sehr unterschiedlich aus, was gerade bei der Integration verschiedener Forschungsbefunde methodisch kritisch zu bewerten ist.

6.4.2 Fragebogen zur Erfassung von Religiosität und Spiritualität

Der religionspsychologischen Forschung steht inzwischen eine Fülle von Messverfahren mit den unterschiedlichsten Dimensionen (Übersicht bei Hill u. Hood 1999) zur Verfügung, die sich meist auf eine christliche Form der Religiosität beziehen. Eine Analyse von 61 Skalen bzw. Faktoren deutschsprachiger religionspsychologischer Messinstrumente aus der Sicht von Einstellungsmodellen legte Huber (1996) vor.

Nur einzelne Aspekte der Religiosität lassen sich mit eindimensionalen Instrumenten untersuchen. Zu diesen gehört auch die bis in die 1990er Jahre weit verbreitete Ein-Item-Messung (Beispiele: Häufigkeit der Kirchenbesuche, Religionszugehörigkeit; Hill u. Pargament 2003), die als unpräzise und wenig trennscharf zu bewerten ist (Huber 2003). Großen Einfluss auf die religionspsychologische Forschung hatte das von Allport eingeführte zweidimensionale Konzept der intrinsischen vs. extrinsischen religiösen Orientierung (Allport u. Ross 1967). Unter *intrinsisch motivierter* Religiosität wird eine Religiosität aus tiefer Überzeugung verstanden, die sich auf alle Lebensbereiche auswirkt. Im Gegensatz dazu steht der *extrinsisch motivierte*, instrumentelle Gebrauch der Religion, um bestimmte Ziele zu erreichen wie z. B. soziale Kontakte zu pflegen oder Einfluss zu gewinnen. An dem Verfahren von Allport kritisiert Dörr (2001) die nicht präzise genug definierten Begrifflichkeiten, die unklare theoretische Konzeption (Handelt es sich um eine Motivation, ein Persönlichkeitsmerkmal oder einen kognitiven Stil?) und die unbefriedigenden psychometrischen Eigenschaften; die beiden Dimensionen haben sich als nicht orthogonal zueinander erwiesen. Einen komplexeren mehrdimensionalen Fragebogen mit fünf Ausdrucksdimensionen der Religiosität (Ideologie oder Glaube, Ritual, Erfahrung, Wissen, Konsequenzen) legte Glock (1969) vor.

An den bisher entwickelten Messinstrumenten mit Ausnahme der von Allport und auch Glock kritisiert Huber (2003) die fehlende Fundierung in Modellvorstellungen zur psychologischen Struktur und Dynamik der Religiosität. Ebenso würden alle bisherigen Instrumente nicht die subjektive Bedeutung religiöser Inhalte berücksichtigen. Um diese Mängel zu überwinden, entwickelte Huber (2003) ein multidimensionales Messmodell der Religiosität, das auf religiöse Gemeinschaften mit Ein-Gott-Glauben anwendbar ist. Es stellt eine Synthese der Ansätze sowohl von Allport als auch Glock dar und lässt sich als religiöses Konstruktsystem im Sinne von Kelly (1986) mit den zwei Parametern Zentralität und Inhalt beschreiben. Das Modell kann durch vier Kernpostulate charakterisiert werden, die sich beziehen auf

- Religiosität als ein Konstrukt,
- Zentralität (Stärke des Konstruktsystems),
- Richtung des Verhaltens
- sowie religiöses Erleben und Verhalten als Funktion von Zentralität und Inhalt.

Unter dem motivationalen Faktor Zentralität wird die Stärke und Konsistenz der Religiosität verstanden, die über die gemeinsame Varianz der religiösen Ausdrucksformen (Generalfaktor) gemessen wird. Je größer die Zentralität sei, desto stärker werde das Selbst- und Weltbild einer Person durch Religiosität beeinflusst. Der Parameter Inhalt bezieht sich auf fünf Dimensionen religiöser Ausdrucksformen. Die religiöse Ideologie wird dabei verstanden als Gewissheit bezogen auf

- religiöse Inhalte,
- Gebet,
- religiöse Erfahrung,
- Gottesdienst und
- kognitives Interesse an Religion.

In einer Studie an über 850 Studierenden überprüfte Huber (2003) die Güte seines Verfahrens, das nach den Kriterien Dimensions- bzw. Formspezifik, theologische Unkonfundiertheit und Ökonomie konstruiert ist. Die fünf Kurzskalen sowie die aus den Kurzskalen abgeleitete Zentralitätsskala erwiesen sich als reliabel und diskriminant valide.

Die bisherige Forschung zur Gesundheit ist gekennzeichnet durch einen Mangel an Studien mit Indikatoren für Spiritualität bzw. mit einer expliziten Trennung und Operationalisierung beider Konstrukte. Meist werden in den Studien die Bezeichnungen Religiosität und Spiritualität synonym verwendet (Miller u. Thoresen 2003). Eine Ausnahme stellt der Fragebogen zur Religiosität von Murken (1994) dar, der eine Skala zur Spiritualität enthält, so dass Spiritualität hier als eine Facette von Religiosität aufgefasst wird.

Die in diesem Abschnitt dargestellte Entwicklung von Messverfahren sollte verdeutlichen, dass der Gegensatz zwischen komplexem religiösen Erleben und Verhalten und der Einfachheit vieler bislang eingesetzter Messinstrumente, die dieser Komplexität nicht gerecht werden, erst in jüngster Zeit durch theoriegeleitete multidimensionale Verfahren überwunden wird.

6.4.3 Empirische Zusammenhänge zwischen Religiosität bzw. Spiritualität und Gesundheit

Psychische Gesundheit

Koenig u. Larson (2001) fassten in einem Übersichtsartikel die Ergebnisse von 850 Studien zusammen. Achtzig Prozent der Studien zum Zusammenhang zwischen religiösen Überzeugungen bzw. Praktiken und Lebenszufriedenheit oder Wohlbefinden wiesen einen positiven Korrelationskoeffizienten auf. In annähernd zwei Dritteln aller Studien zur Beziehung zwischen Religiosität und Depressions- oder Angstwerten fanden sich negative Korrelationen.

> ❗ Den Autoren zufolge ist die positive Beziehung zwischen Religiosität und psychischer Gesundheit gut belegt; wobei es allerdings auch negative Korrelationen gab.

Bei der Untersuchung von Zusammenhängen zwischen Religiosität/Spiritualität und Gesundheit ist zu berücksichtigen, dass hier zwei mehrdimensionale und damit komplexe Konstrukte miteinander in Beziehung gesetzt werden, die theoriegeleitet operationalisiert werden sollten, um valide und replizierbare Befunde zu erhalten (Schowalter u. Murken 2003).

In welchem Ausmaß die Stärke der korrelativen Beziehung zwischen Religiosität und psychischer Gesundheit von der Art der Operationalisierung der beiden Konstrukte abhängt, zeigten Hackney u. Sanders (2003) anhand einer Metaanalyse (35 Studien mit insgesamt 264 Korrelationen bzw. in Korrelationskoeffizienten umgerechnete Statistiken). Sie untersuchten drei Dimensionen von Religiosität:
- Die *institutionalisierte Religiosität* bezog sich auf soziale Aktivitäten und religiöse Praktiken.
- Bei der *ideologischen Religiosität* ging es um Glaubenssätze und religiöse Überzeugungen.
- Bei der Dimension *Frömmigkeit* standen intrinsische Aspekte der Religiosität wie Hingabe und emotionale Bindung an einen Gott im Vordergrund.

Unter psychischer Gesundheit wurden drei breite Kategorien verstanden:
- *psychische Probleme* wie z. B. Angst oder Depressivität,
- *Lebenszufriedenheit* wie z. B. Glücklichsein oder Selbstwertgefühl und
- *Selbstverwirklichung* wie z. B. Akzeptanz aller Aspekte des Ich (Ich-Integration) und existenzielles Wohlbefinden.

Unabhängig von der Art der Dimension, also über alle 3×3 Kategorien gerechnet, ergab sich eine schwach positive mittlere Korrelation von r=.10. Innerhalb der Dimension psychische Gesundheit stiegen die Koeffizienten über die Gesundheitskategorien psychische Probleme, Lebenszufriedenheit und Selbstverwirklichung linear an. In Bezug auf das Konstrukt Religiosität gab es die stärksten Zusammenhänge mit den Gesundheitsbereichen für die Kategorie Frömmigkeit; deutlich schwächer fielen die Koeffizienten für die institutionalisierte bzw. ideologische Religiosität aus. Von den neun Einzelkorrelationen wies die von Frömmigkeit mit Selbstverwirklichung den höchsten Wert auf (r=.32).

> ❗ Zusammenfassend stellen Hackney u. Sanders (2003) fest, dass die Stärke der Beziehung zwischen Religiosität und psychischer Gesundheit von dem Grad der Frömmigkeit und dem Ausmaß des Bemühens um psychische Gesundheit abhinge.

Körperliche Gesundheit

Auch zur Frage des Zusammenhangs zwischen Religiosität und körperlicher Gesundheit liegt inzwischen ein umfangreiches Datenmaterial zu verschiedensten Indikatoren vor, das in mehreren Übersichtsarbeiten aufgearbeitet wurde.

Die Ergebnisse vieler, meist amerikanischer Querschnitts- und Längsschnittstudien mit klinischen sowie repräsentativen Bevölkerungsstichproben und den unterschiedlichsten Gesundheitsmaßen unterstützen nach George et al. (2002) die Annahme einer positiven Beziehung zwischen verstärkter religiöser Aktivität und besserer körperlicher und psychischer Gesundheit sowie längerer Lebensdauer. Der Zusammenhang blieb auch nach Kontrolle konfundierender Variablen (wie z. B. demographische Kennwerte, sozioökonomischer Status, soziale Belastungen oder der Gesundheitszustand zu Beginn einer Längsschnittstudie) stabil. Einschränkend ist zu bemerken, dass in den meisten Untersuchungen ältere Personen (>60 Jahre) befragt wurden.

Weiterhin belegen zahlreiche Untersuchungen zur christlichen Religiosität, dass Personen, die religiöse Veranstaltungen ihrer Gemeinde wöchentlich besuchen, weniger häufig krank sind, sich schneller von Krankheiten erholen und länger leben als Personen, die nur selten kirchliche Angebote nutzen (George et al. 2002). In anderen Studien zeigte sich, dass Patienten, die ihren Glauben und religiöse Überzeugungen zur Bewältigung einer Krankheit nutzen können, sich schneller erholen, invasive Eingriffe besser tolerieren und eine höhere Überlebensrate bei schweren Krankheiten besitzen als Patienten, die über diese Bewältigungsformen nicht verfügen (George et al. 2002).

Powell et al. (2003) bewerteten die Ergebnisse von Studien zu verschiedenen Parametern wie Mortalität, Morbidität, Beeinträchtigung, Genesung unter Anlegung strenger methodischer Kriterien (Güte der verwendeten Messinstrumente; Kontrolle bekannter protektiver Faktoren wie z. B. soziale Unterstützung, gesunde Lebensführung, keine Depression; Kontrolle konfundierender Variablen wie z. B. Alter, Geschlecht, Ethnizität, Bildung, Behinderung, Gesundheitszustand zu Beginn der Studie; Kontrolle der Auswirkungen multipler statistischer Tests) nach dem Grad der Überzeugungskraft (»level-of-evidence approach«). Dabei kommen sie zu dem Schluss, dass auch nach Berücksichtigung anderer bekannter Risikofaktoren Religiosität ein unabhängiger protektiver Faktor bei der Vorhersage der allgemeinen Mortalität darstellt.

In mehreren methodisch hochwertigen Längsschnittstudien konnte bei repräsentativ ausgewählten gesunden Personen, die regelmäßig Gottesdienste oder andere religiöse Veranstaltungen besuchten, ein geringeres relatives Mortalitätsrisikos gefunden werden als bei nichtreligiösen Personen, wobei die Beziehung bei Frauen stärker ausgeprägt war als bei Männern. Nach Kontrolle von soziodemographischen und gesundheitsbezogenen Einflussgrößen betrug das relative Risiko im Mittel 70% und nach Berücksichtigung von Risikofaktoren durchschnittlich 75% (→Metaanalyse von McCullough et al. 2000 sowie Thoresen u. Harris 2002). Eine inverse Beziehung dergestalt, dass mit einer Zunahme der Teilnahmehäufigkeit auch ein Rückgang des Mortalitätsrisikos einherging, war in zwei Studien nachweisbar. Wurde jedoch als Prädiktor »Tiefe der Religiosität« verwendet, so fand sich kein Zusammenhang zur Lebensdauer. In einer Metaanalyse von McCullough et al. (2000), in die 29 Studien einflossen, konnte eine mittlere Effektstärke von $r=.10$ für den Zusammenhang zwischen Religiosität und Mortalität festgestellt werden, die als klein zu bewerten ist.

Im Gegensatz zu den Befunden zur allgemeinen *Mortalität* erwies sich Religiosität aber bislang nicht als unabhängiger protektiver Faktor für einen günstigeren *Verlauf* oder die Mortalität von speziellen Krankheiten wie z. B. von Krebserkrankungen sowie für das Auftreten von Behinderungen im Alltag älterer Menschen. Ebenso wenig konnte bisher überzeugend gezeigt werden, dass Religiosität zu einer schnelleren Erholung von akuten Krankheiten beiträgt. Zwar wurde wiederholt eine Beziehung zwischen Religiosität und kardiovaskulären Erkrankungen gefunden, jedoch wurde sie in starkem Ausmaß durch die Variable »gesunder Lebensstil« beeinflusst, so dass Religiosität für diese Krankheiten nicht als unabhängiger protektiver Faktor angesehen werden kann (Powell et al. 2003).

Zur Aufklärung der Beziehung zwischen Religiosität und Gesundheit lassen sich Untersuchungen zu einzelnen physiologischen Funktionsparametern als mögliche Mediatoren heranziehen. Seeman et al. (2003) fassen die Befundlage methodisch hochwertiger Untersuchungen zusammen: Die Ergebnisse weniger, aber gut kontrollierter Querschnittsuntersuchungen geben Hinweise darauf, dass religiöses Engagement verbunden ist mit niedrigerem Blutdruck und einem geringeren Risiko für Bluthochdruck. Die Befundlage zu endokrinen und immunologischen Parametern ist derzeit vor allem aufgrund zu weniger Untersuchungen mit repräsentativen Stichproben noch zu inkonsistent, um klare Schlüsse zu ziehen (Seeman et al. 2003). In mehreren Interventions- bzw. Längsschnittstudien mit randomisierten Gruppen konnte gezeigt werden, dass mehrwöchige Übung von Meditation (Zen, Transzendentale Meditation) bzw. Yoga und deren Kombination mit Entspannungsverfahren bzw. Gruppentherapie zur Abnahme des Blutdrucks und des Cholesterin- bzw. Kortisolspiegels führen kann (Seeman et al. 2003).

Zusammenfassend kann festgestellt werden, dass sich bei nicht klinischen, unausgelesenen Stichproben der Allgemeinbevölkerung am häufigsten entweder keine oder schwach positive Beziehungen zwischen Religiosität und psychischer bzw. körperlicher Gesundheit finden lassen (Schowalter u. Murken 2003).

Welcher Art nun diese Beziehung zwischen Religiosität bzw. Spiritualität und psychischer bzw. körperliche Gesundheit ist, ist noch weitgehend offen. Das heißt, es ist noch relativ ungeklärt, ob religiöse Aktivität spezifische psychische Prozesse anregt bzw. beinhaltet, die nicht durch von der Religiosität unabhängige Prozesse (wie z. B. Optimismus, Hoffnung, Achtsamkeit, soziale Unterstützung, Kohärenzsinn) erklärt werden können. Hierzu gibt es einige theoretische Ansätze, die im Folgenden erläutert werden sollen.

6.4.4 Theoretische Konzepte

Zur Erklärung der Beziehung zwischen Religiosität und Gesundheit sind bislang nur wenige theoretische Konzepte entwickelt bzw. empirisch geprüft worden (Dörr 2001). George et al. (2002) trugen in einem Überblicksartikel Befunde zu möglichen vermittelnden Mechanismen und Prozessen (Mediatoren) zusammen wie z. B.
- Gesundheitsverhalten,
- soziale Unterstützung,
- psychosoziale Ressourcen wie Selbstwertgefühl oder Selbstwirksamkeit, Motivation und
- Überzeugungsstrukturen wie z. B. Kohärenzsinn.

Bei verschiedenen Glaubensgemeinschaften gehören Regeln zum Gesundheitsverhalten und zur Lebensführung zu den religiösen Praktiken. Die daher nahe liegende Annahme, dass gesundheitsfördernde Verhaltensweisen die Beziehung zwischen Religiosität und Gesundheitsvariablen (z. B. depressive Symptome, Krebsrate, Sterblichkeitsrate) bedeutsam vermitteln können, wurde in mehreren Quer- und Längsschnittstudien nachgewiesen (George et al. 2002).

Während sich soziale Unterstützung als starker Prädiktor zur Vorhersage von Gesundheitsvariablen und Mortalität erwiesen hat, fallen die Befunde zur Funktion als Mediator der Beziehung zwischen Religiosität und Gesundheit uneinheitlich aus. Ein Grund dafür ist nach George et al. (2002) die für diese Fragestellung unangemessene Operationalisierung des Konstruktes, unter der meist soziale Unterstützung durch die Familie und Freunde verstanden wird. Wurde im Gegensatz dazu die soziale Unterstützung durch Gemeindemitglieder untersucht, so konnte für diese Form der sozialen Unterstützung eine bedeutsame mediierende Wirkung der Beziehung zwischen der Anzahl von Gottesdienstbesuchen und psychischen Beschwerden gezeigt werden (Ellison et al. 1997).

Die Befundlage zur vermuteten Mediatorwirkung psychosozialer Ressourcen wie z. B. Selbstwertgefühl und Selbstwirksamkeit ist bislang zu heterogen, um eindeutige Schlüsse ziehen zu können (George et al. 2002). Potenzielle Mediatoren wie intrinsische vs. extrinsische Motivation oder spezielle Überzeugungen wie z. B. Kohärenzsinn im Sinne von Antonovsky (1980; ▶ Abschn. 3.1) oder verwandter Konstrukte wurden bislang noch nicht hinreichend untersucht.

Hill u. Pargament (2003) bewerten die empirische Evidenz von vier Konstrukten. Sie belegten anhand verschiedener Studien, dass eine hohe Ausprägung in der Dimension »wahrgenommene Nähe zu Gott« mit besserer Gesundheit (Selbsteinschätzung) und günstigerer Bewältigung gesundheitlicher Probleme verbunden war. Eine bessere psychische Gesundheit und einen gesünderen Lebensstil hatten Personen mit hohen Werten in der Dimension »Orientierung, Motivation, intrinsische Religiosität«. Gemeindemitglieder, die sich von anderen Gemeindemitgliedern unterstützt fühlten (Konstrukt »religiöse Unterstützung«) hatten eine geringere depressive Stimmung und eine größere Lebenszufriedenheit. Diese Dimension blieb auch nach Kontrolle des Faktors »soziale Unterstützung« ein signifikanter Prädiktor. Als ein negativer Faktor erwies sich das Konstrukt »religiöse Kämpfe«, das intraindividuelle Konflikte (eigene Ansprüche vs. tatsächliches Verhalten, Ringen mit Gott) und interindividuelle Konflikte (z. B. mit kirchlichen Amtsträgern oder Gemeindemitgliedern) beinhaltet. Hohe Ausprägungen in dieser Dimension waren verbunden mit psychischen Beschwerden (Angst, Deprimiertheit, negative Stimmung, schlechtere Lebensqualität, Suizidalität) und negativen Krankheitsindikatoren (schlechtere Genesung, längerer Krankenhausaufenthalt, erhöhtes Risiko an einer Krankheit zu sterben). Diese Dimension zeigte sich aber auch verknüpft mit positiven Veränderungen (spirituelles Wachstum, Selbstaktualisierung, weniger Vorurteile).

Außer der bekannten Rolle eines gesunden Lebensstils diskutieren Powell et al. (2003) weitere, empirisch noch zu prüfende Mediatorprozesse, die erklären könnten, warum Personen, die häufig christliche Gottesdienste besuchen, ein verringertes Mortalitätsrisiko besitzen. Zu diesen gehören Hilfeverhalten, religiös motivierte soziale Unterstützung, positive Stimmung und die Beobachtung von Gemeindemitgliedern als sozialreligiöse Modelle.

Wegen ihrer konzeptuellen Nähe zur Religiosität/Spiritualität sollten Konstrukte wie Achtsamkeit (Kim et al. 2004), Hoffnung (Hammelstein u. Roth 2002; Snyder et al. 2002) und Optimismus (Salsman et al. 2005) in ihrer möglichen Eigenschaft als Mediatoren weiter untersucht werden (Koenig et al. 2001c).

Schowalter u. Murken (2003) stellten sechs theoretische Konzepte zur Erklärung der positiven Beziehung zwischen Religiosität und Gesundheit vor:
- soziale Unterstützung bzw. Zusammenhalt der Gemeindemitglieder,
- Kohärenzgefühl (Religiosität fördert eine Sichtweise, die Welt als sinnvoll und strukturiert zu erleben),
- Verhaltensregulierung (Regeln und Empfehlungen für den Umgang mit sich und den Mitmenschen),
- Bewältigung (Glaube an die Hilfe eines Gottes und die eigenen Möglichkeiten) und
- Werte (Religiosität fördert Werte wie Altruismus, Demut, Anerkennung von Leid).

Auch zu möglichen negativen Auswirkungen der Religiosität auf die Gesundheit präsentierten Schowalter u. Murken (2003) sechs Hypothesen:
- soziale Repression und Ausgrenzung (Konformitätsdruck durch die Gemeinschaft, Ablehnung durch nichtreligiöse Gruppen),
- kognitive Rigidität (unangemessenes Beharren auf Sichtweisen und Regeln),
- unangemessen strenge moralische Vorschriften,
- Passivität (Glaube an einen allmächtigen Gott kann zum Erleben von Ohnmacht und Fremdbestimmtheit führen),
- negative Emotionen (Angst vor Sünde und Bestrafung, Schuldgefühle aufgrund der Diskrepanz zwischen Ansprüchen der Religion und dem tatsächlichen Verhalten) und
- Selbstabwertung aufgrund der Idealisierung christlicher Werte.

Zusammenfassend lässt sich in Übereinstimmung mit George et al. (2002) sowie Schowalter u. Murken (2003) bilanzieren, dass es bislang nur erste Ansätze zur Untersuchung von Mediatoren gibt und dass die Mechanismen noch nicht gut verstanden sind, zumal die genannten Mediatoren nur einen Teil der Varianz der Beziehung zwischen Religiosität und Gesundheit aufklären.

6.4.5 Kritische Bewertung der bisherigen Forschung und Ausblick

Nach diesen empirischen Befunden ist festzustellen, dass die vielfach replizierten Ergebnismuster für eine schwach positive Beziehung zwischen Religiosität und Gesundheit sprechen (Miller u. Thoresen 2003; Schowalter u. Murken 2003).

> Bemerkenswert ist, dass sich die Beziehung zwischen Religiosität und Gesundheit trotz Verwendung globaler Maße wie Häufigkeit der Kirchenbesuche oder konfessionelle Zugehörigkeit als robust erwies (Hill u. Pargament 2003).

Diese Befunde rechtfertigen eine weitere Forschung mit verbesserter Methodik und stärker theoretisch fundierten Fragestellungen zur Aufklärung möglicher gesundheitsfördernder bzw. -beeinträchtigender Wirkungen von Religiosität (Miller u. Thoresen 2003).

Zu den am häufigsten vorgebrachten Vorschlägen zur Verbesserung der Untersuchungsmethodik gehören:
- Konsensbildung in Bezug auf die Begriffsbildung und Operationalisierung von Religiosität und Spiritualität und daraus resultierend stärkere Berücksichtigung theoretisch gut fundierter mehrdimensionaler Fragebögen (Hill u. Pargament 2003; Huber 2003; Koenig et al. 2001d; Schowalter u. Murken 2003),
- häufigerer Einsatz anderer Klassen von Messinstrumenten neben Fragebogen wie z. B. Reaktionszeit bei der Einstellungsmessung, physiologische Parameter, Beobachtungstechniken (Hill u. Pargament 2003),
- hypothesengeleitete prospektive, longitudinale Studien mit mehreren Messzeitpunkten auch zur Prüfung der zeitlichen Stabilität und zur besseren Untersuchung der vermittelnden Mechanismen, z. B. täg-

liche Datenerhebung über einen längeren Zeitraum (Miller u. Thoresen 2003; Thoresen u. Harris 2002),
- Durchführung von mehr (quasi)experimentellen Interventionsstudien z. B. zur Wirkung von Beten, insbesondere von Bittgebeten, und Meditation auf den Gesundheitszustand von Patienten (Thoresen u. Harris 2002),
- Vergleich repräsentativer Stichproben der Allgemeinbevölkerung mit speziellen klinischen Gruppen, denn die Beziehung zwischen Religiosität und Gesundheit scheint für die beiden Populationen sehr unterschiedlich zu sein (Miller u. Thoresen 2003),
- Vermeiden von Gruppen, die sich durch Selbstselektion gebildet haben, wie es häufig bei Interventionsstudien zu finden ist (Seeman et al. 2003),
- genauere Beschreibung der nichtreligiösen Kontrollpersonen (Zweifler, Atheisten, Agnostiker; Kier u. Davenport 2004) und
- breitere Untersuchung der Mitglieder anderer Religionsgemeinschaften und religiöser Minderheiten neben der jüdisch-christlichen Religion (Hill u. Pargament 2003; Kier u. Davenport 2004).

Neben den methodischen Problemen werden u. a. folgende inhaltliche Fragestellungen diskutiert:
- Untersuchung der Beziehung zwischen Spiritualität (abgegrenzt von Religiosität) und Gesundheit (Powell et al. 2003; Thoresen u. Harris 2002),
- theoriegeleitete Prüfung der Bedeutung verschiedener psychischer und somatischer Mediatoren bzw. Moderatoren wie z. B. Persönlichkeitsmerkmale, Stressoren (George et al. 2002),
- Untersuchung positiver und negativer religiöser Bewältigungsformen von Krankheiten (George et al. 2002; Schowalter u. Murken 2003),
- genauere Analyse der Interaktion von Religiosität und Schutz- bzw. Risikofaktoren für Gesundheit (George et al. 2002),
- im Rahmen von Verlaufsuntersuchungen Aufklärung des Musters religiöser Aktivitäten über die Lebensspanne und deren Beziehung zur Gesundheit z. B. Entwicklung, Dauer religiöser Aktivitäten und deren Gründe, stabile vs. instabile religiöse Muster, Konvertierung (George et al. 2002; Hill u. Pargament 2003),
- stärkere Untersuchung der negativen Auswirkungen von Religiosität z. B. Gefühl von einem Gott bestraft zu werden (Seeman et al. 2003; Thoresen u. Harris 2002),
- Prüfung der Auswirkungen von körperlichen und psychischen Krankheiten auf Religiosität und Spiritualität (abhängige Variable; Hill u. Pargament 2003),
- bei der Untersuchung somatischer Mediatoren nicht nur einzelne Parameter erfassen, sondern diese so auszuwählen, dass Aussagen zum Funktionsstatus verschiedener physiologischer Regelsysteme und deren Interaktionen möglich werden (Seeman et al. 2003),
- Untersuchungen zu Behandlungsformen und Präventionsprogrammen, die auf religiösen/spirituellen Ansätzen beruhen (Miller u. Thoresen 2003).

Eine Beispieluntersuchung, die versucht, der Komplexität des Forschungsgegenstandes gerecht zu werden, ist in der folgenden ▶ Studienbox genauer dargestellt. Allerdings ist hierbei einschränkend darauf hinzuweisen, dass zuvor erwähnte methodische Kritikpunkte (Selektivität der Stichprobe, keine vergleichende Kontrollgruppe) nicht beachtet wurden.

> **Zusammenfassung**
>
> Religiosität und Spiritualität sind schwer zu untersuchende, weil bislang uneinheitlich definierte Konstrukte. Die empirische Forschung ist mit zahlreichen Problemen behaftet, die neben den grundlegenden Definitionsproblemen auch Untersuchungsverfahren und Stichprobenauswahl betreffen. Vorliegende empirische Studien sind nur mit Vorbehalt interpretierbar; sie tendieren in Richtung einer schwach positiven Beziehung zwischen Religiosität und Aspekten der psychischen und körperlichen Gesundheit.
>
> Es gilt, die Bedingungen genauer aufzuklären, unter denen sich Religiosität/Spiritualität positiv bzw. negativ auf die Gesundheit auswirken. Dazu ist es erforderlich, in komplexeren Modellen mehrdimensionale Konstrukte von Religiosität/Spiritualität bzw. Gesundheit sowie mögliche Mediatoren bzw. Moderatoren wie z. B. soziodemographische Variablen, kognitive Stile, Persönlichkeitsfaktoren, Stimmungen und physiologische Prozesse zu berücksichtigen und empirisch deren Verknüpfung zu prüfen.

6.4 · Religiosität und Spiritualität

> **Studienbox**
>
> Dörr (2001) überprüfte mithilfe der Pfadanalyse ein Wirkmodell zum Zusammenhang zwischen Religiosität und Gesundheit. Die Fragestellung bezog sich auf Bewältigungsprozesse (»Coping«) als Mediatoren und auf Stress als Moderator (Coping als Stresspuffer). Angenommen wurde ein stärkeres religiöses Coping bei der Bewältigung eines kritischen Lebensereignisses als bei der Bewältigung eines Alltagsproblems.
>
> Die Stichprobe der Hauptuntersuchung bestand aus 192 Patienten einer kirchlichen Beratungsstelle bzw. Patienten zweier christlich ausgerichteter psychiatrischer Kliniken (70% Frauen, M=39 Jahre, 17–67 Jahre). Bei der einen Hälfte der Probanden ging es um die Bewältigung von Alltagsproblemen, bei der anderen Hälfte um die Bewältigung eines kritischen Lebensereignisses. Untersucht wurde der Einfluss von 11 Prädiktoren auf zwei abhängige Variablen für psychische Gesundheit: Problemlösekompetenz (Stäudel 1988) und Depressivität (Depressivitätsskala; Zerssen 1976). Die Prädiktoren bezogen sich auf religiöses Verhalten und religiöse Einstellungen, religiöse Funktionalität, Kontrollüberzeugungen und religiöse Bewältigung.
>
> In Anlehnung an Hark (1985) wurde nach religiösen Praktiken (Skala »religiöses Verhalten«) und Einstellungen zu christlichen Glaubensaussagen (Skala »religiöse Einstellung«) gefragt. In den neu entwickelten drei Skalen zur psychisch wirksamen Funktionalität der Religiosität ging es um Werteorientierung bzw. Sinnfindung (Skala »kognitives religiöses Potenzial«), das soziale Netz in der Gemeinde (Skala »soziales religiöses Potenzial«) und um positive Gefühle aufgrund des Glaubens sowie Trost, Kraft und Geborgenheit (Skala »emotionales religiöses Potenzial«). Die beiden Skalen »Selbstkonzept eigener Fähigkeiten« und »fatalistische Externalität« des Fragebogens zu Kompetenz- und Kontrollüberzeugungen (FKK; Krampen 1991) wurden ergänzt um eine neuentwickelte Skala zur religiösen Externalität (»externale Gott-Kontrolle«). Die neu übersetzte und leicht veränderte »Religious Problem Solving Scale« (Pargament et al. 1988) fragt in drei Skalen nach
> - aktiv-selbständigem Coping (»Selbstverantwortlichkeit des Menschen aufgrund der von Gott gegebenen Freiheit«),
> - passiv-delegierendem Coping (»Abgabe der Verantwortung für die Bewältigung an Gott«) und
> - der Kooperation mit Gott (»partnerschaftliche Verantwortung von Mensch und Gott«).
>
> Für jede abhängige Variable und jede Bewältigungssituation wurde ein eigenes Wirkmodell aufgestellt, so dass insgesamt vier Pfadanalysen gerechnet wurden, die nach entsprechender Modifikation jeweils zwischen 20% und 39% der Varianz aufklärten.
>
> Der aufgeklärte Varianzanteil war für die Bedingung »kritisches Lebensereignis« größer als für die Alltagsbedingung. Unter der schwierigeren Bedingung mit angenommenem größerem Ausmaß an Belastung waren auch die Beziehungen zu den Variablen für die psychische Gesundheit stärker. »Religiöses Verhalten« wirkte vermittelt über »emotionales religiöses Potenzial«, »externale Gott-Kontrolle« und »kooperatives Coping« positiv auf psychische Gesundheit (verstärkte Kompetenz, verringerte Depressivität), wenn ein kritisches Lebensereignis zu bewältigen war. Demnach tragen zur psychischen Gesundheit die Ausübung religiöser Praktiken, eine Geborgenheit im Glauben und der Versuch der Bewältigung schwieriger Lebensereignisse in Zusammenarbeit mit Gott bei. Die erlebte emotionale Sicherheit fördert die Motivation, die Bewältigung schwieriger Lebenssituationen in »Kooperation mit Gott« anzugehen.
>
> Insgesamt erwies sich religiöses Coping als Mediator von Stress. Religiöse Bewältigungsformen fördern demnach die Verarbeitung schwer belastender Lebensereignisse wie den Tod nahestehender Personen, da sie die Sinnfindung und Neuorientierung erleichtern.

6.5 Die Bedeutung des Geschlechts und der sexuellen Orientierung für die Gesundheit

Philipp Hammelstein

> Mitte der 1990er Jahre fragte Traci Mann »Why do we need a Health Psychology of gender and sexual orientation?« (Mann 1996). Einen Hinweis auf die Beantwortung dieser Frage lieferte Murphy mit dem provokant formulierten Titel ihrer Veröffentlichung »Being born female is dangerous for your health« (Murphy 2003).

Der Ausgangspunkt einer geschlechtsspezifischen Gesundheitsforschung liegt aber weiter zurück. Man kann ihn verbinden mit einer Arbeit von Nathanson (1975), in welcher sie darauf aufmerksam machte, dass Männer zwar im Schnitt fünf bis sieben Jahre früher sterben als Frauen, letztere aber durchgängig mehr Krankheitssymptome berichten. Dieses Paradoxon im Hinblick auf die geschlechtsspezifischen Unterschiede von Krankheitsanfälligkeit und Sterblichkeit wurde in den Folgejahren Gegenstand vieler Untersuchungen. In diesem Abschnitt wird erläutert, inwiefern diese Unterschiede auch 30 Jahre nach dieser Arbeit noch zutreffen und auf welche Faktoren sich diese geschlechtsspezifischen Unterschiede zurückführen lassen.

Die Beachtung des biologischen Geschlechts, der Geschlechtsrolle sowie der sexuellen Orientierung in der Gesundheitsforschung ist nicht zuletzt das Ergebnis der politisch emanzipativen Bewegungen wie der Frauenbewegung und der Homosexuellenbewegung. Frauen und Männer mit heterosexueller und homosexueller Orientierung unterscheiden sich in ihrer Sozialisation, ihren Lebensstilen und auch in den gesellschaftlichen Situationen, denen sie ausgesetzt sind. Eine Beachtung dieser Faktoren gibt uns also nicht nur mehr Aufschluss über die Entstehung von bestimmten Krankheiten, sondern kann dadurch auch die zielgruppenspezifische Prävention deutlich verbessern. Neben diesen augenscheinlichen Vorteilen einer Gesundheitspsychologie, die das Geschlecht und die sexuelle Orientierung der Menschen im Blick hat, liegen auch bestimmte Risiken in einer solchen Forschung. So hat z. B. die Registrierung der überproportionalen Häufung von HIV-Infektionen unter homosexuellen Männern zu Beginn der HIV-Epidemie dazu geführt, homosexuelle Männer als Risikogruppe für eine HIV-Infektion zu bezeichnen. Zwar haben schon früh entsprechende Forscher darauf aufmerksam gemacht, dass es nicht die Gruppenzugehörigkeit, sondern das entsprechende ungeschützte Sexualverhalten ist, was das Risiko einer HIV-Infektion ausmacht. Dennoch hatte dies zur Folge, dass das HIV-Risikobewusstsein unter heterosexuellen Frauen und Männern deutlich niedriger ist. Es überrascht damit nicht, dass der Hauptinfektionsweg in Europa mittlerweile der heterosexuelle Geschlechtsverkehr ist (► Kap. 14).

Eine auf die Geschlechtsaspekte und die Aspekte der sexuellen Orientierung ausgerichtete Gesundheitspsychologie muss folglich besonders darauf bedacht sein, Korrelate und Kausalfaktoren für die Aufrechterhaltung von Gesundheit bzw. die Entstehung von Krankheit auseinander zuhalten. Gehen also bestimmte Gruppenzugehörigkeiten (Frauen vs. Männer, heterosexuelle vs. homosexuelle Menschen) mit einem erhöhten Risiko für bestimmte Krankheiten einher, so kann dies nicht Endpunkt, sondern nur Anfangspunkt der Forschung sein, nämlich genau die Faktoren zu identifizieren, die zu diesem erhöhten Risiko beitragen.

Bevor auf die Ergebnisse einer solchen gesundheitspsychologischen und sozialepidemiologischen Forschung eingegangen wird, sollen zunächst die Begrifflichkeiten genauer definiert werden.

6.5.1 Begriffsklärung

Frauen und Männer weisen unterschiedliche biologische Voraussetzungen auf, aber in den westlichen Industrienationen auch unterschiedliche Sozialisationsprozesse und soziale Rollen. Beides wird in der deutschen Sprache als Geschlechtsunterschied bezeichnet. Die englische Sprache vermag hier mit den Ausdrücken »Sex« und »Gender« genauer zu differenzieren.

> Während »Sex« für das biologische Geschlecht steht, steht der Ausdruck »Gender« für die gesellschaftlich-kulturell möglichen Ausdrucksformen des Geschlechts (Fiedler 2004; Murphy 2003).

Im Folgenden wird deshalb die Bezeichnung »Geschlecht« ausschließlich für das biologische Geschlecht verwendet und der Ausdruck »Gender« bzw. »Geschlechtsrolle(npräsentation)« für das kulturell geformte Geschlecht.

Hinsichtlich der sexuellen Orientierung ist die Begriffsklärung noch schwieriger.

> **Definition**
> *Homosexuelle Orientierung* kann definiert werden als die überdauernde sexuelle Attraktivität und Wunsch nach Geschlechtsverkehr mit gleichgeschlechtlichen Partnern.

Lange Jahre wurde nicht nur in der Alltagssprache, sondern auch in der Forschung das Merkmal der sexuellen Orientierung als dichotom behandelt. Die Person war entweder homosexuell oder heterosexuell (in jüngerer Zeit wird dann noch häufiger die dritte Ausprägung der Bisexualität beachtet). Diese Vereinfachung des Merkmals hat sicherlich nicht zuletzt damit etwas zu tun, dass Homosexualität erst 1980 gänzlich aus dem psychiatrischen Krankheitskatalog gestrichen wurde (American Psychiatric Association 1980) und die sexuelle Orientierung folglich mit der Unterscheidung in »krank« vs. »gesund« assoziiert wurde. Diese Vereinfachung ist wissenschaftshistorisch insofern erstaunlich, da bereits in den 1940er Jahren Kinsey mit seinen groß angelegten Studien zum Sexualverhalten von Männern und Frauen darauf aufmerksam machte, dass die sexuelle Orientierung ein *dimensionales* Merkmal ist mit den Endpolen einer ausschließlich heterosexuellen vs. ausschließlich homosexuellen Orientierung (Kinsey et al. 1948, 1953).

Zur Erfassung der sexuellen Orientierung schlug diese Forschergruppe die so genannte Kinsey-Skala vor, bei der die Befragten die Ausrichtung ihrer sexuellen Aktivität selbst einschätzen mussten (0=ausschließlich heterosexuelles Verhalten, 1=gelegentlich homosexuelles Verhalten, 2=häufiger als gelegentlich homosexuelles Verhalten, 3=hetero- und homosexuelles Verhalten etwa gleichhäufig, 4=häufiger als gelegentlich heterosexuelles Verhalten, 5=gelegentlich heterosexuelles Verhalten, 6=ausschließlich homosexuelles Verhalten).

Es wurde allerdings schon früh darauf hingewiesen, dass sich die sexuelle Orientierung *nicht* ausschließlich über das Sexualverhalten erfassen lässt. Denn ein Mensch kann sich selbst als homosexuell bezeichnen und doch ausschließlich heterosexuellen Geschlechtsverkehr bzw. eine heterosexuelle Partnerschaft leben. Zudem kann der Anteil homo- bzw. heterosexuellen Verhaltens über die Lebensspanne hinweg deutlich variieren.

Eine differenziertere Erfassung der sexuellen Orientierung haben Klein et al. (1985) mit dem »Klein Sexual Orientation Grid« (KSOG) vorgeschlagen (Tabelle 6.3).

6.5.2 Geschlecht, Gender und Gesundheit

Werden Frauen und Männer hinsichtlich ihres Gesundheitszustandes bzw. dem Vorliegen bestimmter Krankheiten verglichen, so lassen sich die evtl. gefundenen Unterschiede auf mindestens vier mögliche Determinanten zurückführen:

1. Biologische Determinanten
   Hierunter fallen geschlechtsspezifische Unterschiede in der Genetik, der Hormonregulation sowie weitere Unterschiede in der biologischen Ausstattung.
2. Sozial-strukturelle Determinanten
   Hierunter fallen Unterschiede in der Einkommensstruktur, den Beschäftigungsverhältnissen, der Paar- und Familienstruktur und den unterschiedlichen Rollen, die Frauen und Männer in unserer Gesellschaft zumeist innehaben (z. B. häufige Doppelbeanspruchung der Frau durch berufliche Arbeit und Betreuung der Kinder). In sozial-epidemiologischen Studien wird unter diesen Bereich auch die soziale Unterstützung (► Kap. 7) gefasst, obwohl man diesen Bereich auch unter die psychosozialen Determinanten subsumieren könnte.
3. Behaviorale Determinanten
   Zu den behavioralen Determinanten gehören geschlechtsspezifische Unterschiede im Gesundheitsverhalten. Zuvorderst werden hier die so genannten »schmutzigen Vier« genannt (Schumacher u. Hammelstein 2003), also Alkoholkonsum, Tabakkonsum, schlechte Ernährung sowie zu wenig körperliche Aktivität. Allerdings fallen hierunter auch weitere riskante Verhaltensweisen (Extremsportarten) sowie die Bereitschaft, bei schlechtem Gesundheitszustand das Gesundheitssystem in Anspruch zu nehmen.
4. Psychosoziale Determinanten
   Mit psychosozialen Determinanten sind zum einen psychische Belastungen wie z. B. frühe Traumata oder kritische Lebensereignisse, chronische Belastungen (wie Familienkonflikte, finanzielle Sorgen, partnerschaftlicher Stress) aber auch psychische Ressourcen wie Selbstwert, Kohärenzsinn oder Kontrollüberzeugungen gemeint.

Tabelle 6.3. »Klein Sexual Orientation Grid« (KSOG). Es werden die unten angegebenen Werte in die freien Felder eingetragen. (Aus Klein et al. 1985, S. 39ff; Übers. d. Verf.)

Für die Fragen A bis E	Für die Fragen F und G
1=ausschließlich das andere Geschlecht	1=ausschließlich heterosexuell
2=meistens das andere Geschlecht	2=meistens heterosexuell
3=etwas mehr das andere Geschlecht	3=etwas mehr heterosexuell
4=beide Geschlechter gleich stark	4=gleichermaßen hetero-/homosexuell
5=etwas mehr das gleiche Geschlecht	5=etwas mehr homosexuell
6=meistens das gleiche Geschlecht	6=meistens homosexuell
7=ausschließlich das gleiche Geschlecht	7=ausschließlich homosexuell

	Vergangenheit	Gegenwart	Idealerweise
A: Sexuelle Attraktivität (»Von welchem Geschlecht fühlen Sie sich angezogen?«)			
B: Sexualverhalten (»Mit wem haben Sie Sex?«)			
C: Sexuelle Fantasien (bezogen auf Masturbation, Tagträume etc.)			
D: Emotionale Vorlieben (»Welches Geschlecht bevorzugen Sie emotional?«)			
E: Soziale Vorlieben (»Mit wem verbringen Sie Ihre Freizeit?«)			
F: Selbst-Identifikation (»Wie bezeichnen Sie sich selbst?«)			
G: Hetero-/Homo-Lebensstil (»Welchen Lebensstil bevorzugen Sie und in welchen Welten/'Szene' leben Sie?«)			

Der KSOGS ermöglicht eine differenziertere Erfassung der sexuellen Orientierung gerade bei denjenigen Menschen, die sich im Coming-Out befinden oder die eine konflikthafte sexuelle Orientierung haben

Dabei sind diese vier Determinationsebenen nicht unabhängig voneinander zu sehen, sondern sie interagieren wechselseitig. Die sozialepidemiologische, soziologische und gesundheitspsychologische Forschung versucht nun, geschlechtsspezifische Unterschiede im Gesundheitsbereich zurückzuführen auf Unterschiede im Bereich dieser vier Ebenen. Dabei ist in diesem Kontext nur eine interdisziplinäre Forschung erfolgversprechend, weshalb in diesem Abschnitt auch Variablen beachtet werden, die nicht der Gesundheitspsychologie im engeren Sinne zuzurechnen sind.

Seit der Arbeit von Nathanson (1975) wurde verschiedenste Studien durchgeführt, die immer wieder den Befund bestätigten, das bezogen auf die Industriestaaten Frauen mehr gesundheitliche Beschwerden berichten, gleichzeitig aber die Sterblichkeit von Männern in sämtlichen Altersgruppen höher ist. Der pointierte Satz »women are sicker, but men die quicker« wurde zu einem allgemein akzeptierten Faktum (und Paradoxon) der sozialepidemiologischen Forschung. Teilweise wurde argumentiert, dass diese Unterschiede nicht die tatsächlichen Unterschiede im Gesundheitszustand widerspiegeln, sondern nur die größere Bereitschaft der Frauen, eine Patientinnenrolle einzunehmen und damit auch die größere Bereitschaft, Beschwerden zu berichten (bzw. umgekehrt, die höhere Bereitschaft der Männer, Symptome zu ignorieren). Die Unterschiede wurden also zurückgeführt auf einen möglichen Antwortbias, der seinen Ursprung in den unterschiedlichen Geschlechtsrollen habe. Entsprechende Studien hierzu brachten sehr divergente Befunde, die nicht ausreichen, um die gefundenen Geschlechtsunterschiede zu erklären (→Green u. Pope 1999). In einer Studie an älteren Menschen zeigte sich sogar, dass ältere Frauen zwar die allgemeine Frage, ob sie lang andauernde Krankheiten haben, die sie im Alltag beeinträchtigen, eher verneinen als Männer. Fragt man allerdings konkret nach Tätigkeiten, die die älteren Menschen im Alltag noch leisten können, so zeigt sich deutlich, dass ältere Frauen wesentlich mehr Einschränkungen haben als Männer, was die Autorinnen als das »Neue Paradoxon« bezeichnet haben (Arber u. Cooper 1999): Während früher hypothetisiert wurde, dass Frauen dazu tendieren, ihre Beschwerden eher zu berichten als Männer, zeigt diese Studie genau das Gegenteil: ältere Frauen tendieren dazu, ihren Gesundheitszustand als positiver darzustellen, als er in Wirklichkeit ist.

Frauen haben über das ganze Lebensalter hinweg eine niedrigere Sterblichkeitsrate als Männer; die größten Unterschiede in der geschlechtsspezifischen Sterblichkeit finden sich zwischen 20. und 24. Lebensjahr. Auf zwei verstorbene Frauen kommen hier fünf verstorbene Männer. Dieser Exzess männlicher Sterblichkeit kommt v. a. durch externe Todesursachen (Suizide, tödliche Unfälle) sowie durch koronare Herzkrankheiten zustande. So liegt das Suizidrisiko bei Männern im Alter von 20–35 viermal höher als das Suizidrisiko der Frau (Dunnell et al. 1999).

Erst Mitte der 1990er Jahre erschien eine Arbeit, die die Eindeutigkeit der Befunde, dass Frauen mehr gesundheitliche Probleme berichten als Männer, infrage stellte. Die Arbeitsgruppe um Sally Macintyre analysierte verschiedene Studien der 1980er Jahre (Macintyre et al. 1996). Aufgrund der großen Stichproben wurden die Unterschiede zwischen Frauen und Männern zwar noch statistisch signifikant, die Unterschiede waren aber nicht sonderlich groß. In diesen Arbeiten wurden auch konkrete Beschwerden abgefragt. Dabei berichteten die Frauen über alle Altersgruppen hinweg mehr Symptome als Männer; dies ließ sich allerdings v. a. auf den Bereich der psychischen Beschwerden (Schlaf, Konzentration, Sorgen, Müdigkeit) zurückführen; die Beschwerden im Bereich physischer Symptome unterschieden sich kaum zwischen den Geschlechtern. Hinsichtlich chronischer Gesundheitsprobleme fand sich nur im Bereich der Migräne ein stärkere Belastung bei Frauen über die Altersgruppen hinweg, in sechs anderen Bereichen (wie z. B. Bluthochdruck, Krebs, Diabetes usw.) nicht. Die Unterschiede im Gesundheitszustand waren über die verschiedenen Altersgruppen und Symptombereiche hinweg nicht konstant. Die Autorinnen schlossen hieraus, dass die Befundlage komplexer ist als ursprünglich angenommen und Studien hinsichtlich der Geschlechtsunterschiede im Gesundheitszustand kontinuierlich wiederholt werden müssen aufgrund einer sich permanent wandelnden Gesellschaft.

Die Studien wurden in der Folgezeit wesentlich aufwendiger, indem zum einen unterschiedliche Maße zur Erfassung des Gesundheitszustandes verwendet wurden (allgemein eingeschätzter Gesundheitszustand, einschränkende chronische Beschwerden, konkrete Symptombereiche, Unterscheidung von körperlichen und psychischen Beschwerden) und zum anderen die Determinanten möglichst umfassend mit erhoben wurden, die sich für die entsprechenden Unterschiede verantwortlich zeichnen können. Es sei allerdings angemerkt, dass die Geschlechtsunterschiede im Bereich der psychischen Gesundheit weiterhin konstant bleiben. Kämmerer (2001) gibt einen Überblick über das Geschlechterverhältnis bei einzelnen psychischen Störungen.

> Höhere Prävalenzen bei Männern finden sich vorrangig im Bereich der Störungen durch psychotrope Substanzen, bestimmten Persönlichkeitsstörungen und der Paraphilien. Gerade unter den häufigsten psychischen Störungen wie affektive Störungen oder Angststörungen leiden wesentlich mehr Frauen.

Auf welche Faktoren lassen sich nun die geschlechtsspezifischen Unterschiede zurückführen? Die entsprechende Forschung ist hier auf korrelative Forschungsmethoden beschränkt, da die Wirkung einzelner Faktoren (wie z. B. Rollenfluktuation, Einkommen, Familienstruktur) sich meist über Jahre hinweg entfaltet und so ein experimenteller Zugang nicht möglich ist. Einige der Forschungsbefunde werden nun vorgestellt, wobei aufgrund der Menge an Studien und Befunden die Darstellung hier notwendigerweise begrenzt ausfallen muss. Die Befunde lassen sich dabei zwei zentralen Thesen zuordnen, die in der Forschung diskutiert werden und die Geschlechtsunterschiede erklären sollen:
- Differential-Exposure-Hypothese und
- Differential-Vulnerability-Hypothese.

Differential-Exposure-Hypothese

Die Differential-Exposure-Hypothese geht von der Annahme aus, dass Frauen deshalb mehr Gesundheitsprobleme berichten, weil sie einerseits einen schlechteren Zugang haben zu den materiellen und sozialen Bedingungen, die Gesundheit fördern können und andererseits durch ihre geschlechtsbezogenen Rollen (z. B. Mutterschaft) größeren Belastungen ausgesetzt sind.

Für diese Hypothese lassen sich viele Befunde anführen. So konnte in einer Studie gezeigt werden, dass die politische Stellung der Frau und die Möglichkeit der Mitbestimmung einen statistischen Einfluss auf den Gesundheitszustand von Frauen und Männern haben (Kawachi et al. 1999; ▶ Studienbox).

Die Annahme der differenziellen Belastungen wird durch weitere Befunde gestützt: Frauen sind seltener erwerbstätig als Männer, verdienen weniger und übernehmen mit größerer Wahrscheinlichkeit Haushalts- und familiäre Betreuungsfunktionen als Männer und sind mit größerer Wahrscheinlichkeit allein erziehend. Gleichzeitig haben sie häufiger weniger psychische Ressourcen, d. h. sie haben im Durchschnitt ein geringeres Selbstbewusstsein und erleben weniger Kontrolle über ihre Lebenssituation (Denton et al. 2004). Daneben ist es ein immer wieder bestätigter Befund, dass der Gesundheitszustand schlechter ist, je niedriger die soziale Schichtzugehörigkeit ist (Bartley et al. 1999; Matthews et al. 1999).

Die Annahme differenzieller Belastungen verbindet nun beide Befunde: da Frauen u. a. finanziell gegenüber Männern benachteiligt sind, ist auch ihr Gesundheitszustand schlechter.

Dass die Unterschiede im Gesundheitszustand zwischen den Geschlechtern abnehmen, erklären die Anhänger dieser Hypothese mit den sich wandelnden Gesellschaftsstrukturen. So befinden sich Frauen heute wesentlich häufiger in bezahlten Arbeitsverhältnissen und gewinnen konsistent mehr finanzielle Unabhängigkeit von ihrem Partner. Gleichzeitig nimmt der Anteil derjenigen Frauen, die über mehrere Jahre hinweg ganztags den Haushalt führen und sich für die Kindererziehung verantwortlich zeichnen, kontinuierlich ab (Arber u. Cooper 1999; Bartley et al. 1999). Allerdings gibt es auch Befunde, die an der Annahme der differenziellen Belastungen zweifeln lassen. So haben Frauen, die einer Doppelbelastung ausgesetzt sind (Vollzeitarbeitsstelle und Kinderbetreuung) weniger

> **Studienbox**
>
> Kawachi et al. (1999) gingen von der Annahme aus, dass in stärker patriarchalischen Systemen, in denen Frauen einen geringeren politischen Einfluss haben, auch weitere Benachteiligungen der Frau zu finden sind, die sich dann auch im schlechteren Gesundheitszustand der Frau niederschlagen. Die Autoren verglichen die politische Stellung der Frau in dem jeweiligen Bundesstaat der USA und setzten diesen in Bezug zum Gesundheitszustand der jeweiligen Bevölkerung. Die politische Stellung der Frau wurde erfasst über Angaben des Institute of Women's Policy Research, indem Indices zur politischen Teilhabe, ökonomischen Autonomie, Einkommen und Rechte in Bezug auf die Schwangerschaftskontrolle gebildet wurden. Als abhängige Variablen wurden zum einen die jeweilige Sterblichkeitsrate im Bundesstaat verwendet, zum anderen die Tage im letzten Monat, in welchen die Personen sich krank fühlten und ihrer Tätigkeit nicht nachgehen konnten. Hierzu waren 350.000 Telefoninterviews geführt worden. Es zeigte sich ein deutlicher Zusammenhang zwischen der politischen Teilhabe der Frau und der Sterblichkeit von Frauen (r=−.51) bzw. den Krankheitstagen (r=−.47). Von den Indices der politischen Stellung der Frau hatte nur der Index der Rechte in Bezug auf die Schwangerschaft keinen statistischen Zusammenhang zu den abhängigen Variablen. Interessanterweise war der statistische Zusammenhang zwischen der politischen Stellung der Frau und der Sterblichkeitsrate der Männer noch größer. So klärte die politische Teilhabe der Frau 44% der Varianz der Männersterblichkeit auf. Am ungünstigsten schlossen die südöstlichen Bundesstaaten wie Kentucky und Tennessee ab, während die Bundesstaaten des mittleren Westens (Minnesota, Kansas, Wisconsin) am besten abschlossen. Die Autoren schlussfolgern, dass eine Gesellschaft, die ungleiche Rechte zwischen Frauen und Männern toleriert, gleichzeitig ein ungesunder Ort für Frauen *und* Männer ist, verglichen mit eher egalitären Gesellschaften.

Gesundheitsprobleme als Frauen, die ausschließlich den Haushalt führen (Bartley et al. 1999; Denton u. Walters 1999). Dies führt zu der zweiten Annahme, die die Geschlechtsunterschiede im Gesundheitszustand auf unterschiedliche Verarbeitung der Belastungsquellen bzw. auf unterschiedliche Vulnerabilitäten zurückführt.

Differential Vulnerability Hypothese

Die *Hypothese der differenziellen Vulnerabilität* führt die Geschlechtsunterschiede im Gesundheitszustand nicht auf unterschiedliche Belastungen zurück, sondern auf den unterschiedlichen *Umgang* mit diesen Belastungen bzw. auf unterschiedliche Vulnerabilitäten. Die Arbeitsgruppe um Denton und Walters brachte einige Befunde zutage, die die Hypothese der unterschiedlichen Vulnerabilität stützt (Denton u. Walters 1999; Denton et al. 2004). Sie verglichen jeweils, welche Prädiktoren sich für unterschiedliche Indices der Gesundheit getrennt für Frauen und Männer identifizieren lassen. Dabei stellte sich heraus, dass die Art der Familienstruktur zwar für Frauen einen (statistischen) Einfluss auf den wahrgenommenen Gesundheitszustand hat, aber nicht für Männer. Gleichzeitig war der Einfluss der wahrgenommenen positiven Unterstützung auf die Gesundheit für Frauen nahezu doppelt so stark wie für Männer. Umgekehrt hat die Menge an konsumiertem Tabak und Alkohol für Männer einen stärkeren (statistischen) Einfluss auf den wahrgenommenen Gesundheitszustand im Vergleich zu Frauen. Weiter nahmen die Autorinnen an, dass, wenn die Differential-Exposure-Hypothese zuträfe, die Geschlechtsunterschiede im Gesundheitszustand verschwinden müssten, wenn die Einflüsse der sozialstrukturellen, der behavioralen und der psychosozialen Variablen statistisch kontrolliert würden. Die Unterschiede verschwanden nur im Bereich des allgemeinen selbsteingeschätzten Gesundheitszustandes, nicht allerdings in den feiner aufgeschlüsselten anderen Maßen des Gesundheitszustandes sowie im Bereich der psychischen Probleme. Dies ist für die Arbeitsgruppe ein Beleg dafür, dass die gefundenen Geschlechtsunterschiede sich nicht nur auf die unterschiedlichen Belastungen zurückführen lassen, sondern auf unterschiedliche *Vulnerabilitäten* und *Bewältigungsstrategien*. Diesen Befunden stehen Studien entgegen, die zeigen konnten, dass, wenn Frauen und Männer im Gesundheitszustand verglichen werden, die hinsichtlich bestimmter Variablen parallelisiert werden (z. B. Einkommen, Beziehungsstatus usw.), sich kaum noch Unterschiede im Gesundheitszustand zeigen lassen (Hraba et al. 1996; Umberson et al. 1996).

Beide Hypothesen schließen sich gegenseitig nicht aus. Es ist durchaus möglich, dass sich für bestimmte Bereiche der menschlichen Gesundheit die Unterschiede durch verschiedene Formen der Belastung, für andere Bereiche durch verschiedene Vulnerabilitäten und für wieder andere durch entsprechende Wechselwirkungen erklären lassen. Die Gesundheitspsychologie ist in einem interdisziplinären Verbund aufgefordert, die Fragestellungen und Untersuchungsansätze weiter zu verfeinern, um so zu einem besseren Verständnis der Determinanten menschlicher Gesundheit zu gelangen.

6.5.3 Sexuelle Orientierung und Gesundheit

Die Frage, ob lesbische, schwule oder bisexuelle Menschen allgemein oder in eng umgrenzten Bereichen eine schlechtere körperliche oder psychische Gesundheit haben, lässt sich wissenschaftlich nicht zweifelsfrei beantworten. Dies liegt daran, dass keinerlei Informationen über die Verteilung in der Grundgesamtheit vorliegen. Das heißt, es ist nicht möglich, repräsentative Stichproben von schwulen, lesbischen und bisexuellen Menschen zu ziehen und so Auskünfte über die Prävalenzen von bestimmten Störungen und Krankheiten zu erhalten. Eine Antwort auf die Frage, ob diese Populationen eine stärkere Belastung der Gesundheit aufweisen, ist nur annäherungsweise möglich.

Prinzipiell sind zwei methodische Herangehensweisen möglich. Zum einen können homo- und bisexuelle Menschen direkt rekrutiert werden über entsprechende Internetforen, Zeitungen für homo- und bisexuelle Menschen oder über Einrichtungen der sog. »Gay Community«. Im Anschluss kann dann versucht werden, eine möglichst vergleichbare Stichprobe heterosexueller Menschen als Kontrollgruppe zu ziehen. Diese beiden Gruppen können dann hinsichtlich verschiedener Gesundheitsmaße verglichen werden. Diese Methodik hat den Nachteil, dass nur bestimmte Gruppierungen von Schwulen, Lesben und bisexuellen Menschen erreicht werden, nämlich diejenigen, die z. B. in der »Gay Community« besonders integriert sind oder diejenigen, die das Internet als Forum nutzen usw. Derartige Rekrutierungsmethoden sind also mit einem besonderen Stichprobenbias verbunden.

Zum anderen besteht die alternative Herangehensweise darin, eine große, für die Allgemeinbevölkerung repräsentative Stichprobe zu ziehen und bei dieser Rekrutierung die sexuelle Orientierung der Teilnehmer zu erfragen. Auch diese methodische Herangehensweise hat Nachteile: Der Anteil derjenigen Teilnehmer, die sich selbst als homo- oder bisexuell bezeichnen, ist meist recht klein (zwischen 1 und 5%), so dass die statistischen Analysen mit einem Powerproblem behaftet sind. Zudem liegt dieser Herangehensweise die Prämisse zugrunde, die Teilnehmer würden bereitwillig Auskunft über ihre sexuelle Orientierung geben, was aufgrund der möglichen Stigmatisierung wohl gerade für diejenigen Teilnehmer erschwert sein dürfte, die eine subjektiv konflikthafte Sexualorientierung haben. Und zu guter Letzt müssen für diese Untersuchungen sehr große Stichproben gezogen werden, um überhaupt genügend homo- und bisexuelle Menschen in der Stichprobe zu haben.

Diejenigen Lesben, Schwulen und bisexuellen Menschen, die unentdeckt bleiben wollen, ihre Sexualorientierung möglichst verheimlichen und insofern also einen erheblichen Minoritätsstress (s. unten) erleben, dürften in all diesen Untersuchungen unterrepräsentiert sein oder aber fälschlicherweise der Gruppe der heterosexuellen Teilnehmer zugerechnet werden, was die Fehlervarianz erhöht.

Hinzu kommt, dass das Merkmal der sexuellen Orientierung hier meist dichotom (hetero- vs. homosexuell) oder aber nominal (homo- vs. bi- vs. heterosexuell) aufgefasst wird. Als Grundlage für diese Kategorisierung wird häufig entweder die Selbstkategorisierung oder aber ausschließlich das sexuelle Verhalten in der Vergangenheit verwendet. Wie anfänglich dargestellt, dürfte diese Kategorisierung unzureichend sein.

Während sich die sozialepidemiologische Forschung in Bezug auf allgemeine Geschlechterunterschiede vorrangig den allgemeinen körperlichen und psychischen Gesundheitszustand untersucht, ist die epidemiologische Forschung in Bezug auf den Einfluss der sexuellen Orientierung stärker am psychischen Gesundheitszustand interessiert. Dies mag ein mögliches Relikt aus der Zeit des »Homosexualitätsdesasters der Psychiatrie« (Fiedler 2004) sein, als man nämlich Homosexualität selbst noch als psychische Störung sah.

Anders als in der gängigen heterosexuellen Entwicklung ist die homosexuelle Identitätsentwicklung gekennzeichnet durch das Bewusstwerden des Andersseins, also der Abweichung von der Mehrheit der Peers in einem entscheidenden und sensiblen Merkmal, nämlich der Sexualität. Der sog. *Coming-out-Prozess* ist ein hoch idiosynkratischer Prozess, bei dem die Identitätsfindung und Identitätsintegration in unterschiedlich starker Konflikthaftigkeit erlebt werden kann (Biechele 2004). Dieser Identitätsprozess wird zumeist begleitet durch das Erleben von Stigmatisierung und Ausgrenzung. So bezogen sich in einer Studie 10% aller in einer Schule verwendeten Schimpfwörter auf eine abweichende sexuelle Orientierung (Thurlow 2001). Die Schule selbst kann als homophober Ort bezeichnet werden, in der homo-/bisexuelle Jugendliche kaum Unterstützung von Lehrern erfahren (Biechele 2004).

❗ Der Rückzug von Freunden, verbale Diskriminierung und Ausgrenzung scheinen fester Bestandteil einer homosexuellen Sozialisation zu sein, so dass Auswirkungen auf das Selbstbewusstsein, Coping und die Identitätsbildung und damit auf die Vulnerablität für psychische Störungen nahe liegend sind.

Eine Fülle von Studien hat immer wieder gezeigt, dass Teilnehmer, die sich selbst als schwul oder lesbisch bezeichnen, deutlich höhere Prävalenzraten gerade im Bereich der affektiven und Angststörungen haben als heterosexuelle Menschen (Gilman et al. 2001; Jorm et al. 2002; Mills et al. 2004; Sandfort et al. 2001). Die Suizidalität und auch die Anzahl an Suizidversuchen ist bei jungen homo- und bisexuellen Menschen teilweise doppelt so hoch wie bei heterosexuellen Menschen (Cochran u. Mays 2000; Gilman et al. 2001; Russell u. Joyner 2001; Safren u. Heimberg 1999). Hinsichtlich einer höheren Prävalenz von Alkohol- und Substanzmissbrauch widersprechen sich die Studien.

In einer Studie von Safran u. Heimberg (1999), in der homo- und bisexuelle Jugendliche mit heterosexuellen Jugendlichen verglichen wurden, konnte gezeigt werden, dass sich die deutliche höhere Depressivität und Hoffnungslosigkeit der homo- und bisexuellen Jugendlichen regressionsanalytisch zurückführen lässt auf das stärkere Ausmaß an sozialem Stress und das geringere Ausmaß an erlebter sozialer Unterstützung der homo- und bisexuellen Jugendlichen. Die Autoren interpretieren dies so, dass es nicht die von der heterose-

6.5 · Die Bedeutung des Geschlechts und der sexuellen Orientierung für die Gesundheit

xuellen Norm abweichende Sexualorientierung selbst ist, die zu einer größeren Prävalenz an psychischen Problemen und Störungen beiträgt, sondern die Stigmatisierung und die mangelnde soziale Unterstützung des Umfeldes. Ähnliche Befunde berichten Sandfort et al. (2003).

Meyer (2003) hat auf der Basis einer umfangreichen Literatursichtung ein *Modell des Minoritätsstresses* vorgeschlagen, das als heuristisches Modell diese Unterschiede zu erklären vermag (◘ Abb. 6.3). Die Minorität ist in diesem Fall primär gekennzeichnet durch die sexuelle Orientierung (a), wobei weitere Aspekte hinzukommen können (so z. B. bei homo- oder bisexuellen Migranten). Dabei ist diese Gruppe eingebettet in gesellschaftliche Situationen, zu denen sowohl gesellschaftliche Normen, allgemein verbreitete Vorurteile als auch juristische Aspekte zählen. Die Umgebungsverhältnisse beinhalten sowohl allgemeine Stressoren (c) wie kritische Lebensereignisse, die für jeden Menschen relevant sind als auch minoritätsspezifischen Stress (d, e). Meyer unterscheidet hier zwischen

- distalem, also vom Individuum weitgehend unabhängigen, »objektivem« Stress wie Diskriminierungs- und Gewalterfahrungen und
- proximalem Stress, worunter er die Verarbeitung der allgemeinen und spezifischen Stressoren versteht.

So kann das häufige Erleben von Diskriminierungen dazu führen, dass ein Jugendlicher im Prozess des »Coming-out« die Erwartung herausbildet, von heterosexuellen Peers generell abgelehnt zu werden. Er kann sogar diese Ablehnung der nonheterosexuellen Identität internalisieren, was allgemein als »internalisierte Homophobie« bezeichnet wird. Dieser Stress kann multiple Auswirkungen auf die menschliche Gesundheit haben, wobei Meyer zwei Prozesse annimmt, die diesen Prozess beeinflussen:

1. Er nimmt an, dass Copingprozesse und soziale Unterstützung ungünstige Effekte auf die Gesundheit abmildern können. Dies hängt davon ab, ob die Minorität ein Netzwerk zur Verfügung hat, das unterstützende Funktionen übernehmen kann. So haben schwule Jugendliche, die auf dem Land leben und damit u. a. einen erschwerten Zugriff auf Einrichtungen der »Gay Community« haben, einen konflikthaften Coming-out-Prozess und auch eine erhöhte Suizidalität als Schwule, die in

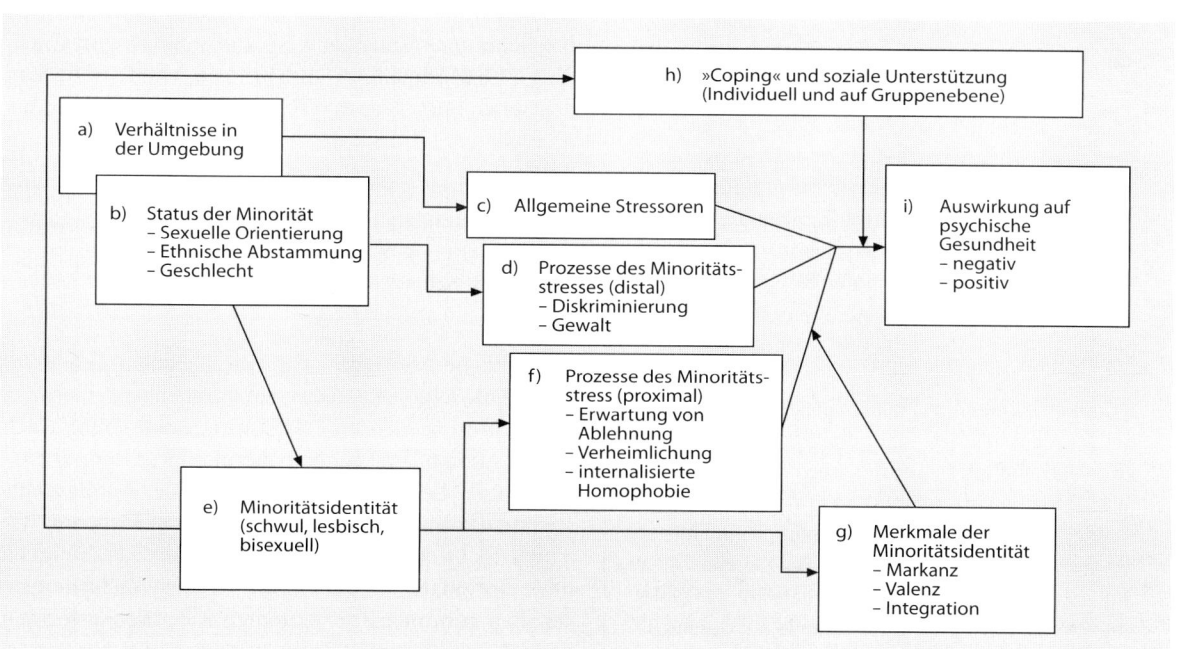

◘ **Abb. 6.3.** Prozesse des Minoritätsstress bei lesbischen, schwulen und bisexuellen Menschen nach Meyer (2003, S. 679). Abdruck mit freundlicher Genehmigung des Autors

einer der Großstädte aufwachsen. Einrichtungen für bisexuelle Menschen gibt es noch weniger als Einrichtungen für lesbische Frauen oder schwule Männer. Dies könnte ein Grund sein, weshalb bisexuelle Menschen häufig noch eine höhere psychische Belastung berichten als homosexuelle Menschen (Jorm et al. 2002; Warner et al. 2004).
2. Ein weiterer Punkt, der die Auswirkungen des allgemeinen und minoritätsspezifischen Stresses auf die Gesundheit beeinflusst, sind die Merkmale der Minoritätsidentität (g). Damit fokussiert Meyer auf die Art und Weise, in der die Merkmale der Minorität in die eigene Identität integriert werden, d. h. ob die Anteile der homo-/bisexuellen Identität herausstechen, von der Person selbst abgelehnt werden usw.

Das heuristische Modell von Meyer vermag verschiedene Forschungsbefunde zu integrieren und erlaubt gleichzeitig, eine hypothesengeleitete differenzierte Forschung, um die höhere psychische Belastung von Menschen, die eine von der heterosexuellen Norm abweichende Sexualorientierung aufweisen, besser verstehen zu können.

> **Zusammenfassung**
> In Abschn 6.5 wurde die Rolle des Geschlechts und der sexuellen Orientierung im Gesundheitsbereich dargelegt. Hinsichtlich der Geschlechtsunterschiede im Bereich der Gesundheit gibt es zahlreiche Studien, die zeigen, dass Frauen in bestimmten Bereichen einen schlechteren Gesundheitszustand haben als Männer. Diese Unterschiede scheinen in der jüngeren Zeit in einigen Merkmalen abzunehmen. Zur Erklärung der Unterschiede werden zwei Hypothesen diskutiert (»Differential Exposure Hypothesis« und »Differential Vulnerability Hypothesis«), für die es beide unterstützende, aber auch widersprechende Befunde gibt.
> Studien zur Bedeutung der sexuellen Orientierung bei der menschlichen Gesundheit sind zwangsläufig fehlerbehaftet. Dennoch sprechen die meisten Studien dafür, anzunehmen, dass Menschen mit einer homo- oder bisexuellen Orientierung im Mittel mehr psychische Störungen und Schwierigkeiten aufweisen. Das Modell des Minoritätsstresses bietet eine Möglichkeit, diese Unterschiede auf der Basis von Stressprozessen sowie entsprechenden Verarbeitungsmechanismen verständlich zu machen.

6.6 Exkurs: Übermäßiges Gesundheitsstreben

Swantje Reimann, Philipp Hammelstein

> Die Gesundheitspsychologie befasst sich – (▶ Kap. 1) – mit dem Verhalten und Erleben des Menschen im Zusammenhang mit Gesundheit und Krankheit. Entsprechend unseres kulturell geprägten Wertesystems sind gesundheitspsychologische Interventionen darauf ausgerichtet, die psychische und körperliche Gesundheit der Menschen zu maximieren. Aber ist ein »Mehr« an Gesundheitsverhalten auch in jedem Fall förderlich für den Menschen? Genau mit dieser Frage möchte sich der folgende Abschnitt befassen.

6.6.1 Begriffsklärung

Das Suffix »ism« (im Deutschen »ismus«) wird in der Wissenschaft häufig verwendet, um Überbetonungen zu kennzeichnen (z. B.: Psychologismus). In der Medizin wird der Ausdruck auch verwendet, um Abweichungen vom Normalzustand zu bezeichnen. Für die hier interessierende übertriebene Gesundheitsorientierung bürgert sich im Englischen derzeit die Bezeichnung »*Healthism*« ein, die erstmals von Crawford (1980) detailliert beschrieben wurde. Für den deutschen Sprachraum erscheint aber die Bezeichnung *übermäßiges Gesundheitsstreben* angemessener.

> **Definition**
> Mit übermäßigem Gesundheitsstreben sind Verhaltensweisen gemeint, die ein übertriebenes Gesundheitsverhalten kennzeichnen.

Für manche Menschen, die einen solchen Lebensstil sehr rigide folgen, kann aus dem Streben nach Gesundheit schon wieder eine Belastung resultieren. Nach ersten Studien lässt sich ein übermäßiges Gesundheitsstreben als Lebensstil bei etwa 11% der bundesdeutschen Bevölkerung nachweisen. Die Gewichtung der Thematik Gesundheit/Krankheit und die Abhängigkeit des emotionalen Befindens von diesem Zielkriterium schaffen zumindest bei extremen Ausprägungsformen vom übermäßigen Gesundheitsstreben eine Verwandtschaft zur Hypochondrie. Dennoch sei betont, dass mit der Bezeichnung übermäßiges Gesundheitsstreben keine per se psychopathologische Ausprägung eines Gesundheitsverhaltens gemeint ist.

Offenbar gibt es Personen, bei denen die eigene Gesundheit zu einem zentralen Kriterium wird, auf das zahlreiche Aspekte der privaten wie teilweise auch der öffentlichen (beruflichen) Lebensführung angepasst werden. Es ist anzunehmen, dass dieser Lebensstil eine hohe Erwartung an die spätere Kontrolle über die eigene Gesundheit hat. Das könnte heißen, dass dieses Phänomen eng mit dem persönlichkeitspsychologischen Konzept der *Verhaltenskontrolle* von Becker (2000) in Zusammenhang steht: nicht die Spontaneität und der Hedonismus stehen dabei motivational im Vordergrund, sondern die Kontrolle über sich selbst und die Folgen eigenen Handelns.

Das Phänomen *übermäßiges Gesundheitsstreben*, das sich als ein bestimmter gesundheitsbezogener Lebensstil beschreiben lässt, findet seine Ursprünge in einem zu optimistischen (falschen) Verständnis der Ergebnisse der Risikofaktorenforschung. Optimistische Stimmen in der amerikanischen Gesundheitspolitik gingen aufgrund der Ergebnisse von Risikofaktorenforschung (Framingham-Studie usw.) davon aus, dass sich allein durch die Veränderung individuellen Verhaltens mehr als die Hälfte der vorzeitigen Todesfälle und ein Drittel der akuten sowie fast zwei Drittel der chronischen Beeinträchtigungen verhindern lassen könnten (Kühn 1993).

Leicht kann so der Eindruck entstehen, Gesundheit sei etwas Machbares und läge allein in der Hand eines einzelnen Menschen.

Es werden Verhaltensweisen herausgegriffen und Verhaltenshinweise generalisiert auf alle Menschen übertragen.

In den folgenden Abschnitten werden die Folgen eines so ausgerichteten Lebensstiles kurz aufgezeigt. Zudem werden erste empirische Ergebnisse aus der deutschsprachiger Forschung dazu vorgestellt.

6.6.2 Übermäßiges Gesundheitsstreben als Lebensstil

Ausgehend von der Vorstellung, Gesundheit durch das Vermeiden bestimmter riskanter Verhaltensweisen (Rauchen, cholesterinreiche Kost usw.) aufrecht erhalten, wieder erlangen oder gar auf Dauer sichern zu können, wird die individuelle Verantwortlichkeit für das persönliche Wohlbefinden betont (und in Teilen auch überbetont). Der Lebensstil eines Menschen, in dem sich die Gesamtheit der Einstellungen, Werthaltungen, Gewohnheiten, aber auch einer spezifischen Sozialisation sowie individueller Vulnerabilitäten psychischer und sozialer Art konfundiert, gerät in das Zentrum der Aufmerksamkeit.

> Diesem Phänomen, sich ausschließlich nach den Empfehlungen einer an der Vermeidung riskanter Verhaltensweisen orientierten Prävention zu richten, wurde im amerikanischen Sprachraum der Begriff des *Healthism* gegeben.

Crawford beschrieb dies schon 1980 wie folgt:

»Übermäßiges Gesundheitsstreben (»healthism«) als ständige Sorge um und das Befassen mit der persönlichen Gesundheit als einem primären, oft *dem* primären Mittel zur Erreichung von persönlichem Wohlbefinden; einem Ziel, das vor allem erreicht werden kann durch die Veränderung des Lebensstils, entweder mit oder ohne therapeutische Hilfe. Die Ätiologie von Krankheiten kann als komplex betrachtet werden, jedoch wird beim übermäßigen Gesundheitsstreben den individuellen Verhaltensweisen, Einstellungen und Gefühlen die gesamte Aufmerksamkeit gewidmet. Mit anderen Worten: Healthisten erkennen zwar an, dass Gesundheitsprobleme ihre Ursache außerhalb des Individuums haben, z. B. in der amerikanischen Art der Ernährung, aber weil diese Probleme ebenfalls verhaltensbedingt sind, werden die Lösungen als etwas angesehen, das in der Reichweite der individuellen Entscheidungen liegt. Daher unterliegen sie vor allem der individuellen Verantwortlichkeit. Für Healthisten verbleiben die Lösungen in der Bestimmung des einzelnen, der der Kultur, der Werbung, institutionellen und umweltbedingten Beschränkungen, Krankheitserregern oder einfach nachlässigen und schlechten Angewohnheiten widerstehen muß« (Crawford 1980, S. 368; Übers. d. Verf.).

Innerhalb dieses Lebensstils werden vor allem einzelne riskante Verhaltensweisen aus dem gesamten Spektrum des Verhaltens herausgelöst und isoliert verändert. Der Kontext bestimmter sozialer Bezüge, Funktionalitäten und gegenseitiger Bedingungen geht dabei verloren. So werden bestimmte Verhaltensweisen, die nicht unbedingt nur gesundheitsfördernd sind, gewöhnlich zur Entspannung genutzt oder haben soziale Aspekte, wie z. B. ein Glas Bier im Kreise Bekannter zu trinken oder in der Sonne zu baden. Der Aspekt der Genussfähigkeit wird bei einem Lebensstil, der übermäßig nach Gesundheit strebt, aber hinter dem Askeseprinzip zurückstehen, d. h. es wird z. B. vollständig auf das Sonnenbaden verzichtet.

Möglicherweise lässt sich dieser besondere Lebensstil jedoch nicht nur in den USA anfinden. Auch in Deutschland wird ein solcher Lebensstil vorhanden sein, weil sich Medien in Form von Zeitschriften, Fernsehsendungen usw. verstärkt den Themen Gesundheit und Krankheit widmen. Die Verschiebung des Stellenwertes Gesundheit von dem instrumentellen Aspekt der Gesunderhaltung hin zu einem weitgehend verselbstständigten und ansatzweise schon ritualisiert praktizierten Lebensstil lässt die Vermutung zu, dass bestimmte, an sich sinnvolle und öffentlich propagierte Verhaltensweisen hier eine andere Qualität erreichen.

Lässt sich dieser Lebensstil in seiner extremen Ausprägung von einem hypochondrischen Verhaltens- und Erlebensstil abgrenzen? Um die Unterschiedlichkeit beider Phänomene zu verdeutlichen, werden nachfolgend einige Merkmale gegenübergestellt: Die hypochondrische Störung wird durch die ständigen Sorge charakterisiert, an einer oder mehreren benennbaren Krankheiten zu leiden (→die Kriterien im DSM-IV-TR: 300.7; APA 2003).

> ❗ Als Kriterium für Hypochondrie wird die anhaltende Überzeugung beschrieben, dass mindestens eine Krankheit vorhanden ist. Das unterscheidet die hypochondrische Störung deutlich von dem übermäßigen Gesundheitsstreben als Lebensstil, in dem es vorrangig um das Vermeiden von Krankheiten geht.

Der Mensch sollte sich gesund fühlen; Gesundheitssorgen sind somit eher auf die Zukunft gerichtet. Aber das Thema Gesundheit/Krankheit dominiert in beiden Lebensweisen über andere Lebensbereiche. In einem hypochondrischen Stil ist es jedoch eher mit Angst besetzt, während Healthisten einen Wechsel von Sollerfüllung und Versagen an diesen inneren Standards und daraus folgend Schuld und Missmut erleben. Arztbesuche finden hier nur zu Kontrolluntersuchungen statt; die Krankschreibungsrate ist relativ gering und steht im Gegensatz zu hypochondrischem »Doc-Hopping« und einer hohen Krankschreibungsrate.

In der hypochrondrischen Modalität bezieht sich Verhalten vorrangig auf die Beobachtung momentaner körperlicher Vorgänge und möglicher Symptome von Krankheiten. Die Sorge ist in der übermäßig nach Gesundheit strebenden Modalität dagegen immer zukunftsbezogen. Wenn auch die Perspektive mithin eine andere ist, lässt sich ein Lebensstil erkennen, der durch die Gewichtung der Frage nach Gesundheit/Krankheit und der damit verbundenen Angstbereitschaft Berührungspunkte zwischen Hypochondrie und einem übermäßigen Gesundheitsstreben aufweist.

> ❗ Bei der Hypochondrie handelt es sich um eine psychische *Störung*, während übermäßiges Gesundheitsstreben als *Lebensstil* aufgefasst werden sollte.

Im folgenden Abschnitt wird die Einordnung dieses Lebensstils in ein schon etabliertes Konzept der Einteilung gesundheitsrelevanter Lebensweisen versucht. Dabei wird die übermäßig nach Gesundheit strebende Lebensweise genauer beschrieben und eine daraus folgende Studie mit ihren ersten empirischen Ergebnissen zum Nachweis der Existenz einer solchen Lebensorientierung in Deutschland vorgestellt.

6.6.3 Einordnung des nach übermäßiger Gesundheit strebenden Lebensstils

In Deutschland hat es einige Forschungsansätze gegeben, die versucht haben, unterschiedliche Typen von Gesundheitsbewusstsein zu unterscheiden und zu untersuchen, inwiefern sich der Lebensstil eines übermäßigen Gesundheitsstrebens in diese Typen integrieren lässt. So wurden im Rahmen einer qualitativen Untersuchung drei Typen unterschieden (Mussmann et al. 1993)

- Der Typus des *einfach Gesunden* lässt sich durch die Abwesenheit eines absichtsvoll gesunden Verhaltens charakterisieren. Das Gesundheitsverständnis ist vornehmlich ein körperliches (»physische Gesundheitsdefinition«; Mussmann et al. 1993, S. 67). Das Verhalten orientiert sich eher an Genuss und an der Freude. Bewusste Prävention wird nicht betrieben und Gesundheit wird als die Grundlage für die Erfüllung weiterer Ziele und Werte gesehen.

- Der Typus des *präventiv Gesunden* vermeidet bewusst riskantes Verhalten und verhält sich absichtsvoll gesund. Gesundheit nimmt einen zentralen Stellenwert im Leben ein und dominiert die Ausrichtung der Informationssuche und des Verhaltens. Psychisches und psychosoziales Wohlbefinden werden in die Definition von Gesundheit eingeschlossen. Die Eigenverantwortung für zukünftige Ziele (die Vermeidung von Erkrankungen und vorzeitigem Sterben) wird betont. Hier wird ein bewusstes und zielgerichtetes Verhalten i. S. d. Aufrechterhaltung der Gesundheit beschrieben.

Einige der Befragten bemühen sich, ein Bild zu vermeiden, das sie als besonders vorsichtig oder ängstlich im Hinblick auf ihren Gesundheitszustand erscheinen lassen könnte. Fast scheint es, dass von nicht wenigen Menschen eine der Hypochondrie verwandte Haltung vermieden wird, die einen »neurotischen« Umgang mit Gesundheit beinhaltet und sozial negativ gefärbt scheint (Mussmann et al., 1993, S. 74).

Möglicherweise lässt sich in einer Teilmenge der *präventiv Gesunden* auch der Lebensstil eines übermäßigen Gesundheitsstrebens finden.
- *Gesunde nach Lebenskrisen* als dritter Typ können durch oben genannte Typen gebildet werden. Zum einen kann sich das Gesundheitsverhalten nach einer bewältigten Lebenskrise ändern und zu einem präventiven und absichtsvollen Verhalten führen oder vormalige einfache Gesundheit bleibt auch weiterhin dominierend.

Zusammenfassend lässt sich die extreme Ausprägung eines präventiven Gesundheitsbewusstseins auf verschiedenen Ebenen beschreiben:
- Auf der *Ebene des Verhaltens* ist das Gesundheitsbewusstsein durch eine aktive Informationssuche nach neuen Erkenntnissen und praktischen Umsetzungen und einer Integration in den Lebensstil beschreibbar. Es werden hohe finanzielle Aufwendungen zum Wohle der Gesundheit gemacht. Dies kann sich in dem Kauf von Nahrungsergänzungsmitteln (Vitaminpräparate usw.), gesunder Kost, aber auch im Bezug von gesundheitsrelevanten Zeitschriften, im Mitgliedsbeitrag des Fitness-Zentrums und den damit verbundenen zusätzlichen Anschaffungen (spezielle Kleidung, Schuhwerk usw.) niederschlagen.
- Auf der *Ebene der Kognitionen* lassen sich z. T. sehr fundierte individuelle Krankheits- bzw. Gesundheitskonzepte finden. Gesundheit nimmt einen zentralen Stellenwert vor anderen Werten im Leben ein. Eine internale Kontrollüberzeugung charakterisiert das übermäßige Gesundheitsstreben: Gesundheit wird als »machbar« wahrgenommen und externe Informationen werden in das individuelle Konzept eingebaut.
- Eine angespannte Haltung beschreibt die *emotionale Ebene*. Kurzfristig kann eine Entspannung das Verhalten begleiten, wenn die eigenen Anforderungen erfüllt worden sind. Bei einer Übertretung der Verhaltensimperative allerdings sind Gefühle wie Scham und Schuld nicht selten.

Diese verschiedenen Beschreibungsebenen wurden in einer deutschsprachigen Untersuchung von Fischer u. Schröder (2004) zum Nachweis dieses Lebensstils und seiner Charakterisierung herangezogen. Eine genauere Darstellung findet sich in der ▶ Studienbox. Die Ergebnisse dieser bevölkerungsrepräsentativen Untersuchung zeigten, dass sich der Lebensstil eines übermäßigen Gesundheitsstrebens auch in der deutschen Bevölkerung finden lässt und dass einer solchen Lebensorientierung etwa 11% der Bevölkerung nachgehen.

> **Studienbox**
>
> Untersuchung verschiedener Beschreibungsebenen zum Nachweis des Lebensstils mit präventivem Gesundheitsbewusstsein und seiner Charakterisierung (Fischer u. Schröder 2004).
> **Fragestellung:** Findet sich ein übermäßiges Gesundheitsstreben auch innerhalb der deutschen Population und wie lässt sich diese dann gegebenenfalls hinsichtlich gesundheitsrelevanter Variablen charakterisieren?
> **Methode:** Innerhalb einer bundesweiten repräsentativen Datenerhebung wurden 2.066 Personen bzgl. einiger gesundheits- und vor allem lebensstilrelevanter Daten untersucht. Es wurde u. a. der subjektive Gesundheitszustand, das Gesundheitshandeln (z. B. die Einnahme von Vitaminpräparaten, sportliche Betätigung), Kognitionen bzgl. der Gesundheit,

aber auch die Genussfähigkeit und die finanziellen Aufwendungen für die Gesundheit erfragt.
Ergebnisse: Die Auswertung mit einer Konfigurationsfrequenzanalyse erbrachte folgende Gesundheitstypen. Der *Typ I* (16% der Untersuchungsstichprobe) ist gekennzeichnet durch eine hohe Genussfähigkeit und ein geringes Gesundheitsbewusstsein, auch sind seine Ausgaben für gesundheitsrelevante Produkte niedrig. Dieser Typ kann in Anlehnung an die Einteilung der Gesundheitstypen nach Mussmann et al. (1993) als der *spontan Gesunde* bezeichnet werden. Diesem Typus können deutschlandweit ca. 11 Mio. Menschen zugeordnet werden, wenn man die hier gefundenen Ergebnisse auf die Gesamtbevölkerung hochrechnet. Im Gegensatz dazu finden sich bei *Typ II* (11% der Untersuchungsstichprobe) ein geringerer subjektiver Gesundheitszustand, höhere finanzielle Aufwendungen bzgl. der Gesundheit, ein höheres Gesundheitsbewusstsein, jedoch auch eine größere Sorge um die Gesundheit, was sich z. B. auch in der häufigeren Einnahme von Vitaminpräparaten ausdrückt. Die Genussfähigkeit wird als geringer als beim Typ I eingeschätzt. Diese Gruppe kann theoriegeleitet einem übermäßigen Gesundheitsstreben zugeordnet werden. Nach Mussmann et al. (1993) wäre dies die Gruppe der *präventiv Gesunden*. In Deutschland kann demnach mit ca. 8 Mio. Menschen gerechnet werden, die sich an einem solchen Lebensstil orientieren. Der *Typ III* (22% der Untersuchungsstichprobe) konnte keiner der drei Gesundheitstypen nach Mussmann et al. (1993) zugeordnet werden. Er ist gekennzeichnet durch eine geringe Genussfähigkeit, ein hohes Gesundheitsbewusstsein, jedoch einen relativ geringen subjektiv eingeschätzten Gesundheitszustand. Die Autoren beschreiben diesen Typus als eine Gruppe mit Merkmalen »healthistischer« Orientierung, aber weniger ausgeprägtem Gesundheitsverhalten. Des Weiteren ist diese Gruppe durch einen geringeren sozioökonomischen Status gekennzeichnet und umfasst deutschlandweit ca. 16 Mio. Menschen.

Insgesamt lässt sich feststellen, dass sich zur Funktionalität eines übermäßigen Gesundheitsstrebens verschiedene Ansätze finden lassen. In frühen Arbeiten, die sich noch ausschließlich mit der amerikanischen Gesundheitspolitik beschäftigen, wird »Healthism« als eine Möglichkeit gesehen, fehlende religiöse Bindungen und Beziehungen zu ersetzen (Zola 1977). Luhmann (1999) beschreibt den Lebensstil eines übermäßigen Gesundheitsstrebens als die Folge von sich verändernden Ansprüchen der Gesellschaft:

> Moderne Tugenden sind Flexibilität, Mobilität, Bedürfnisaufschub und Rollendistanz. Fitsein (im eigentlichen Sinne: »passend sein«) wird gleichgesetzt mit Gesundsein (Luhmann 1999, S. 217).

Der Körper wird instrumentalisiert, um innerhalb der Gesellschaft gut funktionieren zu können. Durch fehlende Kontroll- und Beeinflussungsmöglichkeiten des Einzelnen an situationale Bedingungen (soziale, ökologische, materielle Umwelt) wird der eigene Körper als ein »Handlungsfeld/-raum« betrachtet. Durch individuelles Verhalten, das sich an einem als Optimum propagierten Normzustand orientiert, kann somit Kontrolle über den eigenen Gesundheitszustand erlangt werden (Kühn 1993; Schröder 2003).

Es stellt sich die Frage, ob ein übermäßiges Gesundheitsstreben in seiner extremen Ausprägung wiederum negative Auswirkungen auf das Wohlbefinden haben kann. Die Induktion negativer Emotionalität bei Übertretung oder Nichteinhaltung verschiedener Anforderungen an das eigene Verhalten kann auf Dauer, durch den Zusammenhang negativer Gefühlslagen mit endokrinen und immunologischen Reaktionen, einen Stressor für den jeweiligen Menschen darstellen (Warburton 1996). Nicht die Abstinenz bestimmter Verhaltensweisen allein schützt vor Risiken; Genussfähigkeit und freud- und lustbetontes Verhalten sind für das individuelle Wohlbefinden (*seelisches Wohlbefinden* als ein Kriterium von Gesundheit) ebenso wichtig.

Individuumszentrierte Präventionsansätze sollten individuell und lebenslagenspezifisch gestaltet werden. Die Anpassung von Maßnahmen der Gesundheitsförderung sollte demnach nicht nur die Reduktion von schädlichen Verhaltensweisen aus dem gesamten Verhaltensrepertoires bedeuten, sondern in erster Linie nach der Funktion dieser im Alltagsvollzug eines Menschen fragen und (gesündere) Alternativen anbieten. Zudem sollte beachtet werden, dass Genuss selbst eine Quelle psychischer Gesundheit darstellt, die nicht vernachlässigt werden sollte (→Lutz 1990, 2002).

Die Verantwortung für die eigene Gesundheit allein auf den Schultern des Individuums lasten zu lassen, kann ebenso wenig das Ziel einer effizienten Gesundheitsförderung sein wie das alleinige Ausrichten präventiver Maßnahmen an den gesellschaftlichen Bedingungen, denen Menschen ausgesetzt sind.

> **Zusammenfassung**
>
> In diesem Kapitel wurde ein spezieller Lebensstil vorgestellt, der sich an der Risikofaktorentheorie und den daraus folgenden Verhaltensempfehlungen orientiert. Das hier so benannte *übermäßige Gesundheitsstreben* kann als die extreme Form eines präventiven Gesundheitsbewusstseins verstanden werden, dessen tatsächliche Auswirkungen auf den Gesundheitszustand langfristig auch negativ sein können. Das Ziel eines solchen Lebensstils ist die Minimierung eines zukünftigen Erkrankungsrisikos und einer vorzeitigen Mortalität. Diese Lebensweise wurde von einer hypochondrischen Störung abgegrenzt und in einer Einteilung der Gesundheitstypen nach Mussmann et al. (1993) eingeordnet. Eine Studie zum Nachweis einer solchen Lebensorientierung wurde mit dem Ergebnis vorgestellt, dass einer solchen einseitigen Gesundheitsorientierung in Deutschland ca. 11% der Bevölkerung nachgehen. Mögliche Folgen in Form von negativer Befindlichkeit und Induzierung von Belastungssituationen durch eine permanente Anforderungslage wurden bisher noch nicht erfasst.

Weiterführende Literatur

Berkman, L. F. & Breslow, L. (1983). *Health and the ways of living: the Alameda County study*. New York: Oxford University Press.

Cabaj, R. & Stein, T. (Eds.) (1996). *Textbook of homosexuality and mental health*. Washington: American Psychiatric Association.

Crawford, R. (1977). You are dangerous to your health: the ideology and politics of victim blaming. *International Journal of Health Services, 7*.

Crawford, R. (1979). Individual Responsibility and Health Politics in the 1970s. In S. Reverby & D. Rosner (Eds.), *Health Care in America*. Philadelphia: Temple University Press.

Faltermaier, T., Kühnlein, I. & Burda-Vierung, M. (1998). *Gesundheit im Alltag: Laienkompetenz in Gesundheitshandeln und Gesundheitsförderung*. Weinheim: Juventa.

Fiedler, P. (2004). *Sexuelle Orientierung und sexuelle Abweichung. Heterosexualität – Homosexualität – Transgenderismus und Paraphilien – sexueller Missbrauch – sexuelle Gewalt*. Weinheim: Psychologische Verlagsunion.

Franke, A. & Kämmerer, A. (Hrsg.) (2001). *Klinische Psychologie der Frau. Ein Lehrbuch*. Göttingen: Hogrefe.

Helmert, U., Bammann, K., Voges, W. & Müller, R. (2000). *Müssen Arme früher sterben? Soziale Ungleichheit und Gesundheit in Deutschland*. Weinheim: Juventa.

Henning, C., Murken, S. & Nestler, E. (Hrsg.) (2003). *Einführung in die Religionspsychologie*. Paderborn: Schöningh.

Hoffmeister, H., Hüttner, H., Stolzenberg, H., Lopez, H. & Winkler, J. (1992). Sozialer Status und Gesundheit. Nationaler Gesundheits-Survey 1984–1986. *Schriftenreihe des BGA*. München: Medizin Verlag

Jacobi, G. H. (Hrsg.) (2003). *Praxis der Männergesundheit*. Stuttgart: Thieme.

Koenig, H. G., McCullough, M. E. & Larson, D. B. (2001a). *Handbook of religion and health*. Oxford: University Press.

Koppenhöfer, E. (2004). *Kleine Schule des Genießens*. Lengerich: Pabst.

Mielck, A. (2000). *Soziale Ungleichheit und Gesundheit: empirische Ergebnisse, Erklärungsansätze, Interventionsmöglichkeiten*. Bern: Hans Huber.

Pennebaker, J. W. (Ed.) (1997). *Emotion, disclosure and health*. Washington, DC: American Psychological Association.

Siegrist, J. (1996). *Soziale Krisen und Gesundheit*. Göttingen: Hogrefe.

Traue, H. C. (1998). *Emotion und Gesundheit: Die psychobiologische Regulation durch Hemmungen*. Heidelberg: Spektrum.

Literatur

Alexander, F. (1952). *Psychosomatic medicine: its principles and applications*. London: Allen & Urwin.

Allport, G. W. & Ross, J. M. (1967). Personal religious orientation and prejudice. *Journal of Personality and Social Psychology, 5*, 432–443.

Amelang, M. & Schmidt-Rathjens, C. (2003). Persönlichkeit, Krebs und koronare Herzerkrankungen. *Psychologische Rundschau, 54*, 12–23.

American Psychiatric Association (1980). *Diagnostic and statistical manual of mental disorders. DSM-III (3rd ed.)*. Washington, DC: American Psychiatric Association.

Antonovsky, A. (1980). *Health, stress, and coping*. San Francisco: Jossey-Bass.

APA (American Psychiatric Association) (2003). *Diagnostic and statistical manual of mental disorders. Text revision DSM-IV-TR*. Washington, DC: American Psychiatric Association.

Arber, S. & Cooper, H. (1999). Gender differences in health in later life: The new paradox? *Social Science and Medicine, 48*, 61–76.

Arnett, J. (1994). Sensation seeking: A new conceptualization and a new scale. *Personality and Individual Differences, 16*, 289–296.

Asendorpf, J. B. (1999). *Psychologie der Persönlichkeit*. Berlin: Springer.

Bartley, M., Sacker, A., Firth, D. & Fitzpatrick, R. (1999). Social position, social roles and women's health in England: changing relationships 1984–1993. *Social Science and Medicine, 48*, 99–115.

Beauducel, A. & Roth, M. (2003). Methoden zur Erfassung von Sensation Seeking – Versuch einer Systematik. In M. Roth & P. Hammelstein (Hrsg.), *Sensation Seeking. Konzeption, Diagnostik, Anwendung* (S. 77–99). Göttingen: Hogrefe.

Becker, P. (2000). Die »Big Two« – Seelische Gesundheit und Verhaltenskontrolle: zwei orthogonale Superfaktoren höherer Ordnung? *Zeitschrift für Differentielle und Diagnostische Psychologie, 21*, 113–124.

Biechele, U. (2004). *Identitätsentwicklung schwuler Jugendlicher. Eine Befragung deutschsprachiger junger Schwuler in der schwulen Szene sowie im Internet*. Unveröffentlichte Dissertation, Universität Basel.

Blanton, H. & Gerrard, M. (1997). Effect of sexual motivation on men's risk perception for sexually transmitted disease: There must be 50 ways to justify a lover. *Health Psychology, 16,* 374–379.

Bongard, S. & al'Absi, M. (2005). Domain-specific anger expression and blood pressure in an occupational setting. *Journal of Psychosomatic Research, 58,* 43–49.

Brewer, N. T., Weinstein, N. D., Cuite, C. L. & Herrington, J. E., Jr. (2004). Risk perceptions and their relation to risk behavior. *Annals of Behavioral Medicine, 27,* 125–130.

Cochran, S. D. & Mays, V. M. (2000). Lifetime prevalence of suicide symptoms and affective disorders among men reporting same-sex sexual partners: Results from NHANES III. *American Journal of Public Health, 90,* 573–578.

Codispoti, M., Gerra, G., Montebarocci, O., Zaimovic, A., Raggi, M. A. & Baldaro, B. (2003). Emotional perception and neuroendocrine changes. *Psychophysiology, 40,* 863–868.

Cohen, S., Doyle, W. J., Turner, R. B., Alper, C. M. & Skoner, D. P. (2003). Emotional style and susceptibility to the common cold. *Psychosomatic Medicine, 65,* 652–657.

Crawford R (1980). Healthism and the medicalization of everyday life. *International Journal of Health Services, 3* (10), 365–388.

Davidson, K., MacGregor, M. W., Stuhr, J., Dixon, K. & MacLean, D. (2000). Constructive anger verbal behavior predicts blood pressure in a population-based sample. *Health Psychology, 19,* 55–64.

Denton, M. & Walters, V. (1999). Gender differences in structural and behavioral determinants of health: An analysis of the social production of health. *Social Science and Medicine, 48,* 1221–1235.

Denton, M., Prus, S. & Walters, V. (2004). Gender differences in health: A Canadian study of the psychosocial, structural and behavioural determinants of health. *Social Science and Medicine, 58,* 2585–2600.

Diehm, R. & Armatas, C. (2004). Surfing: An avenue for socially acceptable risk taking, satisfying needs for sensation seeking and experience seeking. *Personality and Individual Differences, 36,* 663–677.

Dörr, A. (2001). *Religiosität und psychische Gesundheit: Zur Zusammenhangsstruktur spezifischer religiöser Konzepte.* Hamburg: Kovac.

Dunnell, K., Fitzpatrick, J. & Bunting, J. (1999). Making use of official statistics in research on gender and health status: Recent British data. *Social Science and Medicine, 48,* 117–127.

Ellison, C. G., Musick, M., Levin, J., Taylor, R. & Chatters, L. (1997). *The effects of religious attendance, guidance, and support on psychological distress: longitudinal findings from the National Survey of Black Americans.* Paper presented at the Annual Meetings of the Society for the Scientific Study of Religion, San Diego, CA.

Eng, P. M., Fitzmaurice, G., Kubzansky, L. D., Rimm, E. B. & Kawachi, I. (2003). Anger expression and risk of stroke and coronary heart disease among male health professionals. *Psychosomatic Medicine, 65,* 100–110.

Fiedler, P. (2004*). Sexuelle Orientierung und sexuelle Abweichung. Heterosexualität, Homosexualität, Transgenderismus, Paraphilien, sexueller Missbrauch, sexuelle Gewalt.* Weinheim: Beltz.

Fischer, J. & Schröder, H. (2004). *Qualitäten des Gesundheitsbewusstseins – Healthismus in einer bevölkerungsrepräsentativen Perspektive.* Posterpräsentation auf dem Kongress für Gesundheitspsychologie 2004 in Leipzig. Institut für Psychologie II, Klinische und Gesundheitspsychologie. Fakultät für Biowissenschaften, Pharmazie und Psychologie, Universität Leipzig.

Forschungsverbund DHP (1998). *Die Deutsche Herz-Kreislauf-Präventionsstudie: Design und Ergebnisse.* Bern: Huber.

Freud, S. (1917). *Vorlesungen zur Einführung in die Psychoanalyse.* Leipzig: Heller.

Friedman, M. & Rosenman, R. H. (1974). *Type A behavior and your heart.* New York: Knopf.

Geißler, H. (2003). *Bergsteigen. Kleine Philosophie der Passionen (5. Aufl.).* München: Deutscher Taschenbuch Verlag.

George, L. K., Ellison, C. G. & Larson, D. B. (2002). Explaining the relationships between religious involvement and health. *Psychological Inquiry, 13,* 190–200.

Gerrard, M. & Luus, C. A. E. (1995). Judgments of vulnerability to pregnancy: The role of risk factors and individual differences. *Personality and Social Psychology Bulletin, 21,* 160–171.

Gerrard, M., Gibbons, F. X., Reis-Bergan, M. & Russell, D. W. (2000). Self-esteem, self-serving cognitions, and health risk behavior. *Journal of Personality, 68,* 1177–1201.

Gilman, S. E., Cochran, S. D., Mays, V. M., Hughes, M., Ostrow, D. & Kessler, R. C. (2001). Risk of psychiatric disorders among individuals reporting same-sex sexual partners in the national comorbidity survey. *American Journal of Public Health, 91,* 933–939.

Glock, C. Y. (1969). Über die Dimensionen der Religiosität. In J. Matthes (Hrsg.), *Kirche und Gesellschaft: Einführung in die Religionssoziologie* (Band 2, S. 150–168). Reinbek: Rowohlt.

Green, C. A. & Pope, C. R. (1999). Gender, psychosocial factors and the use of medical services: A longitudinal analysis. *Social Science and Medicine, 48,* 1363–1372.

Hackney, C. H. & Sanders, G. S. (2003). Religiosity and mental health: a meta-analysis of recent studies. *Journal for the Scientific Study of Religion, 42,* 43–55.

Hammelstein, P. & Fiedler, P. (2002). Biographische Narrative und Lebensthemen: Relevanz für Klinische Psychologie und Psychotherapie. *Verhaltenstherapie und Verhaltensmedizin, 23,* 307–328.

Hammelstein, P. & Pietrowsky, R. (2003). Sensation Seeking in der klinischen Psychologie und Psychotherapie. In M. Roth & P. Hammelstein (Hrsg.), *Sensation Seeking – Konzeption, Diagnostik und Anwendung* (S. 253–285). Göttingen: Hogrefe.

Hammelstein, P. & Regli, D. (in press). The role of sensation seeking and sexual compulsivity in unsafe sexual behavior in men who have sex with men (MSM). Results of a web-based study. *AIDS and Behavior.*

Hammelstein, P. & Roth, M. (2002). Hoffnung – Grundzüge und Perspektiven eines vernachlässigten Konzeptes. *Zeitschrift für Differentielle und Diagnostische Psychologie, 23,* 191–203.

Hammelstein, P. (2004). Faites vos jeux! Another look at sensation seeking and pathological gambling. *Personality and Individual Differences, 37,* 917–931.

Harber, K. D. & Pennebaker, J. W. (1992). Overcoming traumatic memories. In S. Å. Christianson (Ed.), *The handbook of emotion and memory. Research and theory* (pp. 359–387). Hillsdale: Erlbaum.

Hark, H. (1985). Neurose und Religion. *Archiv für Religionspsychologie, 17,* 21–73.

Herzberg, P. Y. & Schlag, B. (2003). Sensation Seeking und Verhalten im Straßenverkehr. In M. Roth & P. Hammelstein (Hrsg.), *Sensation Seeking – Konzeption, Diagnostik und Anwendung* (S. 162–182). Göttingen: Hogrefe.

Hill, P. C. & Hood, R. W. Jr. (Eds.) (1999*). Measures of religiosity.* Birmingham, Alabama: Religious Education Press.

Hill, P. C. & Pargament, K. I. (2003). Implications in the conceptualization and measurement of religion and spirituality: implications

Literatur

for physical and mental health research. *American Psychologist, 58,* 64–74.

Hogan, B. E. & Linden, W. (2005). Curvilinear relationships of expressed anger and blood pressure in women but not in men: evidence from two samples. *Journal of Psychosomatic Research, 59,* 97–102.

Hraba, J., Lorenz, F., Lee, G. & Pechachova, Z. (1996). Gender differences in health: Evidence from Czech Republic. *Social Science and Medicine, 43,* 1443–1451.

Huber, S. (1996). *Dimensionen der Religiosität: Skalen, Messmodelle und Ergebnisse einer empirisch orientierten Religionspsychologie.* Bern: Huber.

Huber, S. (2003). *Zentralität und Inhalt: Ein neues multidimensionales Messmodell der Religiosität.* Opladen: Leske & Budrich.

Hucklebridge, F., Lambert, S., Clow, A., Warburton, D. M., Evans, P. D. & Sherwood, N. (2000). Modulation of secretory immunoglobulin A in saliva: response to manipulation of mood. *Biological Psychology, 53,* 25–35.

Jack, S. J. & Ronan, K. R. (1998). Sensation seeking among high- and low-risk sports participants. *Personality and Individual Differences, 25,* 1063–1083.

Joireman, J. A., Fick, C. S. & Anderson, J. W. (2002). Sensation seeking and involvement in chess. *Personality and Individual Differences, 32,* 509–515.

Jorm, A. F., Korten, A. E., Rodgers, B., Jacomb, P. A. & Christensen, H. (2002). Sexual orientation and mental health: Results from a community survey of young and middle-aged adults. *British Journal of Psychiatry, 180,* 423–427.

Kämmerer, A. (2001). Weibliches Geschlecht und psychische Störungen – Epidemiologische, diagnostische und ätiologische Überlegungen. In A. Franke & A. Kämmerer (Hrsg.), *Klinische Psychologie der Frau. Ein Lehrbuch* (S. 51–88). Göttingen: Hogrefe.

Kawachi, I., Kennedy, B. P., Gupta, V. & Prothrow-Stith, D. (1999). Women's status and the health of women and men: a view from the States. *Social Science and Medicine, 48,* 21–32.

Kelly, G. A. (1986). *Die Psychologie der persönlichen Konstrukte.* Paderborn: Junfermann.

Kier, F. J. & Davenport, D. S. (2004). Unaddressed problems in the study of spirituality and health. *American Psychologist, 59,* 53–54.

Kim, Y., Seidlitz, L., Ro, Y., Evinger, J. S. & Duberstein, P. R. (2004). Spirituality and affect: a function of changes in religious affiliation. *Personality and Individual Differences, 37,* 861–870.

Kinsey, A. C., Pomeroy, W. B. & Martin, C. E. (1948). *Sexual behavior in the human male.* Philadelphia: Saunders.

Kinsey, A. C., Pomeroy, W. B. & Martin, C. E. (1953). *Sexual behavior in the human female.* Philadelphia: Saunders.

Klein, F., Sepekoff, B. & Wolf, T. (1985). Sexual orientation: A multi-variable dynamic process. *Journal of Homosexuality, 12,* 35–49.

Koenig, H. G. & Larson, D. B. (2001a). Religion and mental health: evidence for an association. *International Review of Psychiatry, 13,* 67–78.

Koenig, H. G., McCullough, M. E. & Larson, D. B. (2001b). Definitions. In H. G. Koenig, M. E. McCullough & D. B. Larson (Eds.), *Handbook of religion and health* (pp. 17–23). Oxford: University Press.

Koenig, H. G., McCullough, M. E. & Larson, D. B. (2001c). Understanding religion's effects on mental health. In H. G. Koenig, M. E. McCullough & D. B. Larson (Eds.), *Handbook of religion and health* (pp. 214–228). Oxford: University Press.

Koenig, H. G., McCullough, M. E. & Larson, D. B. (2001d). Measurement tools. In H. G. Koenig, M. E. McCullough & D. B. Larson (Eds.), *Handbook of religion and health* (pp. 495–510). Oxford: University Press.

Kohlmann, C.-W. (2003). Gesundheitsrelevante Persönlichkeitsmerkmale. In M. Jerusalem & H. Weber (Hrsg.), *Psychologische Gesundheitsförderung. Diagnostik und Prävention* (S. 39–55). Göttingen: Hogrefe.

Kraiker, C. (1997). Risikoverhaltensanalyse. In R. Weitkunat, J. Haisch & M. Kessler (Hrsg.), *Public Health und Gesundheitspsychologie* (S. 80–87). Bern: Huber.

Krampen, G. (1991). *Fragebogen zu Kompetenz- und Kontrollüberzeugungen (FKK).* Göttingen: Hogrefe.

Kühn, H. (1993). *Healthismus: eine Analyse der Präventionspolitik und Gesundheitsförderung in den U.S.A.* Berlin: edition sigma.

Lutz, R. (1990). Therapietheorie zur Förderung genussvollen Erlebens und Handelns. In M. Zielke & N. Mark (Hrsg.), *Fortschritte der angewandten Verhaltensmedizin. Konzeption, Grundlagen, Therapie, Evaluation* (Band 1, S. 79–101). Berlin: Springer.

Lutz, R. (2002). Kleine Schule des Genießens. *Psychotherapie im Dialog, 3,* 179–183.

Macintyre, S., Hunt, K. & Sweeting, H. (1996). Gender differences in health: Are things really as simple as they seem? *Social Science & Medicine, 42,* 617–624.

Mann, T. (1996). Why do we need a Health Psychology of gender or sexual orientation? In T. Mann & P. M. Kato (Eds.), *Handbook of diversity issues in Health Psychology* (pp. 187–198). New York: Plenum Press.

Matthews, S., Manor, O. & Power, C. (1999). Social inequalities in health: Are there gender differences? *Social Science and Medicine, 48,* 49–60.

McCullough, M. E., Hoyt, W. T., Larson, D. B., Koenig, H. G. & Thoresen, C. (2000). Religious involvement and mortality: a meta-analytic review. *Health Psychology, 19,* 211–222.

Meyer, I. H. (2003). Prejudice, social stress, and mental health in lesbian, gay and bisexual populations: Conceptual issues and research evidence. *Psychological Bulletin, 129,* 674–697.

Miller, T. Q., Smith, T. W., Turner, C. W., Guijarro, M. L. & Hallet, A. J. (1996). A meta-analytic review of research on hostility and physical health. *Psychological Bulletin, 119,* 322–348.

Miller, W. R. & Thoresen, C. E. (2003). Spirituality, religion, and health: an emerging research field. *American Psychologist, 58,* 24–35.

Mills, T. C., Paul, J. P., Stall, R., Pollack, L., Canchola, J., Chang, Y. J., Moskowitz, J.T. & Catania, J. (2004). Distress and depression in men who have sex with men: The urban men's health study. *American Journal of Psychiatry, 161,* 278–285.

Möller, A. & Huber, M. (2003). Sensation Seeking: Konzeptbildung und -entwicklung. In M. Roth & P. Hammelstein (Hrsg.), *Sensation Seeking – Konzeption, Diagnostik und Anwendung* (S. 5–28). Göttingen: Hogrefe.

Möller, A. & Reimann, S. (2003). »Spiritualität« und Befindlichkeit – subjektive Kontingenz als medizinpsychologischer und psychiatrischer Forschungsgegenstand. *Fortschritte der Neurologie und Psychiatrie, 71,* 609–616.

Murken, S. (1994). *Religiosität, Kontrollüberzeugung und seelische Gesundheit bei anonymen Alkoholikern.* Frankfurt: Lang.

Murphy, E. M. (2003). Being born female is dangerous for your health. *American Psychologist, 58,* 205–210.

Mussmann, C., Kraft, U., Thalmann, K. & Muheim, M. (1993). *Die Gesundheit gesunder Personen*. Zürich: Eidgenössische Technische Hochschule.

Myrtek, M. (1995). Type A behavior pattern, personality factors, disease, and physiological reactivity: a meta-analytic update. *Personality and Individual Differences, 18*, 491–502.

Myrtek, M. (2000). *Das Typ-A-Verhaltensmuster und Hostility als eigenständige Risikofaktoren der koronaren Herzerkrankungen*. Frankfurt a. M.: VAS.

Nathanson, C. (1975). Illness and the feminine role: A theoretical review. *Social Science and Medicine, 9*, 57–62.

Ostir, M. A., Markides, K. S., Black, S. A. & Goodwin, J. S. (2000). Emotional well-being predicts subsequent functional independence and survival. *Journal of the American Geriatrics Society, 48*, 473–478.

Panagopoulou, E., Kersbergen, B. & Maes, S. (2002) The effects of emotional (non)-expression in (chronic) disease: a meta-analytic review. *Psychology and Health, 17*, 529–545.

Pargament, K. I., Kennell, J., Hathaway, W., Grevengoed, N., Newman, J. & Jones, W. (1988). Religion and the problem-solving process: three styles of coping. *Journal for the Scientific Study of Religion, 27*, 90–104.

Pennebaker, J. W. & Beall, S. K. (1986). Confronting a traumatic event: toward an understanding of inhibition and disease. *Journal of Abnormal Psychology, 95*, 274–281.

Pennebaker, J. W. & Francis, M. E. (1996). Cognitive, emotional and language processes in disclosure. *Cognition and Emotion, 10*, 601–626.

Pennebaker, J. W. & Seagal, J. D. (1999). Forming a story: the health benefits of narrative. *Journal of Clinical Psychology, 55*, 1243–1254.

Pennebaker, J. W. (1997a). *Opening up. The healing power of expressing emotions*. New York: Guilford.

Pennebaker, J. W. (1997b). Writing about emotional experiences as a therapeutic process. *Psychological Science, 8*, 162–166.

Peto, R., Darby, S., Deo, H., Silcocks, P., Whitley, E. & Doll, R. (2000). Smoking, smoking cessation, and lung cancer in the UK since 1950: Combination of national statistics with two case control studies. *British Medical Journal, 321*, 323–329.

Pligt, J. van der (1996). Risk perception and self-protective behavior. *European Psychologist, 1*, 34–43.

Pligt, J. van der (1998). Perceived risk and vulnerability as predictors of precautionary behaviour. *British Journal of Health Psychology, 3*, 1–14.

Polk, D. E., Cohen, S., Doyle, W. J., Skoner, D. P. & Kirschbaum, C. (2005). State and trait affect as predictors of salivary cortisol in healthy adults. *Psychoneuroendocrinology, 30*, 261–272.

Powell, L. H., Shahabi, L. & Thoresen, C. E. (2003). Religion and spirituality: linkages to physical health. *American Psychologist, 58*, 36–52.

Pressman, S. D. & Cohen, S. (2005). Does positive affect influence health? *Psychological Bulletin, 131*, 925–971.

Roth, M. & Hammelstein, P. (Hrsg.). (2003). *Sensation Seeking – Konzeption, Diagnostik und Anwendung*. Göttingen: Hogrefe.

Roth, M., Schumacher, J. & Arnett, J. (2003). Die deutsche Version des Arnett Inventory of Sensation Seeking (AISS-D). In M. Roth & P. Hammelstein (Hrsg.), *Sensation Seeking – Konzeption, Diagnostik, Anwendung* (S. 100–121). Göttingen: Hogrefe.

Russell, S. T. & Joyner, K. (2001). Adolescent sexual orientation and suicide risk: Evidence from a national study. *American Journal of Public Health, 91*, 1276–1281.

Safren, S. A. & Heimberg, R. G. (1999). Depression, hopelessness, suicidality, and related factors in sexual minority and heterosexual adolescents. *Journal of Consulting and Clinical Psychology, 67*, 859–866.

Salsman, J. M., Brown, T. L., Brechting, E. H. & Carlson, C. R. (2005). The link between religion and spirituality and psychological adjustment: the mediating role of optimism and social support. *Personality and Social Psychology Bulletin, 31*, 522–535.

Sandfort, T. G. M., Graaf, R. de & Bijl, R. V. (2003). Same-sex sexuality and quality of life: Findings from the netherlands mental health survey and incidence study. *Archives of Sexual Behavior, 32*, 15–22.

Sandfort, T. G. M., Graaf, R. de, Bijl, R. V. & Schnabel, P. (2001). Same-sex sexual behavior and psychiatric disorders: Findings from the Netherlands mental health survey and incidence study (NEMESIS). *Archives of General Psychiatry, 58*, 85–91.

Scharfetter, C. (1998). Okkultismus, Parapsychologie und Esoterik in der Sicht der Psychopathologie. *Fortschritte der Neurologie und Psychiatrie, 66*, 474–482.

Scheier, M. F. & Carver, C. S. (1985). Optimism, coping, and health: Assessment and implications of generalized outcome expectancies. *Health Psychology, 4*, 219–247.

Schowalter, M. & Murken, S. (2003). Religion und psychische Gesundheit: Empirische Zusammenhänge komplexer Konstrukte. In C. Henning, S. Murken & E. Nestler (Hrsg.), *Einführung in die Religionspsychologie* (S. 138–162). Paderborn: Schöningh.

Schröder, H. (2003). »Healthismus« und Lebensqualität. In M. Jerusalem & H. Weber (Hrsg.), *Psychologische Gesundheitsförderung: Diagnostik und Prävention* (S. 743–762). Göttingen: Hogrefe.

Schum, J. L., Jorgensen, R. S., Verhaeghen, P., Sauro, M. & Thibodeau, R. (2003). Trait anger, anger expression, and ambulatory blood pressure: a meta-analytic review. *Journal of Behavioral Medicine, 26*, 395–415.

Schumacher, J. & Hammelstein, P. (2003). Sensation Seeking und gesundheitsbezogenes Risikoverhalten – Eine Betrachtung aus gesundheitspsychologischer Sicht. In Roth, M. & Hammelstein, P. (Hrsg.), *Sensation Seeking – Konzeption, Diagnostik, Anwendung* (S. 138–161). Göttingen: Hogrefe.

Schumacher, J. & Roth, M. (2004). Sensation Seeking, gesundheitsbezogene Kognitionen und Partizipation am Risikosport. *Zeitschrift für Gesundheitspsychologie, 12*, 148–158.

Schwarzer, R. (1999). Self-regulatory processes in the adoption and maintenance of health behaviors. The role of optimism, goals, and threats. *Journal of Health Psychology, 4*, 115–127.

Schwarzer, R. & Renner, B. (1997). Risikoeinschätzung und Optimismus. In R. Schwarzer (Hrsg.), *Gesundheitspsychologie. Ein Lehrbuch* (2. Aufl., S. 43–66). Göttingen: Hogrefe.

Schwarzer, R. & Renner, B. (2000). Social-cognitive predictors of health behavior: Action self-efficacy and coping self-efficacy. *Health Psychology, 19*, 487–495.

Seeman, T. E., Fagan Dubin, L. & Seeman, M. (2003). Religion/spirituality and health: a critical review of the evidence for biological pathways. *American Psychologist, 58*, 53–63.

Sherman, D. A. K., Nelson, L. D. & Steele, C. M. (2000). Do messages about health risks threaten the self? Increasing the acceptance of threatening health messages via self-affirmation. *Personality and Social Psychology Bulletin, 26*, 1046–1058.

Siegman, A. W. (1993). Cardiovascular consequences of expressing, experiencing, and repressing anger. *Journal of Behavioral Medicine, 16*, 539–569.

Sloan, R. P. & Bagiella, E. (2002). Claims about religious involvement and health outcomes. *Annual Behavioral Medicine, 24,* 14–21.

Smyth, J., True, N. & Souto, J. (2001). Effects of writing about traumatic experiences: the necessity for narrative structuring. *Journal of Social and Clinical Psychology, 20,* 161–172.

Sniehotta, F. F. & Schwarzer, R. (2003). Modellierung der Gesundheitsverhaltensänderung. In M. Jerusalem & H. Weber (Hrsg.), *Psychologische Gesundheitsförderung. Diagnostik und Prävention* (pp. 677–694). Göttingen: Hogrefe.

Snyder, C. R., Sigmon, D. R. & Feldman, D. B. (2002). Hope for the sacred and vice versa: positive goal-directed thinking and religion. *Psychological Inquiry, 13,* 234–238.

Spielberger, C. D. (1988). *State-Trait Anger Expression Inventory (STAXI). Professional manual.* Odessa: Psychological Assessment Resources.

Stäudel, T. (1988). Der Kompetenzfragebogen: Überprüfung eines Verfahrens zur Erfassung der Selbsteinschätzung der heuristischen Kompetenz, belastenden Emotionen und Verhaltenstendenzen beim Lösen komplexer Probleme. *Diagnostica, 34,* 136–148.

Suls, J., Wan, C. K. & Costa, P. T. (1995). Relationship of trait anger to resting blood pressure: a meta-analysis. *Health Psychology, 14,* 444–456.

Thoresen, C. E. & Harris, A. H. (2002). Spirituality and health: what's the evidence and what's needed? *Annual Behavioral Medicine, 24,* 3–13.

Thurlow, C. (2001). Naming the »outsider within«: homophobic pejoratives and the verbal abuse of lesbian, gay and bisexual high-school pupils. *Journal of Adolescence, 24,* 25–38.

Traue, H. C. (1998). *Emotion und Gesundheit: Die psychobiologische Regulation durch Hemmungen.* Heidelberg: Spektrum.

Umberson, D., Chen, M. D., House, J. S., Hopkins, K. & Slaten, E. (1996). The effects of social relationships on psychological well-being: Are men and women really so different? *American Sociological Review, 61,* 837–857.

Vögele, C. & Steptoe, A. (1993). Ärger, Feindseligkeit und kardiovaskuläre Reaktivität: Implikationen für essentielle Hypertonie und koronare Herzkrankheit. In V. Hodapp & P. Schwenkmezger (Hrsg.), *Ärger und Ärgerausdruck* (S. 169–191). Bern: Huber.

Warburton, D. M. (1996). The functions of pleasure. In D. M. Warburton & N. Sherwood (eds.), *Pleasure and Quality of Life.* Chichester: Wiley.

Warner, J., McKeown, É., Griffin, M., Johnson, K., Ramsay, A., Cort, C. & King, M. (2004). Rates and predictors of mental illness in gay men, lesbians and bisexual men and women. *British Journal of Psychiatry, 185,* 479–485.

Watson, D., Clark, L. A. & Tellegen, A. (1988). Development and validation of brief measures of positive and negative affect. *Journal of Personality and Social Psychology, 54,* 1063–1070.

Watson, M. & Greer, S. (1983). Development of a questionnaire measure of emotional control. *Journal of Psychosomatic Research, 27,* 299–305.

Weinstein, N. D. & Lyon, J. E. (1999). Mindset, optimistic bias about personal risk and health-protective behaviour. *British Journal of Health Psychology, 4,* 289–300.

Weinstein, N. D. (1980). Unrealistic optimism about future life events. *Journal of Personality and Social Psychology, 39,* 806–820.

Weinstein, N. D. (1982). Unrealistic optimism about susceptibility to health problems. *Journal of Behavioral Medicine, 5,* 441–460.

Zerssen, D. von (1976). *Depressivitätsskala.* Weinheim: Beltz.

Zola, I. K. (1977). Healthism and disabling medicalisation. In I. Illich, I. K. Zola, J. McKnight, J. Caplan & H. Shaiken (Eds.), *Disabling professions.* New York: Marion Boyars.

Zuckerman, M. (1983). Sensation seeking and sports. *Personality and Individual Differences, 4,* 285–293.

Zuckerman, M. (1994). *Behavioral expressions and biosocial bases of sensation seeking.* New York: Cambridge University Press.

Soziale Ressourcen und Gesundheit: soziale Unterstützung und dyadisches Bewältigen

Rolf Kienle, Nina Knoll, Babette Renneberg

7.1 Begriffsbestimmung – 107

7.2 Soziale Unterstützung – ein interaktiver Prozess – 110

7.3 Geschlechterunterschiede bei sozialen Unterstützungsprozessen – 111

7.4 Exkurs: Soziale Unterminierung – 112

7.5 Dyadisches Bewältigen – 112

7.6 Soziale Unterstützung und Gesundheit – 114

7.7 Beispiele für die Messung sozialer Unterstützung und sozialer Integration – 117

> Ein wichtiger Faktor für die körperliche und seelische Gesundheit von Menschen sind soziale Beziehungen und Interaktionen. Soziale Interaktionen können helfen, Belastungen zu bewältigen und Herausforderungen besser zu meistern. In belastenden Situationen wird es als hilfreich empfunden, emotionale oder praktische Unterstützung zu erhalten. Hilfe und Unterstützung können allerdings nicht nur das seelische Wohlbefinden beeinflussen, sondern stehen auch im Zusammenhang mit körperlicher Gesundheit.

Ein Zusammenhang zwischen sozialen Interaktionen und Gesundheit wurde schon früh postuliert. So betonte der französische Arzt Pinel bereits Anfang des 19. Jahrhunderts die Bedeutung von positiven sozialen Interaktionen für den Verlauf psychischer Störungen.

Häufig wird die Veröffentlichung der Daten aus der »**Alameda County Longitudinal Epidemiological Study**« (Berkman 1977) als Wendepunkt in der Forschung zu den gesundheitlichen Auswirkungen sozialer Interaktionen genannt. In dieser Studie konnten Zusammenhänge zwischen sozialer Integration und niedrigeren Mortalitätsraten aufgezeigt werden. Diese Erweiterung der wissenschaftlichen Forschungsperspektive auf die Auswirkungen von sozialen Interaktionen auch auf die körperliche Gesundheit – und nicht allein auf das psychische Wohlbefinden – löste eine Flut von Arbeiten und Veröffentlichungen aus. In der Folge wurden zunehmend differenziertere Konzepte und Fragestellungen zur sozialen Integration und sozialen Unterstützung entwickelt.

Nachdem in diesem Kapitel zunächst begriffliche Unterscheidungen getroffen werden, werden zentrale Konstrukte der sozialen Unterstützungsforschung näher vorgestellt. Es schließt sich eine Darstellung der gesundheitspsychologisch relevanten Befunde zu diesen Unterstützungskonstrukten an. Das Kapitel schließt mit der Darstellung von Messinstrumenten und einer Zusammenfassung.

7.1 Begriffsbestimmung

Abhängig vom theoretischen Hintergrund und von der jeweiligen Forschungstradition werden verschiedene Konstrukte mit dem Begriff »soziale Unterstützung« beschrieben. In den letzten Jahren wurden jedoch Unterscheidungen getroffen, die weite Verbreitung gefunden haben. Insbesondere qualitative und quantitative Merkmale sozialer Interaktionen wurden klarer voneinander abgegrenzt. So unterscheiden Autoren wie Antonucci (2001) zwischen **sozialem Netzwerk** (»social network«; quantitative Aspekte) und **sozialer Unterstützung** (»social support«; qualitative Aspekte). Im Folgenden sollen diese unterschiedlichen Aspekte sozialer Einbettung näher erläutert werden.

Soziales Netzwerk

> Das **soziale Netzwerk** stellt den quantitativen Aspekt sozialer Beziehungen dar.

Der Begriff soziales Netzwerk ist unter anderem aus der Gemeindepsychologie bekannt. Gemeint ist hier ein informelles und alltägliches Hilfssystem durch Verwandte, Eltern, Freunde, Bekannte usw. Dieses wird oft dem professionalisierten und institutionalisierten System wohlfahrtsstaatlicher Leistungen gegenübergestellt. Aus dieser Perspektive können soziale Netzwerke wohlfahrtsstaatliche Leistungen ergänzen und teilweise ersetzen.

Laireiter (1993) unterscheidet die Netzwerkdimensionen
- **Struktur** (Größe, Vernetzung und Dichte von Netzwerken),
- **Relation – Interaktion** (Dauer, Frequenz und Art der Kontakte)
- **Inhalt – Funktion** (Unterstützung oder auch Belastung der Akteure des sozialen Netzwerkes) und
- **Evaluation** (z. B. die Zufriedenheit der Netzwerkteilnehmer).

Als wichtigstes Maß für die soziale Integration oder Isolation eines Individuums gilt die Anzahl der aktiven Bindungen, die jemand aufrechterhält. Einen möglichen Indikator für soziale Integration stellt die Zahl der sozialen Rollen eines Individuums dar.

Soziale Unterstützung

Soziale Unterstützung umfasst den qualitativen Aspekt von Hilfsinteraktionen zwischen einem Unterstützungsgeber und einem Unterstützungsempfänger.

Dunkel-Schetter et al. (1992) beschreiben soziale Unterstützung als Interaktion, in welcher der Unterstützungsempfänger Belastungen erlebt und der Unterstützungsgeber versucht, Unterstützung zu leisten. Unterstützung kann geleistet werden durch Information, praktische Hilfe oder emotionalen Beistand. Diese drei Formen von Hilfe werden meist bezeichnet als

- **informationelle Unterstützung** (z. B. ein guter Rat oder eine andere Übermittlung von hilfreichen Informationen),
- **instrumentelle Unterstützung** (z. B. das Erledigen von Arbeiten und die Bereitstellung finanzieller Mittel) und
- **emotionale Unterstützung** (z. B. Trost, Mitleid, Wärme und Zuspruch).

Schwarzer (2000) sieht das Ziel von sozialen Unterstützungsleistungen darin, einen Problemzustand zu verändern, der beim Betroffenen Leid erzeugt oder, falls das nicht möglich ist, zumindest das Ertragen dieses Zustandes zu erleichtern.

Soziale Unterstützung wird als eine externale Ressource aufgefasst (Hobfoll 2001). Gemeinsam mit anderen Ressourcen bildet sie das Potenzial, über das eine Person verfügt, um Umweltanforderungen so zu begegnen, dass Verluste möglichst gering ausfallen und Gewinne maximiert werden. Diesen Ansatz erläutert Hobfoll in seiner Theorie der Ressourcenerhaltung (engl.: »Conservation of Resources Theory«; ▶ Kap. 13). Hobfoll argumentieren, dass nicht nur die Menge der sozialen und persönlichen Ressourcen einer Person von Bedeutung ist, sondern auch, wie gut diese Ressourcen zur Bewältigung der Umweltanforderungen geeignet sind. So ist die Ressource »Fremdsprachenkenntnisse eines Freundes« nicht unbedingt zum Abpuffern einer eigenen körperlichen Erkrankung (Verlust der Ressource Gesundheit) geeignet. Die Bereitstellung der Ressource »pflegerische Tätigkeiten« durch einen anderen Freund kann aber eine geeignete Ressource für diesen Fall darstellen.

> Das Ausmaß der sozialen Unterstützung, die eine Person erfährt, hängt vom Grad der Vertrautheit mit anderen Personen, den Formen sozialer Kontakte und auch von bereits früher stattgefundenen Austauschprozessen sozialer Unterstützung ab.

Ferner wird darauf verwiesen, dass soziale Unterstützung einer Person nicht nur als soziale Ressource dient, sondern auch wesentlich zur persönlichen Identität beiträgt. Aus dem Erhalt sozialer Unterstützung könnte eine Person z. B. ableiten, gemocht zu werden.

Viele Autoren in der Unterstützungsforschung beziehen Stellung zu der Frage, was die Handlung einer Person zu einem Akt der sozialen Unterstützung macht. Ist die Frage an einen Freund: »Möchtest du heute mit

7.1 · Begriffsbestimmung

mir ins Kino gehen« als soziale Unterstützungsleistung zu bewerten? Dies kann nur aufgrund der **Kognitionen** beider Interaktionspartner geschlossen werden. Hat der Freund eine wichtige Prüfung nicht bestanden und fühlt sich niedergeschlagen, so kann sich in der Frage das Bemühen ausdrücken, den Freund aufzumuntern, also emotionale Unterstützung zu leisten. Ähnlich kann der Befragte, je nach eigener Einschätzung, die Äußerung als Unterstützungsversuch werten oder als wenig hilfreich ansehen. Zur Erfassung sozialer Unterstützungsleistungen sollte deswegen nicht allein die Perspektive des Empfängers berücksichtigt werden, sondern im Idealfall die insgesamt drei Perspektiven

- von dem Unterstützungsgeber,
- von dem Unterstützungsempfänger sowie
- eines nichtteilnehmenden Beobachters (Dunkel-Schetter et al. 1992).

Wahrgenommene Unterstützung vs. erhaltene Unterstützung

Im Gegensatz zu tatsächlich **erhaltener Unterstützung** (»received support«), die den retrospektiven Bericht des Unterstützungsempfängers über die erhaltenen Hilfeleistungen beinhaltet, bezeichnet **wahrgenommene Unterstützung** (»perceived support«) die Erwartung eines Individuums über die generelle zukünftige Verfügbarkeit von sozialer Unterstützung in seinem sozialen Netz. Eine Aussage, die wahrgenommene Unterstützung ausdrückt, ist: »Wenn ich Trost und Zuspruch brauche, ist jemand für mich da« (Schwarzer u. Schulz 2000). Schwarzer (2000) verweist darauf, dass die Übersetzung »wahrgenommene Unterstützung« unpräzise sei, da es sich ja eher um die **Erwartung** von (zukünftiger) sozialer Unterstützung handele als um deren **Wahrnehmung**. Er schlägt stattdessen den Begriff **erwartete Unterstützung** vor. In der aktuellen deutschsprachigen Literatur werden beide Begriffe verwendet und bezeichnen den gleichen Sachverhalt.

Entsteht das Bedürfnis nach Unterstützung und besteht wenigstens ein Mindestmaß an wahrgenommener Unterstützung, kann es zu Mobilisierung von Unterstützung kommen. Dies kann dazu führen, dass tatsächlich Unterstützung geleistet wird. Ob Unterstützung erhalten wurde, wird retrospektiv vom Empfänger geschildert (◘ Abb. 7.1).

Einen verblüffenden Befund lieferten unter anderem Dunkel-Schetter u. Bennett (1990).

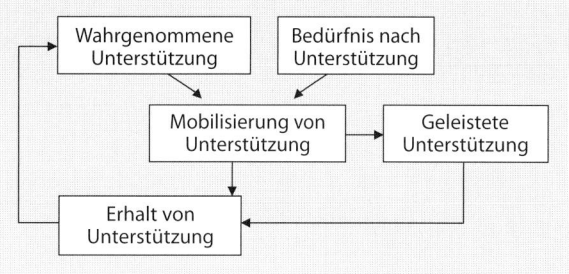

◘ Abb. 7.1. Modell der Unterstützungsinteraktion. (Nach Knoll u. Schwarzer 2005).

> Dunkel-Schetter u. Bennett (1990) betonen, dass erhaltene Unterstützung und wahrgenommene Unterstützung nur verhältnismäßig gering miteinander korrelieren.

Das Ausmaß der wahrgenommen Unterstützung entspricht also nicht vollkommen dem Ausmaß der Unterstützung, die jemand erhält. Dies kann erklärt werden, wenn man davon ausgeht, dass erhaltene Unterstützung stark von Umweltfaktoren beeinflusst wird, wahrgenommene Unterstützung aber stärker von Persönlichkeitsvariablen. Eine solche Persönlichkeitsvariable kann der spezifische Bindungsstil einer Person sein, wie Sarason et al. (1990b) im Rahmen des interaktiven Modells beschreiben (▶ Abschn. 7.2).

Die Verbindung zwischen sozialen Netzwerken und sozialer Unterstützung

Obschon Netzwerkstrukturen und soziale Unterstützungsleistungen von einander unterschieden werden können, handelt es sich dennoch um zwei Phänomene, die einen engen Zusammenhang aufweisen. Bei vollkommener sozialer Isolation wären soziale Unterstützungsleistungen unmöglich. Soziale Netzwerke schaffen also Voraussetzungen, unter denen soziale Unterstützungsleistungen überhaupt erst stattfinden können.

Begriffsbestimmung »soziale Unterstützung«. Soziale Unterstützung bezeichnet die tatsächliche (erhaltene Unterstützung) oder die erwartete (wahrgenommene Unterstützung) Hilfsinteraktion zwischen einem Unterstützungsgeber und einem Unterstützungsempfänger. Ziel ist es, einen Problemzustand, der beim Unterstützungsempfänger Leiden erzeugt, zu verändern oder erträglicher zu machen, falls eine Veränderung nicht möglich ist.

> Man unterscheidet informationelle, instrumentelle und emotionale Unterstützung.

7.2 Soziale Unterstützung – ein interaktiver Prozess

Soziale Unterstützung ist ein interaktiver Prozess, auf den sowohl Gegebenheiten der Situation (situationale Faktoren), intrapersonale und interpersonale Faktoren einwirken.

Situationale Faktoren

Wie ist die Situation beschaffen, die eine Unterstützungshandlung erfordert? Die Situation kann einfach oder komplex sein.

> Schon ein einziges Ereignis kann einen komplexen Kontext kennzeichnen, in dem sich ein Individuum befindet.

Häufig ist eine einzige Begebenheit sogar nur das herausragende Ereignis eines vielschichtigen und komplexen Lebenskontextes. So steht z. B. der Verlust des Arbeitsplatzes mit vielen anderen Lebensumständen in einem direkten Zusammenhang. Solche Lebensumstände können sein: Wie sieht die aktuelle Arbeitsmarktsituation aus? Wie stark verringert sich das Einkommen? Wie verändern sich die Sozialbeziehungen?

Der Verlust des Arbeitsplatzes kann für eine Person mit sehr negativen Folgen verbunden sein für jemanden anderen aber nicht. Es kommt auf die Kontextbedingungen an. Eine einfache Unterteilung der Situationen im Sinne des Konzeptes der kritischen Lebensereignisse (Holmes u Rahe 1967) in mehr oder weniger stressreiche Situationen ist also in diesem Rahmen nicht sinnvoll. Diese Unterteilung würde die individuellen Kontextbedingungen nicht ausreichend berücksichtigen und die spezifischen Herausforderungen, die sich durch den Kontext ergeben, vernachlässigen. Soziale Unterstützung allerdings ist dann am effektivsten, wenn sie zu den Herausforderungen der Situation passt.

Darüber hinaus verlangen situationale Bedingungen nicht nur direkte Anstrengungen des Partners, Unterstützung zu leisten, sondern belasten den Partner häufig selbst. Im schlimmsten Fall kann dies zu Verhaltensweisen führen, die als soziale Unterminierung (»social undermining«) bezeichnet werden (s. unten).

Intrapersonale Faktoren

Wie der Unterstützungsempfänger das Verhalten des Unterstützungsgebers einschätzt, wie er auf potenzielles Unterstützungsverhalten reagiert und welche Erwartungen er gegenüber dem Unterstützungsgeber hat, wirkt sich auf den Unterstützungsprozess aus. Insbesondere den Erwartungen des Unterstützungsempfängers, also auch der **wahrgenommenen Unterstützung** wurde viel Aufmerksamkeit geschenkt. Dabei wurde häufig auf Erkenntnisse der Bindungstheorie zurückgegriffen, als deren Begründer Bowlby gilt. Bowlby (z. B. 1969) und weitere Vertreter der Bindungstheorie (z. B. Ainsworth et al. 1978) sehen die Erwartungen des Erwachsenen hinsichtlich möglicher Unterstützungsleistungen durch nahe stehende Menschen in engem Zusammenhang mit seinen frühen Bindungserfahrungen. In Situationen, die der Säugling als belastend erlebt, äußert er sich durch Schreien, Weinen und andere Signale. Er sammelt Erfahrungen darüber, wie die Umwelt und insbesondere die primäre Bezugsperson (häufig die Mutter) auf diese Äußerungen reagiert. Diese interaktiven Muster wiederholen sich meistens in ihrer Struktur. Deswegen kann der Säugling Modelle von sich selbst, von wichtigen anderen Personen, von seiner Beziehung zu anderen und den zu erwartenden Reaktionen der primären Bezugsperson entwickeln. Diese sog. inneren Arbeitsmodelle (»working models«) sind zunächst flexibel.

> Die inneren Arbeitsmodelle verfestigen sich in den ersten Lebensjahren zunehmend, wodurch sie sich zu Bindungsrepräsentationen entwickeln.

Je nach Bindungsrepräsentation eines Menschen kommt es zu unterschiedlichen Erwartungen darüber, ob und wie viel soziale Unterstützung in belastenden Situationen verfügbar ist. Dies entspricht dem, was in der Forschung zu sozialen Unterstützungsprozessen meist als **wahrgenommene Unterstützung** bezeichnet wird.

Interpersonale Faktoren

Interpersonale Faktoren umfassen die Struktur der spezifischen Beziehung zwischen Unterstützungsgeber und

Unterstützungsempfänger und auch die Struktur und Größe des gesamten sozialen Netzwerkes einer Person.

Hinsichtlich der Beziehung zwischen Teilnehmern einer Unterstützungsinteraktion (Unterstützungsgeber und Unterstützungsempfänger) weisen Sarason et al. (1990b) darauf hin, dass soziale Unterstützungsleistungen in konflikthaften Beziehungen zu ungünstigen Prozessen führen können. Finanzielle Unterstützungsleistungen der Eltern einer Studentin können z. B. bei dieser Studentin zu Schuldgefühlen gegenüber den Eltern führen, wenn diese beständig erwähnen, welche finanziellen Opfer sie bringen müssen. Der interpersonale Faktor ist dabei das Verhalten der Eltern, das zur Entwicklung der Schuldgefühle bei der Studentin beiträgt.

Auch auf der Ebene des gesamten Netzwerkes können Konflikte durch interpersonale Faktoren entstehen. Wird z. B. nur die Hilfe eines Netzwerkteilnehmers erbeten, kann sich ein anderer möglicher Weise zurückgesetzt fühlen und zukünftige Unterstützungsleistungen nicht mehr anbieten. Hierbei wird allerdings deutlich, dass die interpersonalen Faktoren bei den entsprechenden Empfängern Verarbeitungsprozesse auslösen, die wiederum von intrapersonalen Faktoren mitbestimmt werden.

Auswirkungen von sozialer Unterstützung auf Wohlbefinden und körperliche Gesundheit sind aus Sicht der interaktiven Perspektive durch das Zusammenwirken aller drei genannten Faktoren bedingt. Alle drei Faktoren, situationale, intra- und interpersonale, sollten somit in Untersuchungen berücksichtigt werden.

7.3 Geschlechterunterschiede bei sozialen Unterstützungsprozessen

Die Forschungsergebnisse zu Geschlechterunterschieden fallen vergleichsweise eindeutig aus:

> ❶ Frauen mobilisieren und erhalten meist mehr soziale Unterstützung als Männer (Matthews et al. 1999), sie haben ein größeres Maß an wahrgenommener Unterstützung und sind meist zufriedener mit der Unterstützung, die sie erhalten (Antonucci u. Akiyama 1987).

Bemerkenswerte Unterschiede bestehen insbesondere bei der Mobilisierung und beim Erhalt emotionaler Unterstützung. Männer geben weniger Personen an, an die sie sich in Krisensituationen wenden können. Wenn sie sich jemandem anvertrauen, dann häufig einer Frau, meist der Partnerin. Frauen hingegen verfügen häufig über einen größeren Kreis von Personen, denen sie sich anvertrauen. In einer Untersuchung von Berkman et al. (1993) nannten die männlichen Probanden am häufigsten ihre Ehepartnerin als engste Vertraute, während Frauen Unterstützung eher bei Freunden und anderen Familienmitgliedern suchten. Dies entspricht Befunden, wonach verheiratete Männer, die mit ihrer Ehe zufrieden waren, sich ihrer Frau anvertrauten. Männer, die in ihrer Ehe unzufrieden waren, vertrauten sich niemandem an. Frauen allerdings vertrauen sich anderen Netzwerkpartnern an, unabhängig von der Zufriedenheit mit der Ehe (Gottman 1993).

Als Erklärungsansatz schlägt Helgeson (2005) Zusammenhänge mit der kulturell bedingten Männlichkeitsnorm vor. Diese beinhaltet die Erwartung, dass Männer möglichst unabhängig und unverwundbar agieren sollen. Eine aktive Mobilisierung und auch das Annehmen von emotionaler Unterstützung widersprechen diesen Anforderungen. Die weibliche Geschlechtsrollennorm enthält solche Erwartungen nicht. Des Weiteren postuliert Helgeson, dass Männer i. Allg. über weniger kommunikative Fähigkeiten verfügen, um effektiv Hilfe mobilisieren zu können.

> **Studienbox**
>
> **Befunde zu Geschlechterunterschieden bei der Wirkung sozialer Unterstützung**
> In einem Experiment haben Kirschbaum et al. (1995) geschlechtsspezifische Effekte von sozialer Unterstützung auf physiologische Größen untersucht. Sie konnten zeigen, dass in einer als stressreich erlebten Situation Männer, die von fremden Personen unterstützt wurden, keine Verminderung der Kortisolwerte zeigten (Kortisol ist ein Hormon, das bei Stress über die Aktivierung der Hypothalamus-Hypophysen-Nebennierenrinden-Achse ausgeschüttet wird). Männer, die von ihrer Partnerin unterstützt wurden, erlebten jedoch signifikante Verringerungen dieser Werte. Bei Frauen blieben die Kortisolwerte stets hoch, gleichgültig ob sie von einer fremden Person Unterstützung erhielten oder von ihrem Partner. Diese Befunde können ein Hinweis darauf sein, dass die Effektivität der Unterstützungsleistung von Frauen für Männer größer ist als im umgekehrten Fall.

Da für Männer die Partnerin die wichtigste Quelle sozialer Unterstützung darstellt, ist es nicht erstaunlich, dass Männer einen größeren Verlust an sozialer Unterstützung erleben, wenn die Partnerin stirbt (Stroebe u. Stroebe 2005).

7.4 Exkurs: Soziale Unterminierung

Dieses Kapitel fokussiert auf Interaktionen, die helfen **Belastungen zu meistern oder zu bewältigen**. Lassen sich jedoch auch soziale Interaktionen finden, die das Bewältigen von Schwierigkeiten noch zusätzlich erschweren? Forscher, die sich mit sozialer Unterminierung (»social undermining«) beschäftigen, untersuchen solche aktiven Handlungen eines Interaktionspartners, die dazu beitragen, die **Probleme oder den Zustand** des anderen **zu verschlimmern**. »Social undermining« kann im Deutschen übersetzt werden als ein Prozess des »Untergrabens durch soziale Interaktionen«. Um der englischen Bezeichnung möglichst nahe zu kommen, wird hier der etwas ungewohnten Begriff **soziale Unterminierung** verwendet. Nach Vinokur et al. (1996) ist soziale Unterminierung ein Verhalten, das durch drei Elemente gekennzeichnet wird:

1. Aktivitäten, Anstrengungen und sogar die Eigenschaften einer Person werden negativ bewertet. Die Person wird z. B. kritisiert für ihre Bemühungen, an ihrer Lage etwas ändern zu wollen.
2. Im Umgang mit dieser Person werden negative Affekte gezeigt. Sie wird z. B. ablehnend behandelt oder man drückt seinen Ärger ihr gegenüber aus.
3. Das Verhalten des Interaktionspartners hindert diese Person daran, instrumentelle Ziele zu erreichen, wie z. B. eine bestimmte Tätigkeit erfolgreich abzuschließen.

Ist soziale Unterminierung das Gegenteil von sozialer Unterstützung? Vinokur et al. (1996) argumentieren, dass diese beiden Verhaltensweisen nicht als Gegenpole auf ein und derselben Dimension angesehen werden können. Sie konstatieren, dass soziale Unterminierung nicht allein den Entzug von sozialer Unterstützung darstellt, sondern einem aktiven Angriff auf den Interaktionspartner gleichkommt. Somit handelt es sich um zwei qualitativ unterschiedliche Verhaltensweisen.

> **Studienbox**
>
> Um unterschiedliche Effekte von sozialer Unterstützung und sozialer Unterminierung auf bestimmte Aspekte des psychischen Wohlbefindens (Depressivität und Angstsymptome) zeigen zu können, führten Vinokur u. Ryn (1993) eine längsschnittlich angelegte Fragebogenstudie durch. Die Studie umfasste drei Messzeitpunkte mit jeweils zweimonatigem Abstand. Die Probanden waren Arbeitslose, die kürzlich ihren Arbeitsplatz verloren hatten. Die Autoren konnten nicht nur zeigen, dass soziale Unterstützung einen positiven und soziale Unterminierung einen negativen Effekt auf psychisches Wohlbefinden hatten, sondern auch, dass die Effekte unterschiedlich stark ausfielen. Arbeitslose, die von sozialer Unterminierung betroffen waren, erlebten rasch eine starke Verschlechterung ihres psychischen Wohlbefindens. Im Vergleich dazu hatte soziale Unterstützung einen schwächeren aber stabileren positiven Effekt auf das Wohlbefinden.

7.5 Dyadisches Bewältigen

Ein Forschungszweig, der aus der sozialen Unterstützungsforschung hervorgegangen ist, aber über die Unterstützungsleistungen hinaus noch andere soziale Stressverarbeitungsstrategien berücksichtigt, ist die Forschung zum dyadischen Bewältigen oder dyadischen Coping. In diesen Arbeiten wird konsequent interaktionistisch untersucht, wie Partner (meist Beziehungspartner) mit belastenden Situationen umgehen, wie sie als Individuen und im System der Partnerschaft stressreiche Ereignisse bewerten und bewältigen und welche Konsequenzen dies für das individuelle und gemeinsame Wohlbefinden der Partner hat. Dabei ist es wichtig zu verstehen, wie komplex eine Partnerschaft sein kann und wie schwierig es ist, diese Komplexität sowohl theoretisch als auch empirisch abzubilden.

Menschen in Partnerschaften funktionieren als System und beeinflussen sich ständig gegenseitig, z. B. durch aktive Handlungen, aber auch einfach nur durch Stimmungslagen. Beispielsweise kann es bei negativen Emotionen zu Transmissions- oder Übertragungseffekten zwischen den Partnern kommen. Längerfristige depressive Symptome des einen können im Laufe der

Zeit auf den anderen übergehen und so die Bewältigungsmöglichkeiten beider Partner allein oder zusammen dauerhaft kompromittieren (s. auch Bodenmann 2000). Es muss jedoch nicht notwendigerweise bei jeder stressreichen Situation zu solchen Übertragungseffekten kommen. Thompson u. Bolger (1999) haben z. B. gezeigt, dass Übertragungseffekte zwischen Partnern kurzzeitig aussetzen können. In dieser Studie wurden Paare über mehrere Wochen untersucht, bei denen sich ein Partner einer schwierigen Prüfung stellen musste. Die normalen Übertragungseffekte hinsichtlich des negativen Affektes wurden mit Annäherung an die Prüfung immer kleiner und verschwanden kurz vor der Prüfung schließlich ganz, um danach wieder in der vollen Stärke einzusetzen. Die nicht prüfungsbelasteten Partner haben ihren Lebensgefährten in der Vorbereitungssituation vermutlich emotionale Freiräume geschaffen, um sie zu entlasten.

Solche Anzeichen für Rücksichtnahme können Formen der dyadischen Bewältigung sein. Die meisten Forscher auf diesem Gebiet widmen sich allerdings eher direkten, mehr oder weniger aktiven Formen der gemeinsamen Bewältigung. Die meisten Theorien betten dabei den dyadischen Bewältigungsprozess in ein übergeordnetes Stress- und Bewältigungsmodell ein, meist die transaktionale Stresstheorie nach Lazarus (1991), und erweitern es vom Individuum auf die Dyade (d. h. das Paar). Zwei Theorien zur dyadischen Bewältigung sollen in diesem Abschnitt exemplarisch vorgestellt werden:

- das Konzept der beziehungsbezogenen Bewältigung nach Coyne u. Smith (1991, 1994; »relationship-focused coping«) und
- das Modell des dyadischen Coping nach Bodenmann (2000).

Coyne u. Smith (1991) untersuchen beziehungsspezifische Bewältigungsmechanismen auf der Paarebene. Die Autoren betten ihr Konzept der **beziehungsbezogenen Bewältigung** (»relationship-focused coping«) direkt in das transaktionale Stressmodell nach Lazarus ein. Die Autoren gehen von mehreren Bewältigungsfunktionen aus:

- Problemregulation,
- Emotionsregulation und schließlich, erweiternd,
- Strategien zur Regulation der emotionalen Bedürfnisse des Partners (»relationship-focused coping«, beziehungsbezogene Bewältigung).

> Zwei zentrale Formen beziehungsbezogener Bewältigung nach Coyne u. Smith sind die **aktive Mitwirkung** (»active engagement«) und die **protektive Abfederung** (»protective buffering«).

Unter **aktiver Mitwirkung** wird eine eher problembezogene, partnerorientierte Bewältigungsform verstanden. Hier werden zunächst die Gefühle des Partners und das Problem selbst erkundet. Anschließend werden gemeinsam mit dem Partner Lösungsvorschläge erarbeitet. In einer Studie mit Herzinfarktpatienten und ihren Lebenspartnerinnen (Coyne u. Smith 1994) konnten die Autoren zeigen, dass die Selbstwirksamkeitserwartungen der Patienten mit höheren Ausprägungen von **aktiver Mitwirkung** der Partnerin stiegen.

Beim **protektiven Abfedern** wird versucht, den gestressten Partner von schlechten Neuigkeiten oder zusätzlichen Problemen abzuschirmen. Unter dieser Form von Bewältigung könnten auch Situationen zusammengefasst werden, in denen der helfende Partner Konflikte vermeidet, indem er den Wünschen des gestressten Partners nachgibt. Coyne u. Smith untersuchten ebenfalls mit Herzinfarktpatienten und ihren Lebenspartnerinnen die Effekte des protektiven Abfederns. **Protektives Abfedern** kann auch Kosten **beim Anwender** verursachen. So sanken die Selbstwirksamkeitserwartungen der Patienten über die Zeit, wenn sie selbst mehr **protektives Abfedern** ausführten. Wenn die Lebenspartnerinnen mehr protektives Abfedern gegenüber den Patienten anwendeten, war das zwar mit einer Erhöhung der Selbstwirksamkeitserwartungen bei den Patienten verknüpft, aber ebenso mit einem erhöhten Stressniveau bei den Partnerinnen (Coyne u. Smith 1991).

Auch Bodenmann (2000) bettet das dyadische Coping konsequent in das transaktionale Stressmodell (z. B. Lazarus 1991) ein. Um das Stressbewältigungsgeschehen auch auf der Partnerebene abbilden zu können, muss zunächst der erlebte Stress und dessen Entstehung bei beiden Partnern einzeln und in der Dyade ermittelt werden. Hierbei sollten auch individuelle und gemeinsame Ziele der Partner berücksichtigt werden. Gleichzeitig untersucht Bodenmann die Bewältigungsmechanismen (individuell und gemeinschaftlich), die den Partnern zur Lösung der Probleme zur Verfügung stehen.

In dieser Theorie beschreibt dyadischer Stress alle Stresserlebnisse, die die Dyade als Einheit betreffen, das heißt beide Partner in Mitleidenschaft ziehen. Wenn z. B. ein Partner ein belastendes Erlebnis durchmacht, das sich über einen längeren Zeitraum erstreckt und nicht adäquat bewältigt werden kann, könnte sich dieses Stresserlebnis auf den anderen Partner mit auswirken. Hier wird das individuelle Stresserleben zum dyadischen Stresserleben. Dabei kann die Stressepisode außerhalb oder innerhalb der Dyade beginnen und beide Partner gleichzeitig oder zeitlich versetzt betreffen.

> In Anlehnung an Lazarus betont Bodenmann (2000), dass es weniger die situationalen oder personalen Faktoren selbst sind, die einen Stressprozess auslösen, sondern vielmehr ihre Bewertungen durch beide Partner, einzeln und gemeinsam.

Bodenmann unterscheidet neben den bekannten individuellen Bewältigungsstrategien drei Formen des dyadischen Copings:
- gemeinsames Coping,
- supportives Coping und
- delegiertes dyadisches Coping.

Beim **gemeinsamen Coping** geht es um das gemeinsame Angehen und Lösen von Problemen bei gleichzeitigem Ausdruck der gegenseitigen Solidarität zwischen den Partnern. Das **supportive Coping** umfasst gegenseitige Unterstützungsmaßnahmen (wie etwa emotionale oder instrumentelle Unterstützung). Beim **delegierten dyadischen Coping** übernimmt ein Partner die Aufgaben des anderen, um ihn oder sie zu entlasten. Alle drei dyadischen Copingformen können dabei emotions- oder problemorientierten Charakter haben.

In verschiedenen Studien zu dyadischem Coping bei körperlichen Erkrankungen wie Krebs, Myokardinfarkt oder rheumatischer Arthritis konnte Bodenmann (2002) zeigen, dass eine erfolgreiche Koordination der Bewältigung beider Partner mit einer reduzierten Belastung beim gesunden Partner und mit einem besseren Umgang mit der Krankheit beim kranken Partner assoziiert war.

Bodenmann (2000) empfiehlt, das Konzept der sozialen Unterstützung bei Paaren generell um die Überlegungen des Modells zum dyadischen Coping zu erweitern, um der Komplexität solcher Formen von Interaktion Rechnung zu tragen.

7.6 Soziale Unterstützung und Gesundheit

Welcher Art genau ist nun der Zusammenhang zwischen sozialer Unterstützung einerseits und körperlicher Gesundheit andererseits? Diese Frage beschäftigt seit der »Alameda County Study« viele soziale Netzwerkepidemiologen und Unterstützungsforscher nicht nur inhaltlich, sondern auch formal.

Wie darf man sich z. B. die **formale** Beziehung zwischen sozialer Unterstützung und der Gesundheit vorstellen? Wirkt soziale Unterstützung als Puffer zwischen negativen Emotionen und der körperlichen Gesundheit, könnte sie z. B. bereits aufgetretene Stresszustände abmildern (Moderator- oder Pufferhypothese)? Oder stößt soziale Unterstützung direkt psychologische oder physiologische Prozesse an, die dann wiederum langfristig die Gesundheit schützen (Haupteffekthypothese)? Zurzeit liegen empirische Hinweise darauf vor, dass beide formalen Verbindungen zwischen sozialer Unterstützung und Gesundheit wirken könnten (Abb. 7.2).

Auf der **inhaltlichen Ebene**, also der Identifikation der Variablen, die die Verbindung zwischen Unterstützung und Gesundheit erklären sollen, werden vor allem zwei Bereiche diskutiert: **Stress oder stressassoziierte Faktoren** (psychische und physiologische) und das **Gesundheitsverhalten** (Abb. 7.3).

Stress, soziale Unterstützung und Gesundheit

Stress manifestiert sich auf mehreren Ebenen:
- auf affektiver Ebene,
- auf kognitiver Ebene und
- durch somatische Reaktionen.

In den vergangenen Jahren wurde vor allem der Einfluss sozialer Unterstützungsprozesse auf die affektiven und somatischen Reaktionen bei Stress untersucht.

Auf der affektiven Ebene können Situationen, die als stressreich bewertet werden und denen zu wenige individuelle Ressourcen entgegenstehen, zur Erhöhung verschiedener negativer Emotionen wie Angst, Ärger oder Trauer beitragen (z. B. Hobfoll 1989).

> Da soziale Unterstützung als Ressource fungieren kann, ist anzunehmen, dass Menschen, die über ein hohes Maß an Unterstützung verfügen, zum einen generell seltener in den Stressprozess eintreten und zum anderen insgesamt ein höheres Wohlbefinden aufweisen.

7.6 · Soziale Unterstützung und Gesundheit

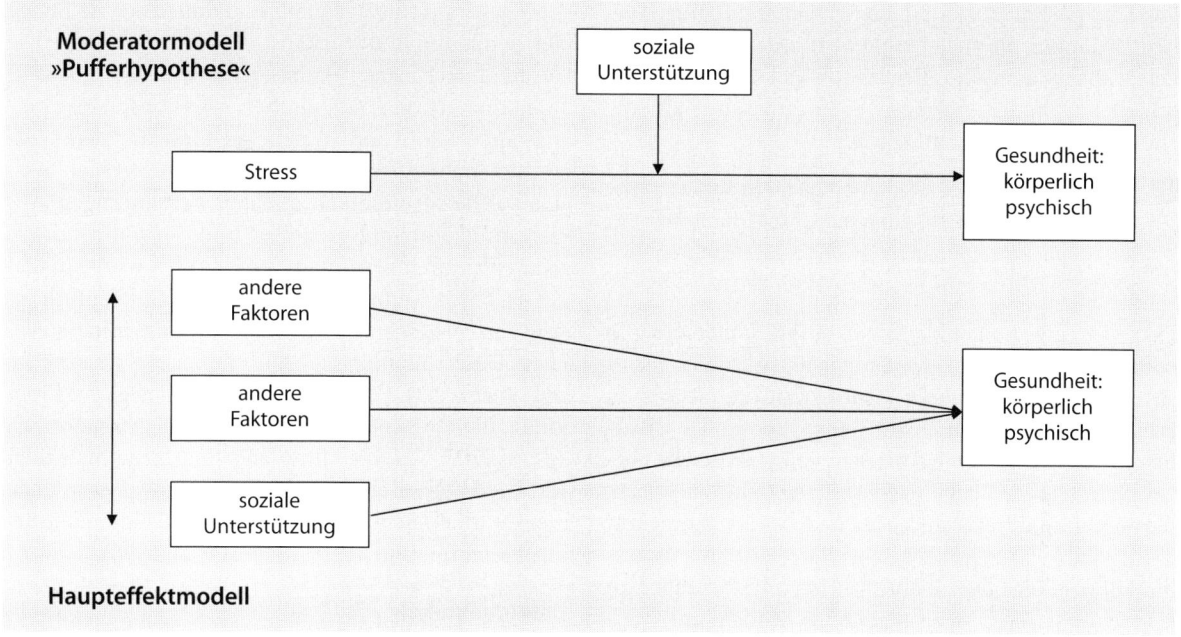

◘ Abb. 7.2. Moderatormodell (»Pufferhypothese«) und Haupteffektmodell der Wirkung sozialer Unterstützung

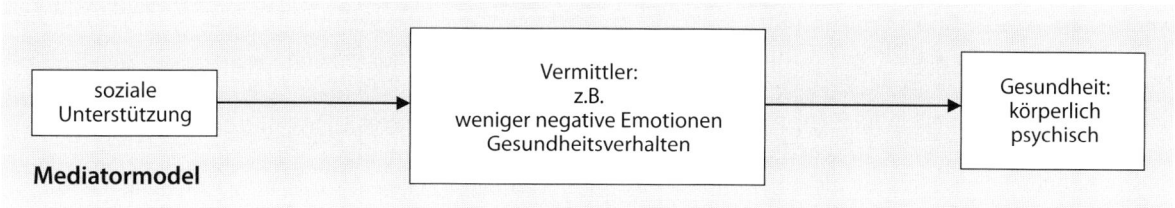

◘ Abb. 7.3. Mediatormodell: Beispiele für »Vermittler« zwischen sozialer Unterstützung und Gesundheit

Letztere Annahmen werden auch als das **Haupteffektmodell der sozialen Unterstützung** bezeichnet. Hier wird davon ausgegangen, dass soziale Unterstützung generell positive Auswirkungen auf das Wohlbefinden hat, also nicht nur dann zum Tragen kommt, wenn starker Stress vorliegt (z. B. Park et al. 2004). Befunde, die diese Annahmen stützen, zeigt vor allem die Forschung zur wahrgenommenen Unterstützung. Der Überzeugung zu sein, dass einem in der Not andere Menschen beistehen und unterstützen, hat sich mehrfach als potenter direkter Schutzfaktor gegen Stress erwiesen (Sarason et al. 1990a).

Falls das Individuum bereits in den Stressprozess eingetreten ist, könnte mithilfe tatsächlich erhaltener sozialer Unterstützung dieser besser bewältigt werden. Leider sind die Befunde zu dieser Annahme, der **Pufferhypothese**, eher heterogen. Wie oben erwähnt, ging man ursprünglich davon aus, dass soziale Unterstützung die ansonsten unangenehmen Effekte von Stressepisoden abmildern kann. Das scheint auch vielfach der Fall zu sein. Schieman u. Meersman (2004) befragten z. B. 1.167 ältere Erwachsene in unterschiedlichen Wohnbezirken im Osten der Vereinigten Staaten. Unter anderem untersuchten die Autoren, inwiefern erhaltene Unterstützung den Zusammenhang zwischen wahrgenommenen Problemen in den Wohnbezirken (als potenziellen Stressoren) und Ärger (Kriterium) moderiert. In dieser Studie profitierten vor allem Männer von erhaltener Unterstützung. Das heißt, Männer, die viele Probleme in ihren Wohnbezirken wahrnahmen und gleichzeitig viel Unterstützung erhielten, gaben an, weniger Ärger zu erleben als solche mit geringer Unterstützung.

> Es hat sich allerdings wiederholt gezeigt, dass tatsächlich erhaltene Unterstützung manchmal gar keinen oder sogar einen negativen Einfluss auf den Stressprozess haben kann (z. B. Revenson et al. 1991).

Dabei ist zurzeit nicht klar, wann soziale Unterstützung entlastend, belastend oder gar nicht wirkt. Dunbar et al. (1998) haben Faktoren identifiziert, die tatsächlich erhaltene soziale Unterstützung unwirksam oder schädlich machen. Generell bekommen von vornherein stärker gestresste Menschen mehr Unterstützung als solche, die weniger gestresst sind, was den Unterstützungsakt an sich schon schwieriger macht (Barrera 1986). Weiterhin können Versuche zu unterstützen oder behilflich zu sein fehlschlagen (Coyne et al. 1988). Studien mit Trauernden haben gezeigt, dass tatsächlich erhaltene Unterstützung öfter den Stress der Betroffenen erhöht, weil verbunden mit der Unterstützungsleistung vom Anbieter normative Erwartungen an den Rezipienten gestellt werden, die er oder sie zu erfüllen nicht imstande ist. Schließlich kann der Erhalt von Unterstützung auch Schäden am Selbstwert des Rezipienten nach sich ziehen. Denn Hilfe zu erhalten oder auf sie angewiesen zu sein, kann dem Betroffenen schmerzlich klar machen, dass er mit der Situation alleine nicht zurechtkommt.

Auf der körperlichen Ebene geht Stress mit der Aktivierung verschiedener Hormon- und Transmittersysteme einher, die, falls schlecht kontrollierbar, intensiv, lange anhaltend oder physiologisch fehlgesteuert, zu nachhaltigen Schäden des Organismus beitragen könnten, d. h. durch direkte Organschäden oder durch ein geschwächtes Immunsystem (Kiecolt-Glaser et al. 2002; McEwen 2000). Auch hier gibt es Hinweise sowohl auf eine Haupteffekt-, als auch auf eine Pufferwirkung von sozialer Unterstützung auf körperliche Symptome. Eher im Sinne eines Haupteffektmodells zeigen Uchino et al. (1996) mit einer Metaanalyse, dass soziale Unterstützung über unterschiedliche Altersgruppen hinweg positive Auswirkungen auf eine Reihe gesundheitlicher Parameter wie das kardiovaskuläre, neuroendokrine und das Immunsystem ausübt. Individuen mit geringerer sozialer Unterstützung erleben z. B. hohe altersbedingte Blutdruckanstiege, wohingegen gut unterstützte Individuen solche hohen altersbedingten Blutdruckanstiege nicht aufweisen. Die Autoren folgern sogar daraus, dass zuverlässige soziale Unterstützung den biologischen Alterungsprozess verlangsamen kann und so generell protektiv wirkt. Allerdings muss einschränkend angemerkt werden, dass auch solche vermeintlich direkten Verbindungen zwischen Unterstützungsprozessen und Gesundheit durch weitere Faktoren vermittelt werden. Man würde in diesem Fall von weiteren Mediatoren (also Vermittlern) ausgehen, die eigentlich für den Zusammenhang zwischen Unterstützung und Gesundheit verantwortlich sind (◘ Abb. 7.3). Hier werden vor allem negative Emotionen, die etwa im Zusammenhang mit Stressprozessen auftreten, als Vermittler angenommen. Allerdings sind diese potenziellen Mediatorfunktionen noch nicht intensiv untersucht worden und die existierenden Befunde sind uneinheitlich (Uchino et al. 1996).

Studienbox

Zur Frage des Puffereffekts von sozialer Unterstützung (◘ Abb. 7.2) bei stressassoziierten physiologischen Reaktionen führte Steptoe (2000) eine Studie an Lehrerinnen und Lehrern im Arbeitsalltag durch. Jeder Teilnehmer wurde mit einem Blutdruckmessgerät ausgestattet. Danach wurde einen Werktag lang alle 20 min der Blutdruck gemessen und eine subjektive Stresseinschätzung bei den Teilnehmenden erhoben. Darüber hinaus lagen Angaben zum Ausmaß erhaltener sozialer Unterstützung bei den Probanden vor. **Während der Stressphasen** kam es bei Teilnehmern, die gut unterstützt wurden, zu weniger starken Blutdruck- oder Herzratenanstiegen als in der Vergleichsgruppe.

Gesundheitsrelevantes Verhalten, soziale Unterstützung und Gesundheit

Weitere Vermittler zwischen sozialer Unterstützung und der Gesundheit sind gesundheitsrelevante Verhaltensweisen (◘ Abb. 7.3). Beispielsweise können Unterstützungsleistungen durch Mitglieder des sozialen Netzwerkes oder einfach durch die Gewissheit, sich in der Not auf jemanden verlassen zu können, dabei behilflich sein, mit dem Rauchen aufzuhören, weniger zu trinken oder sportlich aktiv zu bleiben (Bond et al. 2003; Burkert et al. 2005; Lippke 2004).

> **Studienbox**
>
> In einer Studie von Carlson et al. (2002) wurden Raucher und ihre Unterstützungspersonen im Rahmen eines Raucherentwöhnungsprogramms geschult und mit Rauchern ohne geschulte Unterstützungspersonen verglichen. Carlson et al. zeigten, dass geschult-unterstützte Personen in einem Zeitraum von 12 Monaten eher mit dem Rauchen aufhörten und abstinent blieben als solche, die keine geschulte Unterstützung erfuhren. Allerdings konnte auch gezeigt werden, dass Frauen, vor allem kurz nach der Intervention (3 Monate nach der Schulung), von ihrer Unterstützung profitierten, nach 12 Monaten aber meist wieder rückfällig geworden waren. Bei Männern hingegen hielt der protektive Effekt von Unterstützung auch noch nach 12 Monaten an, die Abstinenzraten (zwischen 50% und 60%) in den Unterstützungsgruppen blieben hier konstant höher als bei den Frauen (zwischen 50% anfänglich und 30% nach einem Jahr).

Weiterhin könnte das soziale Netzwerk eine Modellfunktion einnehmen und uns so passiv animieren, etwas für unsere Gesundheit zu tun. Es ist auch denkbar, dass Bezugsgruppen Normen und Vorschriften darüber vermitteln, wie man sich gesund verhalten sollte (d. h. soziale Regulation). Dies kann durch qualitative Unterstützungsaspekte (z. B. durch Rat, Hilfe oder Informationen) oder durch Charakteristika des Netzwerkes geschehen. So hilft z. B. ein nichtrauchendes Netzwerk angehenden Nichtrauchern, abstinent zu bleiben (Cohen et al. 1988).

> ❗ Ein wichtiger Hinweis darauf, dass das Gesundheitsverhalten sozialer Regulation unterliegt, ist die Tatsache, dass Männer, die ihre Partnerin verlieren, eine signifikante Erhöhung ihres Mortalitätsrisikos erfahren.

Dieser Effekt wird zum Teil dadurch erklärt, dass die Ehefrau zu Lebzeiten die Ausführung des gesundheitsrelevanten Verhaltens eingefordert, erleichtert oder ermöglicht hat, was nach ihrem Ableben oder einer Scheidung nicht mehr der Fall ist. In einer Längsschnittstudie von Umberson (1992) gaben vormals verheiratete Männer (im Gegensatz zu Frauen) eher an, in ihrem Gesundheitsverhalten von ihren Partnerinnen reguliert worden zu sein. Nach Scheidung vom Partner oder Tod des Partners konnten bei Männern größere Einschnitte täglicher (gesundheitsrelevanter) Routinen beobachtet werden als bei Frauen.

Weiterhin steht die Stresspufferfunktion im Fokus sozialer Unterstützung, die auf gesundheitsrelevantes Verhalten Einfluss nehmen kann.

> ❗ Bei der Veränderung gesundheitsrelevanter Verhaltensweisen (z. B. mit dem Rauchen aufhören, Ernährung umstellen) entsteht mitunter Stress (McMahon u. Jason 1998).

Durch wirksame Unterstützung könnte dieser Stress in Risikosituationen (z. B. Entzugssymptome bei der Raucherentwöhnung) aufgefangen und abgemildert werden. Zumindest kurzfristig könnte dieses Szenario vor Rückfällen in das Risikoverhalten schützen.

Die Rolle sozialer Unterstützung bei der Ausführung oder dem Unterlassen von Risikoverhalten ist also komplex, was sich schon darin zeigt, dass soziale Netzwerkpartner das gesundheitsbewusste Verhalten nicht nur fördern, sondern auch kompromittieren können (z. B. Simons-Morton et al. 2004). Schwarzer (2004) gibt weiterhin zu bedenken, dass soziale Unterstützung bei der Veränderung gesundheitsrelevanten Verhaltens nur eine Variable unter vielen ist und dass ihr keineswegs eine Schlüsselrolle zukommt.

7.7 Beispiele für die Messung sozialer Unterstützung und sozialer Integration

Es existieren zahlreiche Instrumente zur Messung sozialer Unterstützungsleistungen und sozialer Integration, die sich unterscheiden in
- der **Erfassungsmethode**,
- den **erfassten Inhalten** sozialer Unterstützung und
- den zugrunde liegenden **Konzepten** und **Definitionen**.

Zu den unterschiedlichen Erfassungsmethoden zählen:
- Interviews, wie das »Interview zum sozialen Netzwerk und zur sozialen Unterstützung (SONET)« (Baumann et al. 1987),
- Tagebuchverfahren wie das »COMES-SOZU« (Perkonig et al. 1993),
- Verhaltensbeobachtung (z. B. im Rahmen eines Experiments) sowie
- Fragebogenverfahren.

Zu den klassischen und oft eingesetzten Fragebogenverfahren aus dem englischsprachigen Raum gehört z. B. der »**Social Support Questionnaire**« (**SSQ**; Sarason 1983).

Erfasste Inhalte dieser Fragebögen sind die soziale Integration, die erhaltene oder angebotene Unterstützung sowie die wahrgenommene Unterstützung. Die meisten Instrumente, die nur eine Perspektive der Unterstützungsinteraktion berücksichtigen, erfassen die des Empfängers.

Den Erweiterungen der theoretischen **Konzepte** folgend, werden neben den bewährten Instrumenten, die die Individuumsperspektive berücksichtigen, nun auch Instrumente entwickelt, die dyadische Unterstützungs- und Bewältigungsbemühungen messen können.

Im Folgenden werden exemplarisch einige neuere Fragebögen und ein experimentelles Verfahren aus dem deutschsprachigen Raum vorgestellt.

Fragebogen zur sozialen Unterstützung

Der Fragebogen zur sozialen Unterstützung (F-SozU; Fydrich et al. 1999) verfügt über vier Hauptskalen, die durch ein item- und faktorenanalytisches Verfahren entwickelt wurden:
1. emotionale Unterstützung (Beispielitem: »Ich habe Freunde, die auch mal gut zuhören können, wenn ich mich aussprechen möchte«),
2. praktische Unterstützung (etwas ausleihen, von Aufgaben entlastet werden und andere praktische Hilfen im Alltag),
3. soziale Integration (Personen, mit denen man gemeinsame Unternehmungen durchführt, Menschen mit ähnlichen Interessen),
4. soziale Belastung (sich abgelehnt, eingeengt, kritisiert und überfordert fühlen).

Die drei ersten Skalen messen wahrgenommene soziale Unterstützung. Die Testrohwerte dieser Skalen lassen sich zu einem Gesamtwert (WasU) zusammenfassen. Die vierte Skala bildet soziale Belastungen ab.

Fydrich u. Sommer (1999) konnten zeigen, dass die ersten drei Skalen mit der vierten Skala erwartungsgemäß negativ korrelieren (r = –0,39 bis r = –0,55). Zur Überprüfung der Inhaltsvalidität wurden unter anderem Korrelationen zu Skalen der sozialen Kompetenz des U-Fragebogens (Unsicherheitsfragebogen; Ulrich u. Ulrich 1977) berechnet. Sie fielen erwartungsgemäß positiv aus. Überprüfungen der internen Konsistenz zeigten für alle vier Skalen gute Kennwerte. Normiert wurde der Fragebogen an zwei repräsentativen Bevölkerungsstichproben.

Berliner Social-support-Skalen

Die Berliner Social-support-Skalen (BSSS; Schulz u. Schwarzer 2003) erfassen soziale Unterstützung in einem mehrdimensionalen Ansatz. Sowohl kognitive als auch behaviorale Aspekte sozialer Unterstützung werden mit sechs Skalen erfasst: wahrgenommene, erhaltene und geleistete Unterstützung, Bedürfnis und Suche nach Unterstützung sowie protektives Abfedern.

Die Items der Skala **wahrgenommene soziale Unterstützung** (»perceived available social support«) sind allgemein und zeitunabhängig formuliert. Dies folgt der Auffassung, wahrgenommene soziale Unterstützung eher als ein Personenmerkmal zu begreifen. Im Gegensatz dazu kann **erhaltene soziale Unterstützung** (»received social support«) als situationsnah begriffen werden. Sie wird naturgemäß retrospektiv erfasst, da eine erhaltene Unterstützungsleistung stattgefunden haben muss, bevor sie berichtet wird. Probanden werden gebeten, das unterstützende Verhalten einer Bezugsperson im Zeitintervall der letzten Woche einzuschätzen. Auch die Skala **geleistete soziale Unterstützung** (»provided social support«) wird anhand von Items erfasst, die auf die letzte Woche bezogen sind. Die Skala **protektives Abfedern** (»protective buffering«) erfasst eine Form der indirekten sozialen Unterstützung, indem der andere vor zusätzlichen Belastungen geschützt wird. Ein zusätzliches Item erfasst die **Zufriedenheit mit den Unterstützungsleistungen** (»support satisfaction«) der Bezugsperson.

Die Skala **Bedürfnis nach sozialer Unterstützung** (»need for social support«) überprüft die persönliche Präferenz, soziale Unterstützung in Anspruch zu nehmen. **Suche nach sozialer Unterstützung** (»support seeking«, »mobilization of social support«) erfasst das aktive Bemühen, innerhalb des eigenen sozialen Netzes Unterstützung zu mobilisieren. Dieses Bemühen kann sich direkt verbal oder indirekt nonverbal zeigen und ist situationsspezifisch.

Eine Untersuchung an Tumorpatienten von Schulz u. Schwarzer (2003) zeigte für die Skalen der Patientengruppe interne Konsistenz von α = 0.63 bis α = 0.83 sowie hohe Interkorrelationen zwischen den einzelnen

Skalen von r= 0.37–0.91. Der signifikante Zusammenhang von Patientenmerkmalen, Partnermerkmalen und der Vorhersage von Patientenmerkmalen durch Partnerunterstützung dienten der Validierung der Skalen.

❗ Schulz u. Schwarzer (2003) merken an, dass bei Instrumenten, die die soziale Unterstützung erfassen, der Kontext beachtet werden muss.

Unterschiedliche Kontextbedingungen bringen unterschiedliche Belastungen mit sich. Misserfolge und Erfolge bei der Bewältigung dieser Belastungen führen zu unterschiedlichen Interpretationen von Sozialbeziehungen. Die Autoren argumentieren, dass Stabilität deswegen nicht unbedingt als Qualitätsmerkmal für Unterstützungsinstrumente angesehen werden sollte.

Inventar zur sozialen Unterstützung in Dyaden

Das Inventar zur sozialen Unterstützung in Dyaden (ISU-DYA; Winkeler u. Klauer 2003) misst das Bewältigungsverhalten bei Belastungen auf der Ebene der Dyade. Erfasst werden die Perspektiven des Unterstützungsgebers und des Unterstützungsempfängers. Es existieren zwei inhaltsparallele Formen. Das Bewältigungsverhalten wird auf zwei Skalen abgebildet:
- Mobilisierung von Unterstützung und
- soziale Unterstützungsleistung.

Dementsprechend überprüft die eine Form des Inventars die **Mobilisierung von Unterstützung** und **erhaltene Unterstützung** auf der Seite des Unterstützungsempfängers. Die andere Form wird vom Unterstützungsgeber bearbeitet und misst das **Mobilisierungsverhalten des Unterstützungsempfängers** und die (eigene) **geleistete Unterstützung.**

Es werden verbale und nonverbale Formen des **Mobilisierungsverhaltens** auf fünf Skalen gemessen, die faktoranalytisch gewonnen wurden. Die **geleistete/erhaltene Unterstützung** wird mithilfe dreier Subskalen (emotionale, informationelle und instrumentelle soziale Unterstützung) erfasst. Diese wurden ebenfalls durch faktoranalytisches Vorgehen gebildet.

Der Fragebogen umfasst 40 Itempaare zur Mobilisierung von sozialer Unterstützung und 64 Itempaare zur geleisteten/erhaltenen Unterstützung. Damit die Fragebogenitems auf einen Stressor bezogen werden können, wird der Proband gebeten, sich an ein belastendes Ereignis aus dem letzten Jahr zu erinnern und die Beantwortung der Fragen auf dieses Ereignis zu beziehen. Das Erhebungsinstrument wurde an zwei Stichproben überprüft: an einer Gruppe stationärer Psychotherapiepatienten und an einer Gruppe von Studierenden und den jeweiligen Netzwerkpartnern. Winkeler u. Klauer (2003) konnten hohe Reliabilitätskennwerte und eine gute Konvergenz der Urteilsperspektiven für beide Skalen des Erhebungsinstruments zeigen (r = 0.44–0.70). Für Zusammenhänge der Anteile des Unterstützungsverhaltens untereinander sowie mit ausgewählten Außenkriterien konnten Winkeler u. Klauer eine hohe Übereinstimmung mit Befunden aus anderen Studien berichten.

Experimentell induzierter Stress in dyadischen Interaktionen

Dieses Verfahren, das experimentell induzierten Stress in dyadischen Interaktionen (EISI; Bodenmann u. Perrez 1992) untersucht, ermöglicht es, subjektives Stresserleben und dyadisches Coping in einer Belastungssituation direkt zu messen. In einem fiktiven Paarintelligenztest wird das zu testende Paar durch erschwerte Kommunikationsbedingungen oder fingierte Rückmeldungen vom Versuchsleiter daran gehindert, das angestrebte Ziel (gutes Abschneiden: hoher »Paar-IQ«) zu erreichen.

Die Partner müssen die Aufgaben des Paarintelligenztests in getrennten Räumen bearbeiten. Für die Bearbeitung ist es aber notwendig, mit dem Partner kommunizieren zu können. Über eine Gegensprechanlage soll dies möglich sein. Die Gegensprechanlage kann allerdings nur über komplizierte Codes bedient werden. Eine vermeintlich »falsche Bedienung« der Gegensprechanlage, die als fingierte Rückmeldung vom Versuchsleiter an das Paar zurückgegeben wird, führt zum Punktabzug im »Paar-IQ«.

❗ Durch Verhaltensbeobachtung von geschulten Beobachtern, durch Fragebogen und durch Motorikmessungen (anhand von Videoaufzeichnungen) werden das Stresserleben und das dyadische Coping bei den Paaren gemessen.

Dieses experimentelle Design soll viele Belastungsmomente erzeugen wie Zeitdruck, Unterbrechungen bei der Lösung der Aufgaben oder Schwierigkeiten beim Bedienen der Gegensprechanlage. In einer Studie gaben 97% der Probanden an, während des Experiments Stress erlebt zu haben (Bodenmann u. Perrez 1996), was auf eine gute Validität des Verfahrens hindeutet. Bezüglich der Generalisierbarkeit von Ergebnissen über die Untersuchungssituation hinaus berichteten Bodenmann u. Perrez (1996), dass 88% der befragten Probanden angaben, ihr Verhalten in diesem Experiment sei repräsentativ für ihr alltägliches dyadisches Handeln.

> **Zusammenfassung**
>
> Trotz unterschiedlicher Konzepte und Definitionen schließen sich heute viele Forscher einer Differenzierung des sozialen Rückhaltes in quantitative und qualitative Aspekte an. Der **quantitative Aspekt** umfasst das soziale Netzwerk einer Person. Soziale Unterstützung wird als **qualitativer Aspekt** angesehen. Soziale Unterstützung ist eine Hilfsinteraktion zwischen dem Unterstützungsgeber und dem Unterstützungsempfänger. Ziel ist es, einen Problemzustand, der beim Unterstützungsempfänger Leiden erzeugt, zu verändern oder erträglicher zu machen, falls eine Veränderung nicht möglich ist. In einem komplexen Prozess stehen dabei das Bedürfnis nach Unterstützung, wahrgenommene Unterstützung, Mobilisierung von Unterstützung und Erhalt von Unterstützung in Zusammenhang. Aus Sicht einer interaktiven Perspektive tragen Gegebenheiten der Situation, intrapersonale und interpersonale Faktoren dazu bei, ob und in welcher Weise soziale Unterstützung geleistet wird.
>
> Forschungsergebnisse dokumentieren **Geschlechterunterschiede** bei Mobilisierung, Erhalt und Wahrnehmung von sozialer Unterstützung. Männer suchen und erhalten Unterstützung von Frauen, meist von ihren Partnerinnen. Frauen verfügen dahingegen meist über mehrere Quellen sozialer Unterstützung in ihrem sozialen Netz.
>
> Eine besondere Form des Sozialverhaltens, die oftmals in konflikthaften Interaktionsprozessen auftritt, ist die **soziale Unterminierung** (»social undermining«). Soziale Unterminierung stellt allerdings nicht den genauen Gegenpol zu sozialer Unterstützung dar. Um die komplexen Vorgänge sozialer Unterstützungsprozesse und anderer sozialer Bewältigungsstrategien besser erfassen zu können, wurden in den letzten Jahren Modelle des **dyadischen Bewältigens** entwickelt. In diesem Kapitel wurden zwei Modelle dargestellt.
>
> Der Zusammenhang zwischen **sozialer Unterstützung** und **Gesundheit** wurde durch zwei hypothetische Pfade beschrieben. Der erste Pfad verfolgt die durch soziale Unterstützung veränderte Wirkung von Stressprozessen auf den Organismus. Es konnte gezeigt werden, dass ein hohes Maß an wahrgenommener Unterstützung ein potenter, direkter Schutzfaktor ist. Erhaltene Unterstützung kann beim Unterstützungsempfänger Stress mindern oder aber sogar verstärken (z. B. durch Selbstwertschädigung oder normative Erwartungen des Unterstützungsgebers). Der zweite Pfad beschreibt den Einfluss von sozialer Unterstützung auf gesundheitsrelevantes Verhalten. Befunde weisen darauf hin, dass insbesondere Männer durch soziale Unterstützung in ihrem gesundheitsrelevanten Verhalten positiv beeinflusst werden. Allerdings ist soziale Unterstützung nur eine Variable unter vielen, die bei der Veränderung gesundheitsrelevanten Verhaltens eine Rolle spielen.
>
> Zur Erfassung sozialer Unterstützungsprozesse steht eine Fülle von Erhebungsinstrumenten zur Verfügung. Fragebogen sind die am häufigsten verwendeten Erhebungsmethoden.
>
> Soziale Unterstützungsforschung ist ein Thema von hoher Relevanz. Das wird unter anderem eindrucksvoll in dem Bericht der Weltgesundheitsorganisation (WHO) über soziale Determinanten von Gesundheit – mit dem Untertitel »the solid facts« – dokumentiert: Soziale Isolation und sozialer Ausschluss sind mit einem höheren Risiko eines vorzeitigen Todes und niedrigerer Überlebenswahrscheinlichkeit nach einem Herzinfarkt verbunden. Menschen, die wenig soziale und emotionale Unterstützung von anderen bekommen, haben mit höherer Wahrscheinlichkeit ein geringeres Wohlbefinden, mehr Depressionen, ein höheres Risiko für Komplikationen in der Schwangerschaft sowie stärkere Beeinträchtigungen und Behinderungen bei chronischen Krankheiten. Zusätzlich wird auf den Zusammenhang zwischen schlechten engen Beziehungen und schlechter körperlicher und psychischer Gesundheit hingewiesen (WHO 2003, S. 33).

Weiterführende Literatur

Laireiter, A. (1993). *Soziales Netzwerk und soziale Unterstützung.* Bern: Hans Huber.

Cohen, S., Underwood, S. & Gottlieb, B. (2000). *Social support measures and intervention.* New York: Oxford University Press.

Bodenmann, G. (2000). *Stress und Coping bei Paaren.* Göttingen: Hogrefe.

Literatur

Ainsworth, M. D. S., Blehar, M. C., Waters, E. & Wall, S. (1978). *Patterns of attachment. A psychological study of the strange situation* (S. 3–23). Hillsdale, NJ: Erlbaum.

Antonucci T. C. (2001). Psychology of social support. In N. J. Smelser & P. B. Baltes (Eds.). *International Encyclopedia of the Social & Behavioral Sciences* Tarrytown, NY: Pergamon Publisher.

Antonucci, T. C. & Akiyama, H. (1987). An examination of sex differences in social support among older man and women. *Sex Roles, 17,* 737–749.

Barbarin, O. A. (1983). Coping with ecological transitions by black families: A psychosocial model. *Journal of Community Psychology, 11,* 308–322.

Barrera, M. (1986). Distinctions between social support concepts, measures and models. *American Journal of Community Psychology, 14,* 413–445.

Baumann, U., Laireiter, A., Pfingstmann, G. & Schwarzenbacher, K. (1987). Fragebogen zum sozialen Netzwerk und zur sozialen Unterstützung (SONET). *Zeitschrift für klinische Psychologie, 16,* 429–431.

Berkman L. F. (1977). *Social networks, host resistance and mortality. A follow-up study of alameda county residents.* Ph. D. thesis. University of California, Berkley, CA.

Berkman, L. F., Vaccarino, V. & Seeman, T. (1993). Gender differences in cardiovascular morbidity and mortality: The contribution of social networks and support. *Annals of Behavioral Medicine, 15,* 112–118.

Bodenmann, G. & Perrez, M. (1992). Experimentell induzierter Stress in dyadischen Interaktionen. Darstellung des EISI-Experiments. *Zeitschrift für klinische Psychologie, Psychopathologie und Psychotherapie, 3,* 263–280.

Bodenmann, G. & Perrez, M. (1996). Stress- und Ärgerinduktion bei Paaren: Ein experimenteller Ansatz. *Zeitschrift für differentielle und diagnostische Psychologie, 16,* 237–250.

Bodenmann, G. (2000). *Stress und Coping bei Paaren.* Göttingen: Hogrefe.

Bodenmann, G. (2002). Krankheitsbewältigung: Dyadisches Coping. In Schwarzer, R., Jerusalem, M. & Weber, H. (Hrsg.), *Gesundheitspsychologie von A bis Z.* Göttingen: Hogrefe.

Bond, J., Kaskutas, L. A. & Weisner, C. (2003). The persistent influence of social networks and alcoholics anonymous on abstinence. *Journal of Studies on Alcohol, 64* (4), 579–588.

Bowlby, J. (1969). *Attachment and Loss:* Vol. 1. Attachment. New York: Basic Books.

Burkert, S., Knoll, N. & Scholz, U. (2005). Korrelate der Rauchgewohnheiten von Studierenden und jungen Akademikern: Das Konzept der dyadischen Planung. *Psychomedizin, 17,* 240–246.

Carlson, L. E., Goodey, E., Bennett, M. H., Taenzer, P. & Koopmans, J. (2002). The addition of social support to a community-based large-group behavioral smoking cessation intervention: Improved cessation rates and gender differences. *Addictive Behaviors, 27,* 547–559.

Cohen, S., Lichtenstein, E., Mermelstein, R., Kingsolver, K., Baer, J. S. & Kamarck,T. (1988). Social support interventions for smoking cessation. In Gottlieb, B. H. (Ed.), *Marshalling social support. Formats, processes, and effects.* Beverly Hills, CA: Sage.

Coyne, J. C. & Smith, D. A. F. (1991). Couples coping with myocardial infarction: A contextual perspective on wives' distress. *Journal of Personality and Social Psychology, 61,* 404–412.

Coyne; J. C. & Smith, D. A. F. (1994). Couples coping with myocardial infarction: Contextual persepctive on patient self-efficacy. *Journal of Family Psychology, 8,* 43–54.

Coyne, J. C., Wortman, C. B. & Lehman, D. R. (1988). The other side of support: Emotional overinvolvement and miscarried helping. In B. H. Gottlieb (Ed.), Marshaling social support: Formats, processes, and effects (pp. 305–330). Thousand Oaks, CA, Sage.

Dunbar, M., Ford, G., & Hunt, K. (1998). Why is the receipt of social support associated with increased distress? An Examination of three hypotheses. *Psychology and Health, 13,* 527–545.

Dunkel-Schetter, C. & Bennett, T. L. (1990). Differentiating the cognitive and behavioral aspects of social support. In Sarason B. R., Sarason I. G. & Pierce G.R. (Eds.), *Social support: An interactional view* (pp. 267–296). New York: Wiley.

Dunkel-Schetter, C., Blasband, D. E., Feinstein, L. G. & Bennett, T. L. (1992). Elements of supportive interactions: when are attempts to help effecitve? In Spacapan S. & Oskamp S. (Eds.), *Helping and Being Helped* (pp. 83–113). London: Sage.

Fydrich, T. & Sommer, G. (2003). Diagnostik sozialer Unterstützung. In Jerusalem, M. & Weber, H. (Hrsg.), *Psychologische Gesundheitsförderung: Diagnostik und Prävention.* Göttingen: Hogrefe.

Fydrich, T., Geyser, M., Hessel, A., Sommer, G. & Brähler, E. (1999). Fragebogen zur sozialen Unterstützung (F-SozU). *Diagnostica, 45,* (4), 212–216.

Gottman, J. M. (1993). *What predicts divorce? The relationship between martial processes and marital outcomes.* Hillsdale, NJ: Erlbaum.

Helgeson V. S. (2005). *Psychology of gender.* Upper Saddle River, NJ: Pearson Education.

Hobfoll, S. E. (1989). Conservation of resources: A new attempt at conceptualizing stress. *American Psychologist, 44,* 513–524.

Hobfoll, S. E. (2001). Social support and Stress. In N. J. Smelser & P. B. Baltes (Eds.), *International Encyclopedia of the Social & Behavioral Sciences.* Tarrytown, NY: Pergamon.

Holmes, T. H. & Rahe, R. H. (1967). The social readjustment rating scale. *Journal of Psychosomatic Research, 11,* 213–218.

Kiecolt-Glaser, J. K., McGuire, L., Robles, T. F. & Glaser, R. (2002). Psychoneuroimmunology: Psychological influences on immune function and health. *Journal of Consulting and Clinical Psychology, 70,* 537–547.

Kirschbaum, C., Klauer, T., Filipp, S. H. & Hellhammer, D. H. (1995). Sex-specific effects of social support on cortisol and subjective responses to acute psychological stress. *Psychosomatic Medicine, 57* (1), 23–31.

Knoll N., Scholz, U. & Rieckmann, N. (2005). *Einführung in die Gesundheitspsychologie.* München: Reinhardt.

Knoll, N. & Schwarzer, R. (2005). Soziale Unterstützung. In R. Schwarzer (Hrsg.), *Enzyklopädie der Psychologie* (Band 1). Göttingen: Hogrefe.

Laireiter, A. R. (1993). *Soziales Netz und soziale Unterstützung. Konzepte, Methoden und Befunde.* Bern: Huber.

Lazarus, R. S. (1991). *Emotion and adaptation.* New York: Oxford University Press.

Lippke, S. (2004). The role of social support in adherence processes following a rehabilitation treatment. *Journal of Psychosomatic Research, 56,* 615.

Matthews, S., Stansfeld, S. & Power, C. (1999). Social support at age 33: The influence of gender, employment status and social class. *Social Science and Medicine, 49,* 133–142.

McEwen, B. (2000). Allostasis and allostatic load. In G. Fink (Ed.), *Encyclopedia of Stress.* San Diego, CA: Academic Press.

McMahon, S. D. & Jason, L. A. (1998). Stress and coping in smoking cessation: A longitudinal examination. *Anxiety, Stress and Coping: An International Journal, 11,* 327–343.

Pakenham, K. I. (1998). Couple coping and adjustment to multiple sclerosis in care receiver-carer dyads. *Family Relations, 47,* 269–277.

Park, K., Wilson, M. G. & Lee, M. S. (2004). Effects of social support at work on depression and organizational productivity. *American Journal of Health Behavior, 28,* 444–455.

Perkonnig, A., Baumann, U., Reicherts, M. & Perrez, M. (1993). Soziale Unterstützung und Belastungsbewältigung: Eine Untersuchung mit computergestützter Selbstbeobachtung. In Lairreiter A.-R. (Hrsg.), *Soziales Netzwerk und soziale Unterstützung: Konzepte, Methoden und Befunde* (S. 128–140). Bern: Huber.

Revenson, T. A., Schiaffino, K. M., Majerovitz, S. D. & Gibofsky, A. (1991). Social support as a double-edged sword: the relation of positive and problematic support to depression among rheumatoid arthritis patients. *Social Science & Medicine, 33,* 807–813.

Sarason, B. R., Pierce, G. R. & Sarason, I. G. (1990a). Social support: The sense of acceptance and the role of relationships. In B. R. Sarason, G. Sarason & G. R. Pierce (Eds.), *Social support: An interactional view* (pp. 97–128). Oxford, England: Wiley.

Sarason, I. G., Levine, H. M., Basham, R. B. & Sarason, B. R. (1983). Assessing social support. The social support questionnaire. *Journal of Personality and Social Psychology, 44,* 127–139.

Sarason, I. G., Pierce, G. & Sarason, B. R. (1990b). Social support and interactional processes: A triadic hypothesis. *Journal of Social and Personal Relationships, 7,* 495–506.

Schieman, S. & Meersman, S. C. (2004). Neighborhood problems and health among older adults: Received and donated social support and the sense of mastery as effect modifiers. *Journals of Gerontology: Series B: Psychological Sciences and Social Sciences, 59,* 89–97.

Schulz, U. & Schwarzer, R. (2003). Soziale Unterstützung bei der Krankheitsbewältigung: Die Berliner Social Support Skalen (BSSS). *Diagnostica, 49,* 73–82.

Schwarzer, R. & Schulz, U. (2000). Berliner Social Support Skalen (BSSS). http://userpage.fu-berlin.de/~health/soc_g.htm (am 8.12.05).

Schwarzer, R. (2000). *Stress, Angst, Handlungsregulation* (4. Aufl.). Köln: Kohlhammer.

Schwarzer, R. (2004). Psychologie des Gesundheitsverhaltens. Eine Einführung in die Gesundheitspsychologie [The psychology of health behaviors. An introduction into health psychology] (3rd ed., revised). Göttingen: Hogrefe.

Simons-Morton, B., Chen, R., Abroms, L. & Haynie, D. (2004). Latent growth curve analyses of peer and parent influences on smoking progression among early adolescents. *Health Psychology, 23,* 612–621.

Steptoe, A. (2000). Stress, social support and cardiovascular activity over the working day. *International Journal of Psychophysiology, 37,* 299–308.

Stroebe, W. & Stroebe, M. S. (2005). Verwitwung: Psychosoziale und gesundheitliche Aspekte. In R. Schwarzer (Hrsg.), *Gesundheitspsychologie.* Göttingen: Hogrefe.

Thompson, A. & Bolger, N. (1999). Emotional transmission in couples under stress. *Journal of Marriage and the Family, 61,* 38–48.

Uchino, B. N., Cacioppo, J. T. & Kiecolt-Glaser, J. K. (1996). The relationship between social support and physiological processes: A review with emphasis on underlying mechanisms and implications for health. *Psychological Bulletin, 119,* 488–531.

Ullrich, R. & Ullrich, R. (1977). Der Unsicherheitsfragebogen. München: Pfeiffer.

Umberson, D. (1992). Gender, marital status and the social control of health behavior. *Social Science & Medicine, 34,* 907–917.

Vinokur, A. D. & Ryn, M. (1993). Social support and undermining in close relationships: their independent effects on mental health of unemployed persons. *Journal of Personality and Social Psychology, 65,* 350–359.

Vinokur, A. D., Price, R. H. & Caplan, R. D. (1996). Hard times and hurtful partners: How financial strain affects depression and relationship satisfaction of unemployed persons and their spouses. *Journal of Personality and Social Psychology, 71,* 166–179.

Winkeler, M. & Klauer, T. (2003). Inventar zur sozialen Unterstützung in Dyaden (ISU-DYA): Konstruktionshintergrund und erste Ergebnisse zu Reliabilität und Validität. *Diagnostica, 49,* 14–23.

WHO (World Health Organization) (2003). Social determinants of health. The solid facts. Genf: WHO. http://www.euro.who.int/document/e81384.pdf.

– 8 –

Theoriebasierte Strategien und Interventionen in der Gesundheitspsychologie

Benjamin Schüz, Babette Renneberg

8.1 Interventionen zur Förderung von Gesundheitsverhalten – 126
8.1.1 Risikokommunikation – 126
8.1.2 Interventionen zur Förderung von Selbstwirksamkeit – 128
8.1.3 Planung – 129
8.1.4 Handlungskontrolle – 133

8.2 Stadienspezifische Interventionen – 134

8.3 Interventionen zur Stressbewältigung – 135

8.4 Interventionen zur betrieblichen Gesundheitsförderung – 136

> Theoriegeleitete Strategien und Interventionen unterscheiden sich, wie das Attribut »theoriegeleitet« schon andeutet, von vielen gut gemeinten Maßnahmen zur Förderung von Gesundheit dadurch, dass sie einen expliziten Bezug auf gesundheitspsychologische Theorien nehmen und auf deren Evidenzen aufbauen (▶ Kap. 5).

Viele gängige Maßnahmen zur Gesundheitsförderung scheinen nach dem gesunden Menschenverstand einleuchtend oder vernünftig. Beispielsweise würde man einer Person, die aus Gewichtsgründen ihre Ernährung umstellen sollte, sicherlich davon erzählen, welche Vorteile eine fettarme und ballaststoffreiche Diät hat und wie gut solche Gerichte trotzdem schmecken können. Ein Zahnarzt würde einem Patienten mit mangelhafter Mundhygiene wahrscheinlich erzählen, dass er ein sehr hohes Risiko hat, Karies zu entwickeln, und dass regelmäßiges Zähneputzen mit einer fluoridhaltigen Zahnpasta dieses Risiko verringert. Auch in den Medien begegnen uns solche Maßnahmen: Viele erinnern sich möglicherweise an den Fernsehspot der Aids-Hilfe, in dem ein verschüchterter junger Mann im Supermarkt Kondome kaufen möchte. Weil der Preis aber nicht in der Kasse ist, ruft die Kassiererin durch den ganzen Markt nach der Kollegin („Gabi, wat kosten die Kondome?"), woraufhin der junge Mann entsetzt zusammenzuckt. Als dann aber die hübsche Frau in der Warteschlange die Kassiererin darauf hinweist, dass die Kondome in dieser Woche ein Sonderangebot sind, stellt er erleichtert fest, dass Kondome-Kaufen so peinlich gar nicht ist.

So intuitiv einleuchtend und gut gemeint diese Maßnahmen aber sind, so wenig sind die meisten in gesundheitspsychologischen Theorien und Evidenzen verankert. Zwar haben theoriefreie Maßnahmen, wie in diesem Beispiel gezeigt, manchmal durchaus Erfolg im Hinblick auf verbesserte Gesundheit oder häufigeres gesundes Verhalten; es bleibt aber völlig im Dunkeln, welche Bestandteile dieser Maßnahmen wirksam sind und wie, warum und bei wem sie überhaupt wirken. Erst wenn sich die Entwickler von Interventionen im Klaren darüber sind, welche Elemente einer Intervention aus welchen Gründen wirksam sind, können maximalen Erfolg versprechende Maßnahmen mit vertretbarem Aufwand entworfen und umgesetzt werden. Diesen Beitrag können gesundheitspsychologische Theorien und die Evidenzen aus den empirischen Überprüfungen dieser Theorien leisten (▶ Kap. 5).

Ein theorie- und evidenzbasiertes Vorgehen erfordert mehrere Schritte, bevor an die konkrete Umsetzung einer Intervention gedacht werden kann. Grundsätzlich muss zwischen zwei verschiedenen Fragestellungen von Interventionsforschung unterschieden werden (Maes u. Boersma 2004):

1. Interventionsforschung kann einerseits das Ziel haben, gesundheitsrelevantes Verhalten bei Individuen zu verändern und die Wirksamkeit von Interventionen zu überprüfen. Dies kann z. B. ein Vergleich von zwei verschiedenen Interventionen (Vermittlung von Entspannungsübungen vs. Problemlösetraining) sein, um berufliche Belastungen besser zu bewältigen.
2. Forschung zu Interventionen kann andererseits aber auch zum Ziel haben, die Annahmen einer gesundheitspsychologischen Theorie über das Zusammenspiel verschiedener Variablen für Verhalten zu prüfen. Wenn z. B. in einer Planungsintervention Risikopatienten zum Bilden von konkreten Plänen für körperliche Aktivität angeregt werden, kann durch die Erhebung von Veränderungen in der körperlichen Aktivität der Patienten der Gehalt der Aussage »konkrete Planung fördert die Aufnahme körperlicher Aktivität« überprüft werden.

Auch wenn sich die Interventionen bei beiden Fragestellungen ähneln, sind die Herangehensweise und Auswertungsstrategien unterschiedlich. Während beim Ziel der Gesundheitsförderung Interventionen implementiert werden sollen, deren Bestandteile sich bereits als wirksam erwiesen haben oder die in ihrer Wirksamkeit verglichen werden sollen, führt Forschung mit dem Ziel der Überprüfung theoretischer Annahmen dazu, dass diese Bestandteile identifiziert werden und in späteren Maßnahmen eingesetzt werden können.

Für diesen Prozess der Umsetzung von Theorien in konkrete Interventionen wurden mehrere Verfahrensprotokolle vorgeschlagen, z. B. das PROCEED-PRECEDE-Modell (PROCEED: »Predisposing, Reinforcing, and Enabling Constructs in Education/Ecological Diagnosis, Evaluation«; PRECEDE: »Policy, Regulatory and Organizational Constructs in Educational and Environmental Development«; Green u. Kreuter 1999) oder das »Intervention Mapping«-Protokoll (Kok et al. 2004; ◘ Abb. 8.1 und 8.2).

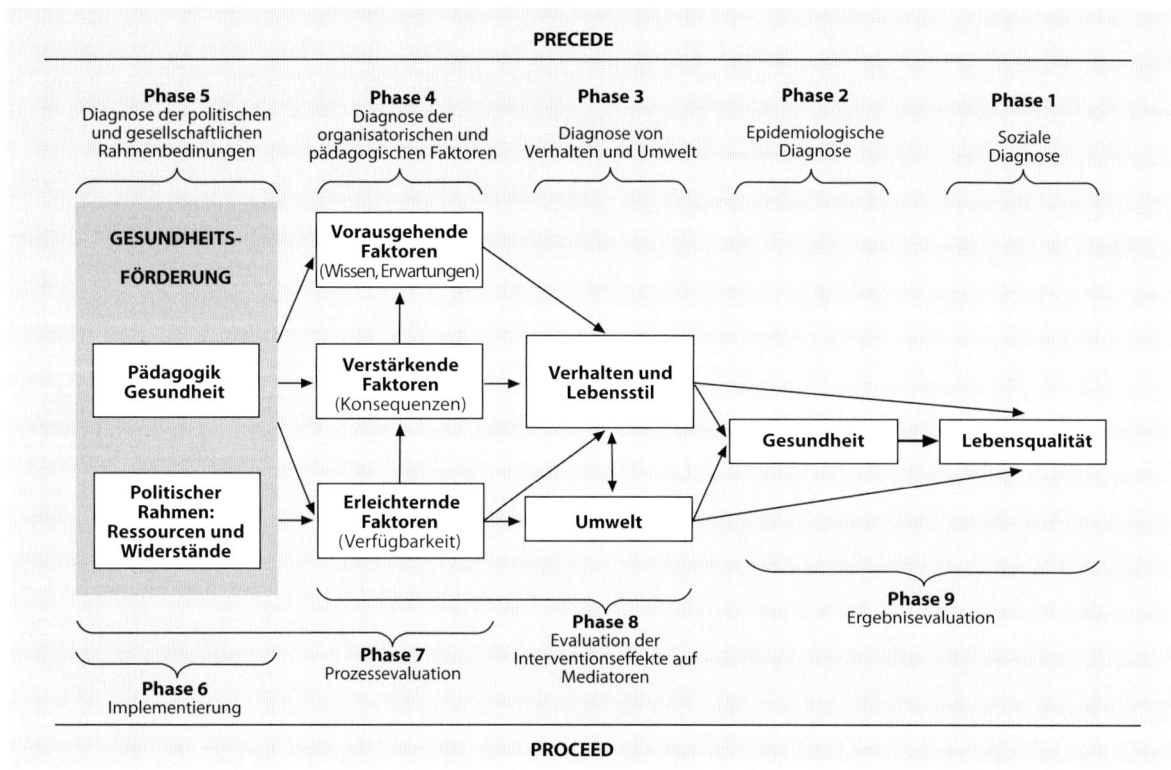

◘ Abb. 8.1. Proceed-Precede-Modell. (Nach Green u. Kreuter 1999, Übersetzung d. Verf.)

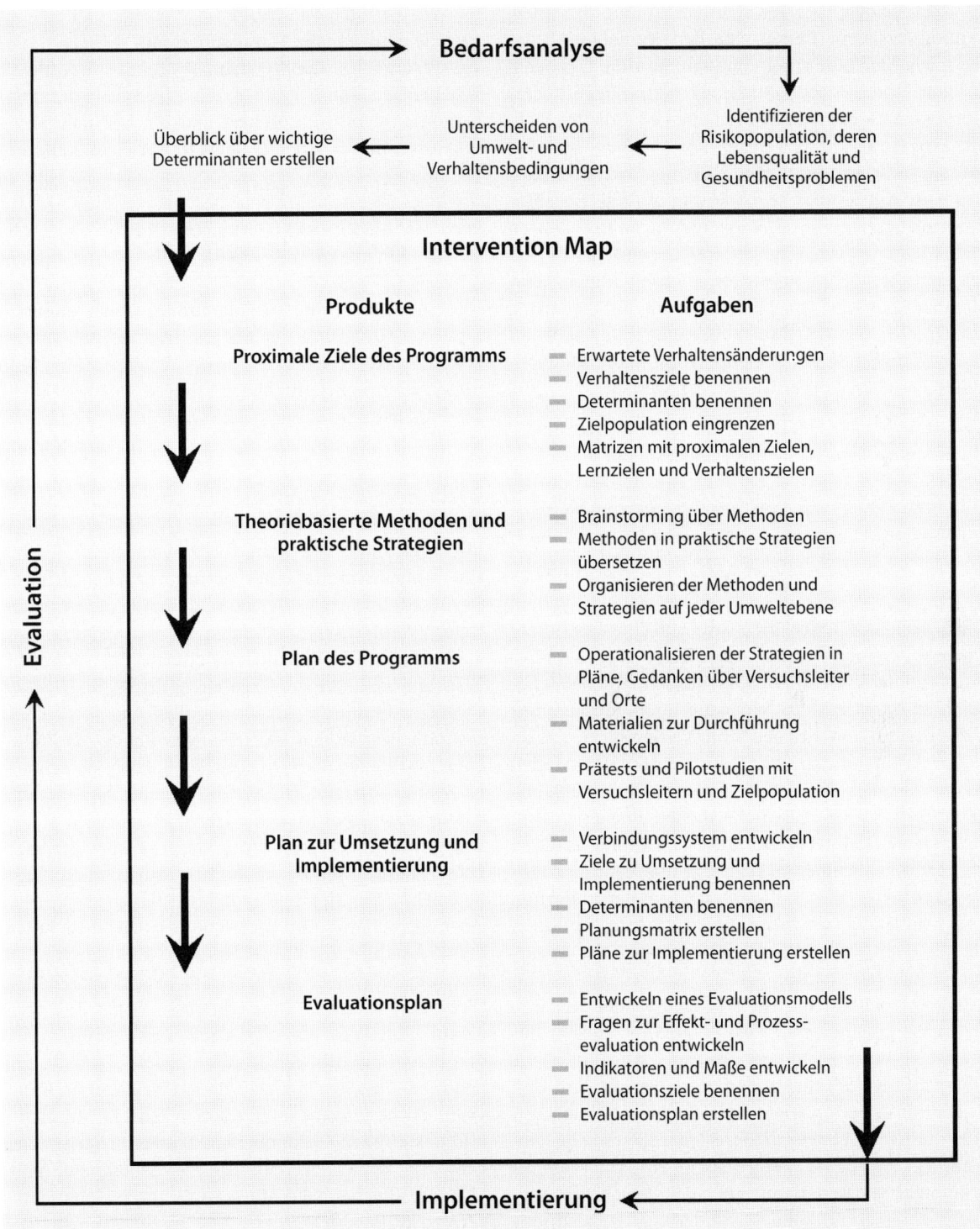

◘ Abb. 8.2. Intervention Mapping. (Nach Kok et al. 2004; Übersetzung d. Verf.)

Nach beiden Ansätzen steht am Anfang von Interventionsforschung immer eine Bedarfsanalyse, in der die Zielpopulation einer Maßnahme, deren Lebensqualität und gesundheitliche Probleme identifiziert werden muss. Bei der Auswahl einer Maßnahme, z. B. ein Programm zur Förderung körperlicher Aktivität, muss die Zielgruppe zunächst definiert werden: handelt es sich nur um eine Risikogruppe, z. B. Rehabilitationspatienten nach Herzoperation, oder sollen so viele Menschen wie möglich erreicht werden? Danach gilt es, umweltbedingte von verhaltensbedingten Ursachen zu unterscheiden. Ein Programm zur Förderung körperlicher Aktivität wäre z. B. wenig sinnvoll, wenn in der Umgebung der Zielpopulation keine Möglichkeiten bestehen, körperlich aktiv zu werden.

> ❗ Erst wenn diese Fragen nach der Zielpopulation und umweltbedingten und verhaltensbedingte Ursachen geklärt sind, kann in der relevanten theoretischen und Forschungsliteratur nach Determinanten des Verhaltens gesucht werden und entsprechend der Evidenz für ihre Wirksamkeit in konkrete Maßnahmen umgesetzt werden.

Dabei sollte man sich nicht nur auf eine bestimmte Theorie beschränken. Beide Ansätze regen an, empirisch validierte Elemente aus unterschiedlichen Theorien zu benutzen, um wirksame Interventionen zur Veränderung von Erleben und Verhalten zu entwickeln. Während das PROCEED-PRECEDE-Modell einen allgemeinen Rahmen darstellt, um Interventionen auch auf der gesellschaftlichen Ebene, z. B. in einer Gemeindeintervention zuerst zu implementieren und dann zu evaluieren, stellt das Intervention-Mapping-Protokoll die Entwicklung, Implementierung und Evaluation von theoriebasierten Interventionen als iterativen Prozess dar. Die Ergebnisse der Evaluation einer Intervention fließen in den Entwurf von Interventionen im nächsten Schritt wieder mit ein. Dabei ist entscheidend, dass schon im Prozess der Erstellung einer »Intervention Map« die empirische Überprüfung der Interventionen mitgeplant wird und Evaluationskriterien wie die Größe von Effektstärken oder die »Number needed to treat« (epidemiologisches Maß, das angibt, wie viele Personen eine Intervention bekommen müssen, damit bei einer Person der Ausbruch einer Erkrankung verhindert wird), bestimmt werden. Erst wenn die Evaluation einer Intervention die Fragen

- Wie wirkt die Maßnahme?
- Wie gut wirkt die Maßnahme? und
- Warum wirkt die Maßnahme?

beantworten kann, können die Ergebnisse der Evaluation sinnvoll interpretiert und die Maßnahme als solche bewertet werden (Michie u. Abraham 2004).

8.1 Interventionen zur Förderung von Gesundheitsverhalten

Im Folgenden werden Risikokommunikation, Maßnahmen zur Förderung der Selbstwirksamkeit, Planung, Handlungskontrolle und stadienspezifische Interventionen als Beispiele für theoriebasierte Interventionen zur Förderung von Gesundheitsverhalten vorgestellt.

8.1.1 Risikokommunikation

Interventionen, die darauf abzielen, die individuelle Wahrnehmung eines gesundheitlichen Risikos (▶ Abschn. 5.1) zu erhöhen, sind sicher die am weitesten verbreiteten Maßnahmen zur Verbesserung gesundheitlichen Verhaltens. Beispiele dafür sind die Warnhinweise, die auf Zigarettenschachteln Raucher darauf aufmerksam machen sollen, dass Rauchen gesundheitsschädlich ist, Tafeln am Rande der Autobahn, auf denen Verkehrsunfälle als Folge zu schnellen Fahrens dargestellt werden, oder der Hinweis des Arztes, dass das Risiko für Herzerkrankungen steigt, wenn sich eine Person weiter so ernährt wie bisher. Diese Maßnahmen bauen auf der Annahme auf, dass Personen, die sich gesundheitsschädlich verhalten, ein Informations- und Motivationsdefizit hinsichtlich der Konsequenzen ihres Handelns und hinsichtlich ihrer persönlichen Anfälligkeit für Krankheiten haben (Brewer et al. 2004). Interventionen sollten demnach darauf abzielen, unrealistischen Optimismus oder den optimistischen Fehlschluss hinsichtlich der eigenen gesundheitlichen Gefährdung (Weinstein u. Klein 1995) zu beseitigen, um Personen ein realistischeres Bild des eigenen Gesundheitszustandes zu vermitteln, der nicht durch zu optimistische Annahmen (z. B. »Andere Raucher bekommen Lungenkrebs, ich nicht«) verzerrt ist (▶ Abschn. 6.1).

In gesundheitspsychologische Theorien hat diese Annahme Eingang gefunden:

8.1 · Interventionen zur Förderung von Gesundheitsverhalten

- im »Health Belief Model« (Janz u. Becker 1984),
- in der »Protection Motivation Theory« (Maddux u. Rogers 1983) und
- in den motivationalen Stadien des »Precaution Adoption Process Model« (PAPM; Weinstein et al. 1998a) und des »Health Action Process Approach« (HAPA; Schwarzer 2002) (▶ Kap. 5).

Dabei muss beachtet werden, dass die Wahrnehmung persönlicher Bedrohung im »Health Belief Model« eine direkte Einflussgröße auf Verhalten ist, in den anderen Modellen aber eine distale Funktion einnimmt, indem sie entweder Vorsätze (Intentionen) beeinflusst oder in frühen Stadien der Verhaltensänderung eine Rolle spielt.

❗ Interventionen, die allein auf Risikokommunikation aufbauen, sind meist wenig oder nur kurzfristig effektiv. Erst wenn sie mit Informationen über effektive und einfache Maßnahmen kombiniert werden und sich vor gesundheitlichen Risiken zu schützen, zeigen Risikobotschaften oder Furchtappelle Wirkung (Witte u. Allen 2000).

Neben dem oben angeführten optimistischen Fehlschluss kann diese eingeschränkte Wirksamkeit von Risikokommunikation an **spezifischen Eigenschaften der Zielgruppe** liegen. Die Bereitschaft, Risiken einzugehen, ist z. B. für viele Jugendliche charakteristisch. Maßnahmen, die auf der Aufklärung über gesundheitliche Risiken beruhen, um ein bestimmtes Verhalten zu vermeiden, werden also bei dieser Zielgruppe wenig erfolgreich sein. Ein weiteres Problem bzgl. der **Wirksamkeit von Interventionen** zur Erhöhung der Risikowahrnehmung liegt darin, dass Furchtappelle oder Risikokommunikation **mit der Zeit an Effektivität verlieren**. Auch wenn Furchtappelle immer drastischer werden, führen sie meist nur zur Ablehnung, zur bewussten Vermeidung der Information oder zur Abstumpfung (Naidoo u. Wills 2003). So reagierten viele Raucher auf den Beschluss der EU-Gesundheitsminister, die Warnhinweise auf den Schachteln zu vergrößern, indem sie Blenden über die Warnhinweise stülpten.

◘ Abbildung 8.3 zeigt einen von vielen Warnhinweisen der kanadischen Gesundheitsbehörde, die in jeder kanadischen Zigarettenschachtel stecken. Neben diesem Motiv gibt es noch viele andere (→http://www.hc-sc.gc.ca/ahc-asc/media/photogal/index_e.html). Allen ist aber gemein, dass versucht wird, durch mehr oder weniger drastische oder originelle Abbildungen

◘ **Tabelle 8.1.** Zielvariablen, Methoden und passende Stadien von Interventionen zur Förderung von Gesundheitsverhalten

Zielvariable	Beispiele für Methoden	Passendes Stadium
Risikowahrnehmung	Furchtappelle	Motivationale Stadien (z. B. Präkontemplation/Kontemplation im TTM; »unaware/unengaged« im PAPM; motivationales Stadium im HAPA)
	Warnhinweise (z. B. auf Zigarettenschachteln)	–
Selbstwirksamkeit	Eigener Handlungserfolg (»Mastery Experience«), z. B. Kompetenztraining	–
	Stellvertretenden Handlungserfolg (bei Modellpersonen)	–
	Verbale Überzeugung, z. B. in Broschüren	–
Planung	Handlungsplanung; selbst angeleitet oder mit Unterstützung	Postintentionale Stadien (z. B. Vorbereitung/Handlung im TTM; »decided to act«, »acting« im PAPM, postintentionales und aktionales Stadium im HAPA)
	Bewältigungsplanung; selbst angeleitet oder mit Unterstützung	–
Handlungskontrolle	Hilfsmittel zur Selbstbeobachtung, z. B. Kalender oder regelmäßige Erhebungen	

HAPA »Health Action Process Approach«, *PAPM* »Precaution Adoption Process Model«, *TTM* transtheoretisches Modell der Verhaltensänderung

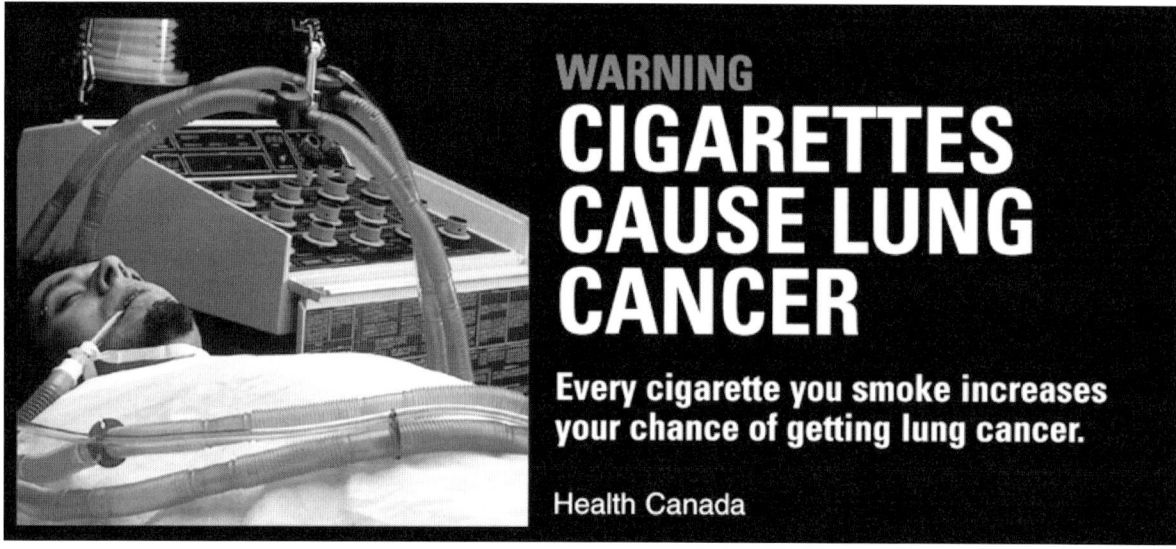

◘ Abb. 8.3. Kanadische Zigarettenwerbung mit Warnhinweis

und Texte Raucher von den Gefahren des Rauchens zu überzeugen. Leider zeigt die Forschung zur Wirkung von Furchtappellen, die die Risikowahrnehmung erhöhen sollen, dass die Effekte auf das Verhalten bestenfalls kurzfristig sind.

Aus diesen teilweise ernüchternden Ergebnissen sollte jedoch nicht der Schluss gezogen werden, dass Risikokommunikation keine geeignete Strategie bei gesundheitspsychologischen Interventionen ist. Wenn Personen dazu gebracht werden sollen, gesundheitsrelevantes Verhalten im Angesicht von neuen oder für sie neuen Risiken zu ändern, ist Risikowahrnehmung nach Stadienmodellen des Gesundheitsverhaltens wie dem PAPM oder dem HAPA-Modell (► Abschn. 5.1. und 5.5) der erste Schritt eines abwägenden Prozesses, der in einen Verhaltensvorsatz und dann auch in tatsächliches Verhalten münden kann. Dieser Prozess ist z. B. im PAPM abgebildet. Personen, die von einem gesundheitlichen Risiko noch nie gehört haben oder sich noch keine Gedanken darüber gemacht haben, sollten nach diesem Modell durchaus von Risikokommunikation profitieren. Personen, die schon weiter sind, sich z. B. dafür oder dagegen entschieden haben, ein bestimmtes gesundheitsrelevantes Verhalten auszuüben, sollten indessen nicht mehr davon profitieren, wenn ihre Risikowahrnehmung weiter erhöht wird. Bei diesen Personen wären eher Reaktanz und Abwehrreaktionen zu befürchten, wenn sie weitere Risikoinformationen bekämen.

❗ Risikokommunikation ist also für Personen, die am Anfang eines Entscheidungsfindungsprozesses stehen, durchaus eine geeignete Maßnahme, um Motivation zur Aufnahme von Gesundheitsverhalten zu fördern.

Auch wenn die direkten Beziehungen von Risikowahrnehmung und Verhalten und die Effekte von Risikokommunikation auf Verhalten eher bescheiden sind, sind die indirekten Effekte, z. B. über die Entwicklung von Verhaltensvorsätzen wichtig.

8.1.2 Interventionen zur Förderung von Selbstwirksamkeit

Allgemeine oder spezifische Selbstwirksamkeit ist ein zentrales Element in vielen Theorien des Gesundheitsverhaltens (► Abschn. 5.2) und beschreibt die subjektive Gewissheit, neue oder schwierige Herausforderungen aufgrund der eigenen Kompetenz meistern zu können (Schwarzer 2004). In vielen empirischen Arbeiten hat sich **Selbstwirksamkeitserwartung als wichtige Einflussgröße** für die Veränderung von gesundheitsrelevantem Verhalten erwiesen.

8.1 · Interventionen zur Förderung von Gesundheitsverhalten

> ❗ Selbstwirksamkeitserwartung ist dabei in allen Phasen der Änderung von Gesundheitsverhalten wichtig, von der Zielsetzung über die Initiierung von Verhalten bis hin zur Selbstregulation bei der Aufrechterhaltung von Verhalten über die Zeit (Schwarzer 2002).

Dieses Konzept der phasenspezifischen Selbstwirksamkeitserwartung (Scholz et al. 2005) lässt sich dabei auch in Interventionen umsetzen.

Nach Bandura (1997) gibt es vier entscheidende Quellen für Selbstwirksamkeit:
1. Erlebter Handlungserfolg, der auf die eigenen Kompetenzen zurückgeführt werden kann,
2. stellvertretender Handlungserfolg bei anderen (Peers oder Modellen),
3. verbale Überzeugung, entweder persönlich oder schriftlich und
4. Wahrnehmung eigener Gefühlsregungen (z. B. Schwitzen vor einer schweren Aufgabe, das dann als potenzielles Versagen interpretiert wird und als Quelle niedriger Selbstwirksamkeitserwartung dient).

Die Reihenfolge dieser Quellen gibt ihre Bedeutung für die Ausbildung von Selbstwirksamkeit an. Eine Maßnahme, die auf die Stärkung von Kompetenzen durch das Vermitteln von Erfolgserlebnissen abzielt, sollte also erfolgreicher bei der Steigerung von Selbstwirksamkeit sein als eine Maßnahme, die nur auf verbale Überzeugung setzt (◘ Abb. 5.6).

Entscheidend bei Maßnahmen zur Förderung von Selbstwirksamkeitserwartung ist, dass die Teilnehmer an einer Maßnahme **Erfolge internal attribuieren**, d. h. ihren eigenen Fähigkeiten zuschreiben. Erfolge, die Glück, günstigen Umständen oder der Unterstützung anderer zugeschrieben werden, bringen einer Person hinsichtlich ihrer Selbstwirksamkeitserwartung wenig. Diese internale Attribuierung kann erreicht werden, indem z. B. Techniken aus der kognitiven Verhaltenstherapie eingesetzt werden und Zielhierarchien erstellt werden. Ein großes, schwer zu erreichendes Ziel wie die Reduktion des Körpergewichts um 20 kg wird in kleine, leichter zu erreichende Zwischenziele aufgeteilt. Jedes Zwischenziel, das auf dem Weg zum schwierigeren Ziel erreicht wird, steigert die Selbstwirksamkeitserwartung der Person und kann ihr so beim Durchhalten bis zum Erreichen des großen Ziels helfen (▶ Studienbox).

> **Studienbox**
>
> In einer Studie zur Früherkennung von Brustkrebs durch Brustselbstuntersuchungen (Luszczynska 2004) wurde eine Intervention zur Selbstwirksamkeit untersucht, die auf der Vermittlung von Handlungserfolg basierte. Die Teilnehmerinnen in der Experimentalgruppe bekamen zuerst einen Film gezeigt, der die korrekte Durchführung der Brustselbstuntersuchung zeigte. Danach sollten sie an einem Silikonmodell nach Knötchen suchen. Dies führte zu einer Steigerung der Selbstwirksamkeit, auch bei Teilnehmerinnen, die bereits wussten, wie die Untersuchung korrekterweise durchgeführt wurde. Nach über drei Monaten zeigte sich, dass die Teilnehmerinnen in der Interventionsgruppe unabhängig von ihren Vorkenntnissen durchschnittlich zwei- bis dreimal öfter Brustselbstuntersuchungen durchgeführt hatten.

Andere Interventionen bauen auf der verbalen Vermittlung von Selbstwirksamkeitserwartungen auf, z. B. durch Broschüren oder motivierende Interviews.

8.1.3 Planung

Die Idee, dass Pläne bei der Durchführung von Verhalten nützlich sind, ist nicht neu. Miller et al. (1960) führten den förderlichen Effekt konkreter Pläne auf die Ausführung von Handlungen auf die bessere Zugänglichkeit konkreter Pläne im Arbeitsgedächtnis zurück. Leventhal et al. (1965) konnten später bestätigen, dass konkrete Pläne die Handlungsumsetzung erleichtern, und dass z. B. Furchtappelle zur Verhaltensänderung viel besser wirken, wenn zusätzlich zu den Furchtappellen konkrete Handlungen geplant werden, um die Furcht auslösende Situation zu bewältigen (▶ Abschn. 5.3).

Solche Ausführungspläne sind einfach aufgebaut und bestehen aus
- der Beschreibung einer konkreten Situation nach temporalen und lokalen Aspekten sowie
- einer konkreten Handlung für diese Situation (»Wann? Wo? Wie?«).

Durch das Imaginieren dieser Situation entstehen aktive kognitive Repräsentationen, die es erleichtern, situationale Hinweisreize zu erkennen. Sie machen die kognitive Repräsentation der intendierten Handlung leichter und schneller zugänglich (Gollwitzer 1999).

Planung lässt sich im Rahmen mehrerer Theorien des Gesundheitsverhaltens ansiedeln. Das HAPA-Modell (Schwarzer 2002) z. B. nimmt eine explizite Planungsphase im Prozess der Verhaltensänderung an. Nach diesem Modell wird der Effekt von Intentionen auf Verhalten durch Planung vermittelt (mediiert). In einer Metaanalyse (Gollwitzer u. Sheeran, in press) konnte gezeigt werden, dass Ausführungspläne durchweg Effektstärken im mittleren bis großen Bereich erzielen, Personen mit Ausführungsplänen also z. B. im Schnitt um mehr als eine halbe Standardabweichung öfter körperlich aktiv waren als Personen ohne solche Pläne.

Die Begriffe Implementationsintentionen (»implementation intentions«), Ausführungsintentionen oder Ausführungspläne beschreiben dabei alle denselben Prozess und sind daher synonym zu verstehen (Knoll et al. 2005). Planung lässt sich des Weiteren aufteilen in
- Ausführungsplanung (»action planning«) und
- Bewältigungsplanung (»coping planning«) (Schwarzer et al., in press).

Ausführungsplanung (z. B. »Jeden Abend kurz vor dem Zubettgehen [Wann?] reinige ich mir im Badezimmer [Wo?] die Zahnzwischenräume mit Zahnseide [Wie?]«) erleichtert die Initiierung und Durchführung intendierter Handlung. Durch die konkrete Formulierung des Plans entsteht eine aktive kognitive Repräsentation der Person in der spezifizierten Situation mit der damit verknüpften Handlung. Sobald die vorher spezifizierten Eigenschaften der Situation eintreten, wird die kognitive Repräsentation des für diese Situation gebildeten Plans aktiviert, die Person erinnert sich an ihren Plan und die Umsetzung wird wahrscheinlicher. Gollwitzer (1999) spricht gar von Automatisierung des Verhaltens durch die Externalisierung der Verhaltensauslöser auf äußere Reize wie die Eigenschaften einer Situation. Bei der Bewältigungsplanung werden prospektive Pläne für Situationen gebildet, in denen es sonst zu Handlungsabbruch oder Nichthandeln kommen würde (z. B. »Wenn ich zu müde bin, lege ich die Zahnseide neben den Zahnputzbecher, damit ich am nächsten Morgen dran denke«).

> ❗ Diese Pläne für kritische Situationen, in denen sonst Ablenkungen, konkurrierende Ziele und Hindernisse aller Art die Ausführung intendierter Handlung behindern oder unmöglich machen, stellen so konkrete Handlungsalternativen zum Nichthandeln dar.

Diese nachgewiesenen Effekte lassen sich leicht in Interventionen umsetzen. Ausführungplanungsinterventionen sollten demnach die Aufnahme von Gesundheitsverhalten fördern, Interventionen zur Bewältigungsplanung dagegen die Aufrechterhaltung von Gesundheitsverhalten über die Zeit.

Beispiele für solche Planungsinterventionen finden sich u. a. bei Verplanken u. Faes (1999), Ziegelmann et al. (2006) oder Scholz u. Sniehotta (2006). In diesen Interventionsstudien wurden die Teilnehmer dazu angeregt, eigene Ausführungs- und Bewältigungspläne zu machen. Dies kann entweder im Beisein eines trainierten Untersuchers (Scholz u. Sniehotta 2006) oder durch Interviews bzw. selbst instruierte Planung auf einem Planungsbogen (Ziegelmann et al. 2006) geschehen (Beispielbogen: ◘ Abb. 8.4).

Die Evaluation einer solchen Intervention geschieht normalerweise dadurch, dass die Experimentalgruppe, die konkrete Pläne bildete, mit einer Kontrollgruppe, die keine konkreten Pläne bildete, im Hinblick auf ein Verhaltenskriterium verglichen wird (z. B. ein Tag mit gesunder Ernährung; Verplanken u. Faes 1999). Wenn die Gruppenzugehörigkeit randomisiert wurde, erlaubt dieses Vorgehen zwar, Aussagen über Unterschiede zwischen den Gruppen zu treffen, kausale Aussagen darüber, welche Prozesse tatsächlich für die Veränderung von Verhalten verantwortlich sind, können streng genommen so jedoch nicht getroffen werden. Dazu sind Mediationsanalysen notwendig (Michie u. Abraham 2004), die die entsprechenden theoretischen Annahmen überprüfen. An einem idealtypischen theoretischen Beispiel wird dieser Ansatz erläutert (s. S. 131).

Diesem Problem kann man entweder dadurch begegnen,
- dass mit großem Aufwand weitere Kontrollgruppen für jede Störvariable und Kombination eingeführt werden (z. B. selbst anleitende Planungsinterventionen, passive Interviewer usw.) oder
- indem man die theoretischen Annahmen der Intervention in eine Mediationsanalyse (Baron u. Kenny 1986) mit einbezieht.

Dazu muss der theoretisch begründete wirksame Bestandteil der Handlungsplanungsintervention (Niveau oder Qualität der Handlungsplanung) vor der Intervention und direkt nach der Intervention gemessen werden, z. B. mit der Skala zur Ausführungs- und Bewältigungsplanung (Sniehotta et al. 2005c). Wenn dann in einer

8.1 · Interventionen zur Förderung von Gesundheitsverhalten

Freie Universität Berlin

PLANUNGSBOGEN

1. Welches Ziel haben Sie sich für Ihre Gesundheit gesetzt?
   _____
   _____
   _____

2. Wie können Sie diese Ziele erreichen? Überlegen Sie sich ganz konkret, wann, wo und wie Sie Ihr Verhalten ändern können.
   _____
   _____
   _____

3. Welche Schwierigkeiten können Sie dabei behindern? Welche Hindernisse gibt es, die Sie von Ihren Plänen abhalten könnten?
   _____
   _____
   _____

4. Wie können Sie diese Hindernisse und Schwierigkeiten überwinden? Was könnte Sie dabei unterstützen? Überlegen Sie sich ganz konkret, was Sie bei Schwierigkeiten tun können, um Ihre Pläne trotzdem durchführen zu können
   _____
   _____
   _____

Abb. 8.4. Planungsbogen (Beispiel)

Beispiel

In diesem theoretischen Beispiel soll eine Studie zur Förderung gesunder Ernährung durchgeführt werden. Dazu werden bei 1.000 Versuchspersonen zuerst die Ernährungsgewohnheiten erfasst. Dann werden 500 Versuchspersonen randomisiert einer Experimentalgruppe zugewiesen, die Handlungspläne im Beisein eines trainierten Interviewers macht, und 500 einer Kontrollgruppe ohne eine solche Intervention. Eine bestimmte Zeit nach der Intervention werden erneut die Ernährungsgewohnheiten bei allen Versuchspersonen erhoben. Tatsächlich zeigen sich zwischen der Experimentalgruppe und der Kontrollgruppe signifikante Unterschiede in gesunder Ernährung: die Experimentalgruppe ernährt sich nach der Intervention im Vergleich zur Kontrollgruppe und im Vergleich zu vorher gesünder. Damit wäre die Frage, wie die Maßnahme wirkt, beantwortet. Die Frage, ob dieser signifikante Unterschied auch tatsächlich ein substanzieller Unterschied ist (Wie gut wirkt die Maßnahme?), lässt sich durch die Untersuchung von Effektgrößen beantworten, denn bei 500 Versuchspersonen je Gruppe werden selbst marginalste Unterschiede signifikant.

Die dritte Frage (Warum wirkt die Maßnahme?) von Michie u. Abraham (2004) lässt sich so allerdings nicht beantworten. Wir wissen zwar, dass sich die Personen in der Experimentalgruppe gesünder ernähren; wir wissen auch, ob dieser Effekt substanziell ist, aber wir wissen noch nicht, warum es zu diesem Unterschied gekommen ist. Zwar wurde im Beispiel ein Experiment durchgeführt, indem die Gruppenzugehörigkeit randomisiert wurde, es wurden reichlich Versuchspersonen (500 je Gruppe) untersucht, um den Einfluss von Störvariablen auf das Ergebnis möglichst gleich zu verteilen. Wir wissen aber noch nichts über die wirksamen Bestandteile der Handlungsplanungsintervention. Beispielsweise könnte der Kontakt mit den trainierten Interviewern im Sinne von sozialer Unterstützung für den Effekt der Intervention verantwortlich sein, so dass wir aus unserer Studie irrtümlicherweise den Schluss ziehen würden, Ausführungsplanung fördere gesunde Ernährung, in Wahrheit ist aber der Kontakt mit den Interviewern für den Effekt verantwortlich und das Ergebnis ein experimentelles Artefakt.

Varianzanalyse mit der abhängigen Variable Verhaltensänderung und dem Faktor Experimentalgruppe der vormals signifikante Gruppenunterschied nicht mehr signifikant wird, sobald die Veränderung in Planung nach der Intervention als Kovariate eingefügt wird, weiß man, dass diese Veränderung nach der Intervention für den Effekt der Intervention verantwortlich ist.

Studien, die so durchgeführt wurden, finden sich leider nicht oft, erlauben aber differenzierte Aussagen zur Wirksamkeit gesundheitspsychologischer Interventionen.

> **Studienbox**
>
> Ein Beispiel für eine Planungsinterventionsstudie bieten Scholz u. Sniehotta (2006). Teilnehmer waren Patienten in der stationären koronaren Rehabilitation mit der medizinischen Indikation für körperliche Aktivität, mindestens dreimal pro Woche 30 min körperlich so aktiv zu sein, dass sie ins Schwitzen und außer Atem kamen. Körperliche Aktivität ist bei dieser Risikogruppe eine häufige ärztliche Empfehlung und hat erwiesenermaßen sehr positive Effekte auf die Gesundheit und Rezidivanfälligkeit der Teilnehmer. Den meisten Patienten fallen solche Änderungen im Lebensstil aber sehr schwer, vor allem, wenn sie nach dem relativ kontrollierten Umfeld der Rehabilitation in die gewohnte Umwelt zu Hause kommen. Hier setzte auch die Planungsintervention in dieser Studie an. Die Patienten wurden zufällig einer Ausführungsplanungsgruppe, einer kombinierten Ausführungs- und Bewältigungsplanungsgruppe und einer Kontrollgruppe zugeteilt. Weil Ausführungsplanung nach der Theorie die Initiierung von Verhalten befördert, wurde erwartet, dass Patienten, die Ausführungspläne bilden, in den Nachfolgeuntersuchungen körperlich aktiver sind, als Patienten ohne solche Pläne. Zusätzlich wurde angenommen, dass Patienten, die zusätzlich noch Bewältigungspläne bildeten, über längere Zeit körperlich aktiver bleiben, weil Bewältigungsplanung ihnen nach der Theorie hilft, im Angesicht von Schwierigkeiten dennoch ihr Ziel (mehr körperliche Aktivität) zu erreichen.
>
> Um Ausführungspläne zu bilden, spezifizierten die Teilnehmer während der Rehabilitation mit einem trainierten Interviewer genau, wann und wo sie für wie lange körperlich aktiv sein wollten (z. B. »Montags gehe ich um 18:30 h im Park um die Ecke für 30 Minuten joggen«). Für die Bewältigungsplanung mussten sich die Teilnehmer genau überlegen, was ihnen dazwischen kommen könnte (z. B. »Wenn es stark regnet, wenn ich eigentlich joggen gehen wollte, gehe ich stattdessen im städtischen Hallenbad schwimmen.«). Dabei war von geringerer Bedeutung, ob die Hindernisse eher internal (z. B. keine Lust) oder external (z. B. Termine, die der Aktivität im Wege stehen) waren. Dann mussten die Teilnehmer ihre Pläne aufschreiben und memorieren, die Planungsbogen blieben bei den Forschern. Die meisten Teilnehmer wurden in der Woche nach den Planungsgesprächen wieder nach Hause entlassen. Zwei Monate, vier Monate und ein Jahr nach der Entlassung wurden die Nachbefragungen per Post durchgeführt.
> Zum vierten Messzeitpunkt waren die Teilnehmer der Experimentalgruppe im Durchschnitt knapp über 3 h (199 min) in der Woche mindestens moderat körperlich aktiv, die Patienten aus der Kontrollgruppe lediglich 115 min. Dieser Effekt ist auch deswegen beachtlich, weil alle Patienten vor der Entlassung angaben, sich nach der Entlassung körperlich aktiv verhalten zu wollen (Scholz u. Sniehotta 2006).

Planungsinterventionen lassen sich also mit relativ geringem Aufwand realisieren und zeigen auch noch über längere Zeiträume signifikante Effekte. Planungsinterventionen wurden in ganz unterschiedlichen Feldern der Gesundheitspsychologie mit Erfolg angewandt:

- Patienten, die operativ neue Gelenke bekamen, waren schneller wieder körperlich und sozial aktiv, wenn sie Handlungspläne gebildet hatten (Orbell u. Sheeran 2000).
- Armitage (2004) konnte nachweisen, dass Personen, die genau geplant hatten, was sie essen wollten, es tatsächlich auch schafften, sich fettärmer zu ernähren.
- In einer Metaanalyse zu Ausführungsplänen zeigten Gollwitzer u. Sheeran (in press), dass konkrete Pläne für eine ganze Reihe von Verhaltensweisen, die sich nicht nur auf gesundheitlich relevantes Verhalten beschränken, förderlich sind.

Bislang wurden erst in wenigen Studien die Effekte von Bewältigungsplänen untersucht. In einer Studie zum übermäßigen Trinken (»binge drinking«) fanden Murgraff et al. (1996), dass Alternativpläne für kritische Situationen, in denen normalerweise viel Alkohol getrunken wird, Studenten dabei halfen, deutlich weniger Alkohol zu trinken. Ziegelmann et al. (2006) fanden, dass Bewältigungsplanung erst wirksam war, nachdem die Teilnehmer ihrer Studie mit körperlicher Aktivität begonnen hatten und schlussfolgerten daraus:

❗ Interventionen, die Ausführungsplanung und Bewältigungsplanung kombinieren, versprechen am meisten Erfolg, wenn Handlungsintentionen vorhanden sind.

Während Ausführungsplanung die Initiierung und Umsetzung von Intentionen unterstützt, helfen Bewältigungspläne, diese Änderungen im Verhalten über einen längeren Zeitraum auch gegen Hindernisse und Widerstände aufrecht zu erhalten.

8.1.4 Handlungskontrolle

Handlungskontrolle sind selbstregulative Strategien, die direkt während der Handlungsausübung relevant werden.

> **Definition**
> Handlungskontrolle beschreibt die Prozesse, die während der konkreten Handlung zur Umsetzung selbst gesetzter Ziele (z. B. regelmäßig laufen zu gehen) wichtig sind und baut auf negativen Feedback-Schleifen aus kybernetischen Modellen der Handlungsregulation auf (Carver u. Scheier 1998; Miller et al. 1960). Ausführungsplanung und Bewältigungsplanung sind dagegen prospektive Strategien, die dann wirksam sind, wenn vor dem Eintreten der relevanten Situationen möglichst konkrete Pläne gebildet werden.

Negative Feedback-Schleifen beschreiben einen Prozess, in dem ausgehend von einem Referenz- oder Sollwert (=selbst gesetztes Ziel) ein ständiger Vergleich mit dem aktuellen Verhalten (Istwert) durchgeführt wird. Wenn dann weniger eigenes Verhalten beobachtet wird, als im Referenz- oder Sollwert festgelegt ist (also z. B. weniger Sport getrieben wird als beabsichtigt), dann können zur Überwindung dieser Diskrepanz entweder die Standardwerte nach unten gesetzt oder ein selbstregulativer Prozess in Gang gesetzt werden, um die Handlung an den Referenzwert anzupassen, also mehr Sport zu treiben.

> ❗ Während das Anpassen von Zielen nach unten einen motivationalen Prozess beschreibt, der in neuen Verhaltensintentionen mündet, ist die Anpassung von Verhalten nach oben ein selbstregulativer volitionaler Prozess.

Dieser Prozess kann durch die Förderung des Vergleiches zwischen Soll- und Istwerten unterstützt werden. Dies kann z. B. dadurch geschehen, dass im Rahmen einer Intervention den Teilnehmern die selbst gesetzten Ziele regelmäßig in Erinnerung gerufen werden und sie dann anschließend danach gefragt werden, wie oft sie in einem bestimmten Zeitraum ihren Zielen entsprechend gehandelt haben.

> **Studienbox**
>
> Eine Handlungskontrollintervention wurde von Sniehotta et al. durchgeführt (Sniehotta et al. 2005b). In dieser Studie wurden Patienten in der koronaren Rehabilitation randomisiert zwei Experimentalgruppen und einer Kontrollgruppe zugewiesen. Die Kontrollgruppe erhielt die intensive Standardbehandlung in der stationären Rehabilitation. Die erste Interventionsgruppe führte mit Interviewern eine Planungsintervention durch, in der sie Wann-wo-wie-Pläne für körperliche Aktivität machten. Die zweite Interventionsgruppe bekam zusätzlich zu dieser Planungsintervention in den ersten sechs Wochen nach der Intervention wöchentlich einen Fragebogen, in dem die Teilnehmer ihre selbst gesetzten Pläne rückgemeldet bekamen. Zusätzlich wurden sie gefragt, inwiefern sie sich in der letzten Woche an ihre Pläne gehalten hatten und wie oft sie nicht so gehandelt hatten, wie eigentlich geplant. Alle Teilnehmer wurden zwei Monate, vier Monate und ein Jahr nach der Entlassung wieder befragt. Dabei zeigte sich, dass die Teilnehmer, die in den ersten sechs Wochen ihre Pläne zurückgemeldet bekamen, nach vier Monaten im Schnitt 180 min in der Woche moderat körperlich aktiv waren, die Teilnehmer der Planungsgruppe etwa 140 min und die Teilnehmer der Kontrollgruppe etwa 120 min. Diese Unterschiede waren statistisch signifikant. Ein Jahr nach der Entlassung waren die Teilnehmer der Handlungskontrolle-Interventionsgruppe sogar durchschnittlich 199 min in der Woche moderat körperlich aktiv, die beiden anderen Gruppen lediglich 115 min. Dieses Ergebnis ist besonders vor dem Hintergrund interessant, dass alle Teilnehmer an der Studie vorher an dem umfassenden Programm in Rehabilitationskliniken teilgenommen hatten. In Mediationsanalysen konnte dann nachgewiesen werden, dass dieser signifikante Unterschied zwischen den Gruppen verschwindet, wenn die individuelle Ausprägung von Handlungskontrolle, erhoben über eine Skala zur Handlungskontrolle (Sniehotta et al. 2005a) statistisch kontrolliert wird. Der Effekt dieser relativ unaufwändigen Intervention scheint also wirklich über die Handlungskontrolle vermittelt zu werden.

8.2 Stadienspezifische Interventionen

Das Konzept stadienspezifischer Interventionen baut auf Stadientheorien der Verhaltensänderung auf (▶ Abschn. 5.4 und 5.5) wie:
- »Precaution Adoption Process Model« (PAPM; Weinstein et al. 1998a),
- transtheoretischen Modell der Verhaltensänderung (TTM; Prochaska & DiClemente 1992) oder
- »Health Action Process Approach« (HAPA; Schwarzer 2002).

Die grundlegende gemeinsame Idee dieser Theorien ist, dass sich Personen während des Prozesses der Veränderung von Verhalten durch qualitativ unterschiedliche diskrete Stadien bewegen.

> Nach den Kriterien für Stadientheorien (Weinstein et al. 1998b) sind Personen innerhalb eines solchen Stadiums mit denselben Barrieren, Personen in unterschiedlichen Stadien mit unterschiedlichen Barrieren konfrontiert.

Demnach müssten Interventionen, die auf die spezifischen Bedürfnisse von Personen in einem Stadium zugeschnitten sind, effektiver sein als One-size-fits-all-Interventionen.

Alle Stadientheorien unterscheiden zwischen Personen, die
1. sich noch nicht weiter mit der Änderung von Gesundheitsverhalten beschäftigt haben, entweder, weil sie noch gar nicht wissen, dass ein bestimmtes Verhalten gesundheitsrelevant ist, oder es ihnen egal ist (motivationales Stadium);
2. sich vorgenommen haben, ihr Verhalten zu ändern, es aber noch nicht umgesetzt haben (volitional-präaktionales Stadium); und
3. die ihr Verhalten bereits geändert haben und damit beschäftigt sind, diese Änderungen aufrecht zu erhalten (volitional-aktionales Stadium; (Lippke 2004).

In jedem dieser Stadien wird angenommen, dass andere psychologische Variablen wichtig sind, im motivationalen Stadium z. B. Risikowahrnehmung, im präaktionalen Stadium Ausführungsplanung und im aktionalen Stadium Bewältigungsplanung (Weinstein et al. 1998b). Am Beispiel der Verhaltensänderung bei Rauchern lässt sich dieser Ansatz verdeutlichen.

Raucher, die keine Absicht haben, ihr Verhalten zu ändern, brauchen nach diesen Theorien Interventionen, die sie motivieren, mit dem Rauchen aufhören zu wollen. Man würde ihnen z. B. vermitteln, welche gesundheitlichen Vorteile der Verzicht auf das Rauchen hat und betonen, dass es gar nicht so schwer ist. Raucher, die sich vorgenommen haben, mit dem Rauchen aufzuhören, brauchen keine weitere Information über gesundheitliche Risiken. Hier sind eher Ausführungs- und Durchhaltehilfen wie Planung oder Handlungskontrolle wichtig. Die relativ geringen Erfolgsquoten von Programmen zur Rauchentwöhnung zeigen aber auch, dass solche sozialkognitiven Modelle bei Verhaltensweisen an ihre Grenzen stoßen, die Suchtcharakter aufweisen wie das Rauchen oder bei Alkoholismus, oder die stark emotional behaftet sind.

Insgesamt ist die Befundlage zu stadienspezifischen Interventionen vor allem auf Basis des TTM aber inkonsistent (▶ Abschn. 5.4). Dies kann daran liegen, dass die Entwicklung stadienspezifischer Interventionen sowohl in der Entwicklung als auch in einer reliablen und validen Diagnose des Stadiums eine große Herausforderung darstellen (Bridle et al. 2005). Es gibt aber durchaus genügend Hinweise auf erfolgreiche stadienspezifische Interventionen, z. B. zum Schutz vor Radon bei Weinstein et al. (1998a).

> **Studienbox**
>
> **Intervention zur Ausführungsplanung**
> In einer Studie mit orthopädischen Rehabilitationspatienten, die alle körperlich aktiver werden sollten, untersuchten Lippke et al. (2004), ob eine bei Personen, die eine Verhaltensänderung beabsichtigten (volitional-präaktionales Stadium), wirksamer war als bei Personen, die dies entweder noch nicht taten (motivationales Stadium) oder die schon länger körperlich aktiv waren (volitional-aktionales Stadium). Sie konnten zeigen, dass die Patienten, die eine Änderung beabsichtigten, aber noch nicht handelten, tatsächlich am meisten von der Planungsintervention profitierten. Bei diesen Personen waren vier Wochen nach der Rehabilitation 79% aus der Interventionsgruppe ausreichend körperlich aktiv, aber nur 65% aus der Kontrollgruppe. Bei Personen in den anderen Stadien gab es keine signifikanten Unterschiede zwischen Interventions- und Kontrollgruppe.

> **Studienbox**
>
> **Intervention zur Handlungskontrolle**
> Auch Handlungskontrolle wirkt stadienspezifisch (Schüz et al., in press). In dieser Studie wurde untersucht, ob eine Intervention zur Handlungskontrolle (Zahnpflegekalender), der die Prozesse des Ist-Soll-Vergleiches und der Selbstbeobachtung erhöhen sollte, bei Personen in den volitionalen Stadien wirksamer ist als bei Personen im motivationalen Stadium. Tatsächlich war der durch den Kalender bewirkte Anstieg in Handlungskontrolle nur bei Studienteilnehmern im volitionalen Stadium ein signifikanter Prädiktor von Veränderungen in Gesundheitsverhalten (hier Interdentalhygiene).

8.3 Interventionen zur Stressbewältigung

Theoriebasierte Interventionen zur Stressbewältigung oder zum Umgang mit Stress bauen meistens auf dem transaktionalen Stresskonzept von Lazarus (1999) auf.

> ❗ Nach dem Stresskonzept von Lazarus ist Stress das Resultat von kognitiven Bewertungsprozessen angesichts einer kritischen Situation.

Die Bewertung des Ereignisses (»primary appraisal«) resultiert in der Einschätzung, ob eine Situation für das Individuum potenziell bedrohlich ist oder nicht. In der Bewertung der Bewältigungsmöglichkeiten (»secondary appraisal«) fließen die eigenen Ressourcen zur Bewältigung der Situation mit ein und werden mit der kritischen Situation in Beziehung gesetzt. Stress entsteht immer dann, wenn eine Situation als bedrohlich oder selbstwertrelevant eingeschätzt wird und die eigenen Ressourcen als nicht ausreichend eingeschätzt werden, um diese Situation zu bewältigen, oder in hohem Ausmaß beansprucht werden.

Stressbewältigungsprogramme können nun an verschiedenen Punkten dieses transaktionalen Prozesses ansetzen. Die Reduktion von Stress könnte darüber erreicht werden, dass potenziell Stress auslösende Situationen oder Anforderungen vermieden werden. Das ist natürlich nicht immer möglich, im betrieblichen Kontext können aber z. B. die Anforderungen eines Arbeitsplatzes durch Arbeitsteilung, genaue Tätigkeitsbeschreibung usw. so verändert werden, dass es für den einzelnen Arbeitnehmer weniger Stress auslösende Situationen gibt. Wenn zusätzliche Ressourcen, z. B. soziale Unterstützung, angeboten werden, kann auch dies individuelle Stressreaktionen verringern. Stressbewältigungsprogramme können aber auch direkt an den kognitiven Bewertungsprozessen ansetzen, oder die Stressreaktion z. B. durch Entspannungstrainings verringert werden.

An den kognitiven Bewertungsprozessen setzt z. B. das Konzept der Stressinokulation (Stressimpfung) nach Meichenbaum (1985) an. Hier wird den Teilnehmern in drei Phasen zunächst ein genaues Konzept der für sie Stress auslösenden Situationen unter Berücksichtigung ihrer eigenen Situationen und Verhaltensweisen vermittelt und sie werden dazu angeregt, potenzielle Bedrohungen und Herausforderungen als Probleme zu identifizieren, die gelöst werden können.

- Erste Phase: Als Resultat dieser Konzeptualisierungsphase sollen die Teilnehmer erkennen, dass ihre Stressreaktion aus verschiedenen Komponenten besteht, die einen vorhersagbaren Prozess abbilden, in den eingegriffen werden kann. Diese Phase schließt also direkt an die Ereignisbewertung im transaktionalen Stressmodell von Lazarus an.
- Zweiten Phase: Diese orientiert sich an der Bewertung der Bewältigungsmöglichkeiten. Den Teilnehmern werden konkrete Fähigkeiten und Techniken vermittelt, um mit den individuellen Stressoren umgehen zu können, z. B. Entspannungstrainings, Techniken zur Steuerung der Aufmerksamkeit oder der positiven Umdeutung von Situationen. Diese Techniken werden zuerst in Rollenspielen eingeübt und dann immer mehr in vivo appliziert.
- Dritten Phase: In der sog. Inokulationsphase werden den Teilnehmern Gelegenheiten gegeben, die ganze Breite der neu erlernten Techniken in Situationen mit ansteigender Schwierigkeit anzuwenden, z. B. in individuellen Experimenten oder darin, anderen in der kritischen Situation zu helfen.

Dieses Konzept wurde erfolgreich in ganz unterschiedlichen Rahmenbedingungen angewandt, von 20-minütigen individuellen Kurzinterventionen vor Operationen bis hin zu Gruppensitzungen über einen Zeitraum von mehreren Jahren.

Im deutschsprachigen Raum ist das Programm »Gelassen und sicher im Stress« (Kaluza 2004) verbreitet und gut evaluiert. Hier wird neben dem konkreten

Problemlösen darauf fokussiert, präventive Schutzfaktoren aufzubauen. Das Programm besteht aus drei Bausteinen in Gruppensitzungen:
1. Problemlösetraining,
2. Genusstraining und
3. Entspannungstraining.

Im ersten Schritt lernen die Teilnehmer, angelehnt an das transaktionale Stresskonzept ihre Stresserfahrungen als Verhalten in spezifischen Situationen zu konkretisieren, dann in einem kreativen Prozess in der ganzen Gruppe Bewältigungsmöglichkeiten zu suchen, unter denen dann eine Positivauswahl getroffen wird. In Rollenspielen werden die Teilnehmer darauf vorbereitet, in vivo die entworfenen Strategien einzusetzen. Die beiden Strategien Genusstraining und Entspannungstraining vermitteln den Teilnehmern positive Ressourcen, um in kritischen Situationen weniger Stress zu erleben. Das Entspannungstraining baut auf der Methode der progressiven Muskelrelaxation auf und zielt darauf ab, auch im Alltag zur Förderung der Entspannung angewendet zu werden. Das Genusstraining soll einen neuen Zugang zu positiven Emotionen vermitteln, um die Teilnehmer dazu zu bringen, auch im Alltag positive Erfahrungen zu machen. Dieses Programm orientiert sich noch stärker als die Stressinokulation an der persönlichen Erlebniswelt der Teilnehmer. Zumindest über einen Follow-up-Zeitraum von sechs Monaten zeigen sich positive Effekte des Trainings dahingehend, dass die Teilnehmer an dem Programm von
- einem besseren allgemeinen und psychischen Befinden,
- mehr kontrollierenden Bewältigungsstrategien und
- weniger resignativ-vermeidenden Tendenzen

berichteten als eine Wartelisten-Kontrollgruppe (Kaluza 1999).

8.4 Interventionen zur betrieblichen Gesundheitsförderung

Interventionen zur betrieblichen Gesundheitsförderung haben sich nach Maes u. Boersma (2004) in fünf Schritten entwickelt:
1. Im ersten Schritt ging es bei gesundheitsrelevanten Verhaltensvorschriften hauptsächlich um die Sicherheit und Qualität des Produkts, z. B. Rauchverbote in der Nahrungsmittelindustrie oder in der Öl verarbeitenden Industrie.
2. Während der 1960er Jahre wurde dann in einem zweiten Schritt vermehrt auf die Gesundheit von Führungskräften geachtet, z. B. durch Stressmanagementprogramme.
3. Krankheits- und Unfallverhütungsprogramme für alle Firmenmitarbeiter wurden in den 1970er Jahren populärer, meist in Form von Vorschriften am Arbeitsplatz.
4. In einem vierten Schritt wurden den Mitarbeitern zunehmend Wellness- und Gesundheitsprogramme angeboten. Ziel dieser Maßnahmen war eher Gesundheitsförderung als lediglich die Verhütung von Krankheiten, wie in den Programmen der 1970er Jahre.
5. Erst in den letzten Jahren wird in einem fünften Schritt vermehrt Augenmerk auf Arbeitsplatzqualität gerichtet. Viele gesundheitliche Probleme von Arbeitnehmern haben ihre Ursache in Eigenschaften des Arbeitsplatzes, z. B. den ergonomischen oder akustischen Bedingungen. Diese Idee hat z. B. in die Gesetzgebung in Schweden und Norwegen Einzug gehalten, nach der den Arbeitnehmern gestattet werden muss, ihren Arbeitsplatz nach eigenen Vorstellungen zu gestalten.

Betriebsärztliche Untersuchungen, wiederholte Tauglichkeitsuntersuchungen, fortlaufende Gefährdungsanalysen, regelmäßige Gesundheitsberichterstattung und Gesundheitscontrollings (z. B. im Rahmen eines persönlichen »Kontos« für Höhenstrahlung beim Kabinenpersonal der Deutschen Lufthansa, dessen Stand stets aktualisiert wird, und bei dem nach Überschreiten einer kritischen monatlichen Punktzahl keine weiteren Flüge mehr absolviert werden dürfen) oder institutionelle Verbote/Gebote wie ein Rauchverbot am Arbeitsplatz sind Beispiele für Maßnahmen zur betrieblichen Gesundheitsförderung, die im Organisationsablauf integriert sind. Besonders am Beispiel der wiederholten Tauglichkeitsuntersuchungen und des Gesundheitscontrollings wird die Schnittstelle zwischen individueller Gesundheit einerseits und deren Bedeutung für die Organisation andererseits deutlich.

Die Burnout-Symptomatik stellt ein gutes Beispiel für das Zusammenspiel von Arbeitsplatz und Individuum bei der Entstehung von Krankheiten auf der einen und der Chancen für Interventionen zur Genesung auf der anderen Seite dar.

> ❗ Die Burnout-Symptomatik ist ein überdauerndes Verhaltens- und Krankheitsmuster, das auf chronische emotionale und interpersonale Stressoren am Arbeitsplatz auftritt.

Nach Maslach et al. (2001) ist die Symptomatik auf drei Dimensionen ausgeprägt:
1. chronische Erschöpfung,
2. Zynismus und
3. Erleben der eigenen Wirkungslosigkeit.

Ausgebrannte (»burnt out«) Arbeitnehmer finden sich hauptsächlich in Berufen mit hoher Verantwortung und interpersonalen Anforderungen, wie z. B. Lehrpersonal, Krankenhauspersonal, Ärzte, Psychologen oder Personal in Alten- und Behinderteneinrichtungen. Die Betroffenen fühlen sich schnell oder chronisch erschöpft, betrachten die ihnen Anvertrauten (Schüler, Patienten) meistens nur noch als Arbeitsobjekte und sind davon überzeugt, dass ihre Arbeit nichts wert ist. Oft folgen auf diese Symptomatik somatische und psychosomatische Krankheiten und der Ausstieg aus dem Erwerbsleben. Burnout ist dabei weniger von Eigenschaften und Ressourcen der Person als vielmehr von Struktur, Anforderungen und Mitbestimmungsmöglichkeiten des Arbeitsplatzes abhängig.

Maßnahmen, die der Entwicklung einer Burnout-Symptomatik entgegen wirken sollen, bauen hauptsächlich auf dem Anforderungs-Kontroll-Modell (Karasek u. Theorell 1990) auf. Nach diesem Modell treten Stressbelastungen am Arbeitsplatz vor allem dann auf, wenn hohe Anforderungen (z. B. hoher Produktivitäts- oder Zeitdruck, Unterbesetzung) mit geringen Kontrollmöglichkeiten am Arbeitsplatz oder geringen Entscheidungsspielräumen zusammentreffen. Fehlende soziale Unterstützung durch Kollegen oder Vorgesetzte verschärfen dann die Problematik noch. Inhalt der Interventionen sind demnach
— Erweiterung des individuellen Handlungsspielraumes des Arbeitnehmers (»job enrichment«),
— Einführung teilautonomer Gruppenarbeiten,
— Verbesserung der internen Kommunikation oder
— Verflachung der innerbetrieblichen Hierarchien.

Auch das Angebot interner Weiter- und Fortbildungsmöglichkeiten mit der Aussicht auf Weiterqualifikation können die Ausbildung der Burnout-Problematik verhindern. In einer längsschnittlichen Studie (Dierendonck et al. 1998) konnte gezeigt werden, dass eine Gruppenintervention über 5 Wochen, in der über Verbesserung der internen Kommunikationsstrukturen versucht wurde, eine größere Passung zwischen den Erwartungen und Zielen der Arbeitnehmer (Pflegepersonal) und der tatsächlichen Arbeitssituation herzustellen, nach 6 Monaten und einem Jahr eine deutliche Verbesserung der Burnout-Problematik und deutlich weniger Fehlzeiten am Arbeitsplatz zur Folge hatte.

Interventionen zur Förderung von Gesundheitsverhaltensweisen wie z. B. gesunder Ernährung, körperlicher Aktivität oder Nichtrauchen auf individueller Ebene sind am Arbeitsplatz mit denselben Problemen konfrontiert wie in anderen »Settings«. Auch hier ist eine theoretische Fundierung, z. B. auf der »Protection Motivation Theory« oder dem »Health Action Process Approach« (▶ Kap. 5), unerlässlich, um Maßnahmen effektiv und nachhaltig gestalten zu können. Gleichzeitig bietet aber der betriebliche Kontext eine gute Möglichkeit, Interventionen auf Gruppenebene durchzuführen und z. B. auf innerbetriebliche Kommunikationsstrukturen wie Rundbriefe oder Dienstbesprechungen zurückzugreifen, um gesundheitsrelevante Informationen zu verbreiten. Zudem können gesundheitsförderliche Maßnahmen in den normalen Ablauf eingebaut werden, z. B. im Rahmen betriebsärztlicher Untersuchungen. Weil außerdem Arbeit, Arbeitsplatz und Gesundheit unmittelbar miteinander in Beziehung stehen, bietet sich in diesem Kontext auch die Möglichkeit, ökologisch zu intervenieren, indem z. B. die Anforderungen des Arbeitsplatzes an die Bedürfnisse und Ressourcen der Arbeitnehmer angepasst werden oder Möglichkeiten der Einflussnahme erweitert werden.

> **Zusammenfassung**
> Die aktuelle Gesundheitspsychologie bietet eine Reihe von Theorien und Modellen, die in Maßnahmen zur Förderung von gesundem Verhalten und zur Verbesserung des individuellen Umgangs mit Stress umgesetzt werden können. Solche Maßnahmen, die sich in Konzeption und Durchführung auf die Befunde gesundheitspsychologischer Forschung berufen, lassen sich besser evaluieren und interpretieren als theoriefreie Maßnahmen. Dennoch sind auch den Möglichkeiten von theoriebasierten Interventionen
> ▼

Grenzen gesetzt, vor allem bei gesundheitsrelevanten Verhaltensweisen mit Suchtcharakter wie Rauchen, Alkohol- oder sonstiger Drogenmissbrauch, oder stark emotional besetzten Verhaltensweisen. Interventionen, die auf die Erhöhung persönlicher Risikowahrnehmung setzen, sind eher bei Personen wirksam, die sich noch keine Gedanken über eine Verhaltensänderung gemacht haben. Personen, die sich vorgenommen haben, ihr Verhalten zu ändern, profitieren mehr davon, wenn sie genaue Pläne dazu aufstellen oder Unterstützung zur Selbstbeobachtung bekommen. Maßnahmen, die auf eine Erhöhung der Selbstwirksamkeit abzielen, sollten alle Personen dabei unterstützen, ihre Verhaltensweisen zu ändern.

Bei der Konzeption und Durchführung von solchen Maßnahmen ist immer zu berücksichtigen, in welchem Kontext sie stattfinden sollen, ob z. B. ein Patient mit koronarer Herzkrankheit seine Ernährung umstellen soll oder ob eine Maßnahme zur betrieblichen Gesundheitsförderung in einer großen Behörde durchgeführt werden soll.

Generell gilt aber auch hier, dass es wohl nichts Praktischeres als eine gute Theorie gibt (nach Kurt Lewin).

Literatur

Armitage, C. J. (2004). Evidence that implementation intentions reduce dietary fat intake: A randomized trial. *Health Psychology, 23* (3), 319–323.

Bandura, A. (1997). *Self-efficacy: The exercise of control*. New York, NY: Freeman/Times Books/Holt.

Baron, R. M. & Kenny, D. A. (1986). The moderator-mediator variable distinction in social psychological research: Conceptual, strategic, and statistical considerations. *Journal of Personality and Social Psychology, 51* (6), 1173–1182.

Brewer, N. T., Weinstein, N. D., Cuite, C. L. & Herrington, J. E., Jr. (2004). Risk perceptions and their relation to risk behavior. *Annals of Behavioral Medicine, 27* (2), 125–130.

Bridle, C., Riemsma, R. P., Pattenden, J. et al. (2005). Systematic review of the effectiveness of health behavior interventions based on the transtheoretical model. *Psychology and Health, 20* (3), 283–301.

Carver, C. S. & Scheier, M. F. (1998). *On the self-regulation of behavior*. Cambridge: Cambridge University Press.

Dierendonck, D. van, Schaufeli, W. B. & Buunk, B. P. (1998). The evaluation of an individual burnout intervention program: The role of inequity and social support. *Journal of Applied Psychology, 83* (3), 392–407.

Gollwitzer, P. M. (1999). Implementation intentions: Strong effects of simple plans. *American Psychologist, 54* (7), 493–503.

Gollwitzer, P. M. & Sheeran, P. (in press). Implementation intentions and goal achievement: A meta-analysis of effects and processes. *Advances in Experimental Social Psychology.*

Green, L. W. & Kreuter, M. W. (1999). Health promotion and planning: An educational and ecological approach (3rd ed.). Mountain View, CA: Mayfield.

Janz, N. K. & Becker, M. H. (1984). The Health Belief Model: A decade later. *Health Education Quarterly, 11* (1), 1–47.

Kaluza, G. (1999). Sind die Effekte eines primärpräventiven Stressbewältigungstrainings von Dauer? Eine randomisierte, kontrollierte Follow-up-Studie. *Zeitschrift für Gesundheitspsychologie, 7* (2), 88–95.

Kaluza, G. (2004). *Stressbewältigung*. Berlin: Springer.

Karasek, R. & Theorell, T. (1990). *Healthy work. Stress, productivity, and the reconstruction of working life*. New York: Basic Books.

Knoll, N., Scholz, U. & Rieckmann, N. (2005). *Einführung in die Gesundheitspsychologie*. München: Reinhardt.

Kok, G., Schaalma, H., Ruiter, R. A. C., Empelen, P. van & Brug, J. (2004). Intervention mapping: A protocol for applying health psychology theory to prevention programmes. *Journal of Health Psychology, 9* (1), 85–98.

Lazarus, R. S. (1999). *Stress and emotion: A new synthesis*. New York: Springer.

Leventhal, H., Singer, R. & Jones, S. (1965). Effects of fear and specificity of recommendation upon attitudes and behavior. *Journal of Personality and Social Psychology, 2* (1), 20–29.

Lippke, S., Ziegelmann, J. P. & Schwarzer, R. (2004). Initiation and maintenance of physical exercise: Stage-specific effects of a planning intervention. *Research in Sports Medicine, 12*, 221–240.

Luszczynska, A. (2004). Change in breast self-examination behavior: Effects of intervention on enhancing self-efficacy. *International Journal of Behavioral Medicine, 11* (2), 95–103.

Maddux, J. E. & Rogers, R. W. (1983). Protection motivation and self-efficacy: A revised theory of fear appeals and attitude change. *Journal of Experimental Social Psychology, 19* (5), 469–479.

Maes, S. & Boersma, S. N. (2004). Applications in health psychology: How effective are interventions? In S. Sutton, A. Baum & M. Johnston (Eds.), *The SAGE handbook of health psychology* (pp. 299–325). London: Sage.

Maslach, C., Schaufeli, W. B. & Leiter, M. P. (2001). Job burnout. *Annual Review of Psychology, 52*, 397–422.

Meichenbaum, D. (1985). *Stress inoculation training*. New York: Pergamon Press.

Michie, S. & Abraham, C. (2004). Interventions to change health behaviours: Evidence-based or evidence-inspired? *Psychology and Health, 19* (1), 29–49.

Miller, G. A., Galanter, E. & Pribram, K. H. (1960). Plans and the structure of behavior: Oxford, England: Holt.

Murgraff, V., White, D. & Phillips, K. (1996). Moderating binge drinking: It is possible to change behaviour if you plan it in advance. *Alcohol and Alcoholism, 31* (6), 577–582.

Naidoo, J. & Wills, J. (2003). *Lehrbuch der Gesundheitsförderung* (G. Conrad, Trans.). Köln: Bundeszentrale für gesundheitliche Aufklärung.

Orbell, S. & Sheeran, P. (2000). Motivational and volitional processes in action initiation: A field study of the role of implementation intentions. *Journal of Applied Social Psychology, 30* (4), 780–797.

Prochaska, J. O. & DiClemente, C. C. (1992). The transtheoretical approach. In J. C. Norcross & M. R. Goldfried (Eds.), *Handbook of psychotherapy integration*. New York: Basic Books.

Literatur

Scholz, U. & Sniehotta, F. F. (2006). Langzeiteffekte einer Planungs- und Handlungskontrollintervention auf die körperliche Aktivität von Herzpatienten nach der Rehabilitation. *Zeitschrift für Gesundheitspsychologie, 12*, 73–81.

Scholz, U., Sniehotta, F. F., Burkert, S. & Schwarzer, R. (in press). *Increasing physical exercise levels: Age-specific benefits of planning.* Journal of Aging and Health

Scholz, U., Sniehotta, F. F. & Schwarzer, R. (2005). Predicting physical exercise in cardiac rehabilitation: The role of phase-specific self-efficacy beliefs. *Journal of Sport and Exercise Psychology, 27*, 135–151.

Schüz, B., Sniehotta, F. F. & Schwarzer, R. (in press). *Behavioral stages and self-regulation: Testing stage-specific effects of an action control intervention.* Health Education Research

Schwarzer, R. (2002). Health action process approach (HAPA). In R. Schwarzer, M. Jerusalem & H. Weber (Hrsg.), *Gesundheitspsychologie von A–Z: Ein Handwörterbuch.* Göttingen: Hogrefe.

Schwarzer, R. (2004). *Psychologie des Gesundheitsverhaltens* (2. Aufl.). Göttingen: Hogrefe.

Schwarzer, R., Schüz, B. & Ziegelmann, J. (2006). Gesundheitspsychologie. In K. Pawlik (Hrsg.), *Psychologie.* S. 673–685 Berlin: Springer.

Sniehotta, F. F., Scholz, U. & Schwarzer, R. (2005a). Bridging the intention-behaviour-gap: Planning, self-efficacy, and action control in the adoption and maintenance of physical exercise. *Psychology and Health, 20* (2), 143–160.

Sniehotta, F. F., Scholz, U., Schwarzer, R., Fuhrmann, B., Kiwus, U. & Völler, H. (2005b). Long-term effects of two psychological interventions on physical exercise and self-regulation after coronary rehabilitation. *International Journal of Behavioral Medicine, 12* (4), 244–255.

Sniehotta, F. F., Schwarzer, R., Scholz, U. & Schüz, B. (2005c). Action planning and coping planning for long-term lifestyle change: Theory and assessment. *European Journal of Social Psychology, 35* (4), 565–576.

Verplanken, B. & Faes, S. (1999). Good intentions, bad habits, and effects of forming implementation intentions on healthy eating. *European Journal of Social Psychology, 29* (5–6), 591–604.

Weinstein, N. D. & Klein, W. M. (1995). Resistance of personal risk perceptions to debiasing interventions. *Health Psychology, 14* (2), 132–140.

Weinstein, N. D., Lyon, J. E., Sandman, P. M. & Cuite, C. L. (1998a). Experimental evidence for stages of health behavior change: The precaution adoption process model applied to home radon testing. *Health Psychology, 17* (5), 445–453.

Weinstein, N. D., Rothman, A. J. & Sutton, S. R. (1998b). Stage theories of health behavior: Conceptual and methodological issues. *Health Psychology, 17* (3), 290–299.

Witte, K. & Allen, M. (2000). A meta-analysis of fear appeals: Implications for effective public health campaigns. *Health Education and Behavior, 27* (5), 591–615.

Ziegelmann, J., Lippke, S. & Schwarzer, R. (2006). Adoption and maintenance of physical activity: Planning interventions in young, middle-aged, and older adults. *Psychology and Health, 21*, 145–159.

II Anwendungsfelder

Kapitel 9 Prävention – 143
Benjamin Schüz, Arnulf Möller

Kapitel 10 Tabak, Alkohol und illegale Drogen: Gebrauch und Prävention – 157
Marcus Roth, Harald Petermann

Kapitel 11 Ernährung – 173
Reinhard Pietrowsky

Kapitel 12 Sport und körperliche Aktivität – 195
Sonia Lippke, Claus Vögele

Kapitel 13 Stressbewältigung – 217
Swantje Reimann, Johannes Pohl

Kapitel 14 Sexuelles Kontaktverhalten – 229
Philipp Hammelstein

Kapitel 15 Alter: Produktiver Umgang mit den Aufgaben einer Lebensphase – 245
Harald Petermann, Marcus Roth

Kapitel 16 Rehabilitation – 265
Stefan Watzke

Prävention

Benjamin Schüz, Arnulf Möller

9.1 Was ist Prävention? – 143

9.2 Voraussetzungen und Ziele – 144

9.3 Epidemiologische Kennwerte – 146

9.4 Formen von Prävention – 147

9.5 Methoden – 148

9.6 Evaluation – 153

> Der Begriff »Prävention« erfreut sich in den letzten Jahren großer Beliebtheit, nicht zuletzt weil das Gesundheitswesen zunehmend durch chronische Erkrankungen belastet wird, deren Auftreten und Verlauf wenigstens z. T. durch gesundheitsförderliches Verhalten (z. B. fettarme Ernährung, körperliche Aktivität) günstig beeinflusst werden könnten. Doch was verbirgt sich eigentlich hinter diesem Begriff, der mit »Vorbeugung« nur unzureichend übersetzt ist?

9.1 Was ist Prävention?

Prinzipiell handelt es sich bei Prävention im gesundheitspsychologischen Kontext um Maßnahmen, mit deren Hilfe Krankheiten verbessert oder verhindert werden sollen. Dabei ist zu beachten, dass sich diese Maßnahmen immer an bestimmte Zielgruppen (Bevölkerungs-, Alters-, Risikogruppen) richten und daher One-size-fits-all-Maßnahmen eher wenig Erfolg versprechend sind. Außerdem müssen die Ziele von Prävention definiert werden. Geht es um die Vorbeugung von Ersterkrankungen, um die Vermeidung von Verschlechterungen des aktuellen Zustandes oder um das Vorbeugen von Rezidiven (Rückfällen) nach erfolgreicher Therapie?

Ausgehend von diesen Fragen hat Caplan (1964) eine erste Klassifikation von Interventionsformen entworfen:

- *Primäre Prävention*: Hier geht es darum, dass Neuerkrankungen (Inzidenzen) vermieden werden. Weit verbreitete Methoden sind z. B. Impfungen oder Maßnahmen zur Risikokommunikation.
- *Sekundäre Prävention*: Das Fortschreiten oder die Manifestation einer Krankheit soll vermieden werden, z. B. durch Methoden der Frühdiagnose.
- *Tertiäre Prävention*: Hier geht es darum, Schäden bei bereits bestehender Krankheit zu minimieren oder einen Rückfall zu verhindern. Das Rehabilitationskonzept ist diesem Bereich zuzurechnen.

Die Bedeutung von Prävention steht in zwingender praktischer Beziehung zu der Krankheitsbelastung in einer Population und der Verfügbarkeit medizinischer Ressourcen. Vorbeugende (präventive) Maßnahmen können nur vor dem Hintergrund eines Wissens um Häufigkeit und Verbreitung sinnvoll geplant werden; Prävention ist also an epidemiologisches Wissen gebunden.

Des Weiteren muss unterschieden werden, auf welcher Ebene eine präventive Maßnahme stattfinden soll. Soll es darum gehen, bei Individuen Verhaltensänderungen zu erreichen, um sie z. B. dazu zu bringen, mit dem Rauchen aufzuhören, um einer Krebserkrankung vorzubeugen, oder darum, die Umgebung von Individuen zu verändern, z. B. durch die Schaffung eines Systems für Vorsorgeuntersuchungen? Ersteres wäre *Verhaltensprävention*, die die Änderung individuellen Verhaltens zum Ziel hat, letzteres wäre *Verhältnisprävention*, die auf die Modifikation der physischen und sozialen Umwelt aus ist.

Diese Idee von Gesundheitsförderung auf individueller und gesellschaftlicher Ebene findet sich auch in der Definition von Gesundheitsförderung aus der Ottawa-Charta der World Health Organization (WHO 1986):

> **Zusammenfassung**
>
> Gesundheitsförderung beschreibt den Prozess, in dem Menschen dazu befähigt werden, ihre Gesundheit selbst zu bestimmen und zu verbessern. Um einen Zustand vollständigen geistigen und körperlichen Wohlbefindens zu erreichen, muss es Individuen oder Gruppen möglich sein, eigene Ziele zu entwickeln und zu verwirklichen, ihre Bedürfnisse zu befriedigen und ihre Umweltbedingungen zu verändern. Gesundheit ist daher als Ressource für den Alltag und nicht als Ziel des Lebens zu verstehen. Gesundheit umfasst ein positives Konzept, das sowohl auf sozialen und persönlichen Ressourcen als auch auf körperlichem Leistungsvermögen aufbaut. Gesundheitsförderung ist daher nicht nur die Aufgabe des Gesundheitssektors, sondern möchte über eine gesunde Lebensweise hinaus das individuelle Wohlbefinden erreichen (http://www.euro.who.int/AboutWHO/Policy/20010827_2; Übers. d. Verf.).

9.2 Voraussetzungen und Ziele

Die Bedeutung präventiver Maßnahmen wird logischerweise umso größer, je öfter eine bestimmte Krankheit auftritt, die durch vorbeugende Maßnahmen zu verhindern gewesen wäre. Weitere Aspekte sind die Chronizität (dauerhafte Ausbildung einer Krankheit) oder die Neigung zur Chronizität und der therapeutische Aufwand zur Heilung einer bestimmten Krankheit.

Diesen verschiedenen Aspekten kommt eine selbstständige Bedeutung zu. Beispielsweise sind die gern als Grippe bezeichneten Erkältungskrankheiten aufgrund einer Infektion mit Korona- oder Adenoviren (besser ist die Bezeichnung »grippale Infekte«) meist von sich aus nicht sonderlich schwere Erkrankungen mit selbst limitierendem Verlauf (»Eine Erkältung ohne Behandlung dauert sieben Tage, mit Behandlung eine Woche«, d. h. auch ohne Behandlung werden diese Erkrankungen durch immunologische Reaktionen überwunden). Im Allgemeinen ist immer nur ein relativ geringer Anteil der Bevölkerung von Erkrankungen durch denselben Virus betroffen. Durch diese Merkmale (akut verlaufende, selbst limitierende Erkrankungen mit geringem Verbreitungsgrad) relativiert sich das präventive Anliegen; die Kosten-Nutzen-Abwägung wird häufig zu dem Ergebnis führen, dass eine allgemeine primärpräventive Maßnahme (z. B. Schutzimpfung) nicht angemessen ist.

Am Beispiel der echten Grippe (Influenza) wird die Bedeutung epidemiologischer Daten deutlich. Die meisten Menschen sind gegen die Erreger der Influenza immun. Wenn aber aufgrund einer Mutation eines Influenzavirus das Immunsystem keine Antikörper parat hat, kann es zum Ausbruch einer *Influenzaepidemie* oder *Grippewelle* (Infektion von 10–20% der Bevölkerung, lokal begrenzte Ausbrüche) oder sogar einer *Pandemie* (Infektion von 50% der Bevölkerung und mehr, explosionsartiges Ausbreiten rund um den Globus) kommen. Dann ist natürlich eine Primärprävention durch Grippeschutzimpfungen zu empfehlen. Diese Empfehlung wird sich vor allem an Personengruppen richten, die entweder besonders anfällig für die Erkrankung sind oder bei denen diese Erkrankung einen schweren (evtl. tödlichen) Verlauf nehmen kann. Die Bedeutung einer präventiven Maßnahme ist also untrennbar mit Merkmalen der Erkrankung, ihrer Verbreitung in der Allgemeinbevölkerung, der Gefährdung bestimmter Risikogruppen usw. – also mit epidemiologischen Daten – verbunden.

Bei den häufigsten Todesursachen und chronischen Erkrankungen in westlichen Industrienationen wie die Erkrankungen des Herz-Kreislauf-Systems oder bösartige Neubildungen (Krebs; Anderson u. Smith 2005) ist grundsätzliches Interesse an Prävention zweifellos gegeben, weil sie weit verbreitet sind, schwer wiegende Folgen haben und nur vergleichsweise aufwändig zu therapieren sind. Um präventive Maßnahmen für diese Krankheit zu entwerfen, muss aber ausreichendes Wissen über die Pathogenese der Krankheit vorhanden sein, um daraus praktische Interventionen ableiten zu können, die auf das Auftreten und den Verlauf der genannten Krankheiten Einfluss nehmen können. Dafür ist bei diesen nichtinfektiösen Krankheiten ein Wissen um schädigende Faktoren, die das Auftreten dieser Krankheit begünstigen und auch den weiteren Verlauf nach Krankheitsmanifestation negativ beeinflussen (Risikofaktoren), wichtig.

> **Zusammenfassung**
> Das *Risikofaktorenmodell* gründet auf Ergebnissen epidemiologischer Forschungen. Damit werden Faktoren bezeichnet, die die Wahrscheinlichkeit des Auftretens einer bestimmten Krankheit über das allgemeine Krankheitsrisiko hinaus erhöhen. Dabei werden komplexe, nicht notwendig monokausale Entstehenszusammenhänge für Erkrankungen angegeben. Risikofaktoren finden sich bei Erkrankten im Gegensatz zu Gesunden gehäuft. Es ist anzunehmen, dass einzelne Risikofaktoren in unterschiedlichem Umfang, abhängig von der Dauer des Einwirkens und der Dosis und in komplexer Interaktion zur Manifestation einer Krankheit beitragen. Die Zusammenhänge sind nicht absolut zu denken; bei gleichermaßen gegebener Risikofaktorenkonstellation kann eine bestimmte Person erkranken und eine andere nicht. Die Unterschiede zeigen sich lediglich in Gruppenvergleichen, sind also statistisch zu belegen.

Anders als das biopsychosoziale Verständnis von Gesundheit und Krankheit in der Gesundheitspsychologie geht das medizinische Risikofaktorenmodell vom Zustand Krankheit aus und sucht statistisch nach Faktoren, die bei Erkrankten entweder häufiger oder seltener als bei Personen ohne diese Erkrankung auftreten. Diese Faktoren, z. B.
- genetische Prädisposition,
- Alter,
- berufliche Umgebung,
- Ernährungsweisen usw.

können dann u. U. für präventive Zwecke nutzbar gemacht werden. Risikofaktoren können in physischen und psychischen Merkmalen der Person sowie in ihrer Umgebung bestehen. Risikofaktoren sind allerdings nicht notwendigerweise beeinflussbar. Die genetische Prädisposition, die für bestimmte Krebserkrankungen (z. B. Dickdarmkrebs) oder Demenzerkrankungen einen Hauptrisikofaktor darstellt, lässt sich über die Beobachtung familiärer Häufungen der Erkrankungen recht gut als Risikofaktor identifizieren, ist aber mit den momentanen medizinischen Methoden nicht beeinflussbar. Daher können Änderungen der genetischen Prädisposition als präventive Maßnahmen nicht infrage kommen. Präventiv nutzbar für Personengruppen mit einer familiären Häufung von Dickdarmkrebs ist hingegen die Erkenntnis, dass die meisten Krebserkrankungen des Dickdarms mit oft jahrelanger zeitlicher Latenz Gewebeveränderungen vorausgehen, die mit entsprechenden diagnostischen Verfahren (beim Dickdarmkrebs: Koloskopie) sichtbar zu machen sind und eine Intervention vor der Manifestation dieser Krebserkrankung erlauben.

Bei der Erforschung und Benennung von Risikofaktoren (und Schutzfaktoren) ist natürlich besonders wichtig, dass in den statistischen Analysen mögliche Störvariablen berücksichtigt werden. An zwei Beispielen werden Ansatz und Grenzen der Risikofaktorenforschung deutlicher:

Seit einem Artikel in der angesehenen medizinischen Fachzeitschrift »Lancet« (St Leger et al. 1979), in dem die Autoren einen Zusammenhang zwischen moderatem Weinkonsum und geringerer Anzahl von kardiologischen Erkrankungen fanden, wurde die Hypothese, dass Alkohol (oder die Tannine in Wein) die Wände der Blutgefäße flexibel halten, in immer mehr Studien scheinbar bestätigt. Allerdings wurde diese Hypothese in keiner experimentellen Studie überprüft. In einer großen repräsentativen Studie konnten Naimi et al. (2005) allerdings nachweisen, dass diese scheinbar protektive Wirkung moderaten Alkoholkonsums meist durch nichtkontrollierte Störvariablen bedingt ist und verschwindet, wenn andere Risikofaktoren kontrolliert werden. Wird z. B. überprüft, ob sich in der Gruppe der Nichttrinker ehemalige Trinker befinden, die aufgrund gesundheitlicher Beschwerden mit dem Alkoholkonsum aufgehört haben, und werden diese dann ausgeschlossen, verringert sich das Erkrankungsrisiko dieser Gruppe, und der Unterschied zu der Gruppe der moderaten Alkoholkonsumenten verschwindet.

Seit der Beschreibung des *Typ A* (Rosenman et al. 1975) als ein durch Ehrgeiz, Zeitmangel und gesteigerter Feindseligkeit gekennzeichneter Persönlichkeitsstil gibt es zum Zusammenhang zwischen Persönlichkeitseigenschaften und dem Auftreten der koronaren Herzkrankheit (KHK) immer mehr Forschungsarbeiten. So identifizierten z. B. Niaura et al. (2002) Feindseligkeit, erfasst über das MMPI (»Minnesota Multiphasic Personality Inventory«) neben Rauchen, Alkoholkonsum und Bluttfettwerten als unabhängigen Prädiktor für die Ausbildung von KHK. Aber auch hier wurde unzureichend für Störvariablen (z. B. andere Risikofaktoren wie mangelnde Bewegung) kontrolliert. Zusammenfassend erscheinen auch die Befunde zum Zusammenhang von Persönlichkeit und der Ausbildung von KHK sehr heterogen. Oft scheitert die Replikation erster Befunde, wenn für andere Variablen kontrolliert wird, oder der Zusammenhang ist zwar statistisch bedeutsam, hat aber so geringe Effektstärken, dass die Bedeutung dieses Risikofaktors für präventive Maßnahmen fraglich erscheint (Amelang u. Schmidt-Rathjens 2003).

Bekannte mögliche Risikofaktoren für koronare Herzkrankheit
- Rauchen
- Übergewicht
- Bewegungsmangel
- Gesteigerter Alkoholkonsum
- Bluthochdruck
- Schadstoffbelastungen
- Armut
- Einseitige Ernährung (z. B. hoher Konsum von Glukose oder ungesättigten Fettsäuren)

Im Zusammenhang mit der Erforschung von Risikofaktoren für bestimmte Krankheiten wird oft der Begriff Stress genannt. Weil dieser Begriff Teil der Alltagssprache geworden ist, verbergen sich dahinter oft ganz unterschiedliche Phänomene, die mehr oder weniger mit Belastung zu tun haben. Untersuchungen dazu zeigen, dass sich nicht Stress, sondern bestimmte Arten der Stressbewältigung im Zusammenhang mit einem bestimmten Stressor als Risikofaktor im wissenschaftlichen Sinn erwiesen haben (z. B. emotionsorientierte Bewältigung bei einem Stressor, der eher konkretes Handeln zur Bewältigung erfordern würde; ▶ Kap. 13).

Wenn bei bestimmten Krankheiten (z. B. Demenz) nach dem aktuellen Forschungsstand kein veränderlicher Risikofaktor zu finden ist, ist auch keine Prävention für diese Krankheit möglich. Bei dem Beispiel der Demenzerkrankungen, im engeren Sinne den *primären Demenzerkrankungen*, die nicht Folge einer zugrunde liegenden andersartigen Krankheit wie Alkoholismus oder Enzephalitis (Hirnhautentzündung) sind, kann nur gesagt werden, dass das Erkrankungsrisiko mit zunehmendem Lebensalter zunimmt und dass familiäre Belastung (Demenzerkrankungen bei Blutsverwandten) dieses Risiko weiter erhöht. Beide Momente sind nicht beeinflussbar. Präventive Maßnahmen wären dann möglich, wenn die genetischen Ursachen der primären Demenzerkrankungen beschrieben und beeinflussbar wären. Weil in der Demenzforschung derzeit aber solche Ursachen noch grundsätzlich diskutiert werden, lassen sich daraus noch keine wirksamen präventiven Strategien im Hinblick auf Demenzerkrankungen ableiten.

9.3 Epidemiologische Kennwerte

Epidemiologische Kennwerte sind zentral für die Bedarfsbestimmung und Entwicklung aller präventiven Maßnahmen. Aus Zahlen zur Prävalenz und Inzidenz einer Krankheit in einer bestimmten Population kann sich die Relevanz eines präventivmedizinischen Anliegens ergeben; dieses Anliegen wird umso eindeutiger gegeben sein, je häufiger die Krankheit ist und zur Chronizität neigt. Eine weitere Voraussetzung ist die, dass aus dem Wissen um Entstehung und Entwicklung der Krankheit praktisch nutzbar zu machende präventive Maßnahmen ableitbar sind (z. B. das Wissen um die Verbreitung des HI-Virus legt als präventive Maßnahme die Benutzung von Kondomen nahe). Prävention setzt also Wissen um die Krankheit selbst (Nosologie) als auch ihre Verbreitung (Epidemiologie) voraus. Zentrale Kennwerte der Epidemiologie sind Morbidität, Inzidenz, Prävalenz, Letalität relatives und attributables Risiko.

> **Definition**
> Die *Morbidität* ist definiert als die Auftretenshäufigkeit einer bestimmten Krankheit innerhalb einer Population und eines bestimmten Zeitraums (meist pro Jahr und 100.000 Personen).
> Die *Inzidenz* gibt den Anteil der Neuerkrankungen einer bestimmten Krankheit innerhalb einer Population bezogen auf einen bestimmten Zeitraum an. Meist wird die Jahresinzidenz, also die Zahl der Neuerkrankungen innerhalb eines Jahres, angegeben.
> Die *Prävalenz* gibt die Gesamtzahl der zu einem bestimmten Zeitpunkt (*Punktprävalenz*) oder in einem Zeitraum (*Periodenprävalenz* von z. B. einem Jahr) an einer Krankheit leidenden Personen an. Diese Gesamtzahl wird im Verhältnis zur Gesamtpopulation (bundesdeutsche Wohnbevölkerung) gesetzt.
> Die *Letalität* gibt die Zahl der Todesfälle an einer bestimmten Krankheit im Verhältnis zu den an dieser Krankheit Erkrankten an. Die krankheitsspezifische Sterbeziffer benennt die Anzahl der innerhalb eines Jahres an einer Krankheit Verstorbenen im Verhältnis zur Gesamtbevölkerung.
> Das *relative Risiko* bezeichnet das Erkrankungs- oder Sterberisiko einer bestimmten Population, die krankheitsauslösenden Bedingungen ausgesetzt ist. Dabei wird das Risiko dieser exponierten Bevölkerungsgruppe mit dem Risiko einer nichtexponierten Bevölkerungsgruppe verglichen (z. B. Raucher im Vergleich zu Nichtrauchern im Hinblick auf die Erkrankungshäufigkeit Lungenkrebs). Ist der Quotient vom Risiko der Raucher zum Risiko der Nichtraucher >1, besteht ein erhöhtes Raucherrisiko.
> Das *attributable Risiko* oder *Überschussrisiko* berechnet sich durch die Differenz der Krankheitshäufigkeiten zwischen Exponierten und Nichtexponierten. Würde sich in einem fiktiven Rechenexempel bei Rauchern eine jährliche Mortalitätsrate von 100/100.000, bei Nichtrauchern eine von 15/100.000 finden, wäre ein Überschussrisiko von 85 pro Jahr/100.000 gegeben.

9.4 Formen von Prävention

Die von Caplan (1964) entwickelte Unterscheidung von Primär-, Sekundär- und Tertiärprävention begegnet zunehmender Kritik.

> Die Unterscheidung zwischen primär- und sekundärpräventiven Maßnahmen macht sich am Vorhandensein von Risikofaktoren fest. Dies ist aber bei vielen Krankheitskomplexen schwierig zu bestimmen.

Beispielsweise sind bei der koronaren Herzkrankheit Bluthochdruck, Blutfetterhöhung (Hypercholesterinämie) und Diabetes mellitus Risikofaktoren, ebenso stellen sie teilweise aber auch eigenständige Krankheitsbilder dar. Die Behandlung des Bluthochdrucks wäre danach eine sekundärpräventive Strategie, die medikamentöse und diätetische Senkung eines erhöhten Cholesterinblutspiegels hingegen eine primärpräventive Strategie. Derartige Unterscheidungen wirken künstlich.

Ausgehend von diesen Problemen wurde von Gordon (1983) eine alternative Klassifikation vorgeschlagen, deren theoretischer Bezugsrahmen ein Risk-Benefit-Modell (Kosten-Nutzen-Modell) ist. Die entscheidenden Überlegungen nach diesem Modell sind
- das individuelle Risiko zu erkranken (die Verringerung dieses Risikos entspricht dem Nutzen) und
- der erwartete Aufwand (Kosten), der entsteht, wenn risikoverringernde Maßnahmen ergriffen werden.

Daraus ergibt sich eine Unterteilung in *universelle*, *selektive* und *indizierte* Prävention.

Die *universelle* Prävention stellt ein Vorgehen dar, das sich an einen breiten Adressatenkreis wendet und nicht unbedingt der Vermittlung durch Experten (Ärzte, Psychologen usw.) bedarf. Häufige Formen einer solchen universellen Prävention sind etwa Fernsehspots, die sich mit sexuell übertragenen Erkrankungen und der Benutzung von Kondomen als Maßnahme zur Verhütung von Krankheiten auseinandersetzen (z. B. Spot der Aids-Hilfe; ▶ Abschn. 8.1) oder allgemein empfehlenswerte Ernährungsmaßnahmen usw.

Selektive Prävention richtet sich an bestimmte Gruppen aus der Bevölkerung, deren Erkrankungsrisiko für eine bestimmte Krankheit gegenüber der Normalbevölkerung erhöht ist. Solche Gruppen können nur identifiziert werden, wenn die epidemiologischen Kennziffern für diese bestimmte Krankheit bekannt sind. Beispiele sind der Grippeimpfschutz für ältere Menschen, die Durchführung bestimmter Schutzimpfungen bei Tropenreisen (hier mit Übergängen zur indizierten Prävention) oder die Beratung von Personen mit erhöhtem Risiko im Hinblick auf die HIV-Verbreitung (z. B. Drogenabhängige, die intravenös injizieren).

Indizierte Prävention ist im engeren Sinne medizinische Prävention, denn sie richtet sich an Personen mit eindeutigem Krankheitsrisiko wie etwa Personen mit einer familiären Vorbelastung für Darmkrebs, denen ab einem Lebensalters von etwa 50 Jahren regelmäßige Koloskopien (Darmspiegelungen) zur frühzeitigen Erkennung verdächtiger Veränderungen im Darmgewebe nahe zu legen wären.

Eine andere Differenzierung ist die nach *Verhaltens-* und *Verhältnisprävention* (z. B. Becker, 1997).

> ❗ Die o.a. Differenzierungen legen Maßnahmen nahe, die bei Individuen mit unterschiedlichem Risikostatus individuelles Verhalten verändern sollen und lassen sich daher mit *Verhaltensprävention* beschreiben. Interventionen, die auf die Änderung von Umwelt- und Lebensbedingungen abzielen, lassen sich unter *Verhältnisprävention* zusammenfassen.

Beispiele für verhältnispräventive Maßnahmen finden sich vor allem im Bereich der betrieblichen und organisatorischen Gesundheitsförderung. Dabei geht es darum, die Passung zwischen den Bedürfnissen des Individuums und den Bedingungen am Arbeitsplatz mit bestimmten Anforderungen und Ressourcen zu verbessern. Mangelnde Passung zwischen Individuum und Arbeitsplatz, sei es wegen Über- oder Unterforderung des Arbeitnehmers, Eigenschaften des Arbeitsplatzes wie Lärm oder Staubbelastung, mangelnder Gratifikation oder Bedürfnisbefriedigung oder eingeschränkter Entscheidungsspielräume, führt zu gesundheitlichen Beeinträchtigungen der Arbeitnehmer (Becker 1997; Siegrist 1996; Zapf & Semmer 2004).

9.5 Methoden

Das Ziel aller präventiven Maßnahmen, Gesundheit zu fördern, wird auf mehreren Ebenen verfolgt. Neben Maßnahmen, die individuelles Verhalten beeinflussen sollen (*Verhaltens*prävention), wird versucht, die Lebensbedingungen von Menschen so zu verändern, dass sie diesem Ziel nahe kommen (*Verhältnis*prävention).

Am Beispiel von präventiven Maßnahmen im Hinblick auf Stress und Stressbewältigung kann dieser Unterschied verdeutlicht werden. Eine *verhaltenspräventive* Maßnahme würde am Individuum ansetzen und versuchen z. B. die individuellen Bewertungsprozesse oder die individuellen Ressourcen zum Umgang mit Stressoren zu beeinflussen (▶ Abschn. 9.2). Ein *verhältnispräventiver* Ansatz würde nach interindividuell vergleichbaren Stressoren suchen, z. B. nach problematischen Bedingungen am Arbeitsplatz, nach fehlender Gratifikation, nach Organisation des Studienablaufes usw. sowie nach Möglichkeiten der Veränderung dieser Stressoren (Becker et al. 2004)

Wenn im Rahmen präventiver Maßnahmen gesundheitsrelevantes *Verhalten* verändert werden soll, muss diesen Maßnahmen ein allgemeines verhaltenstheoretisches Modell zugrunde liegen, in dem beeinflussbare Faktoren bestimmt werden, mit deren Hilfe Verhalten verändert werden kann. Ein solches Modell kann so allgemein wie das Modell operanter Konditionierung sein, nach dem die Auftretenswahrscheinlichkeit einer Verhaltensweise durch Verstärker beeinflussbar ist. Es kann aber auch ein gezielt gesundheitspsychologisches Modell sein wie die Theorie der Schutzmotivation (»Protection Motivation Theory«) oder das sozialkognitive Prozessmodell gesundheitlichen Handelns (»Health Action Process Approach«/ HAPA; ▶ Kap. 5).

> ❗ Um präventive Maßnahmen erfolgreich umsetzen zu können, müssen auf verschiedenen Ebenen zwischen nationaler Gesundheitspolitik und individuellem Verhalten Kooperationen eingegangen werden, die das Ziel haben, Gesundheit zu fördern. Dieses Vorgehen wird als *multisektoral* bezeichnet.

Vor dem Hintergrund der Unterscheidung nach universeller, selektiver und indizierter Prävention nach Gordon (1983) ergeben sich ganz unterschiedliche Angriffspunkte präventiver Maßnahmen.

> ❗ Auf *universeller* Ebene kann präventionspsychologisch wünschenswertes Verhalten z. B. durch ökonomische Anreize oder Sanktionierungen gefördert werden.

Die Erhebung von Steuern auf Alkohol und Tabak ist ein verbreitetes und effektives Instrument, das in den letzten Jahren in zunehmendem Umfang eingesetzt wurde. Der Konsum wird so allerdings nur indirekt beeinflusst, denn der Erwerb von Alkohol und Tabakprodukten ist weiterhin in unbeschränktem Umfang möglich und zieht lediglich eine erhöhte finanzielle Belastung nach sich, deren Ausmaß für den Konsumenten mehr oder weniger erheblich ist, je nach Einkommen. In letzter Zeit haben mehrere Kranken- und Ersatzkassen damit begonnen, ihren Mitgliedern Nachlässe

9.5 · Methoden

auf die Beiträge oder Zuzahlungen einzuräumen oder Prämienprogramme initiiert, wenn die Versicherten an Sportkursen, Raucherentwöhnungstrainings oder Ernährungsberatungen teilgenommen haben. Weiter führende Maßnahmen wie die Koppelung der Beitragshöhe z. B. an das Rauchen sind nach momentaner Gesetzeslage (noch) nicht möglich.

> ❗ Edukative (oder Gesundheitserziehungs-)Maßnahmen können sowohl bei *universeller, selektiver* oder *indizierter* Prävention eingesetzt werden.

Meist werden aber die Botschaften auf eine spezielle Risikogruppe zugeschnitten oder bei Personen angewendet, die bereits erkrankt sind. Dabei wird oft davon ausgegangen, dass bei Personen in diesen Gruppen ein Informationsdefizit besteht. Dieser kann durch fehlendes Wissen entstehen bzgl.

- des Zusammenhanges zwischen bestimmten Verhaltensweisen und der Ausbildung einer Krankheit,
- der individuellen Zugehörigkeit zu einer Risikogruppe oder
- der Durchführung von Verhalten.

Beispiele für Kampagnen, in denen von einem Informationsdefizit über den Zusammenhang von Verhalten und Krankheit ausgegangen wird, finden sich in früheren Maßnahmen zur Benutzung von Sicherheitsgurten in Pkw (◘ Abb. 9.1) oder Hinweisen zu Safer-Sex-Verhalten zur Vorbeugung einer Aids-Infektion usw.

Studienbox

Eine solche multisektorale Zusammenarbeit findet sich z. B. bei der World Heart Foundation (WHF). Hier werden im Rahmen einer Kooperation mit der World Health Organization (WHO) und der UNESCO Präventionsmaßnahmen gebündelt und z. B. der Welt-Herztag oder der Welt-Nichtrauchertag koordiniert. Ein solches internationales Projekt kann nur funktionieren, wenn die verschiedenen Gesellschaften auf nationaler Ebene mitwirken. Im Rahmen des Welt-Herztages sind dies z. B. das Internationale und Nationale Rote Kreuz, im Rahmen des Welt-Nichtrauchertages am 31. Mai eine nationale multisektorale Zusammenarbeit, die »Koalition gegen das Rauchen« aus *Ärztlicher Arbeitskreis Rauchen und Gesundheit, Bundesärztekammer, Bundesvereinigung für Gesundheit, Deutsche Hauptstelle gegen die Suchtgefahren, Deutsche Herzstiftung, Deutsches Krebsforschungszentrum, Deutsche Krebsgesellschaft, Deutsche Krebshilfe, Deutsche Lungenstiftung*. Diese Gesellschaften koordinieren dann auf
- nationaler Ebene weitere Maßnahmen, z. B. Plakataktionen,
- der Ebene der Gemeinden und Kommunen Informationsveranstaltungen in öffentlichen Einrichtungen oder
- individueller Ebene die Verteilung von Broschüren durch Hausärzte.

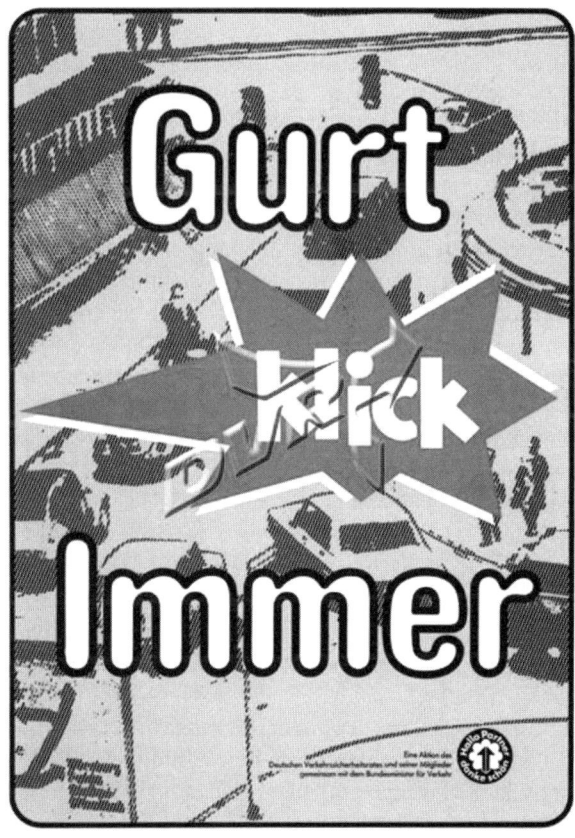

◘ Abb. 9.1. Kampagne zur Benutzung von Sicherheitsgurten im Auto (1983). Verfügbar unter: http://www.dvr-medienarchiv.de/(oatwj145jm010bnlpdll3d55)/foto.aspx?id=4886

Diese Botschaften waren (und sind nach wie vor) nach wahrnehmungs- und werbepsychologischen Prinzipien einfach verständlich gehalten. Am Beispiel der Gurt-klick-immer-Kampagne ist auch das verhaltenstheoretische Konzept der Kopplung einer Handlung (Anschnallen) an eine andere (Losfahren) ersichtlich.

Neben Ansätzen, die von einem Informationsdefizit ausgehen, wird auch versucht, das Verhalten der Zielgruppe durch Maßnahmen zu verändern. Beispielsweise wird in einem Fernsehspots eine Erwartungshaltung aufgebaut, die eine unerwartete Wendung erfährt:

> **Beispiel**
>
> In einem TV-Spot wird aus der Innenperspektive eines Pkw die Frage entwickelt, ob Sie denn alles dabei haben? Eine suchende Hand gleitet über das Armaturenbrett bis zum Ablagefach. Beim Zuschauer entwickelt sich eine gewisse, bisher nicht in eine bestimmte Richtung gelenkte Erwartung, was der fehlende Gegenstand sein möge. Beim Öffnen des Ablagefaches wird dann ein verpacktes Präservativ sichtbar.

Weil die Folgen von einseitiger Ernährung, Alkohol- oder Tabakkonsums erst mit zeitlicher Latenz zu erwarten sind, greifen hier Maßnahmen, die lediglich Zusammenhänge zwischen Verhalten und Krankheit vermitteln sollen, zu kurz. Rauchgewohnheiten entwickeln sich z. B. meist spätestens bis zum 18. Lebensjahr (Johnston et al. 1998). In diesem Alter sind noch keine gesundheitlichen Beeinträchtigungen durch das Rauchen zu erwarten. Daher werden bei Jugendlichen Interventionen, die auf der Vermittlung von Langzeitfolgen des Rauchens aufbauen, nur wenig Erfolg zeigen. In dieser Altersgruppe kann es sogar zum Lebensstil gehören, risikoreichen Verhaltensweisen nachzugehen (Naidoo u. Wills 2003). Eine Intervention, die dieser Problematik nachgeht, könnte z. B. das Selbstbild von Rauchern karikieren oder sich über Raucher lustig machen.

In ▶ Kap. 8 werden weiterführend Interventionen diskutiert, die auf verschiedenen gesundheitspsychologischen Modellen aufbauen. Edukative Maßnahmen werden außer bei der Behebung eines Informationsdefizits auch eingesetzt, wenn es darum gehen soll, Barrieren zur Handlung abzubauen (▶ Beispiel aus der Aids-Prävention in Kap. 8, erster Abschnitt).

> **Beispiel**
>
> Ein weiteres Beispiel für eine multisektorale Zusammenarbeit, die zudem über einen psychologischen Hintergrund verfügt, ist die Pfundskur (Pudel u. Schlicht 2003), die in Baden-Württemberg und Sachsen aus einer engen Kooperation von Krankenkassen (AOK), Radiosendern (Südwestrundfunk), Nahrungsmittelherstellern und Universitäten hervorging. Ziel des Programms war die Reduktion von Übergewicht, das direkt oder indirekt an vielen internistischen und orthopädischen Erkrankungen mitbeteiligt ist (▶ Kap. 11). Im Rahmen des Programms, das in Übungsgruppen vor Ort, durch individualisierte Rückmeldungen im Internet und auf die Pfundskur ausgerichteten Koch- und Ratgeberbücher unterstützt wurde, bekamen die Teilnehmer vor allem Unterstützung bei der Durchführung von Ernährungsänderungen. Das Programm wandte sich also eher an Personen, die sich bereits Gedanken über eine Änderung ihrer Ernährungsgewohnheiten gemacht hatten. Dadurch lässt sich die Pfundskur eher in der volitionalen Phase der Gesundheitsverhaltensänderung ansiedeln (▶ die Abschn. 5.3 und 8.1). Dementsprechend sind auch die psychologischen Prozesse, die im Rahmen der Interventionen angesprochen wurden, eher auf die Unterstützung der Handlungsinitiierung und -aufrechterhaltung ausgerichtet. Die Teilnehmer wurden daher beim Erstellen von realistischen und flexiblen Plänen für die Änderung ihrer Ernährung und ihrer körperlichen Aktivität unterstützt. Sie konnten ihre körperliche Aktivität in »Fittis« umrechen und dadurch »Fettaugen« aus der Ernährung ausgleichen. Die Teilnahme an Übungsgruppen vor Ort sicherte zusätzlich das Dabeibleiben durch soziale Unterstützung . Bäckereien, Werkskantinen, Schulküchen und andere Versorger boten im Rahmen der Aktion fettarme Nahrungsmittel an und kennzeichneten sie. Durch die breite Verteilung und Bekanntmachung des Programms (Dissemination) in Radio, Fernsehen, Zeitungen und Informationsschreiben der Krankenkassen konnten allein in Baden-Württemberg fast 350.000 Interessierte dazu gebracht werden, sich für das Programm anzumelden und bei einer Übungsgruppe mitzumachen. Zumindest im Rahmen der Übungsgruppen konnte durch das Programm eine durchschnittliche Reduktion des Körpergewichtes um vier Kilogramm erreicht werden (Pressemitteilung vom 19.05.2003; http://presse.pfundskur.de/pressemitteilungen/details/index.php?id=17).

Das ursprüngliche Programm von 2001 wurde 2003 und 2006 überarbeitet als »Pfundsfit« wieder angeboten. In der klinischen Psychologie ist das Konzept der Psychoedukation weit verbreitet. Nach der Unterscheidung von Caplan (1964) ist das Anliegen psychoedukativer Patientengruppen in der klinischen Psychologie ein *tertiärpräventives*, nach Gordon (1983) ein *indiziertes*. Die Gruppen rekrutieren sich durch gezielte Ansprache von Patienten. Das heißt, die Krankheit ist bereits eingetreten. Intension der Psychoedukation ist, das Rezidivrisiko des Patienten zu beeinflussen und die Krankheitsfolgen im psychosozialen Bereich zu mindern. Empfehlenswert ist ein strukturiertes Vorgehen, in dem mehrere Phasen unterschieden werden:

- *Kontaktphase*: Es sind ein bis zwei Treffen einzuplanen. Im Allgemeinen sind sich die Patienten schon teilweise bekannt. Die Aufgabe des Gruppenleiters ist in dieser Phase einen vertrauensvollen atmosphärischen Rahmen zu schaffen und als Vermittler der Gruppeninteraktion zu dienen.
- *Psychoedukative Phase*: Im Mittelpunkt steht hier die Vermittlung von Informationen über Aspekte der Krankheit wie Symptomatik, Verlauf und Behandlungsmöglichkeiten, Prognose und Rückfallprophylaxe. Es soll ein zwar inhaltlich zutreffendes, dabei aber einfach gehaltenes und klares Krankheitsmodell vermittelt werden. Dabei ist zu berücksichtigen, dass dieses Modell von Patienten mit ganz unterschiedlichen sozialen und familiären Hintergründen verstanden werden muss. Diese Informationsvermittlung sollte in kleinen Einheiten und unter Einbeziehung graphischer und anderer visueller Hilfsmittel erfolgen.
- *Kognitive Phase*: Hier sollen Vorgehensweisen eingebracht werden, die der Lösung von Alltagsproblemen dienen. Es sollte möglichst auf konkrete Problemlagen exemplarisch Bezug genommen werden. Dabei ist das Problem zu beschreiben, das Ziel zu bestimmen und eine Umsetzung zu erarbeiten. Unangemessene Belastungsbewältigungsmodalitäten (»Coping«) sind in diesem Rahmen zu besprechen, wobei die vorhandenen Ressourcen der Patienten immer in Betracht zu ziehen sind. Ausschließliche Informationsvermittlung hat keine rezidivprophylaktischen Effekte (Tarrier et al. 1994), in Verbindung mit der medikamentösen Behandlung lässt sich ein weitergehender rezidivprophylaktischer Effekt durch Psychoedukation nachweisen (Hahlweg et al., 1995).

Auch hier stehen präventive Aspekte im Mittelpunkt wie

- Verringerung der Wahrscheinlichkeit eines Krankheitsrezidivs durch Verbesserung der Patientencompliance,
- Früherkennung von Symptomen eines Krankheitsrezidivs und
- Anpassung der sozialen Umgebung an bestimmte krankheitsbedingte Einschränkungen.

Angehörigengruppen helfen dabei, die zuverlässige und regelmäßige Medikamenteneinnahme der Patienten zu unterstützen und Rezidivsymptome des Patienten früher und zuverlässiger zu erkennen. Klinisch-psychologische Interventionen mit Angehörigen können aber auch zum Ziel haben, kommunikative Strategien in der Tradition der Expressed-emotion-Forschung zu entwickeln, die das Risiko eines Rezidivs bei dem betroffenen Familienmitglied senken (Brenner et al. 1994).

Im Gegensatz zu den öffentlichen Edukationskampagnen wird in solchen Gruppen ein zeitlich und inhaltlich aufwändigerer Umgang mit dem präventiven Anliegen möglich sein. Häufig folgen diese Gruppen einem modularen Aufbau; im Rahmen eines mehrere Gruppensitzungen umfassenden Plans sind die jeweils besprochenen Inhalte sinnvoll aufeinander bezogen. Persönliche Besonderheiten werden in einem bestimmten Umfang einbezogen, soweit sich keine intolerablen Abweichungen vom zeitlichen Ablauf und den vorgesehenen Inhalten ergeben.

> Eine weitere Strategie der tertiären oder indizierten Prävention ist die *Patientenschulung*.

Dabei handelt es sich um präventive Maßnahmen, bei denen Patienten in stationärer Erstschulung und evtl. ambulanter Nachschulung Kenntnisse und Fertigkeiten vermittelt bekommen, sich gesundheitsförderlich zu verhalten.

Wie eine solche Patientenschulung aussehen kann, zeigt das folgende Beispiel zur Schulung von Kindern mit insulinpflichtigem Diabetes mellitus (Hürter u. Danne 2005).

An diesem Beispiel zeigt sich aber auch, wie wichtig es ist, im Rahmen individualisierter präventiver Maßnahmen auf die subjektiven Gesundheits- und Krankheitstheorien der Patienten einzugehen.

> **Beispiel**
>
> Das Prinzip einer rationalen Behandlung soll es den kindlichen und jugendlichen Patienten erlauben, sich relativ flexibel zu ernähren, dabei an alterstypischen Aktivitäten teilzunehmen und der sozialen Randständigkeit entgegenzuwirken. Dabei soll aber die Gefahr der Über- und Unterzuckerung nicht aus den Augen verloren werden. Die psychologischen Ziele lassen sich so bestimmen:
> - Es sollen möglichst wenig krankheitsbedingte Einschränkungen entstehen.
> - Die Kinder sollen ein stabiles Selbstbewusstsein entwickeln und sich sozial integrieren. Dabei sind gleichzeitig die medizinischen Gegebenheiten einzubeziehen und die Schulungsinhalte dürfen im Ergebnis nicht zu einer Erhöhung medizinischer Risiken führen.
>
> Das Kind und möglichst beide Elternteile nehmen an einer stationären Erstschulung für etwa 14 Tage teil. Die Schulungen werden an Aufnahmefähigkeit und Bedürfnisse sowie die Lebensumstände der Familie angepasst. Gemeinsam mit der Diabetesberaterin werden Mahlzeiten zusammengestellt, bei denen Kind und Eltern immer wieder den Anteil an Kohlenhydraten schätzen müssen; der Einfluss der körperlichen Aktivität wird beobachtet und protokolliert und jede Insulindosis nach vorausgehender Bestimmung des Blutzuckerwertes in ihren einflussnehmenden Determinanten (Grundbedarf, Aktivitätsniveau) besprochen. Kenntnisse über die Symptome einer Über- wie Unterzuckerung, über die Auswirkungen körperlicher Aktivität und die Verhaltensweisen bei drohender Blutzuckerentgleisung werden vermittelt. Erklärungen und Geschichten werden dabei an die persönliche Erlebenswelt der Kinder angepasst. Abhängig von Alter und persönlichem intellektuellem Entwicklungsstand werden die Kinder in die Technik der Insulininjektion und letztlich auch in die flexible Handhabung der Dosierung eingeführt. Diabetesbücher für Kinder bieten aktive und fröhliche Identifikationsfiguren und ein insgesamt positives Lebensbild an. Texte und Zeichnungen im Kinderbuch orientieren sich an entwicklungspsychologischen Grundlagen bei der Vermittlung von Krankheitswissen und Verhaltensweisen.

Subjektive Gesundheits- und Krankheitstheorien umfassen alle kognitiven Repräsentationen von Gesundheit und Krankheit. Hier fließen vorhandenes Sachwissen, kollektives Laienwissen (z. B. »An apple a day keeps the doctor away« oder »Eine Erkältung dauert ohne Medikamente eine Woche, mit Medikamenten sieben Tage«), an der eigenen Person und an dem sozialen Umwelt gesammelte Erfahrungen ebenso wie persönliche Überzeugungen ein (Filipp u. Aymanns 1997).

In *subjektiven Gesundheitstheorien* finden sich Annahmen über Bedingungen von Gesundheit und deren Zusammenwirken. *Subjektive Krankheitstheorien* beziehen sich immer auf eine bestimmte Krankheit und enthalten Vorstellungen von Krankheitsbild, Krankheitsverlauf, das allgemeine und persönliche Erkrankungsrisiko und Möglichkeiten der therapeutischen Intervention einschließlich des mutmaßlichen Ausganges.

> Wichtig für die Praxis ist, nicht nur im Hinblick auf Prävention, dass solche subjektiven Theorien leitende Bedingungen des alltäglichen Handelns sind (Faltermaier 2002), und dass sich unter Umständen in der Kommunikation zwischen Experten und Laien divergierende Vorstellungen begegnen.

Eine handlungsrelevante Verständigung wird nur dann möglich sein, wenn eine Abgleichung dieser Vorstellungen zumindest in gewissem Umfang geschieht.

Vor allem in der Arbeit mit Risikogruppen wie etwa drogenabhängigen Klienten hat es sich als sinnvoll erwiesen, ein möglichst niederschwelliges Beratungsangebot anzubieten. Die Inanspruchnahme sollte also mit möglichst wenig Formalitäten und Eingangsvoraussetzungen verbunden sein. Dies betrifft v. a. das öffentliche Gesundheitswesen vor Ort. Im Erstkontakt – der bei solchen Risikogruppen häufig auch der einzige sein wird – geht es vor allem darum, die vorhandenen subjektiven Krankheitstheorien (»Laiensystem«) in Erfahrung zu bringen und diese so weit als möglich in das eigene präventive Anliegen zu integrieren. Bei früheren Ansätzen dieser Art wurde die Vermittlung von Faktenwissen in den Vordergrund gestellt. Es handelte sich der Form nach mehr um Expertenmonologe, denen der Beratene dann gemäß vernünftiger Einsicht folgen sollte. Aus den bisherigen Ausführungen dürfte deutlich geworden sein, dass ein solches Vorgehen wenig Erfolg erwarten lässt. Auf die teilweise erheblichen Unterschiede zwischen Laien- und Expertensystem nicht nur im Bereich des Wissens, sondern auch der Kognition und Emotion ist vorausgehend bereits hingewiesen worden.

9.6 Evaluation

Qualitätssicherung und Evaluation sind elementare Bedingungen der Gesundheitsförderung. Ohne die Kenntnis über Wirksamkeit und wirksame Bestandteile präventiver Maßnahmen ist keine Bewertung von Prävention möglich. Dabei ist es von besonderer Bedeutung, nicht nur die Fragen »Wirkt die präventive Maßnahme?« und »Wie gut wirkt die präventive Maßnahme?«, sondern auch die Frage »Warum wirkt die präventive Maßnahme?« zu stellen (▶ Kap. 8).

Diese Forderung leitet sich aus den Prinzipien der evidenzbasierten Forschung ab. Während es im Nordamerikanischen Raum konkrete Empfehlungen und Vorgaben für klinische Prävention gibt (Canadian Task Force on the Periodic Health Examination 1999; U.S. Preventive Services Task Force 1996), liegen in Deutschland und auf europäischer Ebene noch keine vergleichbaren einheitlichen Konzepte vor. Im Rahmen der Neufassung des § 20, Sozialgesetzbuch zu »Prävention und Selbsthilfe«, ist aber wenigstens mit der Verbesserung des allgemeinen Gesundheitszustandes ein Kriterium benannt, anhand dessen auch präventive Maßnahmen evaluiert werden können (Walter et al. 2001).

> ❗ Ohne definierte Kriterien und zuverlässige Maße der Kriterien ist Evaluation nur schwer möglich.

Zu allgemeinen Aspekten, Theorien und Methoden der Evaluation sei auf die entsprechende Lehrbuchliteratur verwiesen (z. B. Bortz u. Döring 2001; Wottawa u. Thierau 2003).

Nach einer weit verbreiteten Unterscheidung von Screven (1967) ist zwischen *formativer* und *summativer* Evaluation zu differenzieren; im Folgenden wird der Schwerpunkt auf der summativen Evaluation liegen.

> **Definition**
> *Formative* Evaluation bezieht sich auf die Konzeptbildung, Ausgestaltung und Umsetzung des zu evaluierenden Programms.

Dabei sollen vor allem verbesserungsbedürftige Programmelemente identifiziert werden. Diese Form der Evaluation findet insbesondere in der Test- oder Vorlaufphase Anwendung. Bei bereits etablierten Programmen können sich aus der formativen Evaluation Änderungen bei einzelnen Teilaspekten ergeben.

> **Definition**
> *Summative* Evaluation fragt nach den Wirkungen eines Programms, wobei sowohl die erwarteten als auch die unerwarteten und unerwünschten Wirkungen zu berücksichtigen sind.

Summative Evaluation ist vor allem dann sinnvoll, wenn eine Entscheidung zwischen verschiedenen Programmalternativen zu fällen ist oder es um die Frage der grundsätzlichen Weiterführung oder Einstellung einzelner Programme geht.

Weiterhin sind die Prozesse wichtig, die zwischen einem Programm und der erzielten Wirkung vermitteln (Mediatoren). Nur wenn die Mediatoren (vergleichbar mit den wirksamen Bestandteilen in einem Medikament) identifiziert sind, kann eine Maßnahme endgültig beurteilt werden. Findet man z. B. im Rahmen einer summativen Evaluation, dass Teilnehmer an einer präventiven Maßnahme zur Förderung körperlicher Aktivität häufiger trainieren als Teilnehmer der Kontrollgruppe, weiß man noch lange nicht, warum das so ist. Für diesen Effekt kommen neben den tatsächlichen Inhalten der präventiven Maßnahme noch andere Variablen in Betracht, z. B. die soziale Unterstützung in der Gruppe durch den Kontakt zu anderen, sympathisches Auftreten des Kursleiters usw. Hier ist dann eine Mediationsanalyse (▶ Abschn. 8.1 oder Michie u. Abraham 2004) und eine passende psychologische Theorie, mit der die Effekte erklärt werden können, nötig.

Oft steht in Teilbereichen der Psychologie aber vielen einzelnen Theorien vergleichsweise wenig empirische Literatur gegenüber, die zudem gelegentlich mit methodischen Problemen behaftet ist. In der Gesundheitspsychologie als relativ junges Fach, das noch nicht über einen etwa der psychologischen Diagnostik in der klinischen Psychologie vergleichbar gesicherten Methodenkanon verfügt, werden solche Probleme noch augenfälliger.

Ein Beispiel findet sich in der Definition der Kriterien für die Evaluation präventiver Maßnahmen.

Das Konstrukt Gesundheit ist unscharf und empirisch kaum fassbar. Solange unterschiedliche Konzeptualisierungen von Gesundheit untersucht werden, können Ergebnisse von entsprechenden Studien nicht miteinander verglichen werden, um z. B. wirksame Verfahren zu identifizieren. So könnte eine Untersuchung zur Wirksamkeit psychologischer Interventionen zum Ergebnis haben, dass die Ersterkrankungs- oder Wiedererkrankungshäufigkeit nicht signifikant beeinflusst wird, dafür aber die Lebenszufriedenheit günstig beeinflusst wurde. Die Intervention hätte also keinen präventiven Effekt hinsichtlich der Vorbeugung von Erkrankungen, wohl aber auf die Gesundheit im Sinne der Definition nach der Ottawa-Charta (1986; ▶ Kap. 2). Um solchen Problemen vorzubeugen, sind standardisierte Instrumente wie z. B. der SF-36 (dt. Fassung: Bullinger u. Kirchberger 1998) zur Erfassung der Lebensqualität entwickelt worden (▶ Kap. 3).

Problematisch ist auch die Annahme monokausaler Bedingungen von Krankheit und Gesundheit. Das zur Entwicklung einer Krankheit führende Bedingungsgefüge ist in aller Regel komplex und nur in gewissen Anteilen und gewissem Umfang beeinflussbar. Das hat für die Evaluation präventiver Maßnahmen zur Folge, dass einzelne Prozesse nicht isoliert betrachtet werden können und dass meist große Fallzahlen nötig sind, um die Wirksamkeit bestimmter Interventionen zu bestimmen.

Oft sind auch die Zeitintervalle bei der Evaluation präventiver Maßnahmen zu kurz gewählt. Die Veränderung von Verhaltensweisen bei Jugendlichen und Heranwachsenden kann möglicherweise eine verminderte Inzidenz von Krankheiten bedingen, die aber erst Jahre oder Jahrzehnte später beobachtbar ist.

Es kann unter Umständen auch problematisch sein, isoliert einzelne Verhaltensweisen zu betrachten. Oft treten Cluster von gesundheitsförderlichen oder gesundheitsschädlichen Verhaltensweisen auf, manchmal finden sich solche Cluster in spezifischen Gruppen. Beispielsweise finden sich Cluster von Personen, die nicht rauchen, wenig trinken und eine bestimmte Diät einhalten (Wiesmann et al. 2003). Auf der anderen Seite können Personen der Ansicht sein, dass gesundheitsschädliches Verhalten in einem Bereich durch kompensatorisches Gesundheitsverhalten in anderen Bereichen aufgewogen werden kann (Knäuper et al. 2004). Auch hier wird die Evaluation spezifischer präventiver Maßnahmen schwierig.

> **Zusammenfassung**
>
> Neben der Beurteilung der Wirksamkeit präventiver Maßnahmen, Empfehlungen für den weiteren Einsatz und Verbesserungen hat die Evaluation die Aufgabe, Personen zu identifizieren, bei denen präventive Maßnahmen nicht greifen und Gründe dafür zu bestimmen. Erst wenn bekannt ist, bei welchen Personen welche präventive Maßnahmen warum wirken werden und bei welchen Personen warum nicht, können gezielte und dauerhaft wirksame Maßnahmen eingesetzt werden. Maßnahmen, die gut gemeint und gut gemacht sind, aber an den falschen Adressaten gelangen, werden Widerstände hervorrufen und scheitern. Die Präventionsforschung zeigt aber auch, dass Maßnahmen, die die Besonderheiten ihrer Adressaten und ihres Umfeldes berücksichtigen, sich auf die Ergebnisse empirischer Forschung stützen und auf multisektorale Zusammenarbeit aufbauen, erfolgreich sind und Krankheiten verhindern können, bevor sie auftreten. Denn nur dann gilt »Vorbeugen ist besser als heilen« (Sebastian Kneipp).

Literatur

Amelang, M. & Schmidt-Rathjens, C. (2003). Persönlichkeit, Krebs und koronare Herzerkrankungen: Fiktionen und Fakten in der Ätiologieforschung. *Psychologische Rundschau, 54*, 12–23.

Anderson, R. N. & Smith, B. L. (2005). Deaths: Leading causes for 2002. In *National vital statistics reports* (Vol. 53). Hyattsville, MD: National Center for Health Statistics.

Becker, P. (1997). Prävention und Gesundheitsförderung. In R. Schwarzer (Hrsg.). *Gesundheitspsychologie: Ein Lehrbuch* (S. 517–534). Göttingen: Hogrefe.

Becker, P., Schulz, P. & Schlotz, W. (2004). Persönlichkeit, chronischer Stress und körperliche Gesundheit: Längsschnittstudie zur Überprüfung des systemischen Anforderungs-Ressourcen-Modells. *Zeitschrift für Gesundheitspsychologie, 12*, 11–23.

Bortz, J. & Döring, N. (2001). *Forschungsmethoden und Evaluation für Human- und Sozialwissenschaftler* (3. Aufl.). Berlin: Springer.

Brenner, H. D., Roder, B., Hodel, N. & Kienzle, N. (1994) *Integrated psychological therapy for schizophrenic patients*. Seattle: Hogrefe & Huber.

Bullinger, M. & Kirchberger, I. (1998). *Der SF-36 Fragebogen zum Gesundheitszustand*. Göttingen: Hogrefe.

Canadian Task Force on the Periodic Health Examination (1999). *The Canadian guide to clinical preventive health care*. Ottawa: Health Canada.

Caplan, G. (1964). *An approach to community mental health*. Tavistock: London.

Literatur

Faltermaier, T. (2002). Subjektive Theorien von Gesundheit und Krankheit. In R. Schwarzer, M. Jerusalem & H. Weber (Hrsg.), *Gesundheitspsychologie von A–Z: Ein Handwörterbuch* (S. 482–484). Göttingen: Hogrefe.

Filipp, S.-H. & Aymanns, P. (1997). Subjektive Krankheitstheorien. In R. Schwarzer (Hrsg.), *Gesundheitspsychologie: Ein Lehrbuch* (S. 3–21). Göttingen: Hogrefe.

Gordon, R. S. (1983). An operational classification of disease prevention. *Public Health Reports, 98,* 107–109.

Hahlweg, K., Dürr, H. & Müller, U. (1995). *Familienbetreuung schizophrener Patienten. Ein verhaltenstherapeutischer Ansatz zur Rückfallprophylaxe.* München: Psychologie Verlags Union.

Hürter, P. & Danne, T. (2005). *Diabetes bei Kindern und Jugendlichen. Grundlagen, Klinik, Therapie* (6. Aufl.). Berlin: Springer.

Johnston, L. D., O'Malley, P. M. & Bachman, J. G. (1998). *National survey results on drug use from the Monitoring the Future Study, 1975–1997: Vol. 1. Secondary school students.* Rockville, MD: National Institute on Drug Abuse.

Knäuper, B., Rabiau, M., Cohen, O. & Patriciu, N. (2004). Compensatory health beliefs: Scale development and psychometric properties. *Psychology and Health, 19,* 607–624.

Michie, S. & Abraham, C. (2004). Interventions to change health behaviours: Evidence-based or evidence-inspired? *Psychology and Health, 19* (1), 29–49.

Naidoo, J. & Wills, J. (2003). *Lehrbuch der Gesundheitsförderung* (G. Conrad, Trans.). Köln: Bundeszentrale für gesundheitliche Aufklärung.

Naimi, T. S., Brown, D. W., Brewer, R. D., Giles, W. H., Mensah, G., Serdula, M. K. et al. (2005). Cardiovascular risk factors and confounders among nondrinking and moderate-drinking U.S. adults. *American Journal of Preventive Medicine, 28* (4), 369–373.

Niaura, R., Todaro, J. F., Sprio, A., Ward, K. D. & Weiss, S. (2002). Hostility, the metabolic syndrome, and incident coronary heart disease. *Health Psychology, 21,* 588–593.

Pudel, V. & Schlicht, W. (2003). *Die AOK/SWR1-Pfundskur.* Stuttgart: Hampp.

Rosenman, R. H., Brand, R. J., Jenkins, D., Friedman, M., Straus, R. & Wurm, M. (1975). Coronary heart disease in the Western Collaborative Group Study. *Journal of the American Medical Association, 233,* 872–877.

Siegrist, J. (1996). *Soziale Krisen und Gesundheit.* Göttingen: Hogrefe.

Scriven, M. (1967). The methodology of evaluation. In R. W. Tyler, R. M. Gahne & M. Scriven (Eds.), *Perspectives of curriculum evaluation* (pp. 39–83). Chicago: Rand McNally.

St Leger, A. S., Cochrane, A. L. & Moore, F. (1979). Factors associated with cardiac mortality in developed countries with particular reference to the consumption of wine. *Lancet, 1 (8124),* 1017–1020.

Tarrier, N., Barrawclough, C., Porceddu, K. & Fitzpatrick, E. (1994). The Salford family intervention project: relapse rates of schizophrenia at five and eight years. *British Journal of Psychiatry, 165,* 829–832.

U.S. Preventive Services Task Force (1996). *Guide to clinical preventive services* (2nd. ed.). Alexandria: International Medical Publishing.

Walter, U., Schwartz, F. W. & Dierks, M.-L. (2001). Qualitätsmanagement in der Prävention und Gesundheitsförderung unter besonderer Berücksichtigung von Möglichkeiten und Ansätzen bei Krankenkassen. In S. Höfling & O. Gieseke (Hrsg.), *Gesundheitsoffensive Prävention: Gesundheitsförderung und Prävention als unverzichtbare Bausteine effizienter Gesundheitspolitik* (S. 79–92). München: Hanns Seidel Stiftung.

Wiesmann, U., Timm, A. & Hannich, H.-J. (2003). Multiples Gesundheitsverhalten und Vulnerabilität im Geschlechtervergleich. *Zeitschrift für Gesundheitspsychologie, 11,* 125–131.

WHO (World Health Organisation) (1986). *Ottawa Charta for Health Promotion, 1986.* Verfügbar unter: http://www.euro.who.int/About-WHO/Policy/20010827_2 (9.1.06)

Wottawa, H. & Thierau, H. (2003). *Lehrbuch Evaluation* (3. Aufl.). Bern: Huber.

Zapf, D. & Semmer, N. K. (2004). Stress und Gesundheit in Organisationen. In H. Schuler (Hrsg.), *Organisationspsychologie (Enzyklopädie der Psychologie)* (S. 1007–1121). Göttingen: Hogrefe.

Tabak, Alkohol und illegale Drogen: Gebrauch und Prävention

Marcus Roth, Harald Petermann

10.1 Verbreitung des Konsums von Tabak, Alkohol und illegalen Drogen in Deutschland – 158
10.1.1 Tabak – 158
10.1.2 Alkohol – 160
10.1.3 Illegale Drogen – 162

10.2 Gesundheitspsychologische Intervention: Prävention des Substanzkonsums – 164
10.2.1 Zielsetzung und Bedingungen gesundheitspsychologischer Intervention – 164
10.2.2 Gegenwärtige Programme zur Prävention des Substanzkonsums bei Jugendlichen – 167

> In der Bundesrepublik Deutschland verstarben im letzten Jahr aufgrund des Konsums von illegalen psychotropen Substanzen ca. 1.500 Personen (Stempel 2005). Wenngleich diese Zahl besorgniserregend ist und entsprechend der Gebrauch illegaler Drogen in der öffentlichen Diskussion einen breiten Raum einnimmt, darf nicht übersehen werden, dass die legalen Drogen, Tabak und Alkohol, aufgrund ihrer stärkeren Nutzung in der Bevölkerung ein sehr viel ernsthafteres gesellschaftliches Problem darstellen.

Jährlich sterben aktuellen Statistiken zufolge zwischen 110.000 und 140.000 Personen an Erkrankungen, die in Zusammenhang mit dem *Konsum von Tabakprodukten* gebracht werden können. Damit sind ca. 22% der Todesfälle bei Männern und ca. 5% bei Frauen auf eine für Raucher symptomatische Erkrankung zurückzuführen (Thamm u. Lampert 2005). Hinzu kommt eine beträchtliche Morbidität. So sind Raucher generell weniger gesund. Die Kosten, die durch tabakbedingte Krankheits- und Todesfälle verursacht wurden (ambulante und stationäre Behandlungen, Arzneimittel, verlorene Produktivität, Arbeits- und Erwerbsunfähigkeit) beliefen sich nach Schätzungen von Welte et al. (2000) allein für das Jahr 1993 auf 17,3 Mrd. Euro.

Bezüglich des *Konsums von Alkohol* weisen die Statistiken in eine ähnliche Richtung. In Hinblick auf die Mortalität ist zu beachten, dass ein erheblicher Überschneidungsbereich zwischen alkohol- und tabakbedingten Todesfällen besteht, was gewöhnlich zu einer Unterschätzung der Sterblichkeit aufgrund des Alkoholkonsums führt. Neuere Schätzungen für Deutschland, die diesem Aspekt Rechnung tragen, verweisen darauf, dass jährlich insgesamt von etwa 74.000 Todesfällen, die durch Alkoholkonsum allein oder den Konsum von Tabak und Alkohol entstehen, auszugehen ist (Meyer u. John 2005). Dabei ist der größte Teil der aufgrund alkoholbedingter Krankheiten verursachten Todesfälle im Alter zwischen 35 und 64 Jahren zu verzeichnen. Von Hanke u. John (2003) vorgelegte Schätzungen zur Morbidität auf Basis der Krankenhausstatistik ergaben für das Jahr 1997, dass ca. 5,5% der stationären Behandlungsfälle entweder auf den Konsum von Alkohol allein oder auf den gemeinsamen Konsum von Alkohol und Tabak zurückzuführen sind. Bei den jährlich verursachten Kosten sind neben den Krankenhausaufenthalten auch folgende Kosten zu berücksichtigen:
- ambulanter Versorgungen,
- vorbeugende und betreuende Maßnahmen,
- Sachschäden,
- Arbeits- und Wegunfälle sowie
- Frühberentungen.

Nach Schätzungen von Meyer u. John (2005) belaufen sich die Gesamtkosten insgesamt auf jährlich 20,2 Mrd. Euro.

Die genannten Zahlen verdeutlichen, dass der Problematik des Konsums von Tabak, Alkohol und illegalen Drogen ein hoher Stellenwert in der Gesundheitspsychologie zukommt. Dabei ist jedoch zu beachten, dass der Gebrauch dieser Substanzen nicht zwangsläufig mit gesundheitlichen Risiken korrespondiert. Es müssen hier ungefährliche Konsumformen von solchen unterschieden werden, die durch einen schädlichen Gebrauch der Substanz gekennzeichnet sind.

❗ Nach dem von der Weltgesundheitsorganisation herausgegebenen Klassifikationssystem psychischer Störungen ICD-10 (Dilling et al. 1994) ist *schädlicher Gebrauch* (bzw. *Missbrauch*) dann zu diagnostizieren, wenn ein deutlicher Nachweis vorliegt, dass der Substanzgebrauch zu einer klar zu bezeichnenden Schädigung körperlicher, psychischer oder sozialer Art führt.

Eine *Abhängigkeit* (die übrigens immer einen schädlichen Gebrauch einschließt) wird hingegen nach dem ICD-10 diagnostiziert, wenn drei oder mehr der folgenden Kriterien gleichzeitig – entweder mindestens einen Monat oder wiederholt innerhalb eines Jahres – bestehen:
1. starkes Verlangen, die Substanz zu konsumieren;
2. verminderte Kontrolle über Beginn, Beendigung und Menge des Konsums;
3. körperliche Entzugssymptome bei Reduktion oder Beendigung des Konsums;
4. Toleranzentwicklung, d. h. es müssen größere Mengen der Substanz konsumiert werden, um den intendierten Effekt zu erreichen;
5. Einschränkung des täglichen Lebens auf den Substanzkonsum und
6. anhaltender Konsum trotz eindeutig schädlicher Folgen, dessen sich der Betreffende bewusst ist oder bewusst sein könnte.

10.1 Verbreitung des Konsums von Tabak, Alkohol und illegalen Drogen in Deutschland

Auskunft über die Verbreitung von Tabak, Alkohol und illegalen Drogen in der Bevölkerung in Deutschland geben vornehmlich zwei, in regelmäßigen Abständen durchgeführte Repräsentativerhebungen:

- Drogenaffinitätsstudie und
- Bundesstudie.

Die *Drogenaffinitätsstudie* wird seit 1973 von der Bundeszentrale für gesundheitliche Aufklärung in Auftrag gegeben und stellt eine Befragung der Altersgruppe zwischen 12 und 25 Jahren zum Konsum psychotroper Substanzen dar. Die letzte dieser insgesamt zehn Wiederholungsbefragungen wurde im November 2004 vorgelegt (BzgA 2004). Die als *Bundesstudie* bezeichnete Erhebung wird seit 1980 im Auftrag des Bundesministeriums für Gesundheit und soziale Sicherung an einer Stichprobe von 18- bis 59-jährigen Deutschen durchgeführt. Da die Befunde der letzten Erhebung des Jahres 2003 noch nicht detailliert publiziert wurden (ein erster Überblick findet sich bei Kraus et al. 2005), wird hier auf die Ergebnisse des Jahres 2000 zurückgegriffen (Kraus u. Augustin 2001, ◘ Abb. 10.1a).

10.1.1 Tabak

Nach den Befunden der BzgA (2004) weist der größte Teil der Jugendlichen bereits Erfahrungen mit dem Konsum von Tabak auf (Lebenszeitprävalenz):

❗ 66% der 12- bis 25-Jährigen gaben an, schon einmal geraucht zu haben, wobei sich diesbzgl. keine nennenswerten Unterschiede zwischen männlichen (68%) und weiblichen Jugendlichen (65%) zeigten.

Dabei wird mit zunehmendem Alter der Jugendlichen, also der Anteil derjenigen, die noch nie eine Zigarette geraucht haben, immer geringer und beträgt in der Altersgruppe der über 20-Jährigen lediglich 22%. Das Durchschnittalter, in dem 12- bis 25-Jährige zum ersten Mal rauchen, betrug 13,6 Jahre, wobei Mädchen und Jungen im selben Alter zum ersten Mal Tabak konsumiert haben.

Gewöhnlich stellt der Erstkonsum von Tabak bei vielen Jugendlichen lediglich ein Probierverhalten dar und der Gebrauch wird nach den ersten Erfahrungen eingestellt. Andere Jugendliche bilden jedoch nach den ersten Konsumerfahrungen ein habituelles Muster regelmäßigen Tabakkonsums heraus, wobei dieser Lernprozess meist zwei Jahre dauert: Das Durchschnittalter des täglichen Tabakkonsums lag nach den BzgA-Befunden bei 15,6 Jahren, ebenfalls ohne nennenswerte Unterschiede zwischen den Geschlechtsgruppen.

10.1 · Verbreitung des Konsums von Tabak, Alkohol und illegalen Drogen in Deutschland

In der Monatsprävalenz ließen sich in der befragten Stichprobe der BzgA (2004) 22% als tägliche Raucher (d. h. mindestens eine Zigarette pro Tag) klassifizieren (Jungen: 23%, Mädchen: 20%). Dabei waren in der jüngsten Altersgruppe der 12- bis 15-Jährigen mit 5% noch wenige tägliche Raucher zu finden, während bei älteren Jugendlichen ein deutlich höherer Anteil angab, täglich zu rauchen (16–19 Jahre: 26%, 20–25 Jahre: 30%).

❗ Der Anteil *starker Raucher*, die als Konsumenten von mindestens 20 Zigaretten/Tag definiert wurden, lag bei 12% in der Gesamtgruppe der 12- bis 25-Jährigen.

Dieser Trend, wonach mit zunehmendem Alter entweder gar nicht oder aber regelmäßig konsumiert wird, zeigt sich auch in den Ergebnissen der Bundesstudie an Erwachsenen zwischen 18 und 59 Jahren. Insgesamt gaben in der befragten Altersgruppe der 18- bis 59-Jährigen ca. 35% an, zu rauchen (1-Monat-Prävalenzen). Wie ◘ Abb. 10.1 zeigt, nimmt dabei insgesamt der Anteil der Raucher mit dem Alter ab (◘ Abb. 10.1a), wobei eine Verschiebung in den Konsummustern zeigt: Der Anteil der starken Raucher (20 und mehr Zigaretten) steigt tendenziell mit zunehmendem Alter (◘ Abb. 10.1b). Während bei den 18- bis 20-Jährigen

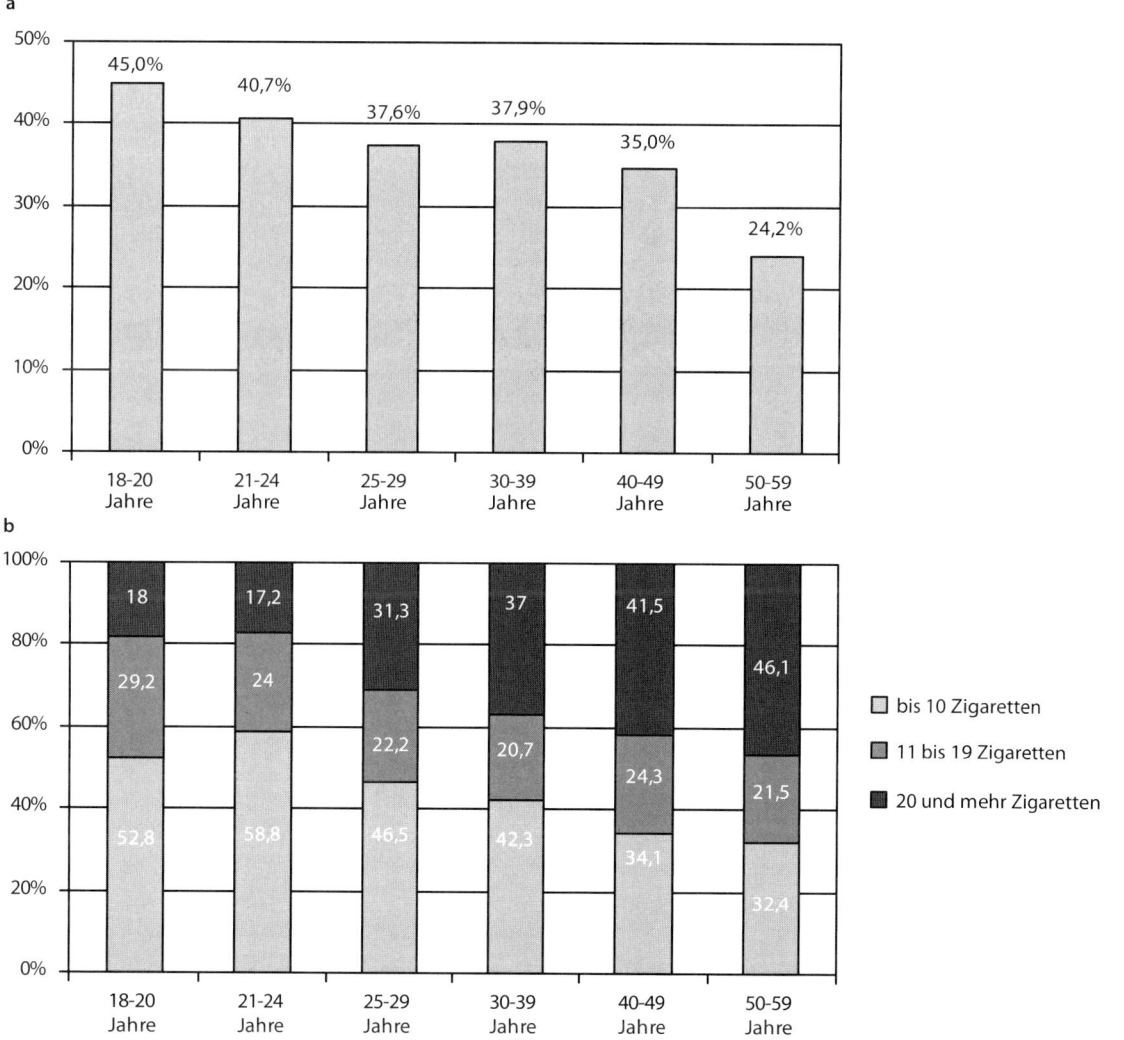

◘ **Abb. 10.1a, b.** Raucherprävalenz in der Bundesrepublik, differenziert nach dem Alter (a) sowie deren Verteilung auf leichte, mittlere und starke Konsumenten (b). (Nach Kraus u. Augustin 2001)

nur jeder fünfte Tabakkonsument als starker Raucher bezeichnet werden kann, ist es in der Gruppe der über 50-Jährigen fast jeder zweite Raucher. Demgegenüber nimmt der Anteil der leichten Raucher (bis zu 10 Zigaretten/Tag) mit steigendem Alter tendenziell ab.

❗ Unproblematischer Tabakkonsum wird mit zunehmendem Alter immer seltener.

Zusätzlich zur Konsummenge wurde in der Bundesstudie auch die 12-Monats-Prävalenz der Nikotinabhängigkeit bestimmt. Der Anteil der nach den Kriterien des DSM-IV-Nikotinabhängigen (Saß et al. 1996) lag in der Gesamtgruppe bei 8% (Männer: 9%, Frauen: 7%). Betrachtet man die verschiedenen Altersgruppen, so fällt auf, dass vor allem die jüngeren Befragten als nikotinabhängig einzustufen waren: Bei den 18- bis 20-Jährigen lag der Anteil bei 18%, er nahm mit zunehmendem Alter immer mehr ab und lag bei der ältesten Gruppe, den 50- bis 59-Jährigen, bei nur noch knapp 4%. Die am häufigsten genannten Kategorien für fortgesetztes Rauchen waren:
- Entzugssymptome (15%) und
- fortgesetzter Gebrauch trotz schädlicher Folgen (12%).

10.1.2 Alkohol

Während der Tabakkonsum gewöhnlich mit zunehmendem Alter entweder aufgegeben wird oder sich in einem gesundheitsschädlichen Gebrauchsmuster manifestiert, gilt für den Gebrauch von Alkohol, dass unbedenkliche Konsummuster eher die Regel sind. So ist der Konsum von Alkohol in unserer Gesellschaft kulturell verankert und weit verbreitet; der *gelegentliche* Gebrauch ist somit bei den meisten Erwachsenen anzutreffen. So gab in der BzgA-Studie die Hälfte der befragten 12- bis 25-Jährigen an, mindestens einmal im Monat Alkohol zu trinken. Völlige Alkoholabstinenz ist hingegen ein eher seltenes Ereignis. In der Bundesstudie berichteten insgesamt nur 5% der Erwachsenen über 18 Jahren, in den letzten 12 Monaten keinen Alkohol konsumiert zu haben.

Bedeutsamer vor dem Hintergrund eines psychologisch relevanten Problemkonsums sind vielmehr die Angaben zum starken Gebrauch von Alkohol. In der Drogenaffinitätsstudie der BzgA (2004) wird zur Abschätzung der konsumierten Alkoholmenge/Monat ein sog. »Q-F-Index« gebildet, der die Häufigkeit und die getrunkene Menge alkoholischer Getränke erhebt und so miteinander verbindet, dass sich daraus für die Befragten die wöchentliche Menge reinen Alkohols berechnen lässt.

Dabei wird als Schwellenwert zur Abgrenzung eines (besonders für Jugendliche) intensiven resp. problematischen Alkoholkonsums eine Menge reinen Alkohols von *120 g pro Woche* festgelegt (entspricht ungefähr 12–15 Gläsern Bier). In der Erhebung des Jahres 2004 konsumierten in der Gesamtgruppe der 12- bis 25-Jährigen insgesamt 17% (bezogen auf den Zeitraum eines Monats) eine Menge von 120 g reinen Alkohols (oder mehr) pro Woche. Vergleicht man die einzelnen Altersgruppen, so nahmen die jüngeren Jugendlichen (12–15 Jahre) noch vergleichsweise wenig Alkohol zu sich: 64% dieser Jugendlichen tranken im Laufe einer Woche so gut wie keinen Alkohol und lediglich 5% überschritten die kritische Menge von 120 g. In der nächsten Altersgruppe (16–19 Jahre) verfünffacht sich dieser Anteil auf 24% und nahm in der ältesten Gruppe wieder ab (22%).

Bei den Altersgruppen der 12- bis 15-Jährigen sowie der 16- bis 19-Jährigen verweist die Drogenaffinitätsstudie im Jahre 2004 dabei auf einen Anstieg von jeweils 48% (!) hinsichtlich der durchschnittlich konsumierten Alkoholmenge gegenüber der vorherigen Erhebung im Jahre 2001.

Nach dem gegenwärtigen Kenntnisstand ist davon auszugehen, dass diese Zunahme mit dem erweiterten Angebot durch die Einführung der Alkopop-Getränke in Zusammenhang steht. Alkopops sind fertig gemixte alkoholhaltige Getränke in Flaschen, deren Basis meist aus fermentiertem oder destilliertem (und damit geschmacksneutralem) Alkohol und Limonade besteht. Diese werden insbesondere von der Altersgruppe der 14- bis 17-Jährigen zunehmend häufig konsumiert (vgl. hierzu BzgA 2003).

❗ Ein weiteres bedenkliches Merkmal jugendlichen Alkoholkonsum ist in den letzten Jahren eine als »binge drinking« bezeichnete Gebrauchsform.

Hierunter wird eine außergewöhnlich hohe Trinkmenge pro Trinkgelegenheit verstanden (meist definiert als fünf und mehr Gläser Alkohol pro Trinkgelegenheit). In der aktuellen Drogenaffinitätsstudie 2004 berichtete fast die Hälfte der 16- bis 19-jährigen Jugendlichen (46%) und ein nur geringfügig geringerer Anteil der älteren (41%), solche Konsumerfahrungen im letzten Monat mindestens einmal gemacht zu haben.

Die vergleichsweise hohe Verbreitung problematischen Alkoholkonsums scheint ein typisches Merkmal der mittleren Adoleszenz zu sein. Dies zeigen auch die Ergebnisse der Bundesstudie. Ähnlich wie in der Drogenaffinitätsstudie wurde auch hier ein Index gebildet, der die Angaben der Befragten in Gramm Reinalkohol *pro Tag* transformiert. Unterschieden wurde dabei zwischen Abstinenz, risikoarmen Konsum, riskantem Konsum, gefährlichem Konsum sowie Hochkonsum (geschlechtsspezifische Grenzwerte der Konsumklassen sind der ◘ Abb. 10.2a, b zu entnehmen). Insgesamt wiesen 78% der Befragten in den letzten 12 Monaten einen risikoarmen Konsum auf, etwa 12% riskanten Konsum und ca. 5% einen gefährlichen bzw. Hochkonsum. Wie ◘ Abb. 10.2 zeigt, nahmen Männer deutlich mehr Alkohol zu sich als Frauen.

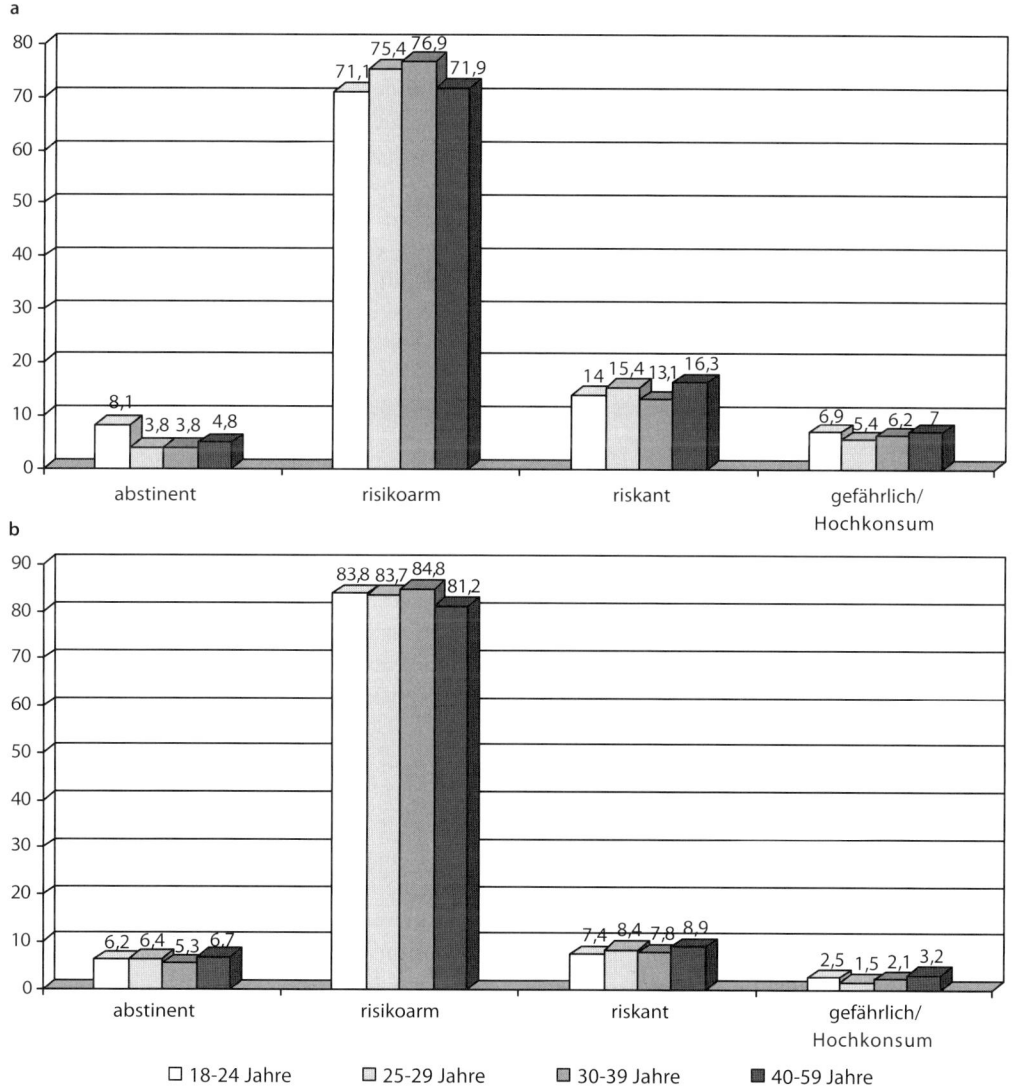

◘ **Abb. 10.2a, b.** Formen des Alkoholkonsums (in Gramm Reinalkohol pro Tag) bei Männern (a) und Frauen (b) im Alter zwischen 18 und 59 Jahren. Gramm-Angaben pro Tag differenziert für Männern: *abstinent*: 0 g, *risikoarm*: 0,1–30 g, *riskant*: 30–60 g, *gefährlicher/Hochkonsum*: >60 g und für Frauen: *abstinent*: 0 g, *risikoarm*: 0,1–20 g, *riskant*: 20–40 g, *gefährlicher/Hochkonsum*: >40 g. (Nach Kraus u. Augustin 2001)

> ❗ Trotz höherer Klassengrenzen für Männer ist der Anteil der männlichen Befragten in den Kategorien riskanter Konsum und gefährlicher bzw. Hochkonsum deutlich höher als bei den weiblichen Befragten.

Dies gilt auch für die Diagnose der Alkoholabhängigkeit, die in der Bundesstudie insgesamt 3,1% der 18- bis 59-Jährigen erhielten. Dabei wurden erwartungsgemäß deutlich mehr Männer als Frauen als alkoholabhängig diagnostiziert (4,8% gegenüber 1,3%). Die Unterschiede zwischen den Altersgruppen waren demgegenüber eher gering; die höchste Prävalenz wiesen mit 4% die 25- bis 29-Jährigen auf, die geringste mit 2,6% die 50- bis 59-Jährigen. Am häufigsten wurden die Abhängigkeitskriterien »Substanzgebrauch länger oder in größeren Mengen als beabsichtigt« mit 6,8% und »Entzugssymptome« mit 6,6% genannt.

10.1.3 Illegale Drogen

Wenngleich Jugendliche insgesamt weniger Erfahrungen mit illegalen Drogen aufweisen als mit Tabak und Alkohol, gilt der illegale Drogenkonsum dennoch als ein jugendtypisches Phänomen. Dieses nimmt in der öffentlichen (wie auch in der gesundheitspsychologischen) Diskussion einen breiten Raum ein – übrigens einen breiteren als der viel häufigere Problemkonsum von Alkohol. Daher wird im Folgenden genauer auf den Drogenkonsum insbesondere im Jugendalter und auf Konsumformen und -entwicklungen eingegangen, um nicht voreilig einen Notstand der drogengefährdeten Jugend auszurufen.

> ❗ In der Tat liegt der Konsumgipfel illegaler Drogen in der Adoleszenz.

In erster Linie ist dies auf den Gebrauch von Cannabis zurückzuführen, der weltweit am weitest verbreiteten illegalen Droge (z. B. Johnston et al. 2001; Vega et al. 2002). In der aktuellen Drogenaffinitätsstudie (BzgA 2004) berichteten 32% der 12- bis 25-Jährigen über entsprechende Konsumerfahrungen (Jungen: 36%, Mädchen: 27%). Primär handelt es sich dabei um den (mindestens einmaligen) Konsum von Cannabisprodukten. Über diesbzgl. Erfahrungen berichten 31%, während andere illegale Substanzen nur von geringerer Bedeutung waren (psychoaktive Pflanzen oder Pilze: 4%, Ecstasy: 4%, Amphetamine: 4%, Kokain: 2%, LSD: 2%, Schnüffelstoffe: 1%, Heroin: 0,3%). Allerdings ist dabei zu berücksichtigen, dass unter den Jugendlichen Probieren und kurzfristiges Konsumieren weit verbreitet sind (44% derjenigen mit Drogenerfahrung). Entsprechend fallen auch die in der Erhebung der BzgA (2004) erfassten 12-Monats-Prävalenzen deutlich niedriger aus: 13% der befragten 12- bis 25-Jährigen gaben an, im letzten Jahr illegale Drogen (dabei fast ausschließlich Cannabis) konsumiert zu haben. Dabei liegt der Konsumgipfel in der mittleren Alterskohorte: Während bei den 12- bis 15-Jährigen ca. 5% berichteten, im Laufe des vergangenen Jahres illegale Drogen konsumiert zu haben, waren es bei den 16- bis 19-Jährigen vier Mal soviel (20%). Bei den 20- bis 25-Jährigen lag der Drogengebrauch wieder deutlich niedriger und betrug 15%. Dabei ist auch der auf die letzten 12 Monate bezogene Konsum nicht zwangsläufig bei allen Konsumenten ein gewohnheitsmäßiger oder regelmäßiger. So war der Anteil derjenigen, die berichteten, mehr als zehn Mal illegale Drogen im vergangenen Jahr konsumiert zu haben, mit 3% in der Gesamtgruppe vergleichsweise gering und variierte zwischen 1% bei den 12- bis 15-Jährigen und je 4% bei den beiden älteren Kohorten. Auch hierbei handelte es sich fast ausschließlich um den Konsum von Cannabisprodukten.

Gegenüber dem Jugendalter ist der Drogenkonsum im Erwachsenenalter deutlich geringer ausgeprägt. Lediglich 6,5% (alte Bundesländer) resp. 5,2% (neue Bundesländer) der Befragten im Alter zwischen 18 und 59 Jahren berichteten in der Bundesstudie überhaupt vom Konsum illegaler Drogen im Jahr 2004. Dabei ließ sich auch bei den Erwachsenen, vergleichbar mit dem Befundmuster bei Jugendlichen, ein höherer Konsum bei Männern feststellen, der ebenfalls vornehmlich auf den Gebrauch von Cannabis zurückzuführen ist. Lediglich 1,3% der Befragten berichteten von der Nutzung anderer illegaler Drogen als Cannabis. Erwartungsgemäß konnten Kraus u. Augustin (2001) in der Bundesstudie auf eine klare Abnahme im untersuchten Altersbereich verweisen: Während die 12-Monats-Prävalenz des Konsums illegaler Substanzen in dieser Studie bei den 18- bis 24-Jährigen noch deutlich über 20% lag, sank diese mit steigendem Alter kontinuierlich ab (25–29 Jahre: 11,7%; 30–39 Jahre: 5,8%; 40–49 Jahre: 1,5%; 50–59 Jahre: 0,4%).

Der Altersverlauf in beiden Studien lässt vermuten, dass die meisten Konsumenten von Cannabis im Jugendalter mit dem Konsum beginnen, ihn verstärken und gewöhnlich zu Beginn des Erwachsenenalters beenden. Letztlich können über solche Gebrauchsverläufe jedoch nur Längsschnittuntersuchungen Auskunft geben, da nicht ausgeschlossen werden kann, dass es sich hierbei auch um Kohorteneffekte handeln könnte. Bisherige Längsschnittstudien, in denen Jugendliche über mehrere Jahre hinweg untersucht wurden, bestätigen diese Muster jedoch recht einheitlich (→Roth 2004). Exemplarisch sei hier auf die Befunde der Early-Developmental-Stages-of-Psychopathology- (EDSP-) Studie von Wittchen et al. (1998b) eingegangen.

Dieser Befund deutet im Hinblick auf die sich in den Folgejahren abzeichnende Instabilität darauf hin, dass auch wenn *während* der adoleszenten Entwicklung der Gebrauch durchaus eine gewisse Stabilität aufweist, dieser dennoch mit Eintritt ins Erwachsenenalter gewöhnlich beendet wird.

Studien, die Merkmale des Missbrauchs und der Abhängigkeit bei Jugendlichen erfassen, sind vergleichsweise selten. Dies dürfte u. a. darin liegen, dass in den meisten Untersuchungen vorwiegend Fragebogenverfahren eingesetzt werden, die zwar eine relativ differenzierte Erfassung der Gebrauchsmuster (in Form von Menge und Häufigkeit) der verschiedenen Substanzen gestatten, jedoch keine verlässliche Prävalenzabschätzungen klinischer Diagnosen – entsprechend international anerkannter Diagnosekriterien wie ICD-10 (Dilling et al. 1994) oder DSM IV (Saß et al. 1996) – ermöglichen.

❗ Die wenigen Untersuchungen, die diesbzgl. vorliegen, lassen jedoch den Schluss zu, dass Missbrauch und Abhängigkeit von Cannabis vergleichsweise selten anzutreffende Störungen des Jugendalters darstellen.

Für Deutschland berichten Essau et al. (1998) im Rahmen der Bremer Jugendstudie (BJS) eine Lebenszeitprävalenz des Cannabismissbrauchs und der -abhängigkeit von 6,4% bei 12- bis 17-jährigen Jugendlichen, wobei insgesamt Substanzmissbrauch und -abhängigkeit ihren Befunden zufolge zu den weniger typischen Störungen des Kindes und Jugendalters zählten. Noch niedrigere Prävalenzraten – vor allem im Vergleich zu den Vereinigten Staaten – fanden Wittchen et al. (1998) im Rahmen der bereits genannten EDSP-Studie: Zum zweiten Follow-up lagen die Lebenszeitprävalenzen der 22- bis 28-Jährigen ihrer Untersuchung bei 5,5% (Missbrauch) resp. 2,2% (Abhängigkeit). Dabei waren Cannabisabhängigkeit und -missbrauch mit 4,1% am häufigsten,

> **Studienbox**
>
> **Die Early-Developmental-Stages-of-Psychopathology- (EDSP-)Studie**
> Die EDSP-Studie erlaubt durch ihr längsschnittliches Design die Abschätzung der Stabilität von Konsummustern im Jugendalter und überprüft damit zumeist aus querschnittlichen Untersuchungen abgeleitete Annahmen (Perkonigg et al. 1999; Sydow et al. 2001, 2002; Wittchen et al. 1998a). Die Untersuchung beruht auf einer Zufallsstichprobe von 14- bis 24-jährigen Jugendlichen, die Ende 1994 aus den Einwohnermelderegistern der Stadt- und Landkreise Münchens gezogen wurden. Mit insgesamt 3.021 Jugendlichen und jungen Erwachsenen wurde ein Face-to-face-Interview durchgeführt. Im Abstand von 34–50 Monaten wurden nach der Baseline-Erhebung (T0) zwei Follow-up-Untersuchungen durchgeführt (T1 und T2). Besonders interessant sind die längsschnittlichen Ergebnisse der Studie. Diese verweisen nämlich recht eindeutig darauf, dass für die meisten Jugendlichen der Cannabiskonsum in der Tat ein passageres Entwicklungsphänomen ist. So hatten zum zweiten Follow-up ca. 50% derjenigen, die zum ersten Messzeitpunkt Cannabis konsumierten, den Gebrauch aufgegeben (54% der Cannabisnutzer). Die Autoren folgern aus ihren Befunden somit, dass der Einstieg ebenso wie der vorübergehende Konsum charakteristisch für Jugendliche und junge Erwachsene ist, was mit der Sicht eines Übergangsphänomens vereinbar ist. Spontaner Wechsel vom Gebrauch zum Nichtgebrauch kommt besonders häufig in der später durchgeführten Stichprobe vor; hier berichteten 67% der ehemals im Alter zwischen 18 und 24 Jahren Cannabis konsumierenden Jugendlichen zum zweiten Follow-up (22–28 Jahre), den Konsum eingestellt zu haben. Dabei schien innerhalb des Jugendalters der Gebrauch durchaus stabil: Eine separate Betrachtung der Gruppe der 14- bis 17-Jährigen von der Baseline zum ersten Follow-up zeigte, dass in dieser Gruppe die Gebrauchsmuster eher stabil waren: Vom Zeitpunkt T0 bis zu T1 ergab sich in dieser Gruppe nur eine geringe Spontanremissionsrate (17%). 74% derjenigen, die einen regelmäßigen Gebrauch zum ersten Messzeitpunkt angaben, berichteten diesen auch 20 Monate später. Insgesamt wurden Spontanremissionen umso seltener beobachtet, je stärker der Initialkonsum zu T0 war.

gefolgt von Halluzinogenmissbrauch und -abhängigkeit (0,7%) sowie Missbrauch und Abhängigkeit von Stimulanzien (0,5%). Wie Befunde der Bundesstudie (Kraus u. Augustin 2001) zeigen, sind Missbrauchs- und Abhängigkeitsdiagnosen bei illegalen Drogen auch im Erwachsenenalter mit ca. 1% vergleichsweise selten vertreten. Bezogen auf die Einzelsubstanzen sind Abhängigkeits- und Missbrauchsdiagnosen überwiegend bei Cannabis und hier insbesondere in der Altersgruppe der 18- bis 24-Jährigen zu beobachten. Vergleicht man die Einzelkriterien, finden sich die höchsten Werte bei den Abhängigkeitssymptomen
- »Substanzgebrauch länger oder in größeren Mengen als beabsichtigt« (1%)
- und »Entzugssymptome« (0,9%);

bei den Kriterien für den Missbrauch stehen im Vordergrund
- »soziale und zwischenmenschliche Probleme«, die sich aus dem fortgesetzten Konsum ergeben (0,4%).

Fasst man die epidemiologischen Befunde zusammen, so ergibt sich folgendes Bild: Der Konsum illegaler Drogen lässt sich insofern als ein jugendtypisches Phänomen bezeichnen, da er in dieser Altersgruppe am weitesten verbreitet ist. Allerdings kann von einer drogengefährdeten Jugend (zumindest im Mittelwert) nicht die Rede sein.

❗ Für die meisten der jugendlichen Drogenkonsumenten gilt, dass
1. der Gebrauch (zumeist von Cannabis) gewöhnlich in der Adoleszenz beginnt,
2. auf diese Altersphase begrenzt scheint und
3. nur selten relevante Abhängigkeits- und Missbrauchsformen beobachtet werden.

Für die meisten Jugendlichen stellt der Gebrauch illegaler Drogen somit ein passageres, auf die Adoleszenz begrenztes, Phänomen dar.

10.2 Gesundheitspsychologische Intervention: Prävention des Substanzkonsums

10.2.1 Zielsetzung und Bedingungen gesundheitspsychologischer Intervention

Die Gesundheitspsychologie versteht sich als eine eigenständige, psychologische Anwendungsdisziplin. Gewöhnlich wird sie von benachbarten Teildisziplinen der Psychologie (z. B. klinische Psychologie, Verhaltensmedizin) und Medizin (z. B. medizinische Psychologie, Psychosomatik) durch die Betonung eines *positiven Gesundheitsbegriffes* abgegrenzt, d. h. Gesundheit wird nicht nur als eine bloße Abwesenheit von Krankheit verstanden (▶ Kap. 1 und 2). Demzufolge stehen präventive Maßnahmen, die der *Erhaltung von Gesundheit* dienen, gegenüber kurativen und rehabilitativen Interventionen, die mit Blick auf das Krankheitsgeschehen realisiert werden, im Vordergrund. Freilich könnte man auch die Meinung vertreten, dass man diese Prioritätensetzung in der Gesundheitspsychologie teilweise »aufgeweicht« findet, wenn die krankheitsbezogenen (und damit genuin klinisch resp. medizinisch psychologischen) Anwendungsbereiche der Therapie und der Rehabilitation (unter der Bezeichnung sekundäre und tertiäre Prävention) als gesundheitspsychologische Interventionsformen verstanden werden. Will jedoch die Gesundheitspsychologie eine tatsächlich eigenständige Disziplin sein, sind derartige Subsumierungen nicht sinnvoll. In diesem Beitrag wird daher gesundheitspsychologische Intervention des Substanzkonsums als Primärprävention verstanden, wobei hier die Begriffe Prävention und Primärprävention entsprechend synonym gebraucht werden (▶ hierzu auch Kap. 9).

Prävention setzt *vor* einem möglichen Störungsbeginn – d. h. in diesem Fall vor dem Beginn schädigender Konsummuster – an. Das Ziel besteht darin, schädliche Gebrauchsformen von Alkohol, Tabak oder illegalen Drogen entweder zu verhindern oder aber den Konsumbeginn biographisch gesehen zeitlich hinauszuschieben, um schädigende Folgen des Konsums zu minimieren. Dabei geht man von folgenden präventiven Zielsetzungen aus (→ausführlich Petermann et al. 1997):

Personen, die sich dafür entschieden haben, keine legalen und illegalen Drogen zu nutzen, sollen durch präventive Einflussnahmen bei der Verwirklichung dieses Vorhabens unterstützt werden.

❗ Hinsichtlich des Konsums von Tabak und illegalen Drogen wird vollständige Abstinenz als primärpräventive Zielstellung definiert.

Bezüglich illegaler Drogen lässt sich diese Zielsetzung mit dem Verweis auf das Betäubungsmittelgesetz begründen. Die in der Suchtprävention gelegentlich alternativ thematisierte Zielsetzung der Risikokompetenz, die von der Tatsache der gelegentlichen Nutzung illegaler Drogen bei den meisten Jugendlichen ausgehend, Kompetenzen im Umgang vermitteln will (vgl. Petermann u. Schröder, 2002), wird hingegen abgelehnt. Die Aufgabe einer wissenschaftlichen Anwendungsdisziplin in einer rechtsstaatlichen Gesellschaft kann niemals darin bestehen, Kompetenzen in der Realisierung von Verstößen gegen staatliche Verordnungen zu vermitteln (allerdings darf die dazugehörige Grundlagendisziplin sehr wohl staatliche Verordnungen aufgrund der empirischen Datenlage hinterfragen). Bezüglich des legalen Konsums von Tabak lässt sich die Zielsetzung der vollständigen Abstinenz mit dem vergleichsweise hohen Abhängigkeitspotenzial der Substanz begründen. Wie die epidemiologischen Daten gezeigt haben, kommt mit zunehmendem Alter ein wenig schädlicher, weil nur gelegentlicher Konsum von Tabak nur selten vor.

Die präventive Zielsetzung der vollständigen Abstinenz gilt nicht für den Alkoholkonsum. Bereits im Jugendalter gestatten die kulturellen Traditionen einen gemäßigten Konsum. Die Abstinenzforderung hinsichtlich des Alkoholkonsums ist daher aufgrund der kulturellen Integration der Droge als unrealistisch zu betrachten. Das Ziel präventiver Maßnahmen soll vielmehr die Verhinderung schädlichen bzw. missbräuchlichen Gebrauchs der Substanz entweder aufgrund durchschnittlich zu hoher Mengen oder von Episoden sog. »binge drinking« (▶ Abschn. 10.1.2) sein. Angestrebt wird ein verantwortlicher und selbst bestimmter Umgang in Form rituellen Trinkens entsprechend gesellschaftlicher Konventionen.

Wie die zuvor referierten epidemiologischen Daten gezeigt haben, findet der Einstieg in den Konsum von Tabak, Alkohol und illegalen Drogen gewöhnlich im Jugendalter statt. Will Prävention vor dem Beginn des Substanzgebrauchs bzw. problematischen Konsums einsetzen, so ist es folglich die Altersgruppe der Jugendlichen, an die sich gesundheitspsychologische Maßnahmen vorrangig richten sollten.

> Die Bedingungen des *Einstiegs* in den Konsum sind für gesundheitspsychologische Maßnahmen sehr viel entscheidender als solche, die die Stabilisierung von Gebrauchsmustern erklären.

Fragt man nach dem Grund, wieso Jugendliche konsumieren, so können zwei Bereiche unterschieden werden:
- Umweltbedingungen und
- personale Bedingungen.

Umweltbedingungen

Gewöhnlich konsumieren Jugendlichen sowohl Tabak und Alkohol als auch illegale Drogen erstmals im Kontext der Peergruppe. Der soziale Interaktionsprozess mit der Gruppe der Gleichaltrigen stellt bisherigen Befunden zufolge die wesentlichste Einflussgröße für den Konsum von legalen und illegalen Drogen dar.

Viele empirische Studien konnte zeigen, dass das Konsumverhalten der Peergruppe einer der stärksten und konsistentesten Prädiktoren dafür ist, welche Substanz Jugendliche konsumieren.

Exemplarisch seien hier die Befunde einer Studie von Roth (2002) bei 14- bis 16-jährigen Jugendlichen genannt. In dieser Untersuchung wurde einerseits das Konsumverhalten der Jugendlichen selbst als auch die von den Jugendlichen wahrgenommene Konsumverbreitung in der Peergruppe erfasst. Die in ◘ Abb. 10.3 wiedergegebenen Ergebnisse der Studie zeigen, dass bei den Jugendlichen, deren Freunde eine spezielle Substanz (Tabak, Alkohol oder Cannabis) konsumierten, der Anteil der Konsumenten dieser Substanz deutlich größer ist als bei den Altersgenossen ohne konsumierende Freunde. Wie die Ergebnisse zusätzlich zeigen, spielt dabei auch das Ausmaß des Konsums eine Rolle. So ist der Anteil der Konsumenten bei den Jugendlichen mit einem Freundeskreis, indem mehr als die Hälfte konsumieren, sichtlich höher als bei denen, deren Freunde nur teilweise Drogen gebrauchen. Natürlich kann aufgrund des querschnittlichen Untersuchungsdesigns keine kausale Verursachung postuliert werden. Neben der Annahme, dass Gleichaltrige nach sozialkognitiven Modellvorstellungen als besonders effiziente Verhaltensmodelle fungieren (Bandura 1986) bzw. durch aktive Angebote im Freundeskreis der Drogenkonsum initiiert wird (→Kandel 1998), ist natürlich auch die umgekehrte Verursachungsrichtung denkbar. Hiernach wählen sich konsumierende Jugendliche (oder solche, die einen Konsum beabsichtigen) entsprechende Umwelten gezielt aus. Für primärpräventive Maßnahmen dürfte diese Frage allerdings zweitrangig sein, erweisen sich doch in jedem Fall die Gleichaltrigen als wesentliche Referenzgruppe. Dieser Umstand spricht übrigens dafür, primärpräventive Maßnahmen in einen schulischen Kontext zu implementieren (▶ Abschn. 10.2.2). Neben dem Zugang zu nahezu vollständigen Alterskohorten einer Region gestattet die Schule zudem eine Beeinflussung von Gruppennormen in den jeweiligen Klassen. Weiterhin indizieren die Befunde die Not-

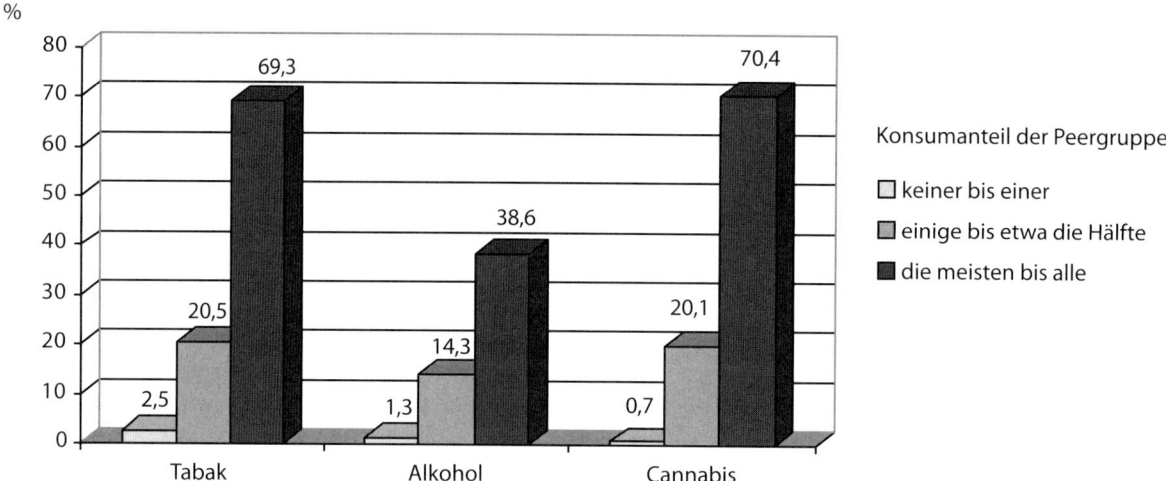

◘ Abb. 10.3. Prävalenzen für das Auftreten regelmäßigen Tabak-, Alkohol- und Cannabiskonsums bei 14- bis 16-jährigen Jugendlichen in Abhängigkeit des wahrgenommenen Konsums in der Peergruppe. (Nach Roth 2002)

wendigkeit, Themen in primärpräventive Programme einzubeziehen, die auf die Bedeutung der Peergruppe und ihre soziale Interaktion näher eingehen.

Personale Bedingungen

Neben Bedingungen der Umwelt resp. in Interaktion mit ihr tragen auch verschiedene Determinanten auf Seiten der Person (im Sinne von individuellen Bedürfnissen und Temperamentsmerkmalen) zur Erklärung des Konsumeinstiegs bei. Ein wesentlicher motivationaler Faktor scheint einerseits das Neugiermotiv, andererseits das Bedürfnis nach Abwechslung und Aufregung bei einem Teil der Jugendlichen darzustellen. In der Persönlichkeitspsychologie wird das Motiv nach abwechslungsreicher, intensiver Stimulation als Sensation-Seeking-Bedürfnis konzeptionalisiert (ausführlich hierzu ▶ Abschn. 6.2). Es lassen sich in der Literatur viele Belege finden, die auf eine Kovariation dieses Merkmals mit Menge und Häufigkeit des Substanzkonsums verweisen:

> Personen mit einer hohen Sensation-Seeking-Ausprägung tendieren stärker zum Konsum sowohl von Tabak und Alkohol (→Schumacher u. Hammelstein 2003) als auch von illegalen Drogen (→Roth u. Petermann 2003).

Auf Seiten der Persönlichkeit ist auch das individuelle Temperament, d. h. die Art und Weise *wie* Menschen gewöhnlich reagieren, eine Einflussgröße für den Konsumeinstieg. Als Beleg sei an dieser Stelle exemplarisch der sog. *resiliente Persönlichkeitstyp* erwähnt. Bei diesem Typus wird angenommen, dass die spezifische Konstellation seiner Temperamentsmerkmale einen Schutzfaktor vor bestimmten Gefahren (im vorliegenden Kontext der Verlockung durch legale und illegale Drogen nachzugeben) darstellt. Resiliente (d. h. psychisch widerstandsfähige) Personen zeichnen sich durch eine ganz bestimmte Konstellation von Temperamentsmerkmalen aus:

- niedrige Ausprägung der psychischen Labilität (Neurotizismus) und
- mittlere bis hohe Ausprägung in den Merkmalen Extraversion, Offenheit, Verträglichkeit und Gewissenhaftigkeit.

Die Existenz eines solchen Typus konnte übereinstimmend in verschiedenen Untersuchungen nachgewiesen werden (→Asendorpf 2004). Wie Roth u. Petermann (2006) zeigen konnten, weisen Jugendliche dieses Typus einen deutlich niedrigeren Konsum von Tabak, Alkohol und illegalen Drogen auf.

10.2.2 Gegenwärtige Programme zur Prävention des Substanzkonsums bei Jugendlichen

Die meisten präventiven Maßnahmen im Jugendalter geht davon aus, dass dem Konsum von Tabak, Alkohol und illegalen Drogen im Jugendalter gemeinsame Ursachen zugrunde liegen. Entsprechende Interventionsziele beziehen sich daher auf sämtliche Substanzen.

> Das Gros der Programme wird dabei von den gesellschaftlichen Institutionen Schule und Gemeinde angeboten.

Zumeist sind diese in den schulischen Unterricht eingebunden oder werden außerhalb des Unterrichts als Freizeitprojekte angeboten (→im Überblick Roth et al. 2003).

Angesichts der gesundheitsschädlichen Auswirkungen des Substanzmissbrauchs scheint auf dem ersten Blick eine Förderung der Risikowahrnehmung durch Aufklärung und Furchtappelle plausibel (▶ Abschn. 6.1). Unter Furchtappellen werden persuasive Botschaften verstanden, die dem Empfänger mitteilen, dass für ihn persönlich relevante Werte wie die Gesundheit bedroht sind. Hierdurch soll Furcht indiziert werden, die bei Jugendlichen eine Schutzmotivation auslösen soll (Petermann u. Schröder 2002). Wie Künzel-Böhmer et al. (1993) aufgrund einer Sichtung empirischer Untersuchungen der 1980er Jahre resümieren, weisen Präventionsprogramme, die sich überwiegend abschreckender Informationen bedienen (wie z. B. Hinweise auf Lungenkrebs, Leberzirrhose und Herointod) bei Jugendlichen kaum eine vorbeugende Wirkung auf: Zumeist werden die abschreckenden Informationen gar nicht zur eigenen Person in Beziehung gesetzt. So weisen Kröger et al. (2002) darauf hin, dass sich einer nationalen Tabakkampagne in Australien ca. 80% der Jugendlichen von den Angstappellen gar nicht angesprochen fühlten. Zudem kann nicht ausgeschlossen werden, dass sachliche Informationen auch Neugier auf die Droge wecken. Neuere primärpräventive Programme unterscheiden sich daher durch den Verzicht auf Angstappelle und abschreckende Wissensvermittlung. Im Mittelpunkt stehen zwei Zielsetzungen:

- Aufbau von Widerstandsfähigkeiten gegenüber sozialem Einfluss und
- Förderung allgemeiner Lebenskompetenzen.

Widerstand gegenüber sozialem Einfluss

In der Adoleszenz gewinnt die Gruppe der Gleichaltrigen zunehmend Einfluss auf das Verhalten der Jugendlichen. Dies spiegelt sich auch in der Bedeutung wider, die der Peergruppe für das Auftreten gesundheitsgefährdender Verhaltensweisen zukommt. Wie bereits ausgeführt wurde, ist die Kovariation des Rauchens Jugendlicher mit dem ihrer Freunde als sozialer Einflussfaktor recht gut belegt (▶ Abschn. 10.2.1). Ausgehend dieses Einflusses wurden Interventionsansätze entwickelt, die am zentralen Einfluss der Peergruppe für das eigene Verhalten ansetzen und den Jugendlichen befähigen sollen, dem sozialen Einfluss der Gleichaltrigen in Form der Verleitung zum Rauchen zu widerstehen. So werden z. B. Jugendliche angeleitet, Begründungen gegen das Rauchen zu generieren, um potenziellen Beeinflussungsversuchen von Gleichaltrigen argumentativ widerstehen zu können. Das erste Programm dieser Art, das von Evans (1976) zur Prävention des Tabakkonsums entwickelt wurde, sei hier paradigmatisch vorgestellt (▶ Übersicht).

Der Ansatz zum Widerstand gegenüber dem sozialen Einfluss wurde in den 1980er Jahren als Baustein in vielen schulischen Interventionsprogrammen einbezogen. Nach Fischer (2001), der die diesbzgl. Längsschnitt- und metaanalytischen Studien der letzten Jahre zusammenfasst, kann man davon ausgehen, dass die Wirkung des Programms vor allem in einem Aufschub des Konsums bei nicht gewohnheitsmäßig rauchenden Jugendlichen liegt: Anfängliche Präventionseffekte verschwanden zumeist in den folgenden Jahren, wobei sich das Verhalten von Gewohnheitsrauchern generell als relativ stabil erwies. Dabei betont der Autor, dass auch das Hinausschieben des Einstiegs in den Tabakkonsum bereits ein Präventionserfolg sei. Es gebe genügend empirische Hinweise darauf, dass relativ spät in den Konsum einsteigende Jugendliche weniger Schwierigkeiten hätten, mit dem Rauchen aufzuhören als Raucher mit ontogenetisch frühem Konsumbeginn.

Förderung allgemeiner Lebenskompetenzen

Gegenüber dem Ansatz zum sozialen Einfluss lässt sich der auf Botvin (1998) zurückgehende Ansatz zur Förderung allgemeiner Lebenskompetenzen als substanz- und gesundheitsunspezifisch charakterisieren. Er zielt auf die Entwicklung allgemeiner, d. h. über den

> **Studienbox**
>
> **Prävention des Tabakkonsums durch Förderung der Widerstandfähigkeit gegenüber sozialen Einflüssen**
>
> Evans (1976) hat als Erster ein Programm zur Prävention des Tabakkonsums vorgestellt, dass auf der Förderung der Widerstandsfähigkeit gegenüber sozialen Einflüssen beruht. Ausgangspunkt waren die theoretischen und empirischen Arbeiten von Bandura (zusammenfassend, 1986) zum sozialen Lernen und zu Selbstwirksamkeitserwartungen in der spezifischen Form, bei Versuchungen widerstehen zu können. Bei den von Evans (1976, 1988) entwickelten Interventionsbausteinen dominieren Informations- und Problemlösesitzungen, die auf die Zielgruppe der Jugendlichen ausgerichtet sind: Nach einer ausführlichen Information über die Zielsetzung des Programms werden die Schüler in der Vorbereitungsphase über Strategien, sozialem Gruppendruck zu widerstehen, informiert. Diese Informationen bilden die Grundlage für Skripte von Rollenspielen, die den sozialen Druck zum Tabakkonsum zum Inhalt haben. Abschließend werden diese Skripte verfilmt, wobei die Schüler aus den Interviews als Modellpersonen fungieren. Die eigentliche Präventionsphase besteht in der Darbietung von diesen und anderen Videofilmen mit folgenden Themen:
>
> - Informationen über Gesundheitsgefahren des Tabakkonsums,
> - Bedeutung von Gruppendruck durch Gleichaltrige,
> - Relevanz des elterlichen Erziehungsverhaltens und des elterlichen Tabakkonsums für das eigene Rauchverhalten und
> - Bedeutung der Massenmedien für das Konsumverhalten.
>
> Diese Inhalte werden dann anschließend in Kleingruppen diskutiert und nachgespielt. Hierbei sollen die Jugendlichen auch mit Argumenten für das Rauchen konfrontiert werden, die zu Gegenargumenten führen, um Beeinflussungsversuchen zu widerstehen. Durch dieses Vorgehen sollen »Antikörper« zur Erhöhung der Widerstandsfähigkeit gebildet werden, die es den Schülern auch in schwierigen Alltagssituationen ermöglichen, Gegenargumente für Konsumangebote von Gleichaltrigen, Erwachsenen und Medien zu finden und gezielt einzusetzen. Zudem soll versucht werden, ein positives Image des Nichtrauchers aufzubauen. Dies wird u. a. dadurch realisiert, dass in den dargebotenen Filmen sowie den Rollenspielen Gleichaltrige mit hohem Sozialstatus die Rolle eines kompetenten und autonomen Nichtrauchers einnehmen und somit im Sinne des sozialen Lernens als Verhaltensmodelle fungieren. Durch abschließende Gruppendiskussionen und öffentliche Selbstverpflichtungen zum Nichtrauchen sollen die intendierten Effekte verstärkt und stabilisiert werden.

Substanzgebrauch hinausgehender Fähigkeiten, Fertigkeiten und Handlungseigenschaften und beruht neben der sozialkognitiven Lerntheorie von Bandura (1986) vor allem auf der Theorie des Problemverhaltens von Jessor (2001).

> ❗ Rauchen, Alkohol- und Drogengebrauch wird als ein entwicklungsbedingtes Problemverhalten betrachtet, das auftritt, da dem Jugendlichen in den krisenhaften Situationen der Adoleszenz keine alternativen, adäquateren Bewältigungsstrategien zur Lösung seiner Probleme zur Verfügung stehen.

Problematisches Verhalten wird also nicht vorrangig als Störung begriffen, sondern als für den Jugendlichen sinnvolles, weil funktionales Handeln zur Befriedigung seiner Bedürfnisse und Bewältigung seiner Probleme. Zur Prävention des Substanzkonsums reicht es nach Botvin daher nicht aus, substanzspezifische Inhalte in ein Training aufzunehmen. Vielmehr werden in dem von ihm entwickelten »life skills training« allgemeine Bewältigungsfertigkeiten gefördert, die z. B. die Erleichterung von Entscheidungsprozessen oder den Umgang mit Angst betreffen. Es wird davon ausgegangen, dass Jugendliche dann in krisenhaften Situationen kein Problemverhalten wie z. B. Drogenkonsum zeigen, wenn sie allgemeine Kompetenzen wie Angstbewältigung, Problemlösefertigkeiten oder soziale Kompetenz aufweisen.

Der eher pragmatische und verhaltensorientierte Interventionsansatz von Botvin setzt sich aus drei Komponenten zusammen (Dusenbury u. Botvin 1990):
- Die erste Komponente dient der Wissensvermittlung, wobei alle Informationen zur Wirkung von Tabak, Alkohol und illegalen Drogen bereitgestellt werden.
- In einem zweiten Interventionsbaustein werden drei grundlegende Bereiche von persönlichen Bewältigungsstilen thematisiert:
  - die Erleichterung von Entscheidungsprozessen,
  - der Umgang mit Angst und schließlich
  - die Steigerung des Selbstvertrauens und die Erreichung eines positiven Selbstwertgefühls.
- Die dritte Komponente des »life skills trainings« besteht aus der Vermittlung und Einübung grundlegender Kommunikationstechniken, die der Aufnahme und Aufrechterhaltung sozialer Kontakte dienen und zur Durchsetzungsfähigkeit im sozialen Kontext befähigen.

Im Vordergrund steht somit die allgemeine Persönlichkeitsförderung der Jugendlichen. Wenn Strategien der Konfliktregelung und Stressbewältigung, das Selbstvertrauen, die Übernahme von Verantwortung und die Widerstandsfähigkeit gegenüber Gruppendruck gefördert werden, kann der Verzicht auf adoleszentes Problemverhalten als erwünschte Nebenwirkung betrachtet werden. Das Training wurde von Botvin in vielen Studien erweitert und modifiziert (zur Übersicht vgl. Fischer 2001). Diese Veränderungen betreffen u. a.:
- eine erweiterte Stundenzahl für das Training,
- den Einbezug von Lehrern statt externer Experten zur Programmdurchführung sowie
- die Aufnahme zusätzlicher Booster-Sessions von fünf bis zehn Einheiten, die nach Abschluss der eigentlichen Intervention zur Stabilisierung der Effekte eingesetzt werden.

Die Effektivität des Programms konnte von Botvin und seinen Mitarbeitern in einer Reihe unterschiedlicher Studien nachgewiesen werden: Neben einer bedeutsamen Auswirkung auf den Substanzgebrauch der Jugendlichen (Tabak und Marihuana) zeigte sich auch eine Stärkung der vermittelten Lebenskompetenzvariablen, wobei Programmeffekte auch noch sechs Jahre nach Beginn der Intervention registrierbar waren.

Die meisten der gegenwärtigen, im deutschen Sprachraum verfügbaren Programme zur Primärprävention des Substanzkonsums im Jugendalter stellen eine Kombination der beschriebenen Ansätze dar, wobei die Förderung von Lebenskompetenzen eindeutig den Schwerpunkt bildet. Das zurzeit am häufigsten eingesetzte Präventionsprogramm stellt das Programm »Erwachsen werden« (Wilms u. Wilms 2000) dar, eine deutschsprachige Adaptation des Programms »Skills for Adolescence« der »Lions Quest International« (▶ nachfolgende Studienbox).

Studienbox

Erwachsen Werden
Das Programm »Erwachsen werden« (Wilms u. Wilms 2000), eine deutschsprachige Adaptation des Programms »Skills for Adolescence« der Lions Quest International, stellt das zurzeit am häufigsten eingesetzte Präventionsprogramm dar. Ähnlich wie das Soester Programm (→Petermann 1999) oder das ALF-Programm (Walden et al. 1998) ist das Programm »Erwachsen werden« für den schulischen Kontext konzipiert. Es kann fächerübergreifend von speziell dafür ausgebildeten Lehrern bei Schülern zwischen zehn und 15 Jahren (Klassenstufen 5–10) eingesetzt werden. Entsprechend dem unspezifischen Lebenskompetenzenansatz wird eine allgemeine Förderung der adoleszenten Persönlichkeit sowie der sozialen und kommunikativen Kompetenzen der Jugendlichen intendiert. Weiterhin besteht eine spezifische Zielsetzung darin, solche Eigenschaften und Verhaltensweisen zu fördern, die eine Suchtgefährdung bei Jugendlichen verringern. Das Programm setzt sich aus sieben Themenbereichen zusammen, die der persönlichen Erfahrungswelt Jugendlicher entsprechen:
1. »Ich und meine neue Gruppe«,
2. »Stärkung des Selbstvertrauens«,
3. »Mit Gefühlen umgehen«,
4. »Die Beziehung zu meinen Freunden«,
5. »Mein Zuhause«,
6. »Es gibt Versuchungen: Entscheide dich« und
7. »Ich weiß, was ich will«.

Zu jedem dieser Themenbereiche liegen acht bis 15 (insgesamt 73) verschiedene Vorschläge für Unterrichtsstunden vor, die methodisch von der Informationsvermittlung über Rollenspiele bis hin zu Projektarbeit reichen.

Erste Ergebnisse zur Effektivität dieses in Deutschland gegenwärtig am häufigsten eingesetzten Programmpaketes wurden von Roth u. Petermann (2002) vorgestellt. Die Wirksamkeitsbestimmung basierte auf einer Stichprobe von Schülern der siebten Klassenstufe, bei denen während eines Schulhalbjahres Elemente des Programms »Erwachsen werden« in den schulischen Unterricht implementiert wurden. Verglichen wurden diese zu drei Messzeitpunkten (vor der Intervention, direkt danach und ein halbes Jahr nach der Intervention) mit einer Kontrollgruppe, bei denen kein primärpräventiver Unterricht stattgefunden hat. Die Ergebnisse zeigen, dass durch die Realisierung der Lions-Quest-Unterrichtsthemen die soziale Aktivität signifikant erhöht wurde, während Angst, Depressivität sowie aggressives Verhalten im Vergleich zur Kontrollgruppe signifikant abnahmen. Demgegenüber erwiesen sich vergleichsweise stabile Persönlichkeitsmerkmale (wie Selbstwertgefühl und Selbstwirksamkeitserwartung, Neurotizismus oder Extraversion) durch die implementierten Präventionsmaßnahmen als nicht modifizierbar. Ebenso zeigten sich hinsichtlich des Substanzkonsums wenige Veränderungen (→ hierzu ausführlich Petermann u. Roth 2006). Somit scheinen primär Merkmale positiver Befindlichkeit durch den Programmeinsatz gefördert zu werden. Es bleibt zu fragen, inwieweit schulische Programme zur Förderung von Lebenskompetenzen nicht einen zu hohen Anspruch erheben, wenn sie bei derartig zeitstabilen Persönlichkeitsmerkmalen (wie z. B. dem Selbstwertgefühl) eine Erhöhung anstreben. Die Autoren empfehlen daher bei zukünftigen Wirksamkeitsuntersuchungen vielmehr solche Merkmale zu untersuchen, die von einer höheren Variabilität im Lebenslauf ausgehen.

Weitere Ansätze

Neben Programmen, die auf der Förderung allgemeiner Lebenskompetenzen aufbauen, existieren noch weitere Interventionsformen zur Prävention des Drogengebrauchs. Diese sind allerdings von geringerer Bedeutung und bislang kaum oder nur unzureichend evaluiert. In einem zusammenfassenden Überblick unterscheiden Roth et al. (2003) dabei folgende vier Zugänge:

1. Beim *erlebnisorientierten Ansatz* werden die Prinzipien der Erlebnispädagogik mit suchtpräventiven Gesichtspunkten verbunden. Entsprechende Programme besitzen eine stark handlungsorientierte Ausrichtung und sind gewöhnlich als längerfristige Maßnahmen konzipiert oder als Einzelprojekte in umfassendere Programme integriert. Ihr Bestreben richtet sich auf die Entwicklung sozialer Kompetenzen, die aktive Auseinandersetzung mit der eigenen Person und dem eigenen Körper.
2. Der *settingorientierte Multiplikatorenansatz* in der Suchtprävention zielt auf die Ausbildung und Sensibilisierung von Personen, die regelmäßige Kontakte zu Kindern und Jugendlichen haben (wie z. B. Verantwortliche in Sportvereinen). Das Bestreben der Vertreter dieser Präventionsstrategie ist die Gestaltung förderlicher Lebensräume für Kinder und Jugendliche und die Initiierung suchtpräventiver Maßnahmen in ihrer Lebenswelt. Darüber hinaus sollen die Multiplikatoren befähigt werden, frühzeitig ungünstige Entwicklungen zu erkennen und adäquat zu intervenieren.
3. Demgegenüber stellen im *netzwerkorientierten Multiplikatorenansatz* die Eltern die hauptsächlichen Adressaten dar. Durch die Stärkung ihrer Erziehungskompetenz soll eine lebensnahe Prävention im Lebensraum der Jugendlichen ermöglicht werden. Dazu werden einzelne Eltern mit dem Ziel fachlich angeleitet, entsprechende Informationen an andere Eltern weiterzureichen. Neben der reinen Informationsübermittlung und Sensibilisierung für Themenbereiche wie Sucht, Entwicklung und Bedürfnisse von Kindern und Jugendlichen sollen gezielt Netzwerke zwischen Eltern hergestellt werden, die in einem informellen Rahmen als soziale Unterstützungsressource beim Umgang mit Erziehungsschwierigkeiten genutzt werden können.
4. Im informationsorientierten *Peer-education-Ansatz* können durch den Einsatz von Gleichaltrigen gezielt Informationen übermittelt werden. Die Jugendlichen werden dabei fachlich angeleitet bzw. durch Fachkräfte betreut und begleitet. Mithilfe dieser Informationsübermittlung soll ein Hinausschieben des Erstkonsums bzw. die vollständige Abstinenz erreicht sowie die Entwicklung von Alternativen zum Drogenkonsum gefördert werden.

Zusammenfassung

Statistische Befunde zur Mortalität und Morbidität aufgrund des Konsums von Tabak, Alkohol und illegalen Drogen einerseits und der epidemiologischen Studien zufolge vergleichsweise weiten Verbreitung des Konsums in der Bevölkerung andererseits erfordern ein verstärktes gesundheitspsychologisches Interesse. Mit Blick auf den schädigenden Charakter der genannten Substanzen sind unbedenkliche Gebrauchsformen von schädlichen bzw. missbräuchlichen Konsummuster zu unterscheiden. Die Aufgabe gesundheitspsychologischer Intervention besteht in der Prävention des Substanzkonsums, die vor dem Beginn von schädigenden Konsummustern einsetzt und darauf abzielt, deren Auftreten zu verhindern oder zumindest zeitlich hinauszuschieben. Bezüglich Tabak und illegaler Drogen wird dabei vollständige Abstinenz, bzgl. Alkohol ein verantwortlicher und selbst bestimmter Umgang intendiert. Entsprechende präventive Programme richten sich vornehmlich an Jugendliche, da in dieser Entwicklungsphase gewöhnlich der Konsumeinstieg in die genannten Substanzen stattfindet. Während diese früher vornehmlich auf die Wirkung von Abschreckung durch Angstappelle bauten, stehen gegenwärtig zwei Zielsetzungen im Mittelpunkt:
- Aufbau der Widerstandsfähigkeit gegenüber sozialem Einfluss und
- Förderung von Lebenskompetenzen.

Dabei sollte jedoch beachtet werden, dass für die meisten Jugendlichen entwicklungspsychologische Erklärungsversuche gegenüber Defizitmodellen den Vorrang haben sollten.

Weiterführende Literatur

Petermann, H. & Roth, M. (Hrsg.) (2002). *Sucht und Suchtprävention*. Berlin: Logos.

Petermann, H. & Roth, M. (2006). *Suchtprävention*. Weinheim: Juventa.

Roth, M. & Petermann, H. (2003). Sensation Seeking und Konsum illegaler Drogen im Jugendalter. In M. Roth & P. Hammelstein (Hrsg.), *Sensation Seeking – Konzeption, Diagnostik und Anwendung* (S. 183–213). Göttingen: Hogrefe

Quensel, S. (2004). *Das Elend der Suchtprävention, Analyse – Kritik – Alternative*. Wiesbaden: Verlag für Sozialwissenschaften.

Literatur

Arnett, J. (1992). Reckless behavior in adolescence: A developmental perspective. *Developmental Review, 12*, 339–373.

Asendorpf, J. B. (2004). *Psychologie der Persönlichkeit* (2., überarbeitete und aktualisierte Aufl.). Berlin: Springer.

Bandura, A. (1986). *Social foundations of thought and action*. Englewood Cliffs: Prentice Hall.

Botvin, G. J. (1998). Preventing adolescent drug abuse through life skills training: Theory, methods and effectiveness. In J. Crane (Ed.), *Social programs that really work* (pp. 225–257). New York: Russell Sage Foundation.

BzgA (Bundeszentrale für gesundheitliche Aufklärung) (2003). *Bekanntheit, Kauf und Konsum von Alkopops in der Bundesrepublik Deutschland 2003. Ergebnisse einer repräsentativen Befragung*. Köln: Bundeszentrale für gesundheitliche Aufklärung.

BzgA (Bundeszentrale für gesundheitliche Aufklärung) (2004). *Die Drogenaffinität Jugendlicher in der Bundesrepublik Deutschland 2004. Eine Wiederholungsbefragung der Bundeszentrale für gesundheitliche Aufklärung 2004*. Köln: Bundeszentrale für gesundheitliche Aufklärung.

Dilling, H., Mombour, W., Schmidt, M.H. & Schulte-Markwort, E. (Hrsg.) (1994). *Internationale Klassifikation psychischer Störungen. ICD 10, Kap. V (F) Forschungskriterien*. Bern: Huber.

Dusenbury, L. & Botvin, G. J. (1990). Competence enhancement and the prevention of adolescent problem behavior. In K. Hurrelmann & F. Lösel (Eds.), *Health hazards in adolescence* (pp. 459–477). Berlin: de Gruyter.

Essau, C. A., Karpinski, N. A., Petermann, F. & Conradt, J. (1998). Störungen durch Substanzkonsum bei Jugendlichen. *Kindheit und Entwicklung, 7*, 199–207.

Evans, R. I. (1976). Smoking in children: Developing a social strategy of deterrance. *Preventive Medicine, 5*, 122–127.

Evans, R. I. (1988). Prevention of smoking in adolescence: Conceptualization and intervention strategies of a prototypical reserach program. In S. Maes, C. D. Spielberger, P. B. Defares & I. G. Sarason (Eds.), *Topics in health psychology* (pp. 107–125). Chichester: Wiley.

Fischer, V. (2001). *Suchtprävention bei Jugendlichen. Theoretische Aspekte und empirische Befunde*. Regensburg: Roderer.

Hanke, M. & John, U. (2003). Tabak- und Alkohol-attributable stationäre Behandlungen. *Deutsche medizinische Wochenzeitschrift, 128*, 1387–1390.

Jessor, R. (2001). Problem-Behavior Theory. In J. Raithel (Hrsg.), *Risikoverhaltensweisen Jugendlicher* (S. 62–78). Opladen: Leske & Budrich.

Johnston, L. D., O'Malley, P. M. & Bachman, J. G. (2001). *Monitoring the future national results on adolescent drug use: Overview of key findings 2000*. Bethesda, MD: National Institute on Drug Abuse.

Kandel, D. B. (1998). Persistent themes and new perspectives on adolescent substance use: A livespan perspective. In R. Jessor (Ed.), *New perspectives on adolescent risk behavior* (pp. 43–89). New York: Cambridge University Press.

Kraus, L. & Augustin, R. (2001). Repräsentativerhebung zum Gebrauch psychoaktiver Substanzen bei Erwachsenen in Deutschland 2000. *Sucht, 47*, 7–86.

Kraus, L., Augustin, R. & Orth, B. (2005). Illegale Drogen. Einstiegsalter und Trends. Ergebnisse des epidemiologischen Suchtsurvey 2003. *Sucht, 51, Sonderheft 1*, 19–28.

Kröger, C., Heppekausen, K., Ebenhoch, K. (2002). *Kommunikationsstrategien zur Raucherentwöhnung – ein Überblick über die wissenschaftliche Literatur zu diesem Thema*. (Forschung und Praxis der Gesundheitsförderung, Bd. 18). Köln: Bundeszentrale für gesundheitliche Aufklärung.

Künzel-Böhmer, J., Bühringer, G. & Janik-Konecny, T. (1993). *Expertise zur Primärprävention des Substanzmissbrauchs*. Baden-Baden: Nomos.

Meyer, C. & John, U. (2005). Alkohol – Zahlen und Fakten zum Konsum. In Deutsche Hauptstelle für Suchtfragen e.V. (DHS) (Hrsg.), *Jahrbuch Sucht 2005* (S. 7–28). Geesthacht: Neuland.

Moffitt, T. E. (1993). Adolescence-limited and life-course-persistent antisocial behavior. *Psychological Review, 100*, 674–701.

Montada, L. (2002). Delinquenz. In R. Oerter & L. Montada (Hrsg.), *Entwicklungspsychologie* (5., vollständig überarbeitete Aufl., S. 859–873). Weinheim: Beltz.

Perkonigg, A., Lieb, R., Höfler, M., Schuster, P., Sonntag, H. & Wittchen, H. U. (1999). Patterns of cannabis use, abuse and dependence over time: Incidence, progression and stability in a sample of 1228 adolescents. *Addiction, 94*, 1663–1678.

Petermann, H. (1999). Das Soester Programm zur Sucht-Prävention: Konzept, Akzeptanz und Effektivität. In P. Kolip (Hrsg.), *Programme gegen Sucht. Internationale Ansätze zur Suchtprävention im Jugendalter* (S. 199–214). Weinheim: Juventa.

Petermann, H. (2002). Antezedenzmerkmale des Nichtrauchens im Jugendalter. In H. Petermann & M. Roth (Hrsg.), *Sucht und Suchtprävention* (S. 67–81). Berlin: Logos.

Petermann, H. & Roth, M. (2006). *Suchtprävention*. Weinheim: Juventa.

Petermann, H. & Schröder, H. (2002). Aktuelle theoretische Aspekte der Primärprävention des Substanzmissbrauchs bei Jugendlichen. In H. Petermann & H. Schröder (Hrsg.), *Suchtprävention in Sachsen* (S. 10–20). Dresden: Sächsisches Staatsministerium für Soziales.

Petermann, H., Müller, H., Kersch, B. & Röhr, M. (1997). *Erwachsen werden ohne Drogen. Ergebnisse schulischer Suchtprävention*. Weinheim: Juventa.

Roth, M. (2002). Konsum von legalen und illegalen Drogen bei Schülerinnen und Schülern aus Sachsen: Verbreitung, soziodemographische Risikofaktoren und der Einfluss des Konsumverhaltens der Peergruppe. In H. Petermann & M. Roth (Hrsg.), *Sucht und Suchtprävention* (S. 45–66). Berlin: Logos.

Roth, M. (2004). *Sensation Seeking und Drogenkonsum im Jugendalter*. Unveröffentlichte Habilitationsschrift, Universität Leipzig.

Roth, M. & Petermann, H. (2002). Primärprävention des Substanzkonsums – Ergebnisse einer Studie zum Lions-Quest-Programm »Erwachsen werden«. In H. Petermann & M. Roth (Hrsg.), *Sucht und Suchtprävention* (S. 83–104). Berlin: Logos.

Roth, M. & Petermann, H. (2003). Sensation Seeking und Konsum illegaler Drogen im Jugendalter. In M. Roth & P. Hammelstein (Hrsg.), *Sensation Seeking – Konzeption, Diagnostik und Anwendung* (S. 183–213). Göttingen: Hogrefe

Roth, M., Rudert, E. & Petermann, H. (2003). Prävention bei Jugendlichen. In M. Jerusalem & H. Weber (Hrsg.), *Psychologische Gesundheitsförderung* (S. 399–418). Göttingen: Hogrefe.

Saß, H., Wittchen, H. U. & Zaudig, M. (1996). *Diagnostisches und Statistisches Manual Psychischer Störungen DSM-IV*. Göttingen: Hogrefe.

Schumacher, J. & Hammelstein, P. (2003). Sensation Seeking und gesundheitsbezogenes Risikoverhalten – Eine Betrachtung aus gesundheitspsychologischer Sicht. In M. Roth & P. Hammelstein (Hrsg.), *Sensation Seeking – Konzeption, Diagnostik und Anwendung* (S. 138-161). Göttingen: Hogrefe.

Silbereisen, R. K. & Reese, A. (2001). Substanzgebrauch Jugendlicher: Illegale Drogen und Alkohol. In J. Raithel (Hrsg.), *Risikoverhaltensweisen Jugendlicher* (S. 131–153). Opladen: Leske & Budrich.

Stempel, K. (2005). Illegale Drogen/Rauschgift – Zahlen und Fakten. In Deutsche Hauptstelle für Suchtfragen e.V. (DHS) (Hrsg.), *Jahrbuch Sucht 2005* (S. 69–82). Geesthacht: Neuland.

Sydow, K. von, Lieb, R., Pfister, H., Höfler, M., Sonntag, H. & Wittchen, H. U. (2001). The natural course of cannabis use, abuse and dependence over four years: a longitudinal community study of adolescents and young adults. *Drug and Alcohol Dependence, 64*, 347–361.

Sydow, K. von, Lieb, R., Pfister, H., Höfler, M. & Wittchen, H. U. (2002). What predicts incident use of cannabis and progression to abuse and dependence? A 4-year prospective examination of risk factors in a community sample of adolescents and young adults. *Drug and Alcohol Dependence, 68*, 49–64.

Thamm, M. & Lampert, T. (2005). Tabak – Zahlen und Fakten zum Konsum. In Deutsche Hauptstelle für Suchtfrage e.V. (DHS) (Hrsg.), *Jahrbuch Sucht 2005* (S. 29–51). Geesthacht: Neuland.

Vega, W. A., Aquilar-Gaxiola, S., Andrade, L., Bijl, R., Borges, G., Caraveo-Anduaga, J. J., DeWit, D. J., Heeringa, S. G., Kessler, R. C., Kolody, B., Merikangas, K. R., Molnar, B. E., Walters, E. E., Warner, L. A. & Wittchen, H. U. (2002). Prevalence and age of onset for drug use in seven international sites: results from the international consortium of psychiatric epidemiology. *Drug and Alcohol Dependence, 68*, 285–297.

Walden, K., Kutza, R., Kröger, C. & Kirmes, I. (1998). *ALF – Allgemeine Lebenskompetenzen und Fertigkeiten. Programm für Schülerinnen und Schüler der 5. Klasse mit Informationen zu Nikotin und Alkohol*. Hohengehren: Schneider.

Welte, R. König, H. H.& Leidl, R. (2000). The costs of health damage and productivity losses attributable to cigarette smoking in Germany. *European Journal of Public Health, 10*, 31–38.

Wilms, H. & Wilms, E. (2000). *Erwachsen werden. Life-Skills-Programm für Schülerinnen und Schüler der Sekundarstufe I. Handbuch für Lehrerinnen und Lehrer*. Wiesbaden: Lions Clubs International.

Wittchen, H. U., Höfler, M., Perkonigg, A., Sonntag, H. & Lieb, R. (1998). Wie stabil sind Drogenkonsum und das Auftreten klinisch-diagnostisch relevanter Mißbrauchs- und Abhängigkeitsstadien bei Jugendlichen? Eine epidemiologische Studie am Beispiel von Cannabis. *Kindheit und Entwicklung, 7*, 188–198.

Wittchen, H. U., Perkonigg, A., Lachner, G. & Nelson, C. B. (1998). The early developmental stages of psychopathology study (EDSP) – objectives and design. *European Addiction Research, 4*, 18–27.

Vega, W. A., Aquilar-Gaxiola, S., Andrade, L., Bijl, R., Borges, G., Caraveo-Anduaga, J. J., DeWit, D. J., Heeringa, S. G., Kessler, R. C., Kolody, B., Merikangas, K. R., Molnar, B. E., Walters, E. E., Warner, L. A. & Wittchen, H. U. (2002). Prevalence and age of onset for drug use in seven international sites: results from the international consortium of psychiatric epidemiology. *Drug and Alcohol Dependence, 68*, 285–297.

Ernährung

Reinhard Pietrowsky

11.1 Ernährung und Gesundheit – 173
11.1.1 Was ist gesunde Ernährung? – 173
11.1.2 Ernährungsbedingte Krankheiten – 176
11.1.3 Ernährungsstörungen – 178
11.1.4 Essstörungen – 179
11.1.5 Welche Faktoren beeinflussen das menschliche Ernährungsverhalten? – 179

11.2 Gesundheitspsychologische Theorien und Ernährungsverhalten – 184
11.2.1 Das Modell gesundheitlicher Überzeugungen und Ernährungsverhalten – 184
11.2.2 Die sozialkognitive Theorie und Ernährungsverhalten – 186
11.2.3 Das sozialkognitive Prozessmodell gesundheitlichen Handelns und Ernährungsverhalten – 187

11.3 Psychologische Maßnahmen für gesunde Ernährung – 189

11.4 Ausblick – 193

Dass wir uns gesund ernähren sollen, wissen die meisten Menschen schon seit Kindesbeinen an und in der Werbung und den Medien wird man tagtäglich auf gesunde, wertvolle und fit machende Nahrungsmittel hingewiesen. Es ist auch unbestreitbar, dass eine gesunde Ernährung wesentlich zum Wohlbefinden und zur Reduktion von Erkrankungsrisiken beitragen kann. Schon schwieriger zu beantworten ist aber die Frage, was eigentlich eine gesunde Ernährung ist. Ferner stellt sich die Frage, warum sich viele Menschen dann nicht ganz einfach gesund ernähren und wie man Menschen dazu bringen kann, dass sie sich gesund ernähren. Mit den letztgenannten Fragen befasst sich – unter anderem – die Gesundheitspsychologie. Eines der zentralen Anwendungsgebiete der Gesundheitspsychologie ist, die von ihr entwickelten Modelle und Theorien auf das Ernährungsverhalten zu übertragen.

11.1 Ernährung und Gesundheit

11.1.1 Was ist gesunde Ernährung?

Was wird unter »gesunder Ernährung« verstanden? Diese Frage wird seit Jahrzehnten von Medizinern und Ernährungswissenschaftlern untersucht und es gibt entsprechende Empfehlungen für eine gesunde Ernährung, etwa von der Deutschen Gesellschaft für Ernährung (DGE; zu finden unter: www.dge.de), der American Heart Association oder der American Cancer Society. Diese Empfehlungen stimmen darin überein, dass der Konsum von Fetten, Zucker und Alkohol nur in Maßen erfolgen soll und zugleich der Konsum von Gemüse und Obst einen großen Teil der Kost ausmachen soll. Zugleich betonen diese Empfehlungen, *dass eine gesunde Ernährung keine nur guten oder nur schlechten Nahrungsmittel kennt*, dass also auch z. B. Süßigkeiten oder Alkohol »erlaubt« sind, sofern diese in Maßen konsumiert werden und selbstverständlich keine sonstigen Erkrankungen (z. B. Diabetes mellitus oder Alkoholismus) eine spezifische Diätempfehlung bedingen. Als besonders differenziert können die zehn Regeln für eine vollwertige Ernährung der DGE (2004) angesehen werden (folgende Übersicht).

> **Die 10 Regeln der Deutschen Gesellschaft für Ernährung (DGE 2004) für eine vollwertige Ernährung**
> 1. Vielseitig essen
> 2. Reichlich Getreideprodukte und Kartoffeln
> 3. Gemüse und Obst – nimm »5« am Tag…
> 4. Täglich Milch und Milchprodukte, ein- bis zweimal in der Woche Fisch, Fleisch, Wurstwaren sowie Eier in Maßen
> 5. Wenig Fett und fettreiche Lebensmittel
> 6. Zucker und Salz in Maßen
> 7. Reichlich Flüssigkeit
> 8. Schmackhaft und schonend zubereiten
> 9. Nehmen Sie sich Zeit, genießen Sie Ihr Essen
> 10. Achten Sie auf Ihr Gewicht und bleiben Sie in Bewegung

Diese Empfehlungen verweisen auf die größten Risiken ungesunder Ernährung. Durch einen zu hohen Konsum von tierischem Fett kann es über einen Anstieg des Cholesteringehaltes im Blut zu Arteriosklerose und damit zu einem erhöhten Risiko für Bluthochdruck, Schlaganfall und koronare Herzkrankheiten kommen. Gemüse und Obst schützen über den hohen Ballaststoff- und Vitamingehalt vor Krebserkrankungen und beugen aufgrund der geringen Kaloriendichte dem Übergewicht vor. Die Empfehlung, bestimmte Nahrungsmittel nicht absolut zu vermeiden, zielt auf ein einseitiges Diätverhalten, das zum Auftreten von Essstörungen wie etwa Anorexia nervosa und Bulimia nervosa führen kann. Die genannten körperlichen Krankheiten, die mehr oder weniger stark durch die Ernährung bedingt sein können, spielen in den westlichen Gesellschaften eine herausragende Rolle.

> ❗ So stehen hinsichtlich der Todesursachen in den westlichen Ländern die kardiovaskulären Krankheiten an erster und die Krebserkrankungen an zweiter Stelle (WHO 2002).

Auf diese ernährungsbedingten Krankheiten und den Essstörungen wird später näher eingegangen. Zunächst wird der Zusammenhang zwischen der Ernährung und dem Auftreten von Krankheiten etwas differenzierter betrachtet.

Wenn es also auch unbestreitbar ist, dass bestimmte Krankheiten wie Bluthochdruck, Herzinfarkt, Diabetes mellitus Typ II oder Krebserkrankungen durch falsche Ernährung oder Übergewicht mitbedingt werden, ist schon weniger klar, worin genau das Ungesunde in der Ernährung liegt. Neben der Tatsache, dass sich das Wissen darüber ändern kann, welche Nahrung oder Nahrungsbestandteile in welcher Art und Weise zu gesundheitlichen Schäden führen können, spielt es auch eine große Rolle, unter welcher Perspektive sowohl die Ernährung, als auch die gesundheitliche Schädigung, betrachtet wird. So kann es sein, dass z. B. bestimmte Nahrungsmittel zwar das Risiko für eine bestimmte Krankheit erhöhen, zugleich aber auch das Risiko für andere Krankheiten senken. Eine stark fokussierte Sichtweise würde dann eine Gesundheitsschädigung durch diese Nahrungsmittel feststellen, während bei einer weiteren Perspektive durchaus sogar eine gesundheitsförderliche Wirkung dieses Nahrungsmittels festgestellt werden könnte.

Zusammensetzung der Nahrung

Man unterscheidet die drei großen Nährstoffe (Makrobestandteile):
- Fette,
- Eiweiß (Protein) und
- Kohlenhydrate.

> ❗ Der biologische Brennwert (Energiedichte, Kaloriengehalt) von Fett ist etwa doppelt so hoch wie der von Eiweiß und Kohlenhydraten: er liegt beim Fett bei 9,3 kcal/g, bei Proteinen und bei Kohlenhydraten bei 4,1 kcal/g.

Bei den *Fetten* wird je nach Herkunft zwischen tierischen und pflanzlichen Fetten unterschieden. Dabei führen vor allem die tierischen Fette zu einer Erhöhung des Cholesterinspiegels im Blut. Der Cholesterinspiegel wiederum setzt sich aus mehreren Arten von Fetten zusammen. Unter anderem unterscheidet man die Fettsäuren hoher Dichte (»high-density lipoproteins«/HDL) und die Fettsäuren niedriger Dichte (»low-density lipoproteins«/LDL). Für die gefäßschädigende Wirkung und damit für die kardiovaskulären Erkrankungen scheinen vor allem die LDL verantwortlich zu sein. *Proteine* kommen als tierisches Eiweiß hauptsächlich in Milchprodukten, Fisch und Fleisch vor, als pflanzliches Eiweiß hauptsächlich in Brot und Kartoffeln. Eiweiße bestehen aus Aminosäuren und werden zum Aufbau körpereigener Substanzen benötigt. Vor allem die essenziellen Aminosäuren, die der Körper nicht oder in nicht ausreichender Menge herstellen kann, müssen zugeführt werden.

❗ Die physiologische Funktion der Eiweiße lässt sich nicht durch Fette oder Kohlenhydrate ersetzen.

Mit *Kohlenhydraten* meint man einen Sammelbegriff von unterschiedlichen Zucker- und Stärkearten wie z. B. Fruchtzucker und Getreidestärke. Die aufgenommenen Kohlenhydrate werden im Körper in Glukose umgewandelt und stehen in dieser Form den Zellen zur Verbrennung zur Verfügung. In der Nahrung nimmt man diese Nahrungsbestandteile nicht in seiner Reinform auf, sondern immer gemeinsam mit anderen Stoffen. So hat jedes Essen seine spezifischen Fett-, Eiweiß- und Kohlenhydratanteile.

Neben diesen Makrobestandteilen enthält die Nahrung noch Mikrobestandteile. Darunter versteht man Vitamine, Elektrolyte und Spurenelemente. Diese sind für die Gesundheit unerlässlich. Wie der Name sagt, kommen sie nur in geringen Mengen im Essen vor, bei einer ausgewogenen Kost sind diese Mengen aber für gesunde Menschen ausreichend. Vitamine, Elektrolyte und Spurenelemente sind für viele chemische Prozesse im Körper unentbehrlich wie z. B. die Erythrozytenreifung, die Reizleitung im Nervensystem oder die Bildung der Schilddrüsenhormone. Da manche Vitamine nicht im Körper gespeichert werden können, ist eine kontinuierliche Zufuhr notwendig.

Schließlich enthält die Nahrung auch noch Bestandteile, die weder einen Nährwert haben, noch für biochemische Prozesse wichtig sind. Neben Wasser sind das vor allem unverdauliche Faserstoffe, die sog. Ballaststoffe. Diese befinden sich vor allem in Gemüse und Hülsenfrüchten und in Vollwertgetreide. Die Ballaststoffe haben eine unterstützende Funktion für die Verdauung. Ein Essen mit hohem Ballaststoffanteil weist eine geringere Kaloriendichte auf, so dass trotz niedriger Energiezufuhr ein Sättigungseffekt eintritt.

Gesundheitlicher Aspekt der Ernährung

Zunächst ist festzuhalten, dass sich der Begriff der gesunden Ernährung auf verschiedene Phänomene beziehen und dementsprechend unterschiedlich definiert werden kann. So lässt sich gesunde Ernährung definieren als Ernährung, die

1. keine Krankheiten verursacht,
2. bestehende Krankheiten lindern oder ganz zu heilen vermag und
3. zu einem vermehrten körperlichen und geistigen Wohlbefinden (inklusive sportlicher Fitness) führt.

Diese Aspekte werden oft nicht deutlich voneinander unterschieden. So kann gesunde Ernährung, im Sinne einer reduzierten Fettzufuhr, mehrfach funktional sein, durch

- die Reduktion des Risikos für bestimmte Krankheiten (z. B. Herzinfarkt),
- Linderung von bestehenden Krankheiten (durch Gewichtsverlust Linderung von Beschwerden des Bewegungsapparates) und
- eine Verbesserung des körperlichen und geistigen Wohlbefindens (bessere sportliche Kondition und weniger psychosoziale Stigmatisierung durch Gewichtsverlust).

❗ Gesundheitsrelevante Aspekte des Ernährungsverhaltens lassen sich auch danach unterscheiden, ob sie sich qualitativ auf bestimmte Nahrungsbestandteile oder eher quantitativ auf die Nahrungsmenge beziehen. Entsprechend sind sie für unterschiedliche Erkrankungsbilder relevant.

Die Frage nach der Qualität der Ernährung ist für koronare Herzkrankheit, Diabetes mellitus und artifizielle Ernährungsstörung, die Frage nach der Quantität eher für die Adipositas und die Essstörungen (Anorexia nervosa, Bulimia nervosa, »Binge Eating Disorder«) von Bedeutung.

Nach dem heutigen Wissensstand zeichnet sich eine gesunde Ernährung also dadurch aus, dass möglichst

- wenig Fett und vor allem wenig gesättigte Fette,
- wenig Kochsalz,
- wenig reiner Zucker,
- viel Obst und Gemüse und
- viele Ballaststoffe

aufgenommen werden sollen. Die Empfehlungen des US Departments of Health and Human Services (1987) lauten, dass maximal 30% der täglichen Kalorien in Form von Fett, minimal 25 g Ballaststoffe täglich und mindestens fünfmal am Tag Obst oder Gemüse verzehrt werden sollen. Die täglich aufgenommene Nahrungsmenge sollte insgesamt auf mehrere kleine Mahlzeiten verteilt sein. Alle Empfehlungen konvergieren darin, dass es keine nur gesunden und keine nur schädlichen Nahrungsmittel gibt.

> ❗ Die Ausgewogenheit und die Vielfalt der Ernährung sind die wichtigsten Faktoren, um sich gesund zu ernähren.

Daraus folgt auch, dass bei einer ausgewogenen Ernährung bei gesunden Menschen keine Nahrungsergänzungsstoffe notwendig sind. Gesunde Ernährung bedeutet weiterhin, dass eine Energiebalance besteht, d. h. dass genauso viel Energie durch die Nahrung zugeführt wird, wie durch Stoffwechselvorgänge verbraucht wird. Der Verbrauch an Energie bestimmt sich dabei durch den Grundumsatz und den anforderungsbezogenen Verbrauch. Bei Personen mit überwiegend nichtkörperlicher Tätigkeit wird der größte Teil des täglichen Energieverbrauchs durch den Grundumsatz bestimmt. Dieser kann aber durch konstitutionelle Faktoren, Erkrankungen und vor allem Ernährungsgewohnheiten (Diäten) interindividuell stark schwanken.

11.1.2 Ernährungsbedingte Krankheiten

Aus dem bisher Gesagten wird klar, dass es eine Reihe von Krankheiten gibt, die durch ungesunde oder ungenügende Ernährung mitverursacht bzw. aufrechterhalten werden können. Es sollte jedoch immer im Auge behalten werden, dass die meisten dieser Krankheiten multifaktoriell bedingt sind und somit die Ernährung nur einen Faktor neben vielen anderen physiologischen und psychologischen Risikofaktoren darstellt. Ernährungsbedingte Krankheiten lassen sich in gewisser Weise danach unterscheiden, ob die Menge oder die Qualität der Nahrung gesundheitsgefährdend ist. Die bedeutendsten Erkrankungen aufgrund unangemessener Nahrungsmengen sind
- Adipositas (Übergewicht),
- Essstörung Anorexia nervosa (Magersucht) und
- »Binge Eating Disorder« (Essstörung mit Heißhungerattacken).

Die wichtigsten Erkrankungen aufgrund qualitativer Mängel der Nahrungszusammensetzung sind
- Bluthochdruck,
- koronare Herzkrankheit,
- Diabetes mellitus Typ II und möglicherweise
- Krebserkrankungen.

Selbstverständlich sind die Quantität und die Qualität der Nahrung in der Praxis oft nicht zu trennen, weil eine Überernährung oft mit einer einseitigen Ernährung einhergeht, so dass einem Überschuss an Kalorien zugleich ein Mangel an bestimmten Nährstoffen (z. B. Vitaminen) gegenüber steht.

Übergewicht. Bei keiner Störung ist der vermeintliche Zusammenhang mit der Ernährung so evident wie bei Adipositas. Man spricht grundsätzlich von einem Übergewicht, wenn der Body-Mass-Index (BMI) einen Wert von 25 kg/m² überschreitet. Der BMI wird dadurch bestimmt, dass das Körpergewicht einer Person (z. B. 75 kg) durch das Quadrat der Körpergröße in Metern (z. B. 1,80 m) geteilt wird. In diesem Beispiel ergäbe sich ein BMI von 20,83 kg/m². Es ist zu beachten, dass Sportler mit einem sehr hohen Muskelanteil auch erhöhte BMI-Werte aufweisen, obwohl hier keine Pathologie vorliegt. Je nach Stärke des Übergewichts werden verschiedene Schweregrade der Adipositas unterschieden (◘ Tabelle 11.2).

Während ein leichtes bis mäßiges Übergewicht selbst keine eigene Krankheit darstellt, ist es doch ein wesentlicher Risikofaktor für eine ganze Reihe häufiger und gefährlicher Krankheiten wie den Erkrankungen des Herz-Kreislauf-Systems und des Bewegungsapparates. Von wenigen, medizinisch oder genetisch bedingten Fällen abgesehen, ist Übergewicht die Folge eines erworbenen Verhaltens mit einem Zuviel an Nahrung (und meistens einem Zuwenig an Bewegung). Typischerweise zeichnet sich die Nahrung der Übergewichtigen auch durch einen zu hohen Fett- und Zuckeranteil aus. In fortgeschrittenem Stadium kann es zu einer tiefgreifenden Störung der Stoffwechselfunktionen kommen, die durch einen Diabetes mellitus Typ II und andere Symptome gekennzeichnet sind, die zu dem metabolischen Syndrom zusammengefasst werden. Übergewicht wird heute zunehmend ein Problem bei Kindern und Jugendlichen. Neuere Zahlen gehen von einer Prävalenz von 10–20% bei Kindern und Jugendlichen in Deutschland aus (Deutsche Adipositasgesellschaft 2001). Im Jahre 2004 waren mehr als 65% der Männer und 55% der Frauen in Deutschland übergewichtig (DGE). Auch wenn eine fehlerhafte Ernährung nicht die alleinige Ursache des Übergewichtes darstellt (Bewegungsmangel und psychische Belastung sind weitere Einflussfaktoren), kann eine ausgewogene und

11.1 · Ernährung und Gesundheit

Tabelle 11.1. Klassifikation von Übergewicht und Adipositas anhand des Body-Mass-Index (BMI). (Nach Pudel 2003).

BMI	Bezeichnung	Komorbiditätsrisiko
25,0–29,9	Übergewicht (Präadipositas)	moderates Risiko
30,0–34,9	Adipositas Grad I	moderates bis erhöhtes Risiko
35,0–39,9	Adipositas Grad II	stark erhöhtes Risiko
Über 40	Adipositas Grad III	sehr stark erhöhtes Risiko

reduzierte Ernährung wesentlich dem Übergewicht vorbeugen oder entgegenwirken.

Während in den westlichen Industrieländern Übergewicht und Adipositas inzwischen epidemieartige Ausmaße angenommen hat, ist zugleich auch eine kontinuierliche gegenläufige Veränderung des Schlankheitsideals zu beobachten. So konnte gezeigt werden, dass in den letzten Jahren die durchschnittliche Figur von weiblichen Models immer dünner wurde (→Byrd-Bredbenner et al. 2005). Damit wird die Kluft zwischen dem durch die verschiedensten Medien und der Werbung propagierten Schönheitsideal und dem tatsächlichen Aussehen einer Person für immer mehr Menschen in diesen Ländern immer größer. Dies gilt für Frauen wie für Männer.

❗ Im Gegensatz zu dem immer dünner werdenden weiblichen Schönheitsideal ist das männliche Schönheitsideal in den letzten Jahren zunehmend muskulöser geworden (Pope et al. 1999).

Bluthochdruck (essenzielle Hypertonie). Die ernährungsbedingte ätiologische Komponente beim Bluthochdruck ist vor allem durch Übergewicht und eine erhöhte Kochsalz- und Alkoholzufuhr gegeben. Aus Tierexperimenten ist bekannt, dass es eine genetisch bedingte unterschiedliche Sensitivität der Blutdruckregulation für den Salzgehalt der Nahrung gibt. Bei entsprechender Disposition reicht schon eine geringfügig erhöhte Salzzufuhr, um den Blutdruck (über entsprechende osmotische und volumenregulatorische Prozesse) zu erhöhen. Liegt diese Disposition nicht vor, so führen normale bis mäßig erhöhte Mengen von Kochsalz nicht zu einer dauerhaften Erhöhung des Blutdrucks. Da eine essenzielle Hypertonie einen basalen Risikofaktor für viele kardiovaskuläre Erkrankungen (Schlaganfall, Angina pectoris, Herzinfarkt) darstellt, sollte aber auf jeden Fall durch entsprechende Ernährung das Risiko einer Bluthochdruckentstehung vermindert werden.

Koronare Herzkrankheit (KHK). Dieser Begriff bezeichnet Krankheiten, die durch eine Durchblutungsstörung der Herzkranzgefäße (Koronarien) gekennzeichnet sind. Hierdurch kommt es zu einer Minderdurchblutung des Herzens (Angina pectoris) bis hin zu einem Absterben von mehr oder weniger großen Teilen des Herzmuskels (Herzinfarkt). Die Durchblutungsstörungen der Koronargefäße haben ihre Ursache in Ablagerungen an den Blutgefäßen (Arteriosklerose). Sie können zu einer Verengung des Durchflusses und damit zu einer Minderversorgung führen oder sich von der Gefäßwand lösen und dann kleinere Gefäße ganz verschließen. Die Folge ist eine totale Ischämie des durch dieses Gefäß versorgten Areals.

❗ Eine wesentliche Ursache für die Bildung dieser Ablagerung an den arteriellen Gefäßwänden sind erhöhte Spiegel der Fettsäuren (Cholesterin) im Blut.

Ernährungsbedingt können diese Blutspiegel schwanken. Sie werden wahrscheinlich durch die vermehrte Zufuhr tierischer Fette (vor allem gesättigter Fettsäuren) erhöht. Jedoch ist die Regulation des Plasmacholesterins ein sehr komplexes Wirkgefüge, das u. a. auch stark durch die Metabolismusrate des Cholesterins, die von der Ernährung unabhängig ist, bestimmt wird. Seit einigen Jahren ist auch bekannt, dass die einzelnen Fettsäuren durchaus sehr differenzielle Effekte auf das Risiko arteriosklerotischer Veränderungen und damit einer KHK haben können: Während die Low-Density-Lipoproteine (LDL) dieses Risiko erhöhen, scheinen High-Density-Lipoproteine (HDL) dieses

Risiko sogar zu senken. Zudem gibt es in letzter Zeit Hinweise dafür, dass eine medikamentöse Senkung des Cholesterinspiegels durch sog. Lipidsenker zwar das Risiko eines Herzinfarktes etwas reduziert, die Gesamtmortalität aber nicht verändert, weil diese Substanzen möglicherweise zu einer Erhöhung der Todesrate aufgrund anderer Faktoren (z. B. Suizid) führen (Shibata u. Kumagai 2002). Wenn auch der Konsum tierischer Fette nur ein Faktor unter vielen ist, der arteriosklerotische Veränderungen erklärt, besteht doch ein statistisch bedeutsamer Zusammenhang zwischen der Höhe des Cholesterinspiegels und dem Risiko von koronaren Herzkrankheiten. So sollte ungeachtet der noch offenen Fragen bei erhöhten Cholesterinspiegeln zu einer Reduktion des Verzehrs tierischen Fettes geraten werden.

Diabetes mellitus Typ II. Beim Diabetes mellitus Typ II (»Altersdiabetes«) kommt es zu einem allmählichen Verlust der Fähigkeit der Inselzellen der Bauchspeicheldrüse das Hormon Insulin zu produzieren, wodurch der Transport von Glukose aus dem Blut in die Zellen beeinträchtigt ist. Es kommt zu einem Anstieg des Blutzuckerspiegels. Unbehandelt kann dies zum hyperglykämischen Koma und langfristig zu Folgeerkrankungen wie Neuropathien (krankhafte Veränderungen des Nervensystems, die mit einer verlangsamten Reizweiterleitung im Nervensystem einhergehen) und Gefäßschädigungen führen (vor allem an den Füßen, im Auge und den Nieren). Im Gegensatz zum Diabetes mellitus Typ I (juvenile Diabetes), dessen Ursache wahrscheinlich eine Zerstörung der Inselzellen aufgrund von Autoimmunprozessen ist, die meist schon im Kindes- oder Jugendalter auftritt, kommt es beim Altersdiabetes aufgrund einer chronischen Überbeanspruchung der Insulinsekretion zu dem Funktionsverlust der Inselzellen. Diese chronische Überbeanspruchung hat ihre Ursache meistens in einer ungesunden Ernährung aus zu vielen schnell verdaulichen Kohlenhydraten (Zucker), was zu einer schnellen und nachhaltigen Insulinsekretion führt. Hier sind vor allem Süßigkeiten und mit Zucker gesüßte Erfrischungsgetränke zu nennen. Insofern kann eine Ernährung, die Süßigkeiten und gezuckerte Getränke in großen Mengen (z. B. 1,5 l Cola während eines Kinofilms) vermeidet, langfristig deutlich zu einer Reduktion des Risikos des ernährungsbedingten Diabetes beitragen.

11.1.3 Ernährungsstörungen

Im Gegensatz zu den ernährungsbedingten Krankheiten spricht man von Ernährungsstörungen im engeren Sinn, wenn durch medizinische Krankheitsfaktoren die Nahrung nicht richtig verwertet oder erschlossen werden kann. Beispiele für medizinisch bedingte Ernährungsstörungen, die hier aber nicht weiter interessieren, sind Pylorusstenosen (Einengungen des Magenausganges), Enzymstörungen (wie z. B. aufgrund einer Überempfindlichkeit gegenüber dem in allen Getreidesorten vorkommenden Eiweiß Gluten) oder infektiös bedingte Ernährungsstörungen (Dyspepsien).

Den *medizinisch bedingten Ernährungsstörungen* seien hier die durch psychologische Faktoren bedingten Ernährungsstörungen hinzugefügt.

 Psychologisch bedingte Ernährungsstörungen sind durch eine extreme Form der Ernährung oder eine pathologische Fixierung auf bestimmte Nahrungsbestandteile gekennzeichnet. Diese führen zu einer ungesunder Ernährung oder zur Entwicklung einer Essstörung.

Von einer *psychologisch bedingten Ernährungsstörung* kann man sprechen, wenn eine Person aus vermeintlich ästhetischen oder gesundheitlichen Gründen – ohne dass dies medizinisch notwendig wäre – eine hoch selektive und damit möglicherweise sogar gesundheitsschädliche Diät zu sich nimmt. Oft ist dies verbunden mit falschem Wissen über die physiologische Wirkung einzelner Nahrungsmittel und einer starken kognitiven Fixierung auf die Rolle einzelner Nahrungsbestandteile auf Gesundheit, Schönheit und körperliche Fitness.

Dieses Syndrom, das mit dem Begriff *Orthorexie* bezeichnet wird, kann als eine artifizielle Ernährungsstörung angesehen werden. Bei ihr wird die Ernährung künstlich kontrolliert und für bestimmte Nahrungsbestandteile eingeschränkt. Andere Nahrungsbestandteile werden dagegen (oft übermäßig) zugeführt, ohne dass bestimmte Krankheitsfaktoren vorliegen, die dies rechtfertigen würden. Dadurch weisen die Betroffenen eine unangemessen starke kognitive Fixierung auf die Nahrungszusammensetzung auf und können in der Folge auch ein normales Essverhalten verlieren. Diese Form des Ernährungsverhaltens wird durch einen entsprechenden Lebensstil in unserer Gesellschaft stark gefördert und propagiert, so dass artifizielle

11.1 · Ernährung und Gesundheit

Ernährungsstörungen Teil unseres Lebensstils zu werden drohen.

❗ Psychologisch bedingte Ernährungsstörungen stellen häufig auch eine Voraussetzung für die Entwicklung des gezügelten Essverhaltens, der Anorexia nervosa oder der Bulimia nervosa, dar.

In diesem Zusammenhang ist hier auch das »*gezügelte Essverhalten*« (»*restrained eating*«) zu nennen.

> **Definition**
> Unter gezügeltem Essverhalten versteht man ein Essverhalten, das durch eine übermäßige kognitive Kontrolle gekennzeichnet ist (Herman u. Polivy 1984).

Die kognitive Kontrolle des Essverhaltens wird üblicherweise über ein striktes Beachten des Kaloriengehaltes von Nahrungsmitteln erreicht. Zudem zeigen diese Personen auch eine starke Fixierung auf ihre Figur und ihr Aussehen. Aufgrund des gezügelten Essverhaltens befinden sich gezügelte Esser in einem permanenten (physiologischen) Hungerzustand. Personen mit gezügeltem Essverhalten essen üblicherweise nicht, bis sie sich (physiologisch) satt fühlen, sondern nur bis eine selbstgesetzte Diätgrenze erreicht ist. Entsprechend des Modells von Herman u. Polivy (1984) reagieren gezügelte Esser häufig mit Essattacken, wenn sie aus irgendwelchen Gründen ihre selbst gesetzte Diätgrenze überschreiten. Daher gilt gezügeltes Essverhalten auch als eine Vorstufe für die Entwicklung von Essstörungen, allen voran einer Bulimian nervosa. Personen mit gezügeltem Essverhalten lassen sich zudem noch dahingehend unterscheiden, ob sie ihre kognitive Kontrolle des Essens eher rigide oder eher flexibel gestalten (Westenhöfer 1991). Bei einer rigiden Kontrolle werden die selbst gesetzten Diätvoschriften sehr streng eingehalten und erlauben keine Ausnahmen oder flexible Gegenregulationen. Bei einer flexiblen Kontrolle wird dieses Oberziel der Kontrolle der Nahrungszufuhr großzügiger gehandhabt und lässt auch Ausnahmen oder kompensatorische Gegenregulationen zu (wenn z. B. ein Stück Kuchen mehr gegessen wurde, wird dafür zum Abendbrot etwas weniger gegessen). Je rigider die Kontrolle, desto größer scheint die Wahrscheinlichkeit, dass Personen mit gezügeltem Essverhalten auch eine manifeste Essstörung entwickeln.

11.1.4 Essstörungen

Im Gegensatz zu den ernährungsbedingten Krankheiten liegt die Ursache der Essstörungen (Anorexia nervosa, Bulimia nervosa, »Binge Eating Disorder«) weniger im Ernährungsverhalten begründet. Zwar essen Personen mit einer *Anorexia nervosa* weniger als sie physiologischerweise müssten und Personen mit *Bulimia nervosa* und »*Binge Eating Disorder*« essen in Heißhungerattacken große Nahrungsmengen; jedoch sind diese Phänomene niemals die direkte Folge einer fehlerhaften Ernährung, etwa aufgrund unzureichenden Wissens über gesunde Ernährung oder ungesunder Ernährungsgewohnheiten. Vielmehr treten psychische oder soziale Konflikte in Interaktion mit bestimmten ungünstigen Ernährungsgewohnheiten (z. B. gezügeltes Essverhalten) und lösen dadurch erst die Essstörungen aus. Somit kann das Ernährungsverhalten über verschiedene Faktoren eine verstärkende oder aufrechterhaltende Rolle für die Essstörungen spielen:

1. Durch eine ausgeprägte kognitive Kontrolle der Nahrungszufuhr kann es zu einem gezügelten Essverhalten kommen, das per se einen Risikofaktor für die Entstehung der Essstörungen darstellt.
2. Fehlerhafte oder verzerrte Informationen über den Effekt von bestimmten Speisen auf das Körpergewicht können zu einer vollständigen Vermeidung bestimmte Nahrungsmittel und damit die Entwicklung einer Anorexie oder Bulimie unterstützen.
3. Durch die Vermeidung hochkalorischer Speisen können Heißhungeranfälle ausgelöst werden.
4. Die Durchführung radikaler Diäten führt oft zu einer Reduktion des Grundumsatzes mit anschließender schneller Gewichtszunahme (Jojo-Effekt), was zu erneuten Diäten und anderen Gegenregulationen der Gewichtszunahme führt (→Tuschen-Caffier u. Florin 1998).

11.1.5 Welche Faktoren beeinflussen das menschliche Ernährungsverhalten?

Obwohl die Nahrungsaufnahme natürlich eine basale biologische Tätigkeit ist, ist ihre Regulation nicht allein nur durch physiologische und metabolische Faktoren gesteuert, sondern auch durch viele psychologische und soziale Prozesse. Schon im Tierreich finden sich zahlreiche Beispiele für die soziale Steuerung des Essverhaltens, wie z. B. die Wiederaufnahme des Fressens bei einem gesättigten Tier, wenn ein Artgenosse ebenfalls zu Fressen anfängt. Beim Menschen ist die Beeinflussbarkeit des Essverhaltens durch psychologische und soziale Faktoren noch deutlich stärker ausgeprägt.

Biologische Einflussfaktoren

Zu den wichtigsten biologischen Einflussfaktoren auf das Ernährungsverhalten zählen
- der Füllungszustand des Magens,
- die Verfügbarkeit der Nahrungsmakrobestandteile im Körper,
- die hormonelle Regulation des Körpergewichts und der Nahrungsmengen und
- die zentralnervöse Hunger- und Sättigungsregulation.

Vermutlich spielen alle diese Faktoren eine Rolle bei der Entstehung von Hunger und Sattheit, ohne dass einer dieser Faktoren in der Lage wäre, Essverhalten allein zu erklären. Aufgrund der hierarchischen Geordnetheit dieser Faktoren bestehen gegenseitige Wechselwirkungen zwischen diesen Faktoren.

Der Füllungszustand des Magens scheint ein wesentlicher Faktor für das Auftreten des Hungers zu sein. Jedoch konnte gezeigt werden, dass Signale aus dem Magen nicht notwendig für die Entstehung der Hungerempfindung sind, da auch bei einer Magenresektion Hungergefühle beschrieben werden. Das Absinken der Makrobestandteile der Nahrung (Glukose, Fett, Proteine) im Blut unter einen bestimmten Spiegel galt ebenfalls als ein zentraler Indikator für die Auslösung einer Hungerempfindung. Entsprechend gab es *glukostatische, lipostatische* und *aminostatische Theorien des Hungers*, die jeweils den Spiegel des entsprechenden Nahrungsbestandteils als zentral für die Auslösung von Hunger und Nahrungsaufnahme ansahen (Pietrowsky et al. 1988). Aber diese Theorien können nicht erklären, warum teilweise trotz hoher Spiegel der jeweiligen Substanzen weiterhin Hunger besteht.

Die *Theorien zur hormonellen Regulation des Körpergewichtes* basieren auf den Beobachtungen, dass das Körpergewicht (und damit das Ernährungsverhalten) aufgrund hormoneller Prozesse langfristig gesteuert wird. Hierzu zählt etwa das *Leptin,* ein Hormon, das von den Fettzellen des Körpers freigesetzt wird und über ein negatives Feedback die Nahrungsaufnahme und damit die Bildung weiteren Körperfettes verhindert. Auch das erst kürzlich entdeckte *Ghrelin*, ein Hormon, das die Nahrungsaufnahme steigert, ist an der langfristigen Regulation des Körpergewichtes beteiligt. Weitere Hormone, die langfristig das Körpergewicht steuern, sind das *Insulin* und Abkömmlinge des Pro-Opio-Melanokortins wie *ACTH* und α-*MSH* und somit Hormone, die auch in der Stressreaktion involviert sind. Diese langfristige Regulation des Körpergewichtes bildet vermutlich auch die biologische Grundlage des »Set-points« des Körpergewichtes, eines vermuteten, individuell festgelegten Körpergewichtes, das der Organismus versucht zu erreichen bzw. zu erhalten. Die genannte langfristige hormonelle Regulation des Körpergewichtes wird wahrscheinlich durch kurzfristige hormonelle Regulationsmechanismen ergänzt, die die Häufigkeit der Nahrungsaufnahme und die Menge der dabei aufgenommenen Nahrung kontrollieren. Hierbei scheinen besonders die Hormone *Cholezystokinin*, *Neuropeptid Y* und *Somatostatin* eine wichtige Rolle zu spielen.

Die *zentralnervöse Hunger- und Sättigungsregulation* schließlich beschreibt jene Strukturen und Prozesse im Gehirn, in denen die genannten biochemischen Signale konvergieren. Diese lösen dann die entsprechenden motivationalen Empfindungen (Hunger, Sattheit) und die homöostatischen Verhaltensweisen (Nahrungsaufnahme oder Nahrungsbeendigung) aus. Neben den Belohnungssystemen des Gehirns sind hierfür vor allem hypothalamische Kerngebiete verantwortlich.

> ! Man weiß, dass der laterale Hypothalamus als Hungerzentrum gilt, weil seine Aktivierung zu einer vermehrten Nahrungsaufnahme führt, während der ventromediale Hypothalamus das Sättigungszentrum ist, weil seine Aktivierung eine Beendigung der Nahrungsaufnahme auslöst (Pietrowsky et al. 1988).

Zusammengefasst kann also gesagt werden, dass verschiedenste biologische Faktoren an der Regulation des menschlichen Ernährungsverhaltens beteiligt sind. So haben neben dem Füllungszustand des Magens auch die Menge der im Blut zirkulierenden Nahrungsmakrobestandteile (Fett, Kohlenhydrate, Eiweiß) Einfluss auf das Hungergefühl. Daneben wirken noch viele Hormone auf das Ernährungsverhalten. Einige dieser Hormone (wie z. B. Insulin, Leptin und Ghrelin) regulieren langfristig das Körpergewicht und steuern damit über langfristige Prozesse die Nahrungsaufnahme. Andere Hormone, wie das Cholezystokinin, Neuropeptid Y und Somatostatin wirken auf die Beendigung einer Nahrungsaufnahme oder die Dauer bis zur nächsten Nahrungsaufnahme und steuern damit über kurzfristige Prozesse die Ernährung. Hypothalamische Kerngebiete und Belohnungsstrukturen sind wichtige Hirngebiete für die Steuerung und Kontrolle des Ernährungsverhaltens. Die genannten biologischen Prozesse schließen sich nicht gegenseitig aus, sondern wirken zusammen, um das Ernährungsverhalten biologisch und physiologisch adäquat zu steuern.

Psychologische Einflussfaktoren

Die psychologischen Einflussfaktoren auf das Ernährungsverhalten sind im Wesentlichen emotionaler und kognitiver Natur. Die *emotionalen* Faktoren können sowohl positiv valent, wie Entspannung und soziale Affiliation, als auch negativ valent, wie Ärger, Angst und Depressivität, sein. Die wichtigsten *kognitiven* Einflussfaktoren sind Risikoeinschätzungen, Wirksamkeitserwartungen und Attributionen. Positiv valente emotionale Zustände spielen insbesondere für ein vermehrtes Essverhalten eine Rolle. So kann Essen dazu dienen, eine entspannte Stimmung oder eine entspannte Situation zu unterstützen. Dies spielt vor allem bei gemeinschaftlichem Essen eine Rolle. Essen zur Spannungsreduktion würde aufgrund seiner negativ verstärkenden Wirkung eher beim Vorliegen negativer Emotionen bedeutsam sein. Soziale Affiliation und positiv erlebte Geselligkeit kann ebenso dazu verleiten, dass vermehrt gegessen wird. Damit ist gemeint, dass gemeinsames Essen soziale Nähe und Wohlbefinden fördern kann. Entsprechend wird in geselliger Runde oder am Kalten Buffet oft mehr als normal gegessen und physiologische Sättigungssignale werden übergangen. Dieses Phänomen ist aber üblicherweise nur bei nicht essgestörten Personen und Personen mit nicht gezügeltem Essverhalten zu finden. Bulimiker und gezügelte Esser neigen z. B. dazu, in sozialen Situationen ihr Essverhalten stark zu kontrollieren und gerade dann eher weniger zu essen.

> ❗ Bedeutsamer scheinen negativ valente Zustände für das Essen zu sein.

Negative Emotionen können sowohl zu einem vermehrten Essen, als auch zu einer Änderung der Nahrungszusammensetzung führen. So kann Essen generell eine Spannungsreduktion bewirken und wirkt damit negativ verstärkend auf erlebte Furcht, Anspannung oder Trauer. Interessant ist hierbei, dass viele Menschen, die beim Vorliegen negativer Stimmungen viel essen oder besonders kalorienreich essen, zum einen ihre Stimmungszustände nicht eindeutig diskriminieren und attribuieren können und zum anderen über keine oder wenig andere Möglichkeiten verfügen, mit diesen negativen Emotionen umzugehen. Darüber hinaus können bestimmte Nahrungsmittel (v. a. Süßigkeiten) einen spezifisch spannungsreduzierenden und stimmungsaufhellenden Effekt haben, der vermutlich über eine Wirkung auf das serotonerge Transmittersystem vermittelt ist. Diese emotionale Wirkung kann sicherlich auch gelernt werden und dann zur konditionierten übermäßigen Aufnahme von Süßigkeiten führen. Insbesondere bei depressiven Verstimmungen findet sich häufig eine Störung des Appetits, die sich entweder in einem verminderten oder vermehrten Appetit äußert und vermutlich auch über Störungen des serotonergen Transmittersystems mitbedingt wird. Daher erleben viele Menschen in einer Depression oder Trauer eine Verbesserung ihrer Stimmung durch den Verzehr von Süßigkeiten. Auch der Volksmund kennt das Phänomen des »Kummerspecks«. Entsprechend konnte z. B. bei Verwitweten in den ersten Monaten nach dem Verlust ihres Ehepartners eine deutliche Zunahme des Appetits beobachtet werden (Stroebe u. Stroebe 1987).

Der Einfluss kognitiver Faktoren wie Risikoeinschätzung, Wirksamkeitserwartungen und Attributionsprozesse auf das Ernährungsverhalten wird weiter unten betrachtet, da die dort vorgestellten Modelle wesentlich auf diesen kognitiven Faktoren basieren. Die Faktoren sollen hier aber schon kurz vorgestellt werden. Unter der *Risikoeinschätzung* versteht man, in welchem Maße sich ein Mensch durch eine gesundheitliche Gefährdung bedroht sieht, also z. B. die Wahrscheinlichkeit einschätzt, einen Herzinfarkt oder einen Altersdiabetes zu entwickeln (▶ Kap. 5 und Abschn. 6.1). Dabei wird zwischen der Schwere der Bedrohung und der persönlichen Gefährdung oder Anfälligkeit (Vulnerabilität) unterschieden. Üblicherweise tendieren Menschen dazu, ihre eigene Gefährdung zu unterschätzen.

> ❗ Je bedrohlicher die Folgen ernährungsbedingter Krankheit und je gefährdeter sich ein Mensch dafür hält, desto stärker sollte sein Bestreben sein, sich gesund zu ernähren.

Das Konzept der *Wirksamkeitserwartung* bezeichnet, für wie wirksam eine Person angestrebte Verhaltensänderungen erwartet. Dabei wird unterschieden zwischen
- der *Selbstwirksamkeit* (»self-efficacy«), die die Erwartung beschreibt, dass eine Person angestrebte Verhaltensänderungen auch tatsächlich umsetzen kann und
- der *Ergebniserwartung* (»outcome expectancy«), die die Erwartung beschreibt, dass diese Verhaltensänderung auch zu den gewünschten Resultaten führt (Bandura 1977).

Eine Person wird viel eher den Fettanteil in ihrer Nahrung dauerhaft reduzieren, wenn sie glaubt, dass sie eine solche Diät aus bestimmten Gründen auch durchhalten kann (»self-efficacy«) und diese auch tatsächlich die gewünschten gesundheitlichen Effekte hat (»outcome expectancy«).

Attributionen sind die subjektiven Ursachenzuschreibungen für bestimmtes Verhalten oder für bestimmte Ereignisse. Übergewicht zu haben, kann von einem Betroffenen auf ganz unterschiedliche Ursachen attribuiert werden, z. B. auf genetische Veranlagung oder auf persönlichen Frust (Trauer). Im ersten Fall wird das Übergewicht also stabilen, kaum veränderbaren in der Person liegenden Faktoren zugeschrieben; im zweiten Fall auf eher veränderbare in der Person liegende Faktoren. Es werden drei grundsätzliche Attributionsdimensionen unterschieden:
- intern vs. extern,
- stabil vs. variabel und
- kontrollierbar vs. unkontrollierbar.

Je nachdem, wo in diesem dreidimensionalen Attributionsraum ein (Ernährungs-)Verhalten lokalisiert wird, ergeben sich mehr oder weniger starke Intentionen, dieses zu ändern oder beizubehalten. Wird das Übergewicht also z. B. dem »Frustessen« zugeschrieben, weist die Person zwar eine interne, aber höchstwahrscheinlich variable und kontrollierbare Attribution auf. Diese kann durch entsprechende Unterstützung aufgehoben werden. Der Person wird es dann möglich sein, sich als kompetent zu erleben und weniger zu essen.

Die Rolle der ersten Attributionsdimension wurde besonders gründlich untersucht und von Rotter (1966) im Konzept der Kontrollüberzeugung als Ursprungsort der Verstärkung für ein Verhalten angenommen. Darunter versteht man die Auffassung, ob Menschen die Ursache für ein bestimmtes Verhalten oder ein bestimmtes Ereignis eher bei sich (interne Kontrollüberzeugung) oder eher bei anderen Menschen oder nichtkontrollierbaren externen Faktoren (externe Kontrollüberzeugung) sehen. Im Ernährungsverhalten könnte z. B. eine Person die Ursache für ihr Übergewicht allein in unkontrollierbaren genetischen Dispositionen sehen und daher keine Anstrengungen unternehmen, durch eine entsprechende Ernährung Gewicht zu verlieren. Hingegen wird eine Person mit hoher interner Kontrollüberzeugung der Meinung sein, durch eine entsprechende gesunde Ernährung schlank zu bleiben oder zu werden und ernährungsbedingten Krankheiten vorbeugen zu können.

Zusammengefasst haben also emotionale und kognitive Faktoren einer Person einen entscheidenden Einfluss auf das Ernährungsverhalten. Vor allem negative Gefühle wie Anspannung, Trauer und Depressivität können zu vermehrtem Essen führen. Häufig wirkt dieses übermäßige Essen bei den Betroffenen spannungsreduzierend oder stimmungsaufhellend.

> Die wichtigsten kognitiven Faktoren, die das Ernährungsverhalten beeinflussen, sind
> - Risikoeinschätzung,
> - Wirksamkeitserwartungen und
> - Attributionsprozesse.

Risikoeinschätzungen betreffen vor allem die Einschätzung gesunder oder ungesunder Ernährung. *Wirksamkeitserwartungen* beschreiben, für wie wahrscheinlich eine Person es hält, ihr Ernährungsverhalten zu ändern (Selbstwirksamkeitserwartung) und wie wahrscheinlich dies zu den gewünschten Ergebnissen führt (Ergebniserwartung). *Attributionsprozesse* beziehen sich auf subjektive Ursachenzuschreibungen für das eigene Ernährungsverhalten. Von besonderer Bedeutung ist dabei die Kontrollüberzeugung, also die Frage, ob eine Person die Ursache für ihr (Ess-)Verhalten eher bei sich oder eher bei anderen, z. T. nicht kontrollierbaren Faktoren sieht.

Soziale Einflussfaktoren

Zu den sozialen Einflussfaktoren auf das Ernährungsverhalten gehören
- soziale Normen (▶ Theorie des geplanten Verhaltens; Abschn. 5.2) und soziale Vergleichsprozesse,
- Modelllernen (→Bandura 1979),

- soziale Unterstützung (▶ sozialkognitive Theorie; Abschn. 5.2),
- aber auch bestimmte soziodemographische Variablen, die wiederum über die zuvor genannten Faktoren das Ernährungsverhalten beeinflussen können.

Sozialen Normen kommt eine wesentliche Rolle bei der Ernährung zu. So orientiert sich die Art der Ernährung über alle gesellschaftlichen Schichten hinweg an bestimmten – durchaus veränderbaren – Normen und Wertvorstellungen.

❗ Während es in höheren sozialen Schichten z. B. sozial erwünscht ist, sich fettarm und möglichst ausgewogen zu ernähren, gilt in unteren sozialen Schichten z. B. sich eher fettreich und per Fast Food zu ernähren.

Es sei ausdrücklich darauf hingewiesen, dass sich diese unterschiedlichen Ernährungsstile nicht in ihren Kosten unterscheiden und die Finanzkraft daher nicht diese unterschiedlichen Ernährungsgewohnheiten der verschiedenen sozialen Schichten erklären kann. Beispiele, wie die BSE-Krise, als bei Rindern die Krankheit BSE (»Bovine Spongo-Encephalitis«) nachgewiesen wurde und der Konsum von Rindfleisch drastisch einbrach, zeigen, dass das Ernährungsverhalten sich auch kurzfristig aktuellen sozialen Normen anpasst. Neben einer möglichen Gesundheitsgefährdung durch Rindfleisch war es zu dieser Zeit auch politisch und sozial angesagt, auf Rindfleisch zu verzichten, um damit seine Unzufriedenheit mit der Verbraucherpolitik und Ernährungsindustrie kundzutun.

Den sozialen Normen sind *soziale Vergleichsprozesse* verwandt, die ebenfalls beim Ernährungsverhalten eine wichtige Rolle spielen. Damit ist gemeint, dass die Ernährung sich nicht nur an den entsprechenden sozialen Normen orientiert, sondern auch an Vergleichen mit anderen, meist sozial ähnlichen Personen. Übergewichtige Personen werden sich eher mit anderen Übergewichtigen vergleichen als mit Normalgewichtigen und ein Vegetarier eher mit einem anderen Vegetarier. Daher führen soziale Vergleichsprozesse oft dazu, dass bestehendes Verhalten stabilisiert wird.

Ein anderer sozialer Faktor ist die *soziale Unterstützung*. Soziale Unterstützung (▶ Kap. 7) beschreibt den helfenden und hilfreichen Einfluss, den andere Personen (Partner, Familie, Freunde usw.) auf einen Menschen haben, etwa in Krisensituationen oder bei der Umsetzung bestimmter Verhaltensweisen. Wenn sich jemand vornimmt, seine Ernährung umzustellen, ist dies wesentlich einfacher, wenn der Partner oder die Familie dies auch unterstützen oder Freunde diesen Entschluss bekräftigen anstatt ihn lächerlich zu machen.

❗ Die soziale Unterstützung kann sowohl bei der Entscheidungsfindung für gesundes Ernährungsverhalten, als auch bei der Verwirklichung desselben eine zentrale und sehr hilfreiche Rolle spielen.

Soziodemographische Variablen (wie Alter, Geschlecht, sozioökonomischer Status) sind oft nicht direkt auf das Ernährungsverhalten wirksam. Sie bestimmen aber über die für die jeweilige soziale Schicht oder Altersgruppe geltenden sozialen Normen oder Lebensstile oder das jeweils charakteristische Ernährungswissen in ganz erheblichem Maße das Ernährungsverhalten. So sind Ernährungsgewohnheiten in unserer Gesellschaft stark altersabhängig. Ältere Menschen tendieren eher dazu, selbst zu kochen, während Jüngere eher auswärts und dann eher Fast-Food-Produkte essen bzw. sich Fertiggerichte zubereiten. Gleiches gilt für Alleinlebende. Personen mit einem höheren sozioökonomischen Status ernähren sich i. Allg. gesünder als Personen mit einem niedrigeren sozioökonomischen Status. Dies liegt vor allem daran, dass Menschen aus höheren sozialen Schichten meist ein besseres Wissen über gesunde Ernährung haben und aufgrund sozialer Normen sich auch dieses Wissens bedienen. Darüber hinaus haben Menschen mit einem höheren sozioökonomischen Status häufig eine höhere Selbstwirksamkeitserwartung. In zahlreichen Studien konnte der förderliche Einfluss eines hohen sozialen Status auf gesunde Ernährung immer wieder bestätigt werden (z. B. Beier u. Ackerman 2003; Kolip 2004).

Die schlechtere Ernährung in ärmeren Schichten ist, wie oben schon angedeutet, nicht die Folge davon, dass gesunde Ernährung teuer und für manche Schichten nicht bezahlbar wäre. Im Gegenteil, eine ausgewogene Kost ist letztlich billiger als die gerade von sozial schwächeren Schichten häufig außer Haus konsumierte Fast-Food-Ernährung (Nolte 2003).

Weitere wichtige soziodemographische Faktoren mit Einfluss auf das Ernährungsverhalten sind das Geschlecht und das Alter. So essen Männer generell fettreicher als Frauen, reduzieren dies aber mit zunehmendem Alter. Ernährungsfragen stellen für Frauen vermutlich aufgrund ästhetischer Faktoren schon in jüngeren Jahren stärkere Handlungsauslöser für ein gesundes Ernährungsverhalten dar. Bei Männern entwickeln sich ernährungsspezifische Fragen vermutlich erst im mittleren und zweiten Lebensabschnitt, wenn es zu unmittelbar bedrohlichen Erkrankungen aufgrund ungesunder Ernährung kommt oder schon gekommen ist. Weiterhin konnte gezeigt werden, dass die Anwesenheit von Kindern im Haushalt mit einem geringeren Verzehr von Obst und Gemüse und damit mit einer ungesünderen Ernährung einhergeht (Laforge et al. 1994).

> Natürlich haben auch volkswirtschaftliche und kulturelle Entwicklungen einen Einfluss auf das Ernährungsverhalten.

Während in unserer Gesellschaft auf der einen Seite eine nie da gewesene Vielfalt an Nahrungsmitteln besteht, die zudem, relativ gesehen, immer billiger wird, zeigt sich auf der anderen Seite die gegenläufige Entwicklung hin zu einer schlechteren Ernährung. So geht der Verbrauch von Gemüse und Obst insgesamt immer weiter zurück. In den letzen 25 Jahren nahm in den USA die durchschnittlich täglich verzehrte Kalorienmenge um 150–200 kcal zu (Hill u. Peters 1998). Gleichzeitig boten die marktbeherrschenden Fast-Food-Ketten immer größere Portionen als Standardgröße an. Und während einerseits in Kantinen und Mensen Salatbuffets und Vollwertgerichte längst zum Standard gehören, erhöht sich der relative Fettanteil der »normalen« Gerichte immer mehr, vor allem durch überproportional viel panierte oder frittierte Gerichte. Der Verkauf der meist kalorisch ungünstigen Fertiggerichte hat sich in den letzten 10 Jahren mehr als vervierfacht.

Soziale Einflussfaktoren auf das Ernährungsverhalten bestehen also in soziodemographischen Variablen, sozialen Normen, sozialen Vergleichsprozessen, Modelllernen und sozialer Unterstützung. Gemeinsam bestimmen sie die für eine bestimmte Person gängigen Ernährungsregeln. Welche Art der Ernährung eine Person bevorzugt oder zumindest überwiegend aufweist, hängt somit stark von den expliziten und impliziten Ernährungsregeln der sozialen Gruppen ab, denen sich diese Person zugehörig fühlt. Um diese Ernährungsnormen auch effektiv umsetzen zu können, ist eine entsprechende soziale Unterstützung notwendig.

> Das heißt, je mehr die Familie und Freunde ein bestimmtes Ernährungsverhalten unterstützen, desto leichter lässt sich dieses auch umsetzen.

11.2 Gesundheitspsychologische Theorien und Ernährungsverhalten

Wie in ▶ Kap. 5 dieses Buches beschrieben, gibt es zahlreiche Theorien und Modelle, die Gesundheitsverhalten zu erklären versuchen. Diese Theorien sind teilweise originär in der Gesundheitspsychologie entstanden, teilweise wurden sie im Rahmen anderer psychologischer Fragestellungen entwickelt und dann auf Probleme der Gesundheitspsychologie übertragen.

> Die Theorien sind in unterschiedlichem Maße in der Lage, das Ernährungsverhalten zu erklären bzw. Vorhersagen über optimale Strategien und Interventionen zur Verbesserung des Ernährungsverhaltens zu erlauben.

Im Folgenden wird gezeigt, mit welcher Präzision diese Theorien das Ernährungsverhalten beschreiben, erklären und vorhersagen können und welche spezifischen Folgerungen für die Beeinflussung des Ernährungsverhaltens aus diesen Modellen abgeleitet werden können. Dabei stehen drei Theorien im Fokus:
- das Modell gesundheitlicher Überzeugungen,
- die sozialkognitive Theorie und
- das sozialkognitive Prozessmodell gesundheitlichen Handelns.

11.2.1 Das Modell gesundheitlicher Überzeugungen und Ernährungsverhalten

Das Modell gesundheitlicher Überzeugungen (»Health Belief Model«/HBM; Becker 1974; Rosenstock 1966; ▶ auch Abschn. 5.1) kann als die früheste Theorie angesehen werden, die explizit auf gesundheitspsychologische Fragestellungen angewandt worden ist. Das Modell ist seit den 50er Jahren des letzten Jahrhunderts entwickelt worden (z. B. Becker u. Maiman 1975) und geht ursprünglich auf Überlegungen von Kurt Lewin zurück.

> Der Grundgedanke dieses Modells ist, dass es menschliches Handeln – und damit auch gesundheitsbewusstes Handeln – im Sinne einer Kosten-Nutzen-Analyse als rational bestimmt annimmt (Abb. 5.1).

Eine Person wägt ab, für wie anfällig sie sich für eine bestimmte Krankheit (z. B. Herzinfarkt) z. B. aufgrund ihrer Lebensweise, entsprechender Erkrankungen bei den Vorfahren usw. hält. Diese *Anfälligkeit* wird mit dem *Schweregrad* der gesundheitlichen Bedrohung beim Eintritt der Krankheit »verrechnet«, der etwa beim Herzinfarkt sehr hoch ist. Das Produkt aus Anfälligkeit und Schweregrad ergibt ein subjektives Maß für die *Bedrohung* durch die Krankheit. Gleichzeitig weiß die Person um entsprechende *gesundheitsfördernde Maßnahmen* als Schutz vor dieser Bedrohung. Auch hierbei findet eine rationale Analyse des Aufwandes (Kosten) und der Effektivität (Nutzen) dieser Gegenmaßnahmen statt. Beispielsweise kann der Aufwand mit dem Rauchen aufzuhören, mehr Sport zu treiben und gesünder zu essen zwar hoch sein, der Nutzen eines verminderten Herzinfarktrisikos aber diesen Aufwand übersteigen. Aus diesem Kosten-Nutzen-Vergleich resultiert ein Handlungsimpuls für eine präventive oder gesundheitsfördernde Maßnahme, der mit der subjektiv bestimmten Bedrohung in Beziehung gesetzt wird. Aus diesem Vergleich resultiert letztlich das tatsächliche Gesundheitsverhalten.

Das Modell gesundheitlicher Überzeugungen nimmt noch weitere *Handlungsauslöser* an. Solche Handlungsauslöser sind aktuelle Informationen oder Ereignisse, die auf die Wahrnehmung der eigenen Bedrohung (z. B. Tod eines Elternteils durch Herzinfarkt) oder die Effektivität gesundheitsfördernder Maßnahmen (z. B. Pressemeldungen über den positiven Einfluss gesunder Ernährung auf das Herzinfarktrisiko) Einfluss nehmen bzw. diese Vergleichsprozesse anstoßen oder aktualisieren (Hornung 1997; Schwarzer 2004).

Das Modell gesundheitlicher Überzeugungen ist vielfach – und zu recht – wegen seiner mangelnden theoretischen Exaktheit und der Vernachlässigung zentraler psychologischer Variablen kritisiert worden. Dennoch lassen sich aus ihm konkrete Implikationen für gesundheitsförderndes oder präventives Verhalten ableiten.

❗ Aus der angenommenen Bedeutung der *Handlungsauslöser* folgt, dass durch entsprechende Information in den Medien die Bewertung der gesundheitlichen Bedrohung und der Effizienz gesundheitsfördernder Maßnahmen immer wieder angestoßen und aktualisiert werden kann.

Gesundheitsfördernde Maßnahmen als Resultat eines Kosten-Nutzen-Vergleichs lassen sich hauptsächlich über die objektive und subjektive Reduktion des Aufwandes für gesundheitsförderndes Verhalten psychologisch günstig beeinflussen. Wenn z. B. der Verzehr von

Studienbox

Eine Studie, in der explizit Vorhersagen für ein qualitativ hochwertiges Ernährungsverhalten auf der Grundlage des Modells gesundheitlicher Überzeugungen gemacht wurden, stammt von Sapp u. Jensen (1998). Die Autoren nahmen an, dass ein gutes Ernährungsverhalten durch den Gewinn und die Kosten dieses Verhaltens und durch die wahrgenommene Wichtigkeit qualitativ guter Ernährung bestimmt wird. Letztere wird durch das gegenwärtige Ernährungsverhalten (Bedrohung) und das Wissen um Ernährungs-Gesundheits-Zusammenhänge beeinflusst, in welchem sich Handlungsauslöser und soziodemographische Variablen (Geschlecht, Schulbildung usw.) wieder finden. Die Qualität des Ernährungsverhaltens wurde an acht verschiedenen Maßen bestimmt.

Die Autoren haben Ernährungsprotokolle und psychologische und soziodemographische Daten von 1.925 Haushalten in den USA analysiert, die im Rahmen einer landesweiten Ernährungserhebung teilgenommen haben. Die Ergebnisse ihrer Untersuchung zeigen anhand von Regressionsberechnungen, dass das HBM sehr gut ein qualitativ gesundes Ernährungsverhalten voraussagen kann. Einen besonders hohen Vorhersagewert haben die aus dem Modell abgeleiteten Variablen

- »Wichtigkeit guter Ernährung«,
- »gegenwärtiges Ernährungsverhalten«,
- »Wissen um Ernährungs-Gesundheits-Zusammenhänge« und
- »Handlungsauslöser«.

Von den soziodemographischen Faktoren hatten vor allem die Variablen »Ausbildung« und »Einkommen« einen bedeutsamen Einfluss auf ein gesundes Ernährungsverhalten. Es muss aber betont werden, dass in der Untersuchung von Sapp u. Jensen (1998) das Modell gesundheitlicher Überzeugungen besser eine gewünschte gesunde Ernährung als das tatsächliche Ernährungsverhalten vorhergesagt hat. Damit weist dieser Befund auf die hinlänglich bekannte Diskrepanz zwischen Einstellung und Verhalten hin. Und gerade das Fehlen intentionaler Variablen im Modell gesundheitlicher Überzeugungen kann dieses Ergebnis gut erklären.

Butter als ein Ausdruck von Lebensqualität verstanden wird, sind die Barrieren, den Verzehr von Butter einzuschränken, wesentlich höher, als wenn der Verzehr von Butter emotional weniger positiv besetzt ist oder gar als »total out« gilt.

Obwohl es viele empirische Untersuchungen gibt, die das Modell gesundheitlicher Überzeugungen bzw. seine Vorhersagen auf Gesundheitsverhalten überprüft haben, gibt es nur wenige Untersuchungen, die dieses Modell auf das Ernährungsverhalten angewandt haben. Zwar gibt es viele Studien, die gezeigt haben, dass einzelne Faktoren des Modell gesundheitlicher Überzeugungen wie Anfälligkeit, wahrgenommener Nutzen oder Kosten einer gesundheitsfördernden Maßnahme usw. Effekte auf das Ernährungsverhalten haben, doch haben nur wenige Studien diese Variablen in ihrer Interaktion im Sinne des Modells untersucht.

11.2.2 Die sozialkognitive Theorie und Ernährungsverhalten

Die wohl einflussreichste Theorie für die Gesundheitspsychologie ist die sozialkognitive Theorie von Bandura (1979; ▶ Abschn. 5.2, ◘ Abb. 5.5). Die wesentlichen Begriffe dieser Theorie wie Selbstwirksamkeit und Ergebniserwartung wurden bereits weiter oben beschrieben (▶ Abschn. 11.1.5). In vielen Studien konnte vor allem die Wichtigkeit der Selbstwirksamkeitserwartung für Gesundheitsverhalten gezeigt werden.

> Nach heutigem Wissen ist Selbstwirksamkeit einer der besten Prädiktoren für Gesundheitsverhalten (Stroebe u. Jonas 2002).

Im Bereich des Ernährungsverhaltens konnte etwa gezeigt werden, dass der Erfolg einer achtwöchigen Gewichtsreduktionsmaßnahme vom Ausmaß der persönlichen Selbstwirksamkeit zu Beginn der Maßnahme abhing. Diejenigen Probanden, die eine hohe Kompetenzerwartung aufweisen, zeigten eine signifikant stärkere Gewichtsabnahme als die Probanden mit einer geringeren Selbstwirksamkeit (Weinberg et al. 1984). Darüber hinaus konnten die Autoren auch zeigen, dass nicht nur die ursprünglich tatsächlich vorhandene Selbstwirksamkeit einen positiven Effekt auf die Gewichtsreduktion hat, sondern auch der Glaube an eine hohe Selbstwirksamkeit. Dies konnten die Autoren dadurch nachweisen, indem sie der Hälfte der Probanden (auch denjenigen mit ursprünglich niedriger Kompetenzerwartung) zurückmeldeten, dass sie eine hohe Fähigkeit zur Selbstkontrolle hätten. Unabhängig vom Ausmaß ihrer tatsächlichen Kompetenzerwartung hatten diese Probanden einen signifikant stärkeren Gewichtsverlust (Weinberg et al. 1984).

> **Studienbox**
>
> In eine ähnliche Richtung weisen Untersuchungen von Anderson et al. (2000, 2001), mit denen die Autoren zeigen konnten, dass die Selbstwirksamkeit einen wichtigen Einfluss auf das Ernährungsverhalten ausübt. Die Autoren haben dazu die Ernährungsgewohnheiten von Kunden mehrerer großer Supermärkte erfragt. Hierzu wurden die Kassenzettel der Versuchsteilnehmer über mindestens vier Wochen gesammelt und ausgewertet. Diese Untersuchungen waren ausdrücklich so angelegt, dass sie die Bedeutung der Selbstwirksamkeit und der Ergebniserwartung entsprechend der sozialkognitiven Theorie von Bandura (1979, 1997) für das Ernährungsverhalten aufzeigen sollten. Daher wurde die Selbstwirksamkeit hinsichtlich gesunder Ernährung mit einem Fragebogen erfasst. Dazu hatten die Versuchsteilnehmer Fragen wie »Wie sicher sind Sie, dass Sie über eine längere Zeit regelmäßig eine Scheibe Vollkornbrot mit zur Arbeit nehmen?« danach einzustufen, wie sicher sie sich sind, das zu können. Die Ergebniserwartung wurde ebenfalls mit einem Fragebogen erfasst, der körperliche, soziale und selbstevaluative Ergebniserwartungen abfragte wie z. B. »Wenn ich meiner Familie jeden Abend ein gesundes Essen koche, wird das ihnen nicht so gut schmecken«. Auch diese Aussagen sollten danach eingestuft werden, wie sicher sich die Teilnehmer sind, dass die Familie so reagieren wird. Zusätzlich wurden noch demographische Variablen (wie Alter, sozioökonomischer Status, Schulbildung, Anzahl der Haushaltsmitglieder usw.) erfasst.
> Nach einer vierwöchigen Baselinephase wurden die Untersuchungsteilnehmer entweder eine Kontroll- oder einer Experimentalgruppe zugewiesen. Die

Experimentalbedingung bestand darin, dass die Versuchsteilnehmer an einem individuell maßgeschneiderten, computergestützten, interaktiven Programm zur Ernährungsänderung teilnahmen. Die Intervention hatte zum Ziel, die Aufnahme von Fett zu reduzieren und die Aufnahme von Obst, Gemüse und Ballaststoffen zu erhöhen. Dazu standen vor den Supermärkten kleine Kioske, in denen sich die Computer befanden, in die sich die Versuchsteilnehmer mit einem Passwort einloggen konnten. Das Programm beinhaltete nahrungsbezogene Informationen, Strategien zur Veränderung des Ernährungsverhaltens, Anreize für die Änderung des Ernährungsverhaltens und Hilfen für die Planung und Rückmeldung von Verhaltensänderungen. Die Intervention bestand aus insgesamt 15 wöchentlichen Terminen von ca. zehn Minuten Dauer. Auch während der Interventionsphase wurden die Kassenzettel der Versuchsteilnehmer gesammelt, um deren Einkaufs- und damit wohl auch deren Verzehrgewohnheiten zu erfassen. Vier bis sechs Monate nach der Intervention wurden in einer Follow-up-Phase nochmals die Selbstwirksamkeits- und Ergebniserwartungen mit den genannten Fragebögen erfasst und auch nochmals über sechs Wochen die Kassenzettel gesammelt, um Aufschluss über die Stabilität der erwarteten Veränderung des Ernährungsverhaltens zu erhalten.

Die Ergebnisse der Studien von Anderson et al. (2000, 2001) zeigen, dass tatsächlich die Selbstwirksamkeit und die Ergebniserwartung einen starken Einfluss auf das Ernährungsverhalten hat. Diese Effekte fanden sich bereits in der Baselinephase, also noch vor der computergestützten Intervention für eine gesündere Ernährung. Mithilfe von Strukturgleichungsmodellen konnte der Zusammenhang zwischen den verschiedenen Variablen aufgeklärt werden. Dabei hat sich gezeigt, dass – auch bereits in der Baseline – die Selbstwirksamkeit, insgesamt den deutlichsten Effekt auf das Ernährungsverhalten aufweist und dies vor allem über die Steigerung der körperlichen Ergebniserwartung erreicht. Wer also glaubt, dass er eine gesunde Ernährung durchhält, ist auch eher geneigt, die körperlichen Vorzüge einer gesunden Ernährung hoch zu schätzen. Zudem wird das Ernährungsverhalten stark durch den soziodemographischen Faktor Alter und den sozioökonomischen Status bestimmt. Dabei wird der Einfluss des sozioökonomischen Status wesentlich über die Ergebniserwartung vermittelt. Personen mit einem hohen sozioökonomischen Status haben also auch eine höhere Erwartung in die körperlichen und gesundheitlichen Verhaltenseffekte der gesunden Ernährung.

Durch die Intervention kam es grundsätzlich zu einer Reduktion des Fettverzehrs und einer Steigerung des Verzehrs von Obst, Gemüse und Ballaststoffen. Auch wurden die nahrungsbezogene Selbstwirksamkeit und die körperliche und soziale Ergebniserwartung hinsichtlich gesunder Ernährung durch die Intervention gesteigert. Wie in der Baselinephase konnte auch für die Zeit der Intervention und das Follow-up-Intervall mithilfe von Strukturgleichungsmodellen gezeigt werden, dass die Selbstwirksamkeit einen deutlichen Effekt auf das Ernährungsverhalten und die körperliche und soziale Ergebniserwartung hat. Mit anderen Worten: die Selbstwirksamkeit ist die zentrale Variable, wenn es darum geht, gesundes Essverhalten dauerhaft zu etablieren. Diese kognitive Einstellung wirkt aber nicht nur direkt auf das Ernährungsverhalten, sondern zu einem wesentlichen Teil über die Steigerung der erwarteten Ergebniserwartung des (gesünderen) Ernährungsverhaltens.

11.2.3 Das sozialkognitive Prozessmodell gesundheitlichen Handelns und Ernährungsverhalten

Wie im obigen Abschnitt gezeigt, kann die Einbeziehung der Wirksamkeitserwartungen, vor allem der Selbstwirksamkeit, menschliches zielgerichtetes Verhalten sehr viel besser erklären, als eine auf bloße Kosten-Nutzen-Abwägung ausgerichtete Theorie wie das Modell gesundheitlicher Überzeugungen. Jedoch fehlt der sozialkognitiven Theorie noch eine weitere wichtige Variable, die sichtbares menschliches Verhalten bestimmt: das ist der Wille zur Handlungsausführung, also die Umsetzung einer einmal gefassten Absicht in die Tat, die Volition (▶ Abschn. 5.3). In einem neueren Modell, dem sozialkognitiven Prozessmodell gesundheitlichen Handelns (Schwarzer 2004), erweitert der Autor die bisherigen Modellvorstellungen zum Gesundheitsverhalten explizit um den Aspekt des volitionalen Prozesses (▶ Abschn. 5.5). Das Modell geht davon aus, dass zur Bildung einer Absicht (also etwa der Entscheidung, aus gesundheitlichen Gründen weniger zu essen) eine Interaktion zwischen Kosten-Nutzen-Abwägungen und Wirksamkeitserwartungen stattfindet. Diese Handlungsabsicht oder Intention ist aber (im Sinne neuerer motivationspsychologischer Modelle; →Gollwitzer 1991; Heckhausen et al. 1985) noch deutlich von der Handlungsausführung getrennt, da erst ein volitionaler Prozess bestehend aus Handlungsplanung und Handlungskontrolle die Intention in sichtbares Verhalten umsetzt. Bemerkenswert ist, dass auch der volitionale Prozess, so wie die Intentionsbildung in der motivationalen Phase, unter dem Einfluss von Kompetenzerwartungen steht (▶ Abb. 5.12). Der wesentliche Beitrag dieses Prozessmodells besteht also darin, dass es Gesundheitsverhalten nicht schon durch das Bilden einer Verhaltensabsicht als erklärt ansieht (Motivation), sondern gerade die Schwierigkeiten, die bei der Umsetzung dieser Intention in das gewünschte Verhalten auftreten, einer genaueren Analyse unterzieht (Volition). Dadurch können auch die bereits als sehr wichtig beschriebenen Wirksamkeitserwartungen weiter differenziert werden, je nachdem ob sie auf den intentionalen oder den volitionalen Bereich wirken.

Da das sozialkognitive Prozessmodell gesundheitlichen Verhaltens sein Schwergewicht auf die Handlungsausführung legt, ist es besonders geeignet, diejenigen Prozesse zu beschreiben oder zu erklären, die für die Handlungsausführung förderlich oder hemmend sind.

Wie erläutert, haben eine ganze Reihe soziodemographischer Faktoren viel Einfluss auf gesunde Ernährung. Somit sollte es möglich sein, anhand dieses Modells genauere Vorhersagen über den Effekt dieser Variablen auf die Planung, Kontrolle und Ausführung des Ernährungsverhaltens zu treffen. Es ist z. B. möglich, den wichtigen Einfluss des sozioökonomischen Niveaus auf eine gesunde Ernährung nicht nur über eine vermutlich höhere Kompetenzerwartung der Personen mit hohem sozioökonomischen Status zu erklären (wie nach der sozialkognitiven Theorie), sondern zusätzlich auch mit wahrscheinlich weniger Barrieren bei der Umsetzung dieser Verhaltensabsicht. Liegt da-

Studienbox

Empirisch konnten Schwarzer u. Renner (2000) nachweisen, dass hohe Selbstwirksamkeitserwartungen mit einer verminderten Einnahme von Fett und einer vermehrten Einnahme von Ballaststoffen einhergingen. Dabei differenzierten die Autoren die Selbstwirksamkeit entsprechend des sozialkognitiven Prozessmodells gesundheitlichen Handelns in eine Handlungsselbstwirksamkeit (»action self-efficacy«) und eine Bewältigungsselbstwirksamkeit (»coping self-efficacy«; ▶ Kap. 5). Die Autoren nahmen an, dass die Handlungsselbstwirksamkeit (z. B. »Ich schaffe es, mich gesund zu ernähren, selbst wenn ich dafür meinen bisherigen Ernährungsstil aufgeben muss«) vor der Verhaltensintension wirksam ist, während die Bewältigungsselbstwirksamkeit (z. B. »Ich schaffe es, mich gesund zu ernähren, selbst wenn es da anfangs immer wieder Rückschläge gibt«) während der Ausübung des Zielverhaltens (also in der volitionalen Phase) wirksam ist. Mit Hilfe von Fragebögen erhoben die Autoren u. a. die Risikowahrnehmung, die Ergebniserwartung (»outcome-expectancy«), die Handlungsselbstwirksamkeit, die Bewältigungsselbstwirksamkeit, das Ernährungsverhalten und Handlungsabsichten für das Ernährungsverhalten. Mithilfe eines Strukturgleichungsansatzes analysierten die Autoren, welche Variablen mit welcher Wahrscheinlichkeit ein Zielverhalten vorhersagen und konnten zeigen, dass erwartungsgemäß eine hohe Selbstwirksamkeit mit einem gesünderen Ernährungsverhalten assoziiert ist. Entsprechend des sozialkognitiven Prozessmodells gesundheitlichen Handelns erwies sich, dass dieser Zusammenhang durch die Interaktion verschiedener sozialkognitiver Variablen zustande kam. Insbesondere konnte demonstriert werden, dass die Intention für eine gesündere Ernährung vor allem durch die Ergebniserwartung und die Handlungsselbstwirksamkeit erklärt wird und dass diese Verhaltensabsicht zusammen mit der Bewältigungsselbstwirksamkeit sehr gut das tatsächliche gesunde Ernährungsverhalten (operationalisiert anhand einer geringen Fett- und einer hohen Ballaststoffzufuhr) zu erklären vermochte. Interessanterweise zeigte sich auch entsprechend der Modellannahmen, dass in der motivationalen Phase die Ergebniserwartung einen stärkeren Einfluss hat als die Selbstwirksamkeit, während in der volitionalen Phase die Selbstwirksamkeit (neben der Intention) den stärksten Einfluss auf das Zielverhalten hat.

rin irgendein Vorteil für die Betroffenen? Wenn man davon ausgeht, dass Maßnahmen oder Programme für eine gesunde Ernährung auch unter Berücksichtigung psychologischer Faktoren geplant und verbreitet werden (▶ Abschn. 11.3), hat eine solche differenziertere Betrachtungsweise z. B. den Vorteil, dass nicht nur Vorkehrungen getroffen werden, um etwa bei Personen mit niedrigem sozioökonomischen Status die Kompetenzerwartung, ein solches Programm durchzuhalten, zu steigern, sondern auch Vorkehrungen getroffen werden, mögliche Verhaltensbarrieren abzubauen und Verhaltensressourcen zu fördern. Beispielsweise würde man aufgrund dieses Wissens die Teilnehmer darin unterrichten, wo sie gesunde Nahrungsmittel, die es in ihrem Wohnviertel vielleicht nicht gibt, kaufen können, und wie bestimmte Ressourcen, z. B. trotz Übergewicht und Hänseleien Sport zu treiben, verstärkt werden können. Hervorzuheben ist, dass in diesem Modell der Begriff der »Ressourcen« explizit genannt wird. Damit wird auf den wichtigen Umstand verwiesen, dass es bei den meisten Menschen nicht nur gesundheitsschädliche Verhaltensweisen oder Persönlichkeitsmerkmale gibt, sondern auch gesundheitsförderliche Verhaltensweisen und Persönlichkeitseigenschaften. Gerade in der Betonung und Unterstützung dieser Eigenschaften (z. B. sozial kompetent ungesundes Essen abzulehnen) liegt ein großes Potenzial zur psychologischen Beeinflussung gesunden Ernährungsverhaltens bzw. der Erklärung dessen, was Personen auszeichnet, die sich gesund verhalten (Salutogenese).

11.3 Psychologische Maßnahmen für gesunde Ernährung

Die Beschreibung, Erklärung und Vorhersage von Ernährungsverhalten ist jedoch nur die eine Seite. Auf deren Seite geht es um die Übersetzung von diesen Erkenntnissen in Maßnahmen zur Unterstützung einer gesunden Ernährung oder Abbau von ungesunden Ernährungsgewohnheiten. Eine Reihe von Untersuchungen haben versucht, Menschen über gesunde Ernährung zu informieren und sie zu unterstützen, sich für gesündere Ernährung zu entscheiden und diese Entscheidung in Verhalten umzusetzen. Diese Studien haben sich mehr oder weniger stark an den Ergebnissen der Grundlagenforschung zu den bestimmenden Faktoren des Ernährungsverhaltens orientiert.

In diesem Abschnitt sollen die wichtigsten Ergebnisse zu den Erfolgen und Misserfolgen psychologischer Maßnahmen für gesunde Ernährung zusammengefasst werden.

Programme für eine gesunde Ernährung bei Kindern

Zunächst stellt sich die Frage, welche Variablen den Erfolg von Maßnahmen zur Änderung des Ernährungsverhaltens erklären oder vorhersagen können.

❗ Sicherlich ist eine frühzeitige Erziehung zu gesundem Essverhalten ein wichtiger Ansatz für gesunde Ernährung.

Entsprechend wurden mehrere Programme mit Kindern durchgeführt, in denen diesen eine gesunde und kalorienarme Ernährung vermittelt wurde. Die Ergebnisse dieser Studien zeigen, dass eine frühzeitige Information über gesunde Ernährung und eine entsprechende Anleitung dazu führen können, dass Kinder weniger übergewichtig werden und sich qualitativ gesünder ernähren, auch wenn die Erfolge insgesamt eher moderat sind. Relativ klar hat sich auch herausgestellt, dass die alleinige Information über gesunde Ernährung deutlich geringere Effekte hat, als wenn zusätzlich *kognitiv-behaviorale Therapie- und Präventionselemente* angewendet werden. Diese beziehen die Eltern und Bezugspersonen sowie Strategien zur Stimulus- und Reaktionskontrolle mit ein. Erfolgreiche Maßnahmen sind hier neben der Ernährungsberatung der Kinder, die sich oft spielerisch im Kindergarten oder der Schule verwirklichen lässt, die Miteinbeziehung der Eltern und deren Einkaufsverhalten. Auch die Geschäfte, in denen sie Nahrungsmittel erwerben, sind entscheidend. Wichtig ist auch, dass die Eltern zu Hause eine gesunde Kost anbieten oder das Kind für gesunde Ernährung belohnen. Sehr erleichternd ist es für die betroffenen Kinder, wenn an den Stellen, an denen sie außer Haus Nahrungsmittel erwerben können (Kiosk, Cafeteria), das Nahrungsangebot entsprechend umgestellt wird: wenn dort etwa statt Süßigkeiten Obst angeboten wird.

Wichtig ist in diesem Zusammenhang die Frage, über welche vermittelnden psychologischen Variablen solche Programme zu einer Verhaltensänderung führen. Reynolds et al. (2002) konnten an einer Untersuchungsgruppe von Viertklässlern zeigen, dass ein

Programm zur Steigerung des Obst- und Gemüseverzehrs, bestehend aus
- Informationsvermittlung,
- Veränderung von Nahrungspräferenzen,
- der Einbeziehung der Eltern und des Cafeteria-Personals an den Schulen

zu einem deutlichen Anstieg des Obst- und Gemüseverzehrs führte. Darüber hinaus konnten die Autoren zeigen, dass die Interventionen zwar allgemein auf ein besseres Ernährungswissen, positive Ergebniserwartung und die sozialen Normen der Lehrer Einfluss nahmen, der vermehrte Obst- und Gemüsekonsum aber größtenteils über gesteigerte Selbstwirksamkeits- und Ergebniserwartungen vermittelt wurde. Insofern bestätigen diese Befunde die Annahmen der sozial-kognitiven Theorie, dass Wirksamkeitserwartungen eine wichtige vermittelnde Rolle für das Gesundheitsverhalten zeigen. Sie zeigen aber auch zugleich, dass die Art der Vermittlung zwischen spezifischen Interventionen und dem gewünschten Zielverhalten sehr komplex ist.

> ❗ Es sollte ferner beachtet werden, dass bei Therapieprogrammen für adipöse Kinder die alleinige Beachtung des Körpergewichtes und der Zusammensetzung der Kost eine ungünstige Strategie ist. Dies kann ein Diätverhalten und eine kognitive Fixierung auf das Essen fördern, die als wichtige Risikofaktoren für die Entwicklung von Essstörungen gelten.

Daher ist es wichtig, dass Programme für adipöse Kinder nicht zu einer einseitigen Restriktion der Nahrungsaufnahme und einer kognitiven Kontrolle des Essverhaltens führen.

Die Arbeitsgruppe um Smolak konnte entsprechend in Präventionsprogrammen für Essstörungen an Grundschulkindern zeigen, dass gerade
- der Verzicht auf eine kalorienreduzierte Diät,
- der Verzicht auf Sport, wenn er nur dazu dient, Gewicht zu verlieren und
- die Verbesserung der Körperzufriedenheit

wesentliche Faktoren sind, um der genannten Entwicklung einer kognitiven Kontrolle des Essverhaltens vorzubeugen (z. B. Smolak u. Levine 2001). Obwohl die Effekte eines solchen Programms eher schwach ausfallen, konnten die Autoren doch zeigen, dass zwei Jahre nach der Teilnahme an einem solchen Programm die Teilnehmer eine kritischere Einstellung zu Diäten hatten, weniger ungesunde Maßnahmen zur Gewichtsreduktion durchführten und eine höhere Körperzufriedenheit aufwiesen als zu Beginn des Programms.

Programme für eine gesunde Ernährung bei Erwachsenen

In Programmen für eine gesunde Ernährung bei Erwachsenen haben sich im Grunde die gleichen psychologischen Variablen als wichtig erwiesen wie in den Programmen für Kinder, also
- Steigerung der Selbst- und der Ergebniserwartung,
- Miteinbeziehung der sozialen Umwelt im Sinne einer Unterstützung und Verstärkung der Ernährungsumstellung,
- bessere Verfügbarkeit gesunder Nahrungsmittel,
- reduzierte Fixierung auf das Körperbild (bei Adipösen) und selbstverständlich
- adäquate Information über gesunde Ernährung als Basis der Verhaltensänderung.

> ❗ Mehr noch als bei Kindern spielen bei Erwachsenen *soziodemographische Faktoren* als vermittelnde Variablen eine zentrale Rolle. Diese entscheiden letztlich, ob eine Person über eine hohe Wirksamkeitserwartung, viel soziale Unterstützung und ein entsprechendes Gesundheitswissen verfügt.

Bezüglich des Gewichtsverlustes scheinen zudem Faktoren wie
- anfänglicher Gewichtsverlust durch die Maßnahme,
- Reduktion der Essgeschwindigkeit und
- Durchführung des Programms in einer geschlossenen Gruppe

wichtig zu sein (Foreyt u. Goodrick 1994). Bei erfolgreichen Maßnahmen zur Gewichtsreduktion scheint sich auch der Anreizwert der einzelnen Nahrungsmittel zu verändern. Dies kann einen wesentlichen motivationalen Faktor für die Änderung der Ernährungsgewohnheiten darstellen. So konnten Grieve u. Vander Weg (2003) zeigen, dass nach einem 12-wöchigen kognitiv-behavioralen Gruppenprogramm bei adipösen Frauen die beliebtesten Nahrungsmittel solche mit geringem Fettanteil waren, während Nahrungsmittel mit hohem Fettanteil weniger beliebt und auch tatsächlich weniger gegessen wurden als vor dem Programm. Gelegentlich werden in den Ernährungsprogrammen den Teilnehmern auch für die Dauer des Programms ideale Nahrungsmittel zusammengestellt. Dies hat zwar während des Programms günstige Effekte, weil die Ernährung optimal ist; diese Effekte sind aber selten von lang anhaltender Dauer, weil die Probanden es oft nicht lernen, sich selbst ein gesundes Essen zusammenzustellen.

Die Aufrechterhaltung einer ausgewogenen oder kalorienarmen Ernährung über einen längeren Zeitraum ist etwas ganz anderes, als an einem entsprechenden Programm oder Training teilzunehmen und sich eine Zeit lang gesünder zu ernähren. Viele Untersuchungen haben gezeigt, dass die Langzeiteffekte von Diätmaßnahmen und Gewichtsreduktionen recht gering sind. Die meisten Teilnehmer fallen mehr oder weniger schnell wieder in ein ungesundes Ernährungsverhalten zurück. Warum ist das so? Die Gründe können vielfältig sein: Zunächst kann es ganz einfach daran liegen, dass nach Beendigung des Programms sozialer Druck entfällt. Es kann auch sein, dass die Motivation, sich gesund zu ernähren, immer schwächer wird. Es kann aber auch daran liegen, dass die Bedingungen in der (sozialen) Umwelt nicht mehr so günstig sind, so dass sie die Bestrebungen der Person nach gesunder Ernährung erschweren. Schließlich ist es auch möglich, dass für die langfristige Aufrechterhaltung einer gesunden Ernährung ganz andere Faktoren eine Rolle spielen, die bislang noch nicht besprochen wurden.

> Grundsätzlich können also unterschiedliche Faktoren für die Ernährungsumstellung und für die Aufrechterhaltung eines gesunden Ernährungsverhaltens verantwortlich sein.

Viele Studien legen nahe, dass die meisten Teilnehmer während einer Maßnahme zur Ernährungsumstellung tatsächlich auch hoch motiviert sind und nicht nur aufgrund äußeren Drucks (soziale Norm) mitmachen. Allerdings scheint ein gewisser *sozialer Druck* auf die Teilnehmer durchaus ein wichtiger Erfolgsfaktor zu sein. In offenen Gruppen zur Gewichtsreduktion wechseln die Teilnehmer oft, sie kennen sich weniger gut und fühlen sich einander weniger verpflichtet. Dort sind die Erfolge dann auch deutlich geringer als in geschlossenen, festen Gruppen. Daher ist die Frage interessant, warum die Motivation, sich gesund zu ernähren, im Lauf der Zeit nachlassen kann. Es ist bekannt, dass ein besonders *restriktives Essverhalten* eher zu einem Nachlassen der gesunden Ernährung führt. Ein besonders rigides Essverhalten, das also nicht ab und zu einen »Ausrutscher« erlaubt, geht häufig mit einer verminderten Lebensqualität einher und ist sicher weniger motivierend als ein flexibel gestaltetes gesundes Essverhalten, das gelegentlich auch hochkalorische oder fettreiche Nahrungsmittel erlaubt.

Andere, motivational relevante Faktoren können in einer regelmäßigen *körperlichen Aktivität* und einer vermehrten *Selbstbeobachtung* gesehen werden (Foreyt u. Goodrick 1994). Regelmäßige körperliche Aktivität verbessert die psychische Stabilität und führt zu weiteren positiv verstärkenden Ereignissen, abgesehen von der Tatsache, dass durch die Aktivität der Grundumsatz erhöht wird (▶ Kap. 12). Eine vermehrte Selbstbeobachtung in Form von Ernährungstagebüchern hat den Effekt, dass die Person deutlicher feststellen kann, was und wie viel sie tatsächlich gegessen hat. Eine genaue Selbstbeobachtung wirkt auch darüber motivierend, dass die Person feststellt, dass es ihr möglicherweise sogar Spaß macht, sich gesünder zu ernähren, dieses Essen auch tatsächlich schmeckt und sie das Essen mehr genießt. Eine bessere Selbstbeobachtung kann weiterhin damit verbunden sein, dass die Person insgesamt weniger auf das Essen als angenehme Tätigkeit im Tagesablauf fixiert ist und andere Aktivitäten und Ziele entdeckt und entwickelt. Diese Variable ist somit eng mit der Selbstwirksamkeit verknüpft, da eine vermehrte Selbstbeobachtung auch meist mit einer vermehrten Wahrnehmung der eigenen Kompetenz einhergeht.

Häufige Ursachen dafür, dass eine gesunde Ernährung nicht über eine längere Zeit aufrechterhalten werden kann, liegen in Änderungen in der sozialen Umgebung und einer allgemeinen Belastung. Den Bezugspersonen kommt eine wichtige Rolle bei der initialen Ernährungsumstellung zu, insofern sie diese Verhaltensänderung unterstützen. Es konnte gezeigt werden, dass ein gesundes Ernährungsverhalten oft dann nicht aufrechterhalten werden kann, wenn die soziale Umgebung dies nicht oder nicht mehr unterstützt, also etwa dadurch, dass die Familienangehörigen weiterhin anders kochen oder die betreffende Person nicht für ihr Ernährungsverhalten bekräftigen. Allgemeiner Lebensstress in Form negativer »life events« (also etwa Verlust des Arbeitsplatzes, Trennung vom Partner usw.; ▶ Kap. 13) führt oft auch dazu, dass eine bewusste Ernährungsumstellung trotz hoher Motivation nicht mehr aufrechterhalten werden kann. Erlebter Stress hat generell eine vermehrt Aufnahme von mehr Fett und weniger Obst und Gemüse zur Folge und führt dazu, dass man öfters zwischendurch irgendwelche Süßigkeiten nascht. Auch eine verminderte soziale Unterstützung; ▶ Kap. 7) und ein vermehrter Stress können über eine geringer wahrgenommene Selbstwirksamkeit letztlich die Fähigkeit abschwächen, die Ernährungsumstellung aufrechtzuerhalten. Da die Unterstützung der Ernährungsumstellung durch Bezugspersonen und der erfahrene Stress auch mit soziodemographischen Variablen korreliert, spielen diese somit auch bei der Aufrechterhaltung einer gesunden Ernährung eine zentrale Rolle.

Die bisher genannten Faktoren können sowohl bei der Ernährungsumstellung, als auch bei deren Aufrechterhaltung eine wichtige Rolle spielen. Darüber hinaus gibt es vermutlich Faktoren, die vor allem bei der langfristigen Aufrechterhaltung einer gesunden und kalorienarmen Ernährung von Bedeutung sind. Diese Variablen sind die psychische Gesundheit, bestimmte Formen des Essverhaltens und bestimmte soziodemographische Variablen (Kumanyika et al. 2000).

> Speziell für die zeitliche Stabilität eines Gewichtsverlustes gibt es klare Hinweise, dass die Aufrechterhaltung eines verminderten Gewichtes stark vom Essverhalten selbst und von psychologischen Faktoren abhängig ist (McGuire et al. 1999).

So haben die Personen, die ein Jahr nach einer gewichtsreduzierenden Maßnahme ihr Gewicht stabil gehalten haben, insgesamt weniger Gewichtsschwankungen in ihres bisherigen Leben aufgewiesen, ein insgesamt niedrigeres Maximalgewicht gehabt und anfänglich weniger Gewicht abgenommen, als die Personen, die innerhalb des Jahres wieder deutlich an Gewicht zunahmen. Auch in psychologischen Faktoren unterschieden sich die Personen, die innerhalb eines Jahres zugenommen hatten, deutlich von denen, die ihr Gewicht stabil halten konnten. Diejenigen Personen, die ihr Gewicht stabil gehalten hatten, zeigten nach einem Jahr

- ein höheres Ausmaß an kontrolliertem Essverhalten,
- ein geringeres Ausmaß an rigider Vermeidung bestimmter Nahrungsmittel,
- weniger Hungergefühle und Essanfälle,

konnten also ihr Essverhalten besser kontrollieren. Auch hatten die erfolgreichen Personen

- weniger die Hilfe von weiteren Diätprogrammen oder Diätberatern herangezogen und
- seltener flüssige Diätmittel eingesetzt,

was als Hinweis dafür gesehen werden kann, dass sie sich selbstständiger und alltagsnäher ernährt hatten. Zudem waren diese Personen zu Beginn der Diät weniger depressiv. Das Alter scheint ebenfalls für den Erfolg einer stabilen Gewichtsreduktion wichtig zu sein, da Personen mit einem höheren Alter eher ihr Gewicht halten können, als jüngere Personen.

Da vielen Nahrungsmitteln der Fett-, Ballaststoff- oder Natriumgehalt nicht anzusehen ist, gelingt es den Personen schlechter, eine entsprechend gesunde Ernährung aufrecht zu erhalten, die häufig auswärts essen. Sie können diese Nahrungsbestandteile in den Mahlzeiten weniger gut bestimmen. Problematisch ist hier vor allem die Kost aus Großküchen oder Imbissen. Personen, die selbst einkaufen oder ihr Essen selbst zubereiten, können die Zusammensetzung ihrer Nahrung besser kontrollieren und leichter eine gesunde Ernährung aufrechterhalten. Gerade der Gehalt von Fett, Zucker und Salz wird in vielen Fertiggerichten künstlich sehr stark variiert. Daraus ergibt sich ein ähnliches Problem für Personen, die im Rahmen einer Diätmaßnahme häufig diese Fertiggerichte verzehren. Der Konsum von Fett, Zucker oder Salz kann beim Verzehr von Produkten verschiedener Hersteller stark schwanken, obwohl die Konsumenten im Prinzip immer die gleichen Nahrungsmittel verzehren. Was die Fettaufnahme betrifft, konnte gezeigt werden, dass Maßnahmen zur Fettreduktion dann auch langfristig am erfolgreichsten sind, wenn sie sehr strikte Ziele setzen. Mit anderen Worten: Wenn den Teilnehmern weniger hohe Ziele gesetzt oder mehrere Alternativen zur Fettreduktion geboten werden, wird dies von vielen als eher entmutigend angesehen, um tatsächlich erfolgreiche Ernährungsänderungen aufrechtzuerhalten.

Weiterhin scheint es hilfreich zu sein, sich in der volitionalen Phase des Handlungsprozesses zu befinden. Personen, die klare Vorsätze hatten, wie sie eine bestimmte Ernährungsstrategie umsetzen und durchhalten können, hatten längerfristig bessere Erfolge als jene Personen, die zwar die Absicht hatten, aber weniger klare Vorstellungen, wie sie diese umsetzen können. Somit werden hier die Annahmen des sozialkognitiven Prozessmodells bestätigt, da für eine langfristig gesunde Ernährung in spezifischer Weise Wirksamkeitserwartungen des volitionalen Bereichs notwendig sind.

11.4 Ausblick

Ernährungsverhalten ist – wie jedes menschliche Verhalten – sehr komplex. Es wurden einige wichtige psychologische Variablen vorgestellt, die dieses Verhalten versuchen zu beschreiben und zu erklären. Einige Faktoren wurden nicht behandelt, die möglicherweise eine wichtige Rolle für die Psychologie der Ernährung spielen, weil sie bislang kaum Gegenstand der Forschung und Modellbildung sind. Dazu zwei Beispiele: Manche Autoren vertreten die Auffassung, dass die Annahmen über Ernährung eine Art »magisches Denken« sind (Rozin et al. 1996). So geht man heute (immer noch) oft selbstverständlich davon aus, dass es generell gesunde und generell schlechte Nahrungsmittel gibt. Diese kategoriale Einteilung in Gut und Schlecht entspreche insofern magischem Denken, als man glaubt, durch die Aufnahme guter Nahrungsmittel sich selbst etwas Gutes zu tun und durch schlechte Nahrungsmittel sich selbst zu schädigen. Im Sinne einer monotonen Denkweise ließe man auch ganz den Aspekt der aufgenommenen Menge außer Acht, denn schließlich sind die ungesunden Nahrungsmittel keine Gifte und es ist eine Frage der Menge, ob ein Nahrungsmittel gesund oder schädlich ist. Möglicherweise haben die Menschen wirklich sehr primitive Ansichten über gesunde Ernährung und zukünftige Forschung wird noch viel differenziertere Sichtweisen aufzeigen. Ein anderes Beispiel: Die gängigen Theorien und Modelle zum Gesundheitsverhalten gehen immer von einem sehr rationalen und vernünftigen Menschen aus; als sei man immer bestrebt sich maximal gesund zu verhalten. Und wenn dies nicht der Fall sei, dann läge das an äußeren Barrieren, die einen daran hinderten. Aber verhält man sich wirklich immer so? Möglicherweise lebt man ungesund, weil man es will, weil es z. B. einfach mehr Spaß macht, ungesund zu essen – wider besseres Wissen. Es wäre wünschenswert, wenn zukünftige Modelle zur gesunden Ernährung auch solche Aspekte berücksichtigen würden.

> **Zusammenfassung**
>
> Obwohl ein unbestreitbarer Zusammenhang zwischen Ernährung und Gesundheit besteht, ist dieser Zusammenhang sehr komplex. Generell ist auf jeden Fall eine ausgewogene Ernährung gesund. Man sollte sich aber davor hüten, einfache Schlussfolgerungen zu ziehen und bestimmte Nahrungsmittel (z. B. Fett, Süßigkeiten, »fat-burner«) als grundsätzlich schädlich oder nützlich zu betrachten. Wahrscheinlich ist es für gesunde Menschen völlig überflüssig und führt eher sogar zu einer Ernährungsstörung im Sinne eines künstlichen Essverhaltens, wenn selektiv bestimmte Nahrungsmittel oder Nahrungsbestandteile vermieden oder konsumiert werden.
>
> Die verschiedenen psychologischen Modelle bzw. Theorien, die entwickelt wurden, um Gesundheitsverhalten zu erklären oder die für diese Zwecke herangezogen werden (z. B. das Health Belief Model, die sozialkognitive Theorie) erklären in unterschiedlich genauem Maße das Ernährungsverhalten. Wichtige Faktoren dafür, dass Menschen ein gesundes Ernährungsverhalten zeigen, sind vor allem Selbstwirksamkeit und Handlungserwartungen, aber auch soziodemographische Faktoren.
>
> Maßnahmen zur Verbesserung des Ernährungsverhaltens, die an größeren Bevölkerungsgruppen durchgeführt wurden und theoretisch auf den beschriebenen psychologischen Modellen und Theorien basieren, konnten zeigen, dass die langfristigen Effekte einer Ernährungsumstellung vor allem dann besonders deutlich ausfallen, wenn auch die sozialen Bezugspersonen miteinbezogen werden und das Ernährungsverhalten wenig restriktiv ist, also eine vielseitige und flexible Ernährungsweise erlaubt.

Weiterführende Literatur

Diedrichsen, I. (1993). *Ernährungsberatung*. Göttingen: Hogrefe.
Pudel, V. & Westenhöfer, J. (1998). *Ernährungspsychologie*. Göttingen: Hogrefe.
Vögele, C. (2004). Ernährung, Körpergewicht und Gewichtsregulation. In R. Schwarzer (Hrsg.). *Enzyklopädie der Psychologie: Gesundheitspsychologie* (S. 425–445). Göttingen: Hogrefe.
Connor, M. & Armitage, C. (2002). *The social psychology of food*. Buckingham: Open University Press.

Literatur

Anderson, E. S., Winett, R. A. & Wojcik, J. R. (2000). Social-cognitive determinants of nutrition behavior among supermarket food shoppers: A structural equation analysis. *Health Psychology, 19,* 479–486.

Anderson, E. S., Winett, R. A., Wicik, J.R., Winett, S. G. & Bowden, T. (2001). A computerized social cognitive intervention for nutrition behavior: direct and mediated effects on fat, fiber, fruits, and vegetables, self-efficacy, and outcome expectations among food shoppers. *Annals of Behavioral Medicine, 23,* 88–100.

Bandura, A. (1977). Self-efficacy: Toward a unifying theory of behavioral change. *Psychological Review, 84,* 191–215.

Bandura, A. (1979). *Sozialkognitive Lerntheorie.* Stuttgart: Klett-Cotta.

Bandura, A. (1997). *Self efficacy. The exercise of control.* New York: Freeman.

Becker, M. H. (Hrsg.) (1974). *The health belief model and personal health behaviour.* Thorofare, NJ: Slack.

Becker, M. H. & Maiman, L. A. (1975). Sociobehavioral determinants of compliance with health and medical care recommendations. *Medical Care, 13,* 10–24.

Beier, M. E. & Ackerman, P. L. (2003). Determinants of health knowledge: an investigation of age, gender, abilities, personality, and interest. *Journal of Personality and Social Psychology, 84,* 439–448.

Byrd-Bredbenner, C., Murray, J. & Schlussel, Y. R. (2005). Temporal changes in anthropometric measuremts of idealized females and young women in general. *Women and health, 41,* 13–30.

Deutsche Adipositasgesellschaft (2001). *Leitlinien der Deutschen Adipositasgesellschaft. Adipositas im Kindes- und Jugendalter.* Verfügbar unter: http://www.uni-duesseldorf.de/WWW/AWMF/ll/adip-002.htm

DGE (Deutsche Gesellschaft für Ernährung) (2004). Die neuen 10 Regeln der DGE. Verfügbar unter: http://www.dge.de

Foreyt, J. P. & Goodrick, G. K. (1994). Attributes of successful approaches to weight loss and control. *Applied and Preventive Psychology, 3,* 209–215.

Gollwitzer, P. M. (1991). *Abwägen und Planen.* Göttingen: Hogrefe.

Grieve, F. G. & Vander Weg, M. W. (2003). Desire to eat high- and low-fat food following a low-fat dietary intervention. *Journal of nutrition education and behavior, 35,* 98–104.

Heckhausen, H., Gollwitzer, P. M. & Weinert, F. (Hrsg.) (1985). *Jenseits des Rubikon: Der Wille in den Humanwissenschaften.* Berlin: Springer.

Herman, C. P. & Polivy, J. (1984). A boundary model for the regulation of eating. In A. J. Stunkard & E. Stellar (Eds.), *Eating and its disorders* (pp. 141–156). New York: Raven.

Hill, J. O. & Peters, J. C. (1998). Environmental contributions to the obesity epidemic. *Science, 280,* 1371–1374.

Hornung, R. (1997). Determinanten des Gesundheitsverhaltens. In R. Weitkunat, J. Haisch & M. Kessler (Hrsg.), *Public Health und Gesundheitspsychologie* (S. 29–40). Bern: Huber.

Kolip, P. (2004). Der Einfluss von Geschlecht und sozialer Lage auf Ernährung und Übergewicht im Kindesalter. *Bundesgesundheitsblatt – Gesundheitsforschung – Gesundheitsschutz, 47,* 235–239.

Kumanyika, S. K., Horn, L. van, Bowen, D., Perri, M. G., Rolls, B. J., Czajkowski, S. M. & Schron, E. (2000). Maintenance of dietary behavior change. *Health Psychology, 19* (Suppl. 1), 42–56.

Laforge, R. G., Greene, G. W. & Prochaska, J. O. (1994). Psychosocial factors influencing low fruit and vegetable consumption. *Journal of Behavioral Medicine, 17,* 361–374.

McGuire, M. T., Wing, R. R., Klem, M. L, Lang, W. & Hill, J. O. (1999). What predicts weight regain in a group of successful weight losers? *Journal of Consulting and Clinical Psychology, 67,* 177–185.

Nolte, P. (2003). *Das große Fressen.* Die Zeit, 17.12.2003, S. 9.

Pietrowsky, R., Born, J. & Fehm, H.-L. (1988). Endokrine und neurokrine Regulation des Appetit- und Sättigungsverhaltens. *Verhaltensmodifikation und Verhaltensmedizin, 9,* 243–274.

Pope, H., Olivardia, R., Gruber, A. & Borowiecki, J. (1999). Evolving ideals of male body image as seen through action toys. *International Journal of Eating Disorders, 26,* 65–72.

Pudel, V. (2003). *Adipositas.* Göttingen: Hogrefe.

Reynolds, K. D., Yaroch, A. L., Franklin, F. A. & Maloy, J. (2002). Testing meadiating variables in a school-based nutrition intervention program. *Health Psychology, 21,* 51–60.

Rosenstock, I. M. (1966). Why people use health services. *Milbank Memorial Fund Quarterly, 44,* 94.

Rotter, J. B. (1966). Generalized expectancies for internal versus external control of reinforcement. *Psychological Monographs, 80,* 1–28.

Rozin, P., Ashmore, M. & Markwith, M. (1996). Lay american coneptions of nutrition: dose insensitivity, categorial thinking, contagion, and the monotonic mind. *Health Psychology, 15,* 438–447.

Sapp, S. G. & Jensen, H. H. (1998). An evaluation of the health belief model for predicting perceived and actual dietary quality. *Journal of Applied Social Psychology, 28,* 235–248.

Schwarzer, R. (2004). *Psychologie des Gesundheitsverhaltens. Eine Einführung in die Gesundheitspsychologie* (3. überarbeitete u. erweiterte Aufl.). Göttingen: Hogrefe.

Schwarzer, R. & Renner, B. (2000). Social-cognitive predictors of health behavior: Action self-efficacy and coping self-efficacy. *Health Psychology, 19,* 487–495.

Shibat, H. & Kumagai, S. (2002). Nutrition and longevity. *Reviews in Clinical Gerontology, 12,* 97–107.

Smolak, L., Levine, M. P. (2001). A two-year follow-up of a primary prevention program for negative body image and unhealthy weigh regulation. *Eating Disorders, 9,* 313–325.

Stroebe, W. & Jonas, K. (2002). Gesundheitspsychologie – Eine sozialpsychologische Perspektive. In W. Stroebe, K. Jonas & M. Hewstone (Hrsg.). *Sozialpsychologie.* Berlin: Springer.

Stroebe, W. & Stroebe, M. S. (1987). *Bereavement and Health.* Cambridge: Cambridge University Press.

U.S. Department of Health and Human Services, National Institutes of Health, Public Health Service, National Cancer Institute (1987). *Diet nutrition, and cancer prevention: A guide to food choices.* (NIH Publication No. 87-2878). Washington, DC: US Government Printing Office.

Weinberg, R. S., Hughes, H. H., Critelli, J. W., England, R. & Jackson, A. (1984). Effects of preexisting and manipulated self-efficacy on weight-loss in a self-control program. *Journal of Research in Personality, 18,* 352–358.

Tuschen-Caffier, B. & Florin, I. (1998). Essstörungen. In U. Baumann & M. Perez (Hrsg.), *Lehrbuch Klinische Psychologie – Psychotherapie* (S. 754–776). Bern: Huber.

Westenhöfer, J. (1991). Dietary restraint and disinhibition: is restraint a homogeneous construct? *Appetite, 16,* 45–55.

Weltgesundheitsorganisation (2002). *Der Europäische Gesundheitsbericht. (Europäische Schriftenreihe Nr. 97).* Kopenhagen: WHO-Regionalbüro für Europa, Regionale Veröffentlichungen der WHO.

12 Sport und körperliche Aktivität

Sonia Lippke, Claus Vögele

12.1 Körperliche Aktivität und Gesundheit – 195
12.1.1 Körperliche Aktivität und körperliche Gesundheit – 196
12.1.2 Körperliche Aktivität und psychische Gesundheit – 199
12.1.3 Gesundheitsschädigungen – 200

12.2 Epidemiologie und Messung körperlichen Aktivitätsverhaltens – 202
12.2.1 Arten von körperlicher Aktivität – 203
12.2.2 Messung von körperlicher Aktivität – 204
12.2.3 Epidemiologie des Aktivitätsverhaltens – 205
12.2.4 Soziodemographische Bedingungen der körperlichen Aktivität – 206

12.3 Erklärung und Vorhersagen von körperlicher Aktivität: Theorien und Modelle – 208

12.4 Programme zum Aufbau eines körperlich aktiven Lebensstils – 212
12.4.1 Individuums- und gruppenorientierte Programme – 212
12.4.2 Schulische Bewegungsförderung – 213
12.4.3 Aktivitätsförderung auf der Gemeindeebene – 213
12.4.4 Betriebliche Gesundheitsförderung mit Bewegungsanteil – 213

> Sport und körperliche Aktivität gelten seit Jahrhunderten in vielen Kulturen als gesundheitsfördernde Verhaltensweisen. Beispielsweise wurden im Griechenland der Antike gymnastische Übungen als Behandlungsmaßnahme für verschiedene Krankheiten empfohlen. Allerdings gab es auch immer wieder Stimmen, die zur Vorsicht mahnten: der berühmte Arzt Galen (ca. 200–129 v. Chr.) beobachtete bei Athleten eine erhöhte Verletzungshäufigkeit und Krankheitsanfälligkeit während der Ausübung des Wettkampfsportes. Darüber hinaus stellt er eine kürzere Lebensspanne nach Aufgabe des Sportes im Vergleich zu ihren (nicht sportlich aktiven) Zeitgenossen fest. Einer der ersten empirischen Berichte stammt von John Morgan (1873), der die Lebenserwartung von Teilnehmern am traditionellen Bootsrennen zwischen Oxford und Cambridge untersuchte und fand, dass diese im Mittel 2,2 Jahre länger lebten als dies aufgrund der zeitgenössischen Lebenserwartungstabellen zu erwarten gewesen wäre. Seit diesen Anfängen haben sich Gesundheitswissenschaftler in zunehmendem Maße mit der Frage der Auswirkungen körperlicher Aktivität auf die körperliche und psychische Gesundheit beschäftigt.

12.1 Körperliche Aktivität und Gesundheit

Studien der letzten Jahre belegen zweifelsfrei die gesundheitsfördernde Wirkung von körperlicher Aktivität. Die »Centers for Disease Control and Prevention« (CDC) und das »American College of Sports Medicine« (ACSM) kommen in ihrem gemeinsam verfassten Bericht zu dem Schluss, dass körperlich aktive Erwachsene körperlich leistungsfähiger und gesünder sind als ihre nichtaktiven Zeitgenossen (Pate et al. 1995). Auch für Deutschland gibt es zahlreiche solcher Schlussfolgerungen, z. B. des Robert Koch Instituts (RKI; Mensink 2002).

Körperliche Aktivität schützt vor einer Reihe chronischer Erkrankungen und ist somit *primär präventiv* wirksam. Bewegung kann auch bei Gesundheitseinschränkungen und der Behandlung von Krankheiten unterstützend genutzt werden und dazu beitragen, dass Risikofaktoren nach erfolgreich behandelter Krankheit reduziert werden. Damit ist körperliche Aktivität auch *sekundär* wirksam, d. h. wenn bereits Risikofaktoren oder Gesundheitseinschränkungen vorliegen, sowie kurativ und rehabilitativ.

> ❗ Regelmäßige körperliche Aktivität ist primär und sekundär präventiv sowie rehabilitativ wirksam, um die Gesundheit zu erhalten und wieder herzustellen.

12.1.1 Körperliche Aktivität und körperliche Gesundheit

Allgemeine Mortalität, Gewicht und Herz-Kreislauf-Leistungsfähigkeit (Fitness)

- In den letzten Jahren mehrten sich die Hinweise auf eine steigende Prävalenz von Übergewicht und Adipositas.
- Mit der Relation von Größe zu Gewicht kann der Body-Mass-Index (BMI) berechnet werden [Körpergewicht in kg dividiert durch das Quadrat der Körpergröße in m; ▶ Kap. 11].

Überlebensraten zeigen, dass diejenigen, die normalgewichtig sind, eine längere Lebensdauer haben (z. B. Wei et al. 1999). Die Kategorisierung des BMI kann aus verschiedenen Gründen kritisiert werden. Allem voran steht, dass nach dieser Definition auch Menschen als übergewichtig eingestuft würden, die viel Muskelmasse haben. Aus diesem Grund haben Untersuchungen des Cooper Instituts in Texas, USA, (vgl. Wei et al. 1999) weitere Faktoren berücksichtigt.

Das Cooper Institut in Texas, USA, untersuchte 25.714 Männern nicht nur hinsichtlich des BMI, sondern auch bzgl. anderer Gesundheitsparameter wie Herz-Kreislauf-Leistungsfähigkeit (oder auch als Fitness bezeichnet, d. h. körperlicher Zustand, der insbesondere durch körperliches Training erreicht wird). Sie stellten fest, dass der Zusammenhang zwischen Gewicht und der Wahrscheinlichkeit frühzeitig zu versterben durch die individuelle Herz-Kreislauf-Leistungsfähigkeit verändert wird (◘ Abb. 12.1): Unabhängig vom Gewicht hatten alle Personen, die eine hohe Herz-Kreislauf-Leistungsfähigkeit aufwiesen, das gleiche Risiko früher zu versterben (Wahrscheinlichkeit: ca. 1; ◘ Abb. 12.1); während untrainierte Männer mehr als ein doppelt so hohes Risiko aufwiesen als diejenigen mit hoher Herz-Kreislauf-Leistungsfähigkeit. Die Personen, die eine geringe Herz-Kreislauf-Leistungsfähigkeit und einen BMI über 30 aufwiesen, hatten sogar ein dreifach so hohes Risiko (◘ Abb. 12.1). Daraus kann geschlossen werden, dass diejenigen, die übergewichtig oder adipös sind, aber ihre Herz-Kreislauf-Leistungsfähigkeit trainieren, die gleiche Lebenserwartung haben, wie diejenigen mit Normalgewicht. Es kommt also darauf an, so trainiert zu sein, dass damit die Herz-Kreislauf-Leistungsfähigkeit optimiert wird.

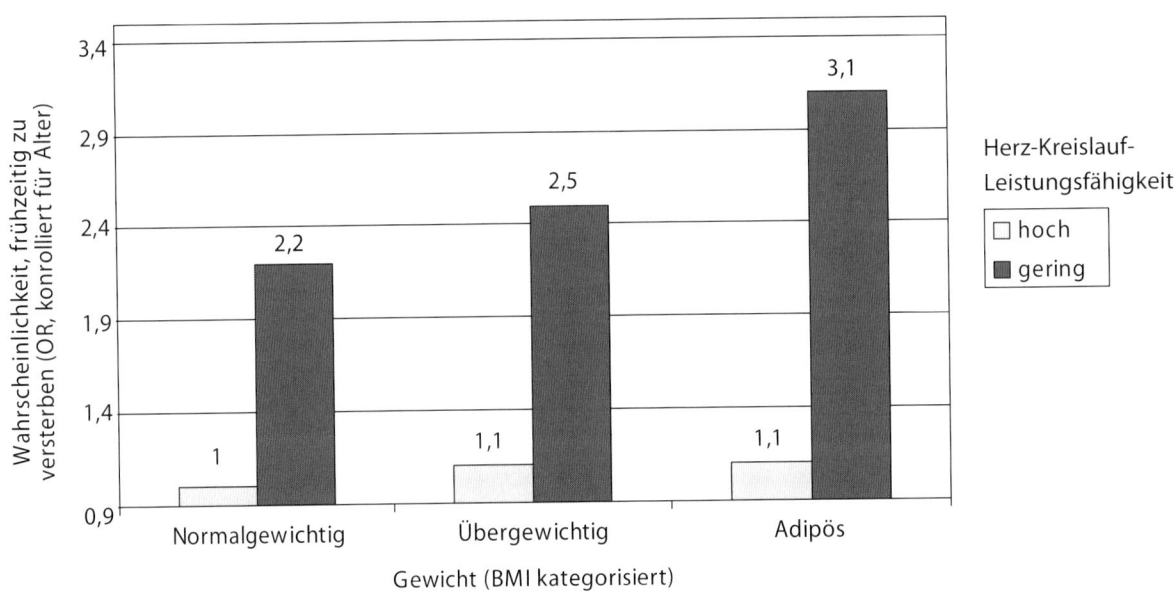

◘ **Abb. 12.1.** Wahrscheinlichkeit des Versterbens von normal- und übergewichtigen sowie adipösen Personen in Abhängigkeit von ihrer Herz-Kreislauf-Leistungsfähigkeit. (Daten aus Wei et al. 1999)

Eine gute Herz-Kreislauf-Leistungsfähigkeit kann ein Ergebnis von körperlichem Training sein. Sie kann aber auch von anderen Faktoren wie z. B. Alter, genetischen Bedingungen und weiteren Gesundheitsparametern abhängen. Weitere Analysen (Blair et al. 2001) der Daten aus dem Cooper Institut von 40.391 Frauen und Männern hinsichtlich der ausgeübten körperlichen Aktivität zeigen, dass diejenigen, die eine hohe Herz-Kreislauf-Leistungsfähigkeit haben, aber keine körperliche Aktivität ausüben, ein höheres Mortalitätsrisiko haben als diejenigen, die eine hohe Herz-Kreislauf-Leistungsfähigkeit haben *und* regelmäßig körperlich aktiv sind. Extrem ist das Bild jedoch bei Menschen mit einer geringen Herz-Kreislauf-Leistungsfähigkeit: leistungsschwache Männer, die nicht regelmäßig körperlich aktiv sind, haben ein ca. fünfmal höheres Mortalitätsrisiko (Frauen ca. 3,5-mal) als leistungsstarke und regelmäßig Aktive. Werden die stark körperlich Aktiven miteinander verglichen, macht die Herz-Kreislauf-Leistungsfähigkeit keinen Unterschied aus: unabhängig davon, ob die körperliche Aktivität zu einer hohen Herz-Kreislauf-Leistungsfähigkeit führt, ist die Mortalitätsrate der körperlich aktiven Menschen gegenüber anderen Gruppen nicht erhöht.

> ❗ Körperliche Aktivität ist unabhängig vom Gewicht ein wichtiger Faktor für körperliche Gesundheit. Selbst bei einer hohen Herz-Kreislauf-Leistungsfähigkeit ist das Verhalten, also regelmäßige körperliche Aktivität, entscheidend.

Herz-Kreislauf-Krankheiten und kardiovaskuläre Risikofaktoren

Das erhöhte Risiko, eine koronare Herzkrankheit zu entwickeln, wenn man nicht oder nicht ausreichend körperlich aktiv ist, wird meist als erstes genannt, wenn es um den gesundheitlichen Nutzen von körperlicher Aktivität geht. Die Ergebnisse einer Metaanalyse von Berlin u. Colditz (1990) zeigen, dass körperlich inaktive Personen ein mehr als doppelt so hohes Risiko tragen, an einer koronaren Herzkrankheit zu erkranken als körperlich Aktive.

Die vermittelnden Prozesse, die an diesem Effekt beteiligt sind, betreffen wahrscheinlich die Hauptrisikofaktoren für Herz-Kreislauf-Erkrankungen wie Übergewicht, Bluthochdruck, erhöhte Blutfettwerte und Diabetes. Eine Gewichtsabnahme und Reduktion des Körperfettanteils kann bei Übergewichtigen und Adipösen den arteriellen Blutdruck und verschiedene Blutfettwerte (z. B. Plasmatriglyzeride, Serumcholesterin) senken sowie die Herz-Kreislauf-Funktion verbessern (Melzer et al. 2004). Bei übergewichtigen Bluthochdruckpatientinnen konnte gezeigt werden, dass regelmäßige körperliche Aktivität auch ohne Gewichtsabnahme zu einer ausreichenden Blutdrucksenkung führen kann (Vögele 2003).

Durch körperliche Aktivität kommt es bei übergewichtigen Diabetikern auch zu einer deutlichen Abnahme erhöhter Blutfettwerte (Plasmatriglyzeridkonzentrationen). Dabei ist allerdings noch nicht geklärt, ob dieser Effekt direkt auf das Training oder indirekt auf die Gewichtsabnahme zurückzuführen ist. Durch regelmäßiges Training lässt sich sowohl bei Übergewichtigen als auch bei Normalgewichtigen eine Verbesserung im Serumcholesterin (Verhältnisses von High-Densitiy-Lipoprotein zu Low-Density-Lipoprotein) erreichen, was als wichtiger Schutzfaktor gegenüber der koronaren Herzkrankheit angesehen wird (Vögele 2003).

Grundsätzlich lassen sich die bei jungen normalgewichtigen Menschen erreichbare kardiovaskuläre Trainingseffekte auch bei übergewichtigen Personen im mittleren Lebensalter nachweisen, wenn diese regelmäßig trainieren. Verbesserungen der Indikatoren, die krankhafte Veränderungen am Herzen (»adipöse Kardiomyopathie«) v. a. bei Adipösen auslösen, sind bei einer Kombinationstherapie (Kalorienrestriktion und Bewegungstherapie) deutlicher ausgeprägt als bei alleiniger Diät (Wirth u. Kröger 1995).

Diabetes und Stoffwechselprozesse

Einer der wichtigsten nachweisbaren Effekte bei regelmäßigem Training ausreichender Intensität besteht in der Verminderung der Plasmainsulinkonzentration ohne wesentlichen Einfluss auf die Glukosetoleranz. Dieser Effekt, der von der Verminderung des Körperfettanteils weitgehend unabhängig ist, wird mit einer Steigerung der Insulinempfindlichkeit erklärt. Körperliches Training kann somit eine wichtige Behandlungskomponente bei der Therapie von übergewichtigen Diabetikern mit Insulinunempfindlichkeit darstellen. Kontrollierte Studien zu dieser Thematik sind allerdings selten. Untersuchungen an Patienten mit

Typ-II-Diabetes kamen zu unterschiedlichen Resultaten.

> **Studienbox**
>
> Scheen et al. (1983) untersuchten die Auswirkungen einer dreistündigen körperlichen Belastung in Form von Gehen auf Stoffwechselparameter und Hormonkonzentrationen bei sechs adipösen Männern mit einem durchschnittlichen BMI von 41 kg/m². Die Studienteilnehmer gingen dabei nüchtern jeweils 50 min mit zehnminütigen Erholungspausen pro Stunde. Als Ergebnis sank das immunreaktive Insulin um 57%, das immunreaktive Glukagon stieg um 39%, die Glukosetoleranz im Serum blieb unverändert oder nahm leicht ab.

Im Verlauf der Dauerbelastung kam es somit zu einer Verschiebung der Stoffwechselsubstrate in Richtung einer stärkeren Nutzung der freien Fettsäuren (Vögele 2003). In ihrer Übersicht kommen Sigal et al. (2004) zu dem Schluss:

> Durch angemessenes körperliches Training kann das Risiko verringert werden
> - Diabetes Typ II zu entwickeln und
> - Folgeschäden zu entwickeln, wenn sich Diabetes bereits manifestiert hat.

Osteoporose, Rückenleiden und Knochendichte

Körperliche Aktivität hat einen Einfluss auf die Knochenentwicklung und Knochendichte (Melzer 2004). Damit wird nicht nur auf die Notwendigkeit von ausreichender Bewegung im Kindes- und Jugendalter hingewiesen (wenn das Knochenwachstum hauptsächlich stattfindet), sondern auch im Erwachsenenalter (wenn es darum geht, Knochendichte aufrechtzuerhalten, um Brüchen vorzubeugen). Durch zahlreiche Studien gilt es als gesichert, dass körperliche Bewegung dem altersbedingten Abbau der Halte- und Bewegungsapparatsfunktionen entgegenwirkt. Bei Frauen nach der Menopause schützt körperliche Aktivität vor dem Abbau der Knochenmasse und damit vor Osteoporose (→Übersicht bei Fuchs 2005).

Rückenleiden können durch Bewegung nachgewiesenermaßen verhindert oder verbessert werden. Körperliche Bewegung hat einen Effekt auf Rückenleiden und chronische Schmerzzustände, der vor allem von der funktionellen Ausübung abhängt (z. B. Physiotherapie; →Basler et al. 2004).

Krebs

Körperliche Aktivität kann einen protektiven Faktor für die Tumorentwicklung darstellen. Darüber hinaus kann körperliche Bewegung derzeitigen und ehemaligen Tumorpatienten helfen, den Gesundheitszustand zu verbessern und Folgeerkrankungen zu minimieren. In ihrer Metaanalyse berichten Schmitz et al. (2005) mittlere Effektstärken für körperliches Training bei Tumorpatienten nach der Behandlung: d=.65 für optimale Herz-Kreislauf-Leistungsfähigkeit und d=.39 für physiologische Gewinne und die Reduktion von Symptomen während der Tumorbehandlung.

Wenn jedoch nach Arten von Krebs unterschieden wird, ergeben sich verschiedene Befundmuster. Die Effekte von körperlicher Aktivität auf Darmkrebs sind in zahlreichen Studien deutlich belegt. Dies wird hauptsächlich dadurch erklärt, dass durch die Wirkung von Bewegung auf den Darm toxische Stoffe dort kürzere Zeit wirken können. Diskutiert wird auch der moderierende Einfluss geänderter Ernährungsgewohnheiten bei der körperlicher Aktivität im Sinne eines gesunden Lebensstils. Diese Effekte sind z. B. bei Brustkrebs weniger eindeutig.

Inkonsistente Befunde liegen derzeit für andere Tumorarten wie z. B. Prostata-, Hoden-, Eierstock- und Gebärmutterkrebs oder Lungenkrebs vor (→Fuchs 2005; Mensink 2002).

Lungenkrankheiten und Atmung

Allgemein kann körperliches Training die Sauerstoffaufnahme verbessern. Insbesondere Menschen mit eingeschränkten Atem- und Lungenfunktionen wie z. B. Patienten mit chronisch obstruktiver Lungenerkrankung (COPD), fühlen sich aufgrund der Atembeschwerden stark in ihrer körperlichen Bewegung eingeschränkt. Dies kann zu einem Teufelskreis führen: abnehmende Bewegung führt zu abnehmender Lungenfunktion und dies wiederum zu weiter abnehmender Bewegung usw. Durch gezieltes körperliches Training können hier deutliche Besserungen erreicht werden (Lacasse et al. 1996).

Die Auswirkungen körperlichen Trainings auf die Atmung bei Übergewichtigen sind bisher kaum untersucht. Soweit hier Effekte beobachtet werden, sind sie vorwiegend auf die Gewichtsabnahme zurückzuführen, da eine nennenswerte Gewichtsreduktion bei Adipösen zu einer weitgehenden Normalisierung verschiedener Atemfunktionsparameter führt (z. B. exspiratorisches Residualvolumen und Vitalkapazität). Genaue Angaben über das Ausmaß des notwendigen Verlustes von Körperfett, ab dem eine respiratorische Leistungsverbesserung eintritt, sind leider noch nicht bekannt.

Hakala et al. (1995) erreichten bei einer Stichprobe von adipösen Personen (mittlerer BMI bei Therapiebeginn: 45,4 kg/m^2) durch eine kalorienreduzierte Ernährung eine mit der Gewichtsabnahme einhergehende Erhöhung des Lungenvolumens; die Sauerstoffsättigung des Blutes wurde jedoch nicht verbessert. Gering oder mittelgradig übergewichtige Personen weisen i. Allg. zwar ein eingeschränktes exspiratorisches Residualvolumen auf, dies führt jedoch meist nicht zu signifikanten Störungen im Verhältnis von Ventilation zu Perfusion oder zu Veränderungen in den arteriellen Blutgasen. Bei Menschen mit erheblichem Übergewicht, bei denen die hiermit verbundenen respiratorischen und kardiovaskulären Funktionsstörungen selbst bei leichter körperlicher Belastung zu Kurzatmigkeit (Dyspnoe) führen, wird es nötig sein, zunächst eine Gewichtsreduktion herbeizuführen, bevor ein Trainingsprogramm aufgenommen werden kann (Vögele 2003).

HIV-Infektion, Aids und Immunfunktion

Sport und körperliche Aktivität stärken die Immunabwehr bei gesunden Personen, vorausgesetzt, die sportliche Aktivität wird in einem mittleren Häufigkeits- und Intensitätsbereich ausgeübt. Epidemiologische Erhebungen (Mustafa et al. 1999) und kontrollierte Interventionsstudien (Übersicht: Nixon et al. 2005) zeigen, dass dies auch für Menschen zutreffen kann, deren Immunsystem durch die HIV-Infektion geschwächt ist. Zu den beobachteten körperlichen Gesundheitseffekten gehören klinisch bedeutsame Veränderungen wie eine Verzögerung des infektionsbedingten progressiven Absinkens oder sogar ein Anstieg der Zahl der CD 4-Lymphozyten (LaPerriere et al. 1997), eine Erhöhung der Muskelkraft und eine Verbesserung der Herz-Lungen-Leistungsfähigkeit. Insgesamt betrachtet sind die Ergebnisse dieser Untersuchungen so ermutigend, dass das American College of Sports Medicine (ACSM) Richtlinien zur Sportprogrammgestaltung für HIV-infizierte Personen und Aids-Kranke herausgegeben hat (LaPerrier et al. 1997).

 Gesundheitsförderliche Effekte körperlicher Aktivität zeigen sich in einer verbesserten Herz-Kreislauf-Leistungsfähigkeit und Lungenfunktion, einer Verbesserung der Stoffwechselprozesse und einer Stärkung der Immunabwehr. Dies trifft auf gesunde Personen wie auch auf Menschen mit Vorerkrankungen zu.

12.1.2 Körperliche Aktivität und psychische Gesundheit

Wohlbefinden und Zufriedenheit

Sport und körperliche Aktivität sind auch mit einer Steigerung des psychischen Wohlbefindens verbunden. Plante u. Rodin (1990) geben eine Übersicht über die Effekte körperlicher Aktivität auf die psychische Gesundheit und das Wohlbefinden bei gesunden Personen.

 Die Autoren kommen zu dem Schluss, dass Sport und Bewegung das psychische Wohlbefinden verbessert und Angst, Depression und Belastung reduziert.

Möller (1999) ermittelte in ihrer Metaanalyse über Studien mit älteren Menschen positive Zusammenhänge mit körperlicher Aktivität und
- Gesundheitsempfinden von r=.22,
- Wohlbefinden von r=.39 und
- Lebenszufriedenheit von r=.10.

(Zur Interpretation von Effektstärken ▶ Kap. 5).

Stimmung und Depression

Arent et al. (2000) ermittelten in ihrer Metaanalyse zum Zusammenhang zwischen Stimmung und körperlicher Betätigung eine Effektstärke von d=.24. Um diese – wenn auch kleinen – Effekte ebenfalls für psychisch beeinträchtigte und kranke Menschen nutzbar zu machen, sind Sport und Bewegung auch in klinisch-psychologische Behandlungsprogramme integriert worden. Glenister (1996) gibt eine Übersicht über 11 randomisierte, kontrollierte Interventionsstudien und kommt zu dem Schluss, dass Bewegungsaktivität bei Depressiven gesundheitsförderlich ist.

Im Gegensatz zu diesen viel versprechenden Ergebnissen gibt es auch experimentelle Studien, die einen gesundheitsförderlichen Effekt von Sport und Bewegungsaktivität auf das psychische Wohlbefinden nicht nachweisen konnten (z. B. Gauvin et al. 1997). Die Autoren führen dies darauf zurück, dass die Teilnehmer an ihrer Studie inaktive, sportunerfahrene Personen waren. Ebenso werden differenzielle Effekte der Intensität der körperlichen Aktivität auf psychisches Wohlergehen diskutiert (→Moses et al. 1989).

Kritisch ist hier anzumerken, dass in den Studien, die einen positiven Effekt der Bewegungsintervention nachweisen konnten, meist Freiwillige als Teilnehmer gewonnen wurden. Damit ist zumindest offen, ob die berichteten positiven Ergebnisse nicht auch durch positive Erwartungseffekte der Teilnehmer erklärt werden könnten. Auch kann ein selektiver Dropout vorliegen: Menschen, die sich nicht gut, niedergeschlagen oder depressiv fühlen, können sich auch nicht überwinden, sich zu bewegen, da Antriebslosigkeit ein charakteristisches Merkmal der Depression ist. Diese Menschen zu Bewegung zu motivieren, scheint der herausfordernde Teil der Depressionsbehandlung durch Sport zu sein.

Kognitive Leistungsfähigkeit

Körperlich aktive Menschen zeigen eine bessere kognitive Leistungsfähigkeit als inaktive Menschen. Etnier et al. (1997) berichten in ihrer Metaanalyse einen Effekt von d=.25. Möller (1999) kam in ihrer Metaanalyse über Studien bei älteren Personen zu einem aggregierten Zusammenhang von kognitiven Variablen und der sportlichen Betätigung von r=.53. Auch gibt es Hinweise, dass körperliche Aktivität einen protektiven Effekt auf die Entwicklung der Alzheimer-Krankheit hat (Melzer et al. 2004).

In der bereits erwähnten Metaanalyse haben Ethier et al. (1997) die Effekte von verschiedenen Arten von körperlichem Training genauer betrachtet. Es zeigte sich, dass hier Krafttraining die höchsten Effekte erzielte (d=.80). Lachman et al. (2006) führten eine Intervention durch, bei der ältere Menschen zu Hause Krafttraining ausüben sollten. Es fanden sich zwar keine Verbesserungen in den Gedächtnisleistungen im Vergleich zu einer Kontrollgruppe, jedoch zeigte sich, dass Personen in der Interventionsgruppe, die einen Kraftzuwachs durch das Training erreichten, auch bessere kognitive Funktionen erzielten als diejenigen, die keinen Kraftzuwachs erreicht hatten. Dieser Effekt blieb auch nach statistischer Kontrolle der Effekte von Alter, Bildung, Geschlecht und Gesundheitsbeeinträchtigungen bestehen.

! Sport und körperliche Aktivität verbessern das psychische Wohlbefinden, die Stimmung und die kognitiven Funktionen.

Mögliche Prozesse zur Erklärung der psychischen Auswirkungen von körperlicher Bewegung

Plante u. Rodin (1990) berichten außerdem über eine positive Wirkung von Sport auf das Selbstbild, die Selbstachtung und die Selbstsicherheit und schlagen mehrere physiologische und psychologische Prozesse vor, die diese Ergebnisse erklären könnten (◘ Tabelle 12.1).

12.1.3 Gesundheitsschädigungen

Das Robert-Koch-Institut weist darauf hin, dass sportliche Betätigung die Gefahr von Fehlbelastungen und Unfällen birgt (Schubert et al. 2004). Nach Schätzungen des Instituts ereignen sich 43% aller Unfälle bei Kindern, die jünger als 15 Jahre sind, im Schulsport. Weitere 7% sind Sportunfälle außerhalb der Schule. Solche Zahlen können dazu führen, dass Eltern aus Angst vor diesen negativen Folgen die sportliche und körperliche Aktivität ihrer Kinder einschränken.

Auch bei Erwachsenen kann die Ausübung von körperlichem Training zu Gesundheitsschäden führen. Hier werden folgende Risiken genannt:
- Verletzungen an Muskeln oder Knochen,
- Dehydrierung und Hitzeschlag,
- plötzlicher Herztod.

Die Weltgesundheitsorganisation (WHO 2002) hat eine schematische Übersicht erstellt, auf der die geschätzten Gesundheitsgewinne und -risiken für verschiedene Aktivitätsarten aufgetragen sind. Werden

Tabelle 12.1. Physiologische und psychologische Prozesse zur Erklärung der Steigerung des psychischen Wohlbefindens durch körperliche Aktivität. (Nach Plante u. Rodin 1990)

Physiologische Prozesse	Psychologische Prozesse
Bewegungsbedingter Anstieg der Körpertemperatur hat beruhigenden Effekt	Verbesserte körperliche Leistungsfähigkeit erhöht das Selbstvertrauen und die Selbstregulationsfähigkeit
Regelmäßige Bewegungsaktivität erleichtert die Anpassungsfähigkeit auf Belastungen durch sportbedingten Anstieg der Nebennierenaktivität und dadurch erhöhte Bereitstellung von Steroidhormonen	Körperliche Aktivität ist eine Meditationsform, die einen entspannten Bewusstseinszustand fördert
Reduktion der Muskelspannung nach körperliche Aktivität erleichtert die Entspannung	Körperliche Aktivität ist eine Form des Biofeedbacks, das die bessere Regulation vegetativer Erregung ermöglicht
Bewegungsaktivität erhöht die Neurotransmission von Noradrenalin, Serotonin und Dopamin	Körperliche Aktivität erlaubt die Ablenkung von unangenehmen Gedanken, Gefühlen und Verhaltensweisen
Körperliche Aktivität führt zur erhöhten Produktion von Endorphinen	Körperliche Aktivität ruft dieselben körperlichen Symptome hervor wie Angst und Stress (Schwitzen, Herzklopfen, Hyperventilation). Durch die häufige Erfahrung dieser Symptome, ohne dass diese Gefühle auftreten, wird eine Reattribution erleichtert
Bewegungsbedingter Anstieg der Körpertemperatur hat beruhigenden Effekt	Soziale Verstärkungsprozesse unter körperlich Aktiven führt zu verbessertem psychischen Befinden
	Körperliche Aktivität wirkt als Belastungspuffer
	Körperliche Aktivität konkurriert mit negativen Gefühlszuständen auf somatischer und kognitiver Ebene
	Verbesserte körperliche Leistungsfähigkeit erhöht das Selbstvertrauen und die Selbstregulationsfähigkeit

mehrmals am Tag jeweils 10 min oder länger leichte bis mäßige körperliche Aktivität ausgeübt (z. B. Treppensteigen statt Fahrstuhl fahren; kurze Strecken mit dem Fahrrad fahren), ergeben sich kaum Gesundheitsrisiken, jedoch schon deutliche Gesundheitsgewinne. Ist man täglich 30 min Minuten oder länger am Stück mindestens mäßig körperlich aktiv (z. B. mit Fahrradfahren, Schwimmen, Rückenübungen) ergeben sich mehr Gesundheitsgewinne, gleichzeitig nehmen Situationen zu, sich Gesundheitsrisiken auszusetzen (z. B. einen Unfall zu erleiden). Bei der Ausübung von mäßigen bis anstrengenden körperlichen Aktivitäten mindestens dreimal pro Woche für jeweils 20 min oder mehr (z. B. Fitnessgymnastik, Joggen, schnelles Schwimmen) nehmen Gesundheitsgewinne und -gefahren gegenüber den vorherigen Aktivitätsarten zu. Wird dagegen anstrengende körperliches Training betrieben (mit dem Ziel Leistungs- und Wettkampfsport), bleiben die Gesundheitsgewinne zwar auf dem gleichen Niveau, allerdings nehmen die Gesundheitsrisiken weiter zu.

In ihrer Übersicht weisen Melzer et al. (2004) jedoch darauf hin, dass es meistens gesundheitlich vorbelastete oder körperlich untrainierte Personen sind, die diese negativen Folgen sportlicher und körperlicher Aktivität erleiden. Sie ziehen den Schluss, dass es bei der Vermeidung von Unfällen und gesundheitsschädlichen Folgen von Sport und körperlicher Aktivität auf eine angemessene Ausübung der Aktivität (z. B. mindestens 30 min moderate körperliche Aktivität täglich) ankommt und dass der Nutzen körperlicher Aktivität die Risiken übersteigt (◘ Abb. 12.2).

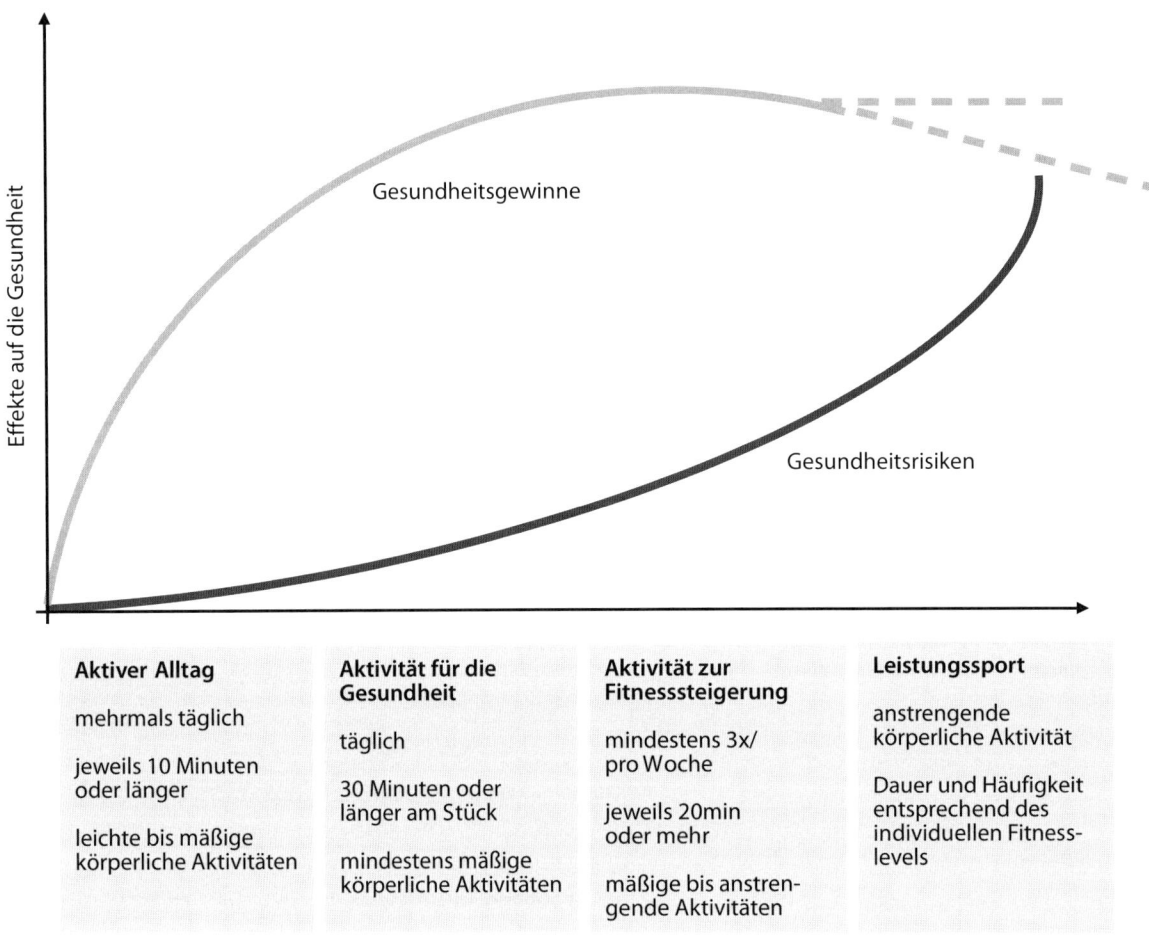

Abb. 12.2. Zusammenhang zwischen Ausmaß der körperlichen Aktivität und Gesundheitseffekten. (Nach WHO 2002 und schematisch nach den Daten reviewt von Blair 2001; Übers. d. Verf.)

12.2 Epidemiologie und Messung körperlichen Aktivitätsverhaltens

Es lässt sich also feststellen, dass körperliche Aktivität eindeutig in einem positiven Zusammenhang mit diversen Gesundheitsparametern steht, und dass körperliche Inaktivität die Prävalenz von vielen chronischen Erkrankungen erhöht. Dabei ist für körperliche Aktivität, die unterhalb des Niveaus von Leistungstraining liegt, ein negativer Zusammenhang zwischen körperlicher Aktivität und Mortalität zu beobachten, d. h.,

❗ je aktiver Menschen sind, desto geringer ist ihr Risiko, krank zu werden oder frühzeitig zu versterben

(jedenfalls bis zu einem bestimmten Schwellenwert ▶ Abschn. 12.1.3 und ◘ Abb. 12.2). Betrachtet man die Ergebnisse von Wei et al. (1999; ◘ Abb. 12.1) wird klar, dass diese Befunde wichtig sind, weil

a) sie die Bedeutung von Verhalten für Gesundheit im Allgemeinen aufzeigen,
b) damit gezeigt wird, dass auch übergewichtige Menschen, die durch Bewegung nicht ihr Gewicht reduzieren, aber ihre Herz-Kreislauf-Ausdauerleistungsfähigkeit trainieren, ihre Gesundheit nachweislich verbessern.

Wie oben bereits ausgeführt, hängt die gesundheitsförderliche Wirkung körperlicher Aktivität jedoch davon ab, ob mit ausreichender Intensität und Häufigkeit trainiert wird. Etwas aktiv zu sein, aber nicht so aktiv, dass es nachweislich die Herz-Kreislauf-Leistungsfähigkeit fördert, kann zwar psychologisch bedeutsam sein (im Sinne von ersten Versuchen oder einer sukzessiven Annäherung an das Zielverhalten), aber im Sinne der Gesundheitsförderung ist das Zielverhalten damit noch nicht erreicht.

12.2.1 Arten von körperlicher Aktivität

Fragt man Menschen »Treiben Sie Sport?«, bekommt man oftmals mehrdeutige Antworten oder es wird die Frage zurück gestellt, was überhaupt mit Sport gemeint ist. In den Empfehlungen (▶ Abschn. 12.2.3) geht es darum, körperlich aktiv zu sein, um die Herz-Kreislauf-Leistungsfähigkeit zu trainieren.

> **Definition**
> *Körperliche Aktivität* meint jede Bewegung, die durch die Skelettmuskulatur erzeugt wird. *Körperliche Übungen und körperliches Training* sind gezielte Aktivitäten, die so ausgeübt werden, dass sie die Herz-Kreislauf-Leistungsfähigkeit verbessern oder erhalten sollen.

Hierbei kommt es auf den richtigen Umfang und die regelmäßige Wiederholung an (z. B. 3-mal pro Woche für 30 min, so dass man dabei außer Atem und ins Schwitzen kommt).

> **Definition**
> *Herz-Kreislauf-Leistungsfähigkeit* (oder auch *körperliche Fitness*) ist die Fähigkeit, bestimmte körperliche Aktivitäten auszuüben bzw. bestimmte Belastungen auszuhalten.

Beispiele sind hierfür z. B. Treppen zu steigen ohne angestrengt zu sein, mit dem Fahrrad 30 min lang 20 km schnell zu fahren oder auf dem Heimtrainer bei zunehmendem Widerstand bis zu einer bestimmten Belastung durchhalten zu können.

Der Grad der Herz-Kreislauf-Leistungsfähigkeit ist natürlich nicht nur abhängig vom Trainingsstand (was gezielt trainiert wird) und dem Alltag (wie aktiv der Alltag gelebt wird, z. B. Treppensteigen statt Fahrstuhl fahren) sondern auch von genetischen Faktoren (Alter, Geschlecht usw.) und steht im Zusammenhang mit dem Gesundheitszustand.

Sport wird im deutschsprachigen Raum meistens mit gezieltem Training, Übungen oder organisierten Formen der körperlichen Aktivität (z. B. Gruppensport) gleichgesetzt. Dabei umfasst Sport sowohl Leistungs- als auch Wettkampfsport. Darüber hinaus werden im Deutschen unter dem Begriff Sport auch körperliche Aktivitäten mit dem Ziel der Gesundheitsförderung, Erholung und Freizeitgestaltung subsumiert. Im englischen Sprachgebrauch werden dafür typischerweise Begriffe wie »physical exercise« (körperliche Bewegung/Übungen) oder »physical activity« (körperliche Aktivität) verwendet. Deshalb werden in diesem Kapitel die Begriffe Bewegung und Aktivität als gleichbedeutend verwendet. *Körperliche Aktivität, die im Alltag* ausgeübt wird, kann erfolgen
- zu *Fortbewegungszwecken* (z. B. mit dem Rad fahren statt mit dem Bus),
- im Rahmen der *Berufsausübung* (z. B. Fahrkartenkontrolleure, die durch Züge laufen) oder
- in *Garten-, Haushalts- und Pflegetätigkeiten* (z. B. Rasenmähen, Gardinen aufhängen, Kinder betreuen).

Die Suche nach Alternativen zu einem zunehmend bequemen, inaktiven Lebensstil kann damit einen aktiven Lebensstil erleichtern und wahrscheinlich genauso die Herz-Kreislauf-Leistungsfähigkeit trainieren wie gezielte *Freizeittätigkeiten* (Mensink 2002).

Aber nicht nur bei der Planung, wann und wo körperliche Bewegung möglich ist, sondern auch bei der Erfassung von Bewegungsaktivität ist es wichtig, die ganze Palette möglicher Aktivitäten zu berücksichtigen. Besonders bei der Beurteilung der Bewegungsaktivität in verschiedenen Altergruppen sind diese Überlegungen wesentlich.

12.2.2 Messung von körperlicher Aktivität

Das aktuelle Ausmaß der körperlichen Aktivität lässt sich normalerweise durch vier Merkmale beschreiben:
- *Dauer* (Minuten),
- *Frequenz* (Häufigkeit pro Zeiteinheit, z. B. Woche),
- *Intensität* (Energieverbrauch in Kilokalorien pro Stunde) und
- *Art*.

Aus diesen Merkmalen lassen sich verschiedene Verhaltensmaße berechnen, z. B. die absolute ausgeübte Dauer pro Woche oder ob Zielkriterien (z. B. dreimal 30 min/Woche) erreicht werden. Als Maß des Energieverbrauches wird oft das metabolische Äquivalent (MET) verwendet. Dieses Maß hat gegenüber anderen Intensitätsmaßen den Vorteil, dass unterschiedliche Bewegungsaktivitäten bzgl. ihrer Intensität direkt miteinander verglichen werden können. Dazu muss erfasst werden, wie viele Minuten pro Woche leichte, mäßige und anstrengende körperliche Aktivitäten ausgeübt werden. Hierzu gibt es Umrechnungstabellen, die die jeweiligen Indizes pro Aktivität angeben (z. B. leichtes Gehen=2 MET; Gymnastik=4 MET; Joggen=8 MET; nach Melzer 2004). Bei der Erfassung von Bewegungsaktivität kann auch einfach nach Gruppen von Aktivitätsformen gefragt werden (◘ Tabelle 12.2) und dann durch Anwendung einer Formel der Gesamt-MET-Wert berechnet werden.

Informationen über Bewegungsaktivitäten (◘ Fragen, Tabelle 12.2) können auf verschiedene Arten erfasst werden: In Form von *Fragebögen* können Personen die Fragen selbstständig beantworten (auf Papier oder am PC/über das Internet). Die Fragen können auch in einem Interview persönlich oder telefonisch gestellt, die Antworten vom Interviewer vermerkt und später ausgewertet werden.

Sowohl bei der fragebogen- als auch bei der interviewgestützten Erhebung ergeben sich messmethodische Probleme dergestalt, dass Personen verzerrt oder sozial erwünscht antworten können (inkorrekte Erinnerung; Tendenz, sich aktiver darzustellen, als man tatsächlich ist usw.). Dies kann zu
a) Inkonsistenzen mit anderen Befragungsinhalten (z. B. Intention) führen und
b) subjektive, invalide Werte darstellen.

Diese Probleme lassen sich zwar nicht lösen, aber doch minimieren, indem man, zusätzlich
- zu a), Fragen zu verschiedenen Inhalten mit dem gleichen Skalenniveau stellt (also fragt, »inwiefern stimmt es, dass Sie die anstrengende/mittlere/leichte körperlichen Aktivitäten ausüben?« und dann auf einer Ratingskala beantworten lässt) und allgemein eine Optimierung der Befragung anstreben (z. B. darauf hinweisen, dass es keine richtigen oder falschen Antworten gibt),
- zu b), *objektive Messverfahren* hinzuzieht und dies die untersuchte Person wissen lässt.

◘ **Tabelle 12.2.** Messung körperlicher Aktivität. (Aus dem Englischen, Godin u. Shephard 1985).

Wie oft haben Sie im letzten Monat die folgenden körperlichen Aktivitäten ausgeübt?		
	Wie oft pro Woche?	Durchschnittliche Dauer pro Termin?
Anstrengende körperliche Aktivität (erhöhte Anstrengung und Schwitzen) z. B. intensives Schwimmen, Jogging, Fußballspielen, Radsport[a]	____ -mal pro Woche	____ Minuten
Mäßige körperliche Aktivität (kaum erhöhte Anstrengung und leichtes Schwitzen) z. B. schnelles Gehen, langsames Radfahren, langsames Schwimmen[b]	____ -mal pro Woche	____ Minuten
Leichte körperliche Aktivität (keine erhöhte Anstrengung und kein Schwitzen) z. B. Golf, leichtes Gehen, Angeln[c]	____ -mal pro Woche	____ Minuten

[a]Aktivitäten mit einer Intensität von mehr als 6 MET, [b]Aktivitäten mit einer Intensität von mehr als 3–6 MET, [c]Aktivitäten mit einer Intensität von weniger als 3 MET

Um objektive Daten über die ausgeübten körperlichen Aktivitäten zu erhalten, können eingesetzt werden:
- *apparative Messverfahren* (elektronische Bewegungsmesser, z. B. Schrittzähler, sog. »Pedometer«),
- *physiologische Verfahren* (z. B. Herzfrequenzmessung) oder
- *Checklisten zur Verhaltensbeobachtung.*

Bewegungstagebücher sind zwar Selbstberichte, aber da die Personen täglich (oder mehrmals täglich) ihr Verhalten protokollieren, haben diese Messverfahren eine höhere Genauigkeit als Verfahren, die retrospektiv die letzte Woche oder den letzten Monat erfassen (weitere Ausführungen: →Fuchs 2003; Woll 2004).

Bei allen Messverfahren ergibt sich das Problem, dass eine Person evtl. gerade in dem erhobenen Zeitraum außergewöhnlich aktiv oder inaktiv war (z. B. durch Skiurlaub oder Krankheit). Um dies zu erheben, empfiehlt es sich, nach der *Repräsentativität* der körperlichen Aktivität zu fragen. Solche eine Frage könnte lauten »Waren Sie im letzten Monat anders körperlich aktiv als sonst in einer durchschnittlichen Woche (z. B. aufgrund von Krankheit, Urlaub, großen Terminschwierigkeiten)?«

Um psychologische Aspekte bei der Verhaltensänderung berücksichtigen zu können, sollten zusätzlich zur Messung von Verhalten auch proximale Variablen von Verhalten erhoben werden, z. B. die *Verhaltensintention* (»Ich habe mir vorgenommen, mindestens an 5 Tagen pro Woche 30 Minuten anstrengende sportliche Aktivität auszuüben«).

Bei der Messung der körperlichen Aktivität ist es nicht nur wichtig, das *Zielkriterium* eindeutig zu definieren (z. B. an mindestens 5 Tagen/Woche 30 min oder länger bzw. mehr als 2,5 h/Woche mindestens mäßige körperliche Aktivität) sondern auch zu prüfen, ob dieses Zielkriterium für die *Zielgruppe* angemessen ist. Körperliche Aktivität ist neben der Prävention und Gesundheitsvorsorge auch in der Therapie und Rehabilitation von Bedeutung. Wenn also die Zielgruppe Rehabilitanden mit schweren Gesundheitsbeeinträchtigungen (z. B. künstliches Hüftgelenk) und Operationen (z. B. Herz- oder Bandscheibenoperation) sind, muss entsprechend das Zielkriterium angepasst werden. So wie die Therapie und Rehabilitation selbst interdisziplinär durchgeführt wird (d. h. durch ein Team aus Ärzten, Sport- und Physiotherapeuten, Psychologen u. a.), sollte auch bei der Zielkriteriumsbestimmung eine interdisziplinäre Abstimmung erfolgen. So liegt das Zielkriterum z. B. bei Orthopädie-Rehabilitanden bei wöchentlich zweimal 20 min gezielten Übungen.

12.2.3 Epidemiologie des Aktivitätsverhaltens

In dem weiter oben bereits erwähnten, gemeinsam von den CDC und dem ACSM verfassten Bericht (Pate et al. 1995), sprechen die Autoren die Empfehlung aus, sich täglich wenigsten für 30 min zu bewegen, um in den Genuss der gesundheitsförderlichen Effekte körperlicher Aktivität zu kommen. Dabei sollte die Bewegung auf einem mittleren Intensitätsniveau stattfinden, wie es etwa dem schnellen Gehen (»Walking«) entspricht. Dieses Aktivitätsniveau sollte für die meisten Menschen in unserer Gesellschaft ein realisierbares Ziel darstellen. Umso erstaunlicher ist es, dass nur die wenigsten Personen sich mit dieser Häufigkeit und Intensität bewegen.

Es wird geschätzt, dass in den USA nur 27% der erwachsenen Bevölkerung auf diesem Niveau körperlich aktiv sind, während 29% keinerlei körperliche Aktivitäten berichten (Pratt et al. 1999). In einer vergleichenden Studie über selbst berichtete körperliche Aktivität von wenigstens zwei Stunden Sport pro Woche, zeigt sich folgendes Bild bei 15-jährigen Schülern: Die Angaben reichen
- von 70% bzw. 85% bei deutschen Schülerinnen und Schülern und
- 51% und 67% bei amerikanischen Mädchen und Jungen
- bis zu 40% bzw. 61% bei den entsprechenden britischen Vergleichsgruppen (Currie et al. 2000).

Wie viele Erwachsene sind in *Deutschland* körperlich aktiv? Auf der Internetseite des Deutschen Sportbundes wird berichtet, dass 50% der Deutschen sportlich aktiv seien (DSB 2006). Werden Personen gefragt, wie häufig sie in ihrer Freizeit durchschnittlich Sport treiben oder andere anstrengende Tätigkeiten ausüben, durch die sie ins Schwitzen bzw. außer Atmen geraten, so kann man aus den Angaben errechnen, wie viele laut der Empfehlungen (dreimal/Woche mind. 30 min anstrengende körperliche Aktivität) aktiv sind. Dabei ergeben sich über alle Altergruppen hinweg 13% körperlich aktive Menschen (Mensink 2002). *Heterogene Erfassungsarten und Veränderungen über die Jahre* erklären unterschiedliche Zahlen. So zeigen Messwiederholungen ein optimistisches Bild in Deutschland: der Anteil derjenigen, die mehr als 2 h Sport pro Woche treiben, ist zwischen 1991 und 1998 größer geworden. Leider ist der Anteil derjenigen, die ausreichend aktiv sind, gering und vor allem ältere Menschen sind eher inaktiv (Mensink 2002).

Empfehlungen anderer Länder und Organisationen setzten das Zielkriterium höher an:
- in Kanada werden 120 min/Woche (»Canadian Public Health Guidline«/CPH) empfohlen,
- sowohl CDC und National Institutes of Health (NIH; USA) als auch die Weltgesundheitsorganisation (WHO) empfehlen 210 min/Woche.

Neuere Zielkriterien nennen 30–60 min mindestens mäßige körperliche Aktivität an 4–7 Tagen/Woche.

! Um die gesundheitsförderlichen Wirkung körperlicher Aktivität zu erreichen, sollte man wöchentlich mind. dreimal für 30 min sportlich aktiv sein (anstrengende körperliche Aktivitäten ausüben) oder sich täglich für wenigstens 30 min körperlich bewegen (mindestens auf einem mäßigen Intensitätsniveau). Nur die wenigsten Menschen in unserer Gesellschaft erreichen dieses Mindestniveau körperlicher Aktivität.

12.2.4 Soziodemographische Bedingungen der körperlichen Aktivität

Betrachtet man mögliche Faktoren (wie Alter und Geschlecht), die mit körperlicher Aktivität zusammen hängen, lässt sich bzgl. verschiedener demographischer und biologischer Faktoren Folgendes zusammenfassen (◘ Tabelle 12.3).

Geschlecht

Männer erweisen sich in den meisten Untersuchungen als körperlich aktiver als Frauen. Dies ist eine der wenigen Gesundheitsverhaltensweisen, bei denen Männer gegenüber Frauen einen Vorteil haben. Jedoch hat der Unterschied offensichtlich nichts mit einem stärker ausgeprägten Gesundheitsbewusstsein zu tun. Vielmehr nehmen Männer öfter aktiv an Sportveranstaltungen teil und haben mit größerer Wahrscheinlichkeit einen Beruf, der ein Mindestmaß an körperlicher Aktivität erfordert (Martinez-Gonzalez et al. 2001).

Schichtzugehörigkeit

In der Analyse des Freizeitverhaltens zeigt sich deutlich der Einfluss eines sozialen Gradienten: Männer und Frauen aus besser gestellten Einkommensgruppen sind in ihrer Freizeit körperlich aktiver als Angehörige von sozial weniger privilegierten Schichten (Martinez-Gonzalez et al. 2001).

Eine oft mit der sozialen Schichtzugehörigkeit konfundierte Variable, von der ebenfalls gezeigt wurde, dass sie das körperliche Aktivitätsverhalten vorhersagt, ist die ethnische Zugehörigkeit. Vor allem in den USA durchgeführte Studien lassen darauf schließen, dass das körperliche Aktivitätsniveau bei Frauen afroamerikanischer Abstammung niedriger ist als bei Frauen europäischer Herkunft (Folsom et al. 1991). Im Bericht des US Center for Disease Control and Prevention (1993) zeigt sich eine generell niedrigere körperliche Aktivität bei Angehörigen ethnischer Minderheiten beiderlei Geschlechts. Auch bei Kindern gehören das Geschlecht und die soziale und ethnische Zugehörigkeit zu den besten Prädiktoren des körperlichen Aktivitätsverhaltens.

◘ Tabelle 12.3. Korrelate der körperlichen Aktivität bei Erwachsenen. (Nach Sallis & Owen 1999 sowie Mensink 2002)

Demographische und biologische Faktoren	Review Sallis u. Owen, 1999 (S. 115f.; Auszug) über *englischsprachige* Publikationen	RKI-Daten für *Deutschland* (Mensink 2002)
Alter	−	−
Geschlecht (männlich)	+	+
Bildung	+	+
Einkommen/sozioökonomischer Status	+	+

+ positive Beziehung mit körperlicher Aktivität, − negative Beziehung mit körperlicher Aktivität, *RKI-Daten* Daten des Robert Koch Instituts

Kinder und Jugendliche

Das Niveau und die Arten körperlicher Aktivität bei Kindern und Jugendlichen zeigen eine ähnlich breite Spannbreite wie bei Erwachsenen. Oft wird angeführt, dass Kinder aufgrund von natürlicher Bewegungsfreude körperlich aktiv sind. Positiv ist auch, dass sportliche Aktivitäten ein beliebtes Freizeitverhalten darstellen. So ergab eine Studie des Wissenschaftlichen Institutes der Ärzte Deutschlands (WIAD) 2001, dass von den befragten Jugendlichen im Alter von 12- bis 18-Jahren

- 82% Sport als ihr wichtigstes Hobby ansehen,
- 60% mehr als vier Stunden Sport pro Woche treiben und
- ca. 10% mehr als 10 h Sport wöchentlich treiben.

Auch wenn das Aktivitätsniveau von Kindern und Jugendlichen derzeit noch als ausreichend bezeichnet werden kann (Mensink 2002; S. 4), ist die Verschlechterung in körperlicher Leistungsfähigkeit und Motorik über die letzten 25 Jahre als dramatisch zu bezeichnen (Schubert et al. 2004, S. 74). Diese alarmierende Entwicklung wird oft auf die abnehmende Bewegungsaktivität von Kindern und Jugendlichen zurückgeführt, die wiederum mit den folgenden Faktoren in Zusammenhang gebracht wird:

- veränderte personale Faktoren (z. B. Überschätzung des eigenen Trainingszustandes),
- Lebensbedingungen (z. B. Kind wird zur Schule gefahren anstatt zu laufen) und
- strukturelle Bedingungen (z. B. städtische Verbauung von Spielflächen, ausfallender Sportunterricht in der Schule).

Weiterhin berichten Oygard u. Andersen (1998), dass Mädchen im Teenageralter mit einer besseren Schulbildung körperlich aktiver sind als Schülerinnen mit niedrigerem Bildungsniveau. Interessanterweise ist dieser Effekt bei Jungen in diesem Alter nicht festzustellen.

Üblicherweise wird eine starke Übereinstimmung zwischen elterlichem und kindlichem Aktivitätsniveau gefunden. Auch lässt sich das Aktivitätsniveau von Kindern oft durch die *soziale Unterstützung durch Eltern, Lehrer und Peergroups* vorhersagen.

Eine Studie von Stucky-Ropp u. DiLorenzo (1993) erbrachte ein differenziertes Bild der Bedeutung des elterlichen Vorbildes auf das kindliche Aktivitätsverhalten: der beste Prädiktor des Aktivitätsverhaltens der Kinder war die *selbst berichtete Freude an Sport*. Zusätzliche wichtige Prädiktoren waren die von den Müttern wahrgenommenen Barrieren (z. B. Zeitmangel) und die (ebenfalls durch die Mütter wahrgenommene) familiäre Unterstützung. Die aufwändige Erhebungsmethodik (halbstrukturierte Interviews) verleiht diesen Ergebnissen besondere Bedeutung.

Wenn Kinder älter werden, wäre zu vermuten, dass der elterliche Einfluss zugunsten anderer Einflussgrößen zurückgeht. Um dieser Vermutung nachzugehen, untersuchten Reynolds et al. (1990) Längsschnittdaten, die an einer Stichprobe von 743 Jugendlichen im Alter von 14–16 Jahren über einen Zeitraum von 20 Monaten erhoben wurden. Der beste Prädiktor für das Verhalten zum zweiten Messzeitpunkt (nach vier Monaten) war das *bisherige Verhalten* zum ersten Messzeitpunkt. Bei Jungen war außerdem die *Selbstwirksamkeitserwartung* (▶ Kap. 5) ein wichtiger Faktor, nicht jedoch die Unterstützung durch Familie und Freunde. Für das Aktivitätsniveau von Mädchen waren besonders die soziale Unterstützung, die wahrgenommene Belastung und die *Intention*, Sport auszuüben von besonderer Bedeutung. Bei Jungen war auch nach 16 Monaten der stärkste Prädiktor des Verhaltens das Ausmaß der bisherigen Aktivität (d. h. zum Beginn der Untersuchung). Für Mädchen gewann zu diesem Messzeitpunkt die Selbstwirksamkeitsüberzeugung an Bedeutung. Diese Ergebnisse weist auf eine wachsende Unabhängigkeit hin.

Erwachsene

Inzwischen gibt es viele Studien, die versuchen, die große Streubreite körperlichen Aktivitätsverhaltens in der erwachsenen Bevölkerung zu erklären und vorherzusagen. ◘ Tabelle 12.4 gibt eine Übersicht über einzelne Variablen, die Sallis u. Owen (1999) sowie Mensink (2002) bei Erwachsenen zusammenfassen.

Sallis u. Owen (1999) kommen zu dem Schluss, dass mit *Selbstwirksamkeit positive Handlungsergebniserwartung, Intention* zur Sportaktivität, *Freude an und bei Sport und Bewegung* sowie alle *sozialen und strukturellen Faktoren eindeutig* positiv korrelieren, während *negative Handlungsergebniserwartung* einen negativen Zusammenhang mit körperlicher Aktivität aufweisen. Zu *Risikowahrnehmung* gibt es unterschiedliche Befunde.

Tabelle 12.4. Zusammenhänge von sozialkognitiven, sozialen und strukturellen Faktoren und der körperlichen Aktivität bei Erwachsenen. (Nach Sallis u. Owen 1999)

	Review Sallis u. Owen 1999 (S. 115f.; Auszug)
Sozial-kognitive Faktoren	
Selbstwirksamkeit	+
Positive Handlungsergebniserwartung (Pros)	+
Negative Handlungsergebniserwartung (Kontras/Barrieren)	–
Intention zur Sportaktivität	+
Risikowahrnehmung	0
Freude an und bei Sport und Bewegung	+
Soziale und strukturelle Faktoren	
Soziale Unterstützung durch Freunde/Peergroups	+
Soziale Unterstützung durch Partner/Familie	+
Einfluss des Arztes	+

+ positive Beziehung mit körperlicher Aktivität, 0 inkonsistente Evidenz einer Beziehung, – negative Beziehung mit körperlicher Aktivität

Zur Erklärung und Vorhersage von körperlicher Bewegung im Erwachsenenalter werden als theoretische Grundlage zumeist sozialkognitive Modelle verwendet, wie sie in der Gesundheitspsychologie häufig zur Vorhersage gesundheitsrelevanten Verhaltens herangezogen werden. Da diese Modelle bereits in ▶ Kap. 5 dieses Bandes ausführlich beschrieben werden, beschränkt sich der folgende Abschnitt auf die Darstellung ausgewählte Modelle zur Vorhersage des Aktivitätsverhaltens. Diese Modelle sind theoretisch auch auf Kinder und Jugendliche anwendbar. Jedoch stammen die meisten Überlegungen und Überprüfungen aus dem Erwachsenenbereich.

12.3 Erklärung und Vorhersagen von körperlicher Aktivität: Theorien und Modelle

In den vorangegangenen Abschnitten ist deutlich geworden, dass viele Menschen nicht oder nicht ausreichend körperlich aktiv sind. Es gibt zahlreiche positive Konsequenzen von Bewegungsaktivitäten, die motivieren können, aktiv oder aktiver zu werden. Wissen viele Menschen nicht um diese Gewinne oder woran liegt es, dass der Anteil der nicht ausreichend aktiven Bevölkerung so groß ist?

Folgende *Vorteile* lassen sich allgemein zusammen: Mit zunehmender Aktivität nehmen die Gesundheits- und andere positive Effekte zu. Oder genauer, wer ein wenig aktiv ist, tut mehr für seine Gesundheit als jemand, der gar nicht aktiv ist. Und wer das Zielkriterium von 30–60 min moderater körperlicher Aktivität täglich oder 20 min anstrengende Aktivitäten dreimal wöchentlich (was einen aktiven Lebensstil betont) erfüllt, kommt in den Genuss der besten Gesundheitserfolge (→Gesundheitsgewinne, ◻ Abb. 12.2).

Gleichzeitig steigt das Risiko von Verletzungen (Gesundheitsrisiken, ◻ Abb. 12.2) und anderen *Nachteilen* (z. B. weniger Zeit) an, wenn man sich mehr bewegt bzw. mehr Zeit mit körperlichen Aktivitäten verbringt. In Bezug auf Verletzungen sind sicherlich auch Schwellenwerte zu beachten: z. B. wird empfohlen, 48 h Erholungszeit zwischen zwei Trainingseinheiten einzuhalten. Wer also jeden Tag die gleichen Muskelgruppen trainiert, tut seiner Gesundheit auch nichts Gutes mehr. Andere Nachteile sind typischerweise zeitliche Aspekte, d. h. weniger Zeit für andere Dinge, finanzielle Kosten und psychische Anstrengung. Objektiv lassen sich diese Zusammenhänge nachvollziehen (z. B. wer mehr Zeit in seinem Fitnessstudio verbringt, hat weniger Zeit Freunde zu treffen). Wichtiger für die Motivierung zu Bewegung sind jedoch die *subjektiv* wahrgenommenen Zusammenhänge (z. B. kann Person A sagen, sie habe keine Zeit, im Fitnessstudio zu trainieren, da sie mit Freunden verabredet sei).

Gesundheitspsychologisch sind solche Vor- und Nachteile in vielen Theorien unter anderen Namen berücksichtigt wie
- Ergebniserwartung (in der sozialkognitiven Theorie und im »Health Action Process Approach«/HAPA; ▶ Kap. 5),
- Handlungswirksamkeit und Handlungskosten (in der Theorie der Schutzmotivation/PMT),
- wahrgenommene Nutzen und Kosten (im Health-Belief-Modell) sowie
- Pro und Kontras (im transtheoretischen Modell).

Neben den gesundheitlichen Gewinnen kommen andere Vorteile hinzu wie z. B. soziale (Freunde treffen) und selbstevaluative (schlank sein aus ästhetischen Gründen, Fitness als Selbstkonzept).

Modell gesundheitlicher Überzeugungen

Die meisten Studien, die das Aktivitätsverhaltens auf der Grundlage des Modells gesundheitlicher Überzeugungen (»Health Belief Model«/HBM; ▶ Kap. 5) vorhersagen, betrachten vor allem die Rolle des wahrgenommenen Nutzens und die wahrgenommenen Barrieren. Dishman (1982) fasst folgende wahrgenommenen Barrieren zusammen:
- Anstrengung,
- Zeit,
- Gesundheitseinschränkungen und
- Widerstände.

Lee (1993) weist darauf hin, dass die Identifikation solcher Barrieren als Mittel zur Vermeidung der Übernahme der persönlichen Verantwortung für die Nichtaktivität benützt werden kann.

Sozialkognitive Theorie

Die sozialkognitive Theorie (»Social-Cognitive Theory«/SCT; ▶ Kap. 5 und ◘ Abb. 5.5) von Bandura (1997) nimmt an, dass die Variablen

- *Selbstwirksamkeitserwartung,*
- *Ergebniserwartung* (physisch, sozial, selbstevaluativ) und
- *soziokulturelle, behindernde und unterstützende Faktoren* (z. B. soziale Unterstützung)

die Prädiktoren für *Intention* und *Verhalten* sind. Die SCT ist vielfach im Kontext von körperlicher Bewegung untersucht und bei der Gestaltung von Maßnahmen zur Bewegungsförderung angewandt worden. Viele Studien haben einzelne oder mehrere Faktoren gemeinsam für die Vorhersage von körperlicher Aktivität und ihren Prädiktoren (z. B. Intention) untersucht. Die SCT ist häufig als Grundlage genutzt worden, um Bewegungsförderungsmaßnahmen zu entwickeln. Solche Maßnahmen können wie die von Resnick et al. (2002, 2005) gestaltet sein (◘ Tabelle 12.5).

Erste Analysen dieses Programms sind vielversprechend. Jedoch gilt auch für diese Studie: Obwohl es mittlerweile zahlreiche Studien und auch Übersichtsarbeiten gibt (Allen 2004; Luszczynska u. Schwarzer 2005), ist es schwer, tatsächlich solche Effekte zu finden,
a) die die Überlegenheit der SCT gegenüber anderen Theorien zeigen und
b) die erkennen lassen, welche einzelnen Komponenten die Entscheidenden sind oder ob es ihr Zusammenwirken ist, die die Effektivität steigern.

Jedoch zeigen zahlreiche Interventionsstudien, dass sich auf Grundlage der SCT Programme zur Bewegungsförderung entwickeln lassen.

Sozialkognitive Prozessmodell des Gesundheitsverhaltens

Nahe an das SCT angelehnt ist das Sozialkognitive Prozessmodell des Gesundheitsverhaltens (»Health Action Process Approach«/HAPA; Schwarzer 2005; ▶ Kap. 5). Es berücksichtigt
- *Selbstwirksamkeitserwartung,*
- *Ergebniserwartung* (positive und negative) und
- *Risikowahrnehmung* sowie
- *Barrieren und Ressourcen* (z. B. soziale Unterstützung)

als Determinanten von *Intention* und *Verhalten*. Das HAPA integriert *Planung*, mit der die Lücke zwischen

Intention und Handlung überwunden werden soll. Darüber hinaus unterscheidet es *Selbstwirksamkeitserwartung* in verschiedene *stadienspezifische Komponenten*, um zu berücksichtigen, dass sie im Prozess der Verhaltensänderung qualitativ unterschiedliche Funktionen erfüllen muss:
- Menschen, die noch nicht aktiv sind, müssen an ihre Fähigkeit glauben, dass sie die Aktivität aufnehmen können (Initiative Selbstwirksamkeitserwartung).
- Körperlich Aktive müssen Kompetenten haben, diese Aktivität auch beizubehalten (Aufrechterhaltungsselbstwirksamkeitserwartung).
- Personen, die schon aktiv sind oder waren, müssen es schaffen, auch bei einem oder mehreren Aussetzern wieder aktiv zu werden (Rückfall Selbstwirksamkeitserwartung).

Das HAPA bietet Ansatzpunkte für Interventionen und zeigt z. B. in Studien mit deutschen Rehabilitati-

Tabelle 12.5. Bewegungsförderung auf Grundlage der sozialkognitiven Theorie nach Resnick et al. (2002)

Konstrukt aus der SCT				Quellen von SE und EE				Konkrete Strategie
SE	EE	Z	F	Eigene Erf.	Modelllernen	VV	Phys. affekt.	
X	X			X				Anleitung zu und Unterricht über – angemessenes körperliches Training (was, wie oft und wie lange) – mittels Übungen, Poster, schriftlichem und Audio-Material
X	X					X		– Identifizierung von wöchentlichen Kurzzeit- und Langzeitzielen zur Erreichung des empfohlenen Umfanges körperlicher Aktivität – Verbale Verstärkung bzgl. der Erreichung der Zwischenziele – Preise werden verliehen für die Erreichung von Zwischenzielen
X	X					X		Kalender, in dem eingetragen ist, – wann körperlichen Aktivitäten ausgeübt werden können – welche körperlichen Aktivitäten ausgeübt werden sollen
X	X	X	X					Unterricht – zu den Vorteilen und – zu Überwindungsmöglichkeiten potenzieller Barrieren wie mögliche Barrieren überwunden werden können (anhand eines standardisierten Heftes)
X							X	Angeleitet – Reflektieren der positiven und negativen Erfahrungen beim körperlichen Training – Entwicklung von Strategien, wie die negativen Erfahrungen reduziert werden können
X	X							Dokumentation und Rückmeldung über – körperliches Training (z. B. Verhalten) – Kognitionen bzgl. körperlichen Trainings (z. B. Ziele) – Effekte des körperlichen Trainings (z. B. Herz-Kreislauf-Leistungsfähigkeit)
X	X	X				X		Follow-up-Behandlung mittels Telefonkontakt

EE Ergebniserwartung, *F* behindernde und unterstützende Faktoren, *SE* Selbstwirksamkeitserwartung, *Z* Ziele/Zielsetzung, *Eigene Erf.* eigene (Erfolgs-)Erfahrungen, *Modelllernen* stellvertretende Erfahrungen, *VV* verbale Verstärkung (Überredung/Zuspruch), *Phys. affekt.* Rückmeldung über physiologische und affektive Zustände onspatienten Erfolge bei in der Bewegungsförderung (→Scholz et al. 2006; Ziegelmann et al. 2006).

Selbstdetermination und Selbstkonkordanz

Theorien, die die Selbstdetermination und Selbstkonkordanz von Zielen betrachten – d. h. inwieweit die gesetzten Ziele wirklich den eigenen Zielen entsprechen – nehmen an, dass Ziele dann nicht weiter verfolgt werden, wenn man sich durch äußeren oder inneren Druck zur Zielverfolgung gezwungen fühlt. Wenn also ein Ziel verfolgt wird, das die eigenen Fähigkeiten übersteigt, weil es aufgrund äußeren oder inneren Drucks zu hoch gesteckt wurde, könnte zwar eine hohe Intention vorliegen, aber die Selbstkonkordanz wäre eher niedrig. Solch ein Modell ist das von Sheldon u. Elliot (1998) oder auch die Selbst-Determinationstheorie von Deci u. Ryan (1985; ◘ Tabelle 12.6).

In Bezug auf konkrete Bewegungsprogramme bedeutet das, dass ihr Erfolg von der Regelmäßigkeit abhängt, mit der sie durchgeführt werden. Die Regelmäßigkeit der Durchführung ist wiederum abhängig davon, ob der Teilnehmer Spaß und Freude an körperlicher Aktivität gewinnt, also von der Motivation des Teilnehmers. Völlig untrainierte Personen fühlen sich zu Beginn eines Bewegungsprogramms oft körperlich unbehaglich (Muskelkater, Anstrengung) und überfordert. Der damit verbundene Wunsch aufzuhören, kann bei regelmäßig trainierenden Anfängern lange anhalten. Es sind ausschließlich von außen bestimmte Motive, die den Teilnehmer dazu veranlassen können, trotz der negativen Erfahrungen nicht aufzugeben. Gedanken wie »das ist gut für meine Gesundheit« oder »ich bekomme eine bessere Figur« sind Beispiele solcher Motive (extrinsische Motivation). An diese Anstrengungsphase schließt sich ein Zustand an, in dem Anstrengung und Überforderung durch Gefühle des körperlichen Wohlbefindens abgelöst werden – wenigstens im Anschluss an die sportliche Aktivität. Die Motivation kann sich in dieser Phase also in Richtung einer größeren Beteiligung intrinsischer Motive verändern. Diese sind gekennzeichnet durch Gefühle der Freude, der Entspannung und des Glücks aufgrund der körperlichen Aktivität selbst.

Viele Ergebnisse weisen inzwischen darauf hin, dass eine intrinsische Motivation die Wahrscheinlichkeit einer langfristigen Verhaltensänderung in Richtung einer Integration sportlicher Aktivitäten in den Lebensalltag entscheidend erhöht. In einer Metaanalyse über sieben Studien fanden Koestner et al., dass ein signifikanter Effekt von d=.37 vorlag (Koestner et al. 2002).

Obwohl also die extrinsischen Motive eine große Rolle dabei spielen dürften, ob jemand überhaupt mit Sport beginnt, besteht ein Paradoxon darin, dass eine andauernde Konzentration auf die erwarteten (positiven) Ergebnisse sportlicher Aktivität die Entwicklung intrinsischer Motive behindert und es somit unwahrscheinlicher wird, dass Sport langfristig zur Gewohnheit wird. Ein wichtiger Schritt, um von einer extrinsischen zu einer intrinsischen Motivation zu kommen, besteht darin, körperliche Aktivität selbst zu fokussieren und die Gefühle, die mit dieser Aktivität verbunden sind, bewusst werden zu lassen. Nur wenn der Sport Spaß macht, wird er auch dauerhaft ausgeübt. Es geht nach der Theorie also nicht einfach nur darum, dass mehr Selbstdetermination aufgebaut wird,

◘ **Tabelle 12.6.** Die Selbstdeterminations/Selbstkonkordanztheorie

Bezeichnung	Amotivation	Externale Regulation	External-introjezierte Regulation	Externale-identifizierte Regulation	Externale-Integrierte Regulation	Intrinsische Motivation
Qualitative Beschreibung	Körperliche Aktivität ist *kein* Ziel und wird auch nicht in Betracht gezogen, auszuüben	Körperliche Aktivität ist kein eigenes Ziel, sondern fremdgesteuert: es wird ausgeübt, um es anderen recht zu machen, z. B. dem Arzt	Körperliche Aktivität ist ein funktionales Ziel, um die (z. B. gesundheitlichen) *Konsequenzen* durch die Aktivität zu erreichen	Körperliche Aktivität ist ein funktionales Ziel, um *Kontrolle* auszuüben und zu erleben	Körperliche Aktivität gehört zum Selbstkonzept und ist damit ein Ziel, dem *Selbstbild* zu entsprechen, z. B. ein aktiver Mensch zu sein	Körperliche Aktivität ist selbst der Anreiz bzw. ist Anreiz an sich, man geht voll darin auf

sondern dass bestimmte Motivationsarten im Prozess der Verhaltensänderung wirken (◘ Tabelle 12.6).

Weitere Theorien und Modelle zur Erklärung und Modifikation von Gesundheitsverhalten sind auf körperliche Erklärung anwendbar und schon zahlreich untersucht worden. Dazu zählen z. B. die Theorie der Schutzmotivation (PMT) und das Transtheoretische Modell (TTM), die in ▶ Kap. 5, bei Fuchs (2003, 2005) und Schwarzer (2005) ausführlicher beschrieben werden.

12.4 Programme zum Aufbau eines körperlich aktiven Lebensstils

Die Abbruchquoten bei Sportprogrammen sind hoch. Es wird geschätzt, dass ca. 50% der Sportprogrammteilnehmer während der ersten sechs Monate dieses Sportprogramm wieder abbrechen (Dishman 1982). Gerade bei denjenigen Zielgruppen, die besonders von einem erhöhten Aktivitätsniveau profitieren würden (z. B. Herz-Kreislauf-Kranke, übergewichtige Personen), scheinen die Abbruchquoten sogar noch höher zu liegen. Selbst bei hochmotivierten Gruppen wie HIV-infizierten Teilnehmern, die an Präventionsprogrammen im Rahmen von Forschungsprojekten teilnehmen, reichen die Abbruchquoten bis zu 76% (Nixon et al. 2005). Ergebnisse aus den USA und Europa lassen vermuten, dass die meisten Menschen in diesen Ländern schon einmal mit einem Sportprogramm begonnen hatten, jedoch nur eine Minderheit dieses Aktivitätsniveau beibehält.

Die im vorangegangenen Abschnitt referierten niedrigen Quoten von körperlich Aktiven spiegeln also weniger einen Motivationsmangel wider als vielmehr die Schwierigkeiten, ein Aktivitätsverhalten selbst auf einem wie von Pate et al. (1995) empfohlenen, relativ bescheidenen Niveau aufrechtzuerhalten.

In einem Bericht des »National Institute of Health (NIH) Consensus Development Panel« (1996) vermuten die Autoren, dass ein Dilemma der meisten bisherigen Sportprogramme darin besteht, dass sie die in der Öffentlichkeit weit verbreitete Auffassung – absichtlich oder unabsichtlich - verstärken, dass körperliche Aktivität anstrengend, d. h. auf anstrengendem Intensitätsniveau ausgeübt werden muss, um in den Genuss der erwünschten Gesundheitseffekte zu kommen (◘ Tabelle 12.6). Mit der besten Absicht haben Autoren und Anwender von Präventionsprogrammen starre Vorgaben auf einem Anspruchsniveau diktiert, das die Aussichten auf die Entwicklung von Selbstwirksamkeit und die Erhöhung von Selbstregulation bei den Teilnehmern minimiert hat. Zusätzlich haben die meisten Personen, die mit einem Sportprogramm beginnen, oft gänzlich unrealistische Erwartungen darüber, was Sport und Bewegung erreichen können, und wie lange man dazu benötigt.

12.4.1 Individuums- und gruppenorientierte Programme

Theoriebasierte Bewegungsförderungsprogramme sind meistens auf der Grundlage von verschiedenen Theorien und Modellen entwickelt worden und beinhalten entsprechend verschiedene Konstrukte, die sich als wirksam erwiesen haben. Dazu gehören nach Kahn et al. (2002):
- Zielsetzung (»Goal Setting«) und Selbstbeobachtung (»Self-Monitoring«): setzen konkreter Ziele bzgl. körperlicher Aktivität und Beobachtung, ob diese Ziele erreicht wurden/werden;
- Mobilisation sozialer Unterstützung für neuen Lebensstil;
- Verhaltensverstärkung durch Selbstverstärkung und positiven Selbstzuspruch;
- strukturiertes Problemlösen, um das Verhalten aufrecht zu erhalten und
- Prävention eines Rückfalls in die Inaktivität.

Dies kann auf Grundlage von Stadienmodellen (▶ Kap. 5) auch maßgeschneidert erfolgen. Kahn et al. (2002) weisen auf folgende Notwendigkeit hin:
- Die Programme müssen sorgfältig geplant sein.
- Diejenigen, die die Bewegungsförderung durchführen (z. B. Übungsleiter oder Arzthelferinnen wie bei PACE, vgl. Bolognesi et al, 2006), müssen gut ausgebildet sein.
- Die Ressourcen, die notwendig sind, um das Programm wirkungsvoll bis zum Ende durchführen zu können, müssen sicher zur Verfügung stehen.

Unter diesen Bedingungen kommen Kahn et al. zu dem Schluss, dass solche individuums- und gruppenorientierten Programme effektiv sind und Menschen dazu verhelfen, ausreichend aktiv zu werden als allgemeine Programme.

12.4.2 Schulische Bewegungsförderung

Kahn et al. (2002) weisen auf verschiedene Arten hin, in Schulen das Bewegungsverhalten von Schülern zu fördern:
- Einführung von neuen oder weiteren Sportstunden,
- Verlängerung der einzelnen Sportstunden,
- Aktivitätssteigerung während der schon bestehenden Sportstunden und
- Schulung über die Bedeutung von körperlicher Bewegung.

Auch wenn es viele Schwierigkeiten gibt, diese Strategien tatsächlich zu realisieren (Starrheit des Schulsystems und der Lehrpläne) sind solche Ansätze viel versprechend. Hier werden alle Kinder erreicht. Sie können so mehr oder weniger bewusst zu angemessener Bewegung motiviert werden (Kahn et al. 2002) und bekommen einen aktiveren Lebensstil vermittelt (Biddle et al. 2004).

In Deutschland gibt es eine Kampagne des Deutschen Sportbundes und der Deutschen Sportjugend (DSJ 2006) zur Förderung des Schulsportes. Unter dem Motto »Schulsport tut Schule gut« wurde ein bundesweiter Förderpreis für Schulen im Schuljahr 2005/2006 für den Schulsport ausgeschrieben. Erste Ergebnisse aus der DSB-SPRINT-Studie (Untersuchung zur aktuellen Situation des Schulsportes in Deutschland) zeigen, dass der Schulsport bei Schulleitungen, Lehrkräften, Schülern sowie Eltern eine hohe Akzeptanz und Wertigkeit hat. Ziel ist es nun, Konzepte zu entwickeln und weiterzugeben, wie Schulen sport- und bewegungsfreundlicher werden können.

12.4.3 Aktivitätsförderung auf der Gemeindeebene

Gemeindeinterventionsstudien in Deutschland wurden nach internationalen Vorbilder (Stanford, Minnesota, Pawtucket) durchgeführt. Die Deutsche Herz-Kreislauf-Präventionsstudie (Forschungsverbund DHP 1998) als eines der größten Projekte erfolgte während der 1980er Jahre. Die ca. 360 bewegungsbezogenen Interventionsmaßnahmen umfassten Informationsmaterialien, Sportlehrpfade, Großaktionen zur Ausdauerförderung und Übungsleiterfortbildungen. Wie auch in anderen Projekten dieser Art, zeigten die Evaluationsergebnisse eher wenig überzeugende Erfolge. Ob dies auf zu geringe Intensität der Interventionen oder auf konzeptionelle Probleme (insbes. atheoretisches Vorgehen; Fuchs 2002) zurückzuführen ist, bleibt derzeit offen. Erfolg versprechend ist neben einer stärkeren Theorie- und Evidenzorientierung die Einbeziehung von individuellen und kontextuellen Ansätzen (Verhaltens- und Verhältnisprävention; ▶ Kap. 9).

Kahn et al. (2002) fanden in ihrem Review über zehn internationale Kampagnen
- drei Studien, die Gewichtsreduktion,
- drei Studien, die Intentionssteigerung und
- zwei Studien, die Wissenssteigerung

erzielten. Trotz dieser desillusionierenden Befunde kamen Kahn et al. (2002) zu dem Schluss, dass solche Kampagnen dazu beitragen können, dass mehr Menschen ausreichend körperlich aktiv werden.

12.4.4 Betriebliche Gesundheitsförderung mit Bewegungsanteil

Viele Einrichtungen sehen Bewegungsprogramme als bedeutenden Bestandteil ihrer betrieblichen Gesundheitsförderung. Verschiedene Ebenen sind dabei zu unterscheiden:
1. Die strukturelle Ebene, d. h.
    a) der individuelle Arbeitsplatz (z. B. aktive Bewegungspausen),
    b) innerbetriebliche Angebote (Bewegungsanregungen und -programme während oder direkt nach der Arbeitszeit, z. B. Ausgleichgymnastik, Gestaltung des Treppenhauses derart, dass die Benutzung attraktiver wird),
    c) außerbetriebliche Angebote (bewegungsorientierte Freizeitangebote des Betriebs, z. B. Betriebssportgruppen) und
2. die individuums- und gruppenorientierte Ebene, bei der die Mitarbeiter dazu angeregt werden sollen, insgesamt körperlich aktiver zu werden, d. h.
    a) während der Arbeitszeit (z. B. Benutzung der Treppe statt des Fahrstuhls) und
    b) nach der Arbeitszeit (hier wird der Arbeitsplatz genutzt, um Kontakt zu den Mitarbeitern zu bekommen, die Strategien sind jedoch eher den individuums- und gruppenorientierten Programmen zuzuordnen).

Analysen belegen, dass sich betriebliche Bewegungsförderung wirtschaftlich lohnen könnten (→Fuchs 2002). Beispiele für solche Programme gibt es mittlerweile vielfach. Sie zeigen, wie solch eine Maßnahme gestaltet sein kann und dass die Effekte bzgl. Verhaltensänderungen vergleichbar mit allgemeinen individuums- und gruppenorientierten Programmen sind.

> **Zusammenfassung**
>
> Regelmäßige körperliche Aktivität ist primär und sekundär präventiv sowie therapieunterstützend bei vielen chronischen Erkrankungen wirksam. Gesundheitsförderliche Effekte körperlicher Aktivität zeigen sich durch körperliche und psychische Gewinne. Um in den Genuss dieser gesundheitsfördernden Wirkung körperlicher Aktivität zu kommen, sollte man sich täglich für wenigstens 30 min mäßig bewegen oder dreimal wöchentlich für mind. 30 min anstrengende Aktivitäten ausüben. Allerdings erreichen nur wenige Menschen dieses Mindestniveau körperlicher Aktivität.
>
> Obwohl bei Kindern und Jugendlichen Sport häufig als Hobby angegeben wird, ist auch hier ein ähnlicher Trend zu beobachten. Ob Kinder körperliche Aktivitäten ausüben, hängt stark von der sozialen Unterstützung der Familie ab. Mit zunehmendem Alter werden Selbstwirksamkeitserwartung und Intention wichtiger. Bei Erwachsenen sind diese Faktoren sowie Handlungsergebniserwartungen entscheidend, ob körperliche Aktivität ausgeübt wird. Sowohl bei Kindern und Jugendlichen als auch bei Erwachsenen ist die Sport – und Bewegungsfreude entscheidend. Theorien und Modelle, die diese einzelnen Faktoren in Zusammenhang bringen und Bewegungsverhalten beschreiben sind z. B. die Theorie des geplanten Verhaltens (TPB), die sozialkognitive Theorie (SCT), das sozialkognitive Prozessmodell des Gesundheitsverhaltens (HAPA), die Selbstdetermination- oder Selbstkonkordanztheorie sowie das transtheoretische Modell (TTM), auf deren Grundlage Bewegungsförderungsprogramme entwickelt werden können. Programme können in individuums- und gruppenorientierte Angebote, schulische Maßnahmen, nationale und gemeindeorientierte Kampagnen sowie betriebliche Programme unterschieden werden.

Literatur

Allen, N. A. (2004). Social L. (2000). The effects of exercise on mood in older adults. A meta-analytic review. *Journal of Aging and Physical Activity, 8,* 407–430.

Basler, H. D., Quint, S. & Wolf, U. (2004). Entscheidungsbalance und körperliche Aktivität bei Rückenschmerz im Alter – eine Studie im Rahmen des Transtheoretischen Modells. *Zeitschrift für Medizinische Psychologie, 13,* 147–154.

Berlin, J. A. & Colditz, G. A. (1990). A meta-analysis of physical activity in the prevention of coronary heart disease. *American Journal of Epidemiology, 132,* 612–628.

Biddle, S. J. H., Hagger, M. S., Chatzisarantis, N. L. D. & Lippke, S. (2006). Theoretical frameworks in exercise psychology. In G. Tenenbaum & R. C. Eklund (Eds.), *Handbook of sport psychology* (3rd ed.). New York: Wiley.

Biddle, S. J. H., Gorley, T. & Stensel, D. J. (2004). Health-enhancing physical activity and sedentary behaviour in children and adolescents. *Journal of Sports Sciences, 22,* 679–701.

Blair, S. (2001). Is physical activity or physical fitness more important in defining health benefits? *Medicine and Science in Sports and Exercise, 33* (Supplement), S379–S399.

Bolognesi, M., Nigg, C. R., Massarini, M. & Lippke, S. (2006). Reducing obesity indicators through brief physical activity counseling (PACE) in Italian primary care settings. *Annals of Behavioral Medicine, 31,* 179–185.

Currie, C., Hurrelmann, K., Settertobulte, W., Smith, R. & Todd, J. (Eds.). (2000). *Health and health behaviour among young people.* Copenhagen: World Health Organization.

Deci, E. L. & Ryan, R. M. (1985). *Intrinsic motivation and self-determination in human behavior.* New York: Plenum.

Dishman, R. K. (1982). Compliance/adherence in health-related exercise. *Health Psychology, 1,* 237–267.

DSB (Deutscher Sport Bund) (2006). *Homepage des Deutschen Sportbunds:* www.dsb.de.

DSJ (Deutsche Sportjugend) (2006). *Homepage der Deutschen Sportjugend:* www.dsj.de.

Ethier, J. L., Salazar, W., Landers, D. M., Petruzzello, S. J., Han, M. & Nowell, P. (1997). The influence of physical fitness and exercise upon cognitive functioning: a meta-analysis. *Journal of Sport and Exercise Psychology, 19,* 249–277.

Folsom, A. R., Cook, T. C., Sprafka, J. M., Burke, G. L., Norsted, S. W. & Jabos, D. R. (1991). Differences in leisure-time physical activity levels between blacks and whites in a population-based sample: the Minnesota Heart Survey. *Journal of Behavioral Medicine, 14,* 1–9.

Forschungsverbund DHP (Hrsg.) (1998). *Die Deutsche Herz-Kreislauf-Präventionsstudie.* Bern: Huber.

Fuchs, R. (2002). Körperliche Aktivitätsprogramme. In R. Schwarzer, M. Jerusalem & H. Weber (Hrsg.), *Gesundheitspsychologie von A bis Z* (S. 303–306). Göttingen: Hogrefe.

Fuchs, R. (2003). *Sport, Gesundheit und Public Health.* Göttingen: Hogrefe

Fuchs, R. (2005). Körperliche Aktivität. In R. Schwarzer (Hrsg.). *Enzyklopädie der Psychologie. Gesundheitspsychologie* (S. 447–465). Göttingen: Hogrefe.

Gauvin, L., Rejecski, W. J., Norris, J. L. & Lutes, L. (1997). The curse of inactivity: failure of acute exercise to enhance feeling states in a community sample of sedentary adults. *Journal of Health Psychology, 2,* 509–523.

Glenister, D. (1996). Exercise and mental health: a review. *Journal of the Royal Society of Health, 116,* 7–13.

Godin, G. & Shephard, R. J. (1985). A simple method to assess exercise behavior in the community. *Canadian Journal of Applied Sport Sciences, 10,* 141–146.

Hakala, K., Mustajoki, P., Aittomaki, J. & Sovijarvi, A. R. (1995). Effect of weight loss and body position on pulmonary function and gas exchange abnormalities in morbid obesity. *International Journal of Obesity and Related Metabolic Disorders, 19,* 343–346.

Kahn, E. B., Ramsey, L. T., Brownson, R. C., Heath, G. W., Howze, E. H., Powell K. E., Stone, E. J., Rajab, M. W. & Corso, P. (2002). The effectiveness of interventions to increase physical activity. A systematic review. *American Journal of Preventive Medicine, 22*(Suppl.), 73–107.

Koestner, R., Lekes, N., Powers, T. A. & Chicoine, E. (2002). Attaining personal goals: Self-concordance plus implementation intentions equals success. *Journal of Personality & Social Psychology, 83*(1), 231–244.

Lacasse, Y., Wong, E., Guyatt, G. H., King, D., Cook, D. J., Goldstein, R. S. (1996). Meta-analysis of respiratory rehabilitation in chronic obstructive pulmonary disease. *Lancet, 348,* 1115–1119.

Lachman, M. E., Neupert, S.D., Bertrand, R. Jette, A. M. (2006). The effects of strength training on memory in older adults. *Journal of Aging and Physical Activity, 14,* 59–73.

LaPerriere, A., Klimas, N., Fletcher, M.A., Perry, A., Ironson, G., Perna, F. & Schneiderman, N. (1997). Change in CD4+ cell enumeration following aerobic exercise training in HIV-1 disease: possible mechanisms and practical applications. *International Journal of Sports Medicine, 18* (Suppl. 1), S56–S61.

Lee, C. (1993). Factors related to the adoption of exercise among older women. *Journal of Behavioral Medicine, 16,* 323–334.

Luszczynska, A. & Schwarzer, R. (2005). Social cognitive theory. In M. Conner & P. Norman (Eds.), *Predicting health behaviour* (2nd ed. rev., pp. 127–169). Buckingham England: Open University Press.

Martinez-Gonzalez, M. A., Varo, J. J., Santos, J. L., De Irala, J., Gibney, M., Kearney, J. & Martinez, J. A. (2001). Prevalence of physical activity during leisure time in the European Union. *Medicine and Science in Sports and Exercise, 33,* 1142–1146.

Melzer, K., Kayser, B. & Pichard, C. (2004). Physical activity: the health benefits outweight the risks. *Current Opinions in Clinical Nutrition and Metabolic Care, 7,* 641–647.

Mensink, G. B. M. (2002). Bundes-Gesundheitssurvey: Körperliche Aktivität. Aktive Freizeitgestaltung in Deutschland. In Robert Koch-Institut (Hrsg.), *Beiträge zur Gesundheitsberichterstattung des Bundes.* Berlin: Robert Koch-Institut.

Möller, J. (1999). Sport im Alter – Auswirkungen von Sport auf die Gesundheit von Erwachsener ab 50 Jahren: eine Meta-Analyse. *Sportwissenschaft, 29,* 440–454.

Moore, L. L., Lombardi, D. A., White, M. J., Campbell, J. L., Oliveria, S. A. & Ellison, R. C. (1991). Influence of parents' activity levels on activity levels of young children. *Journal of Pediatrics, 118,* 215–219.

Morgan, J. (1873). *University oars: being a critical enquiry into the after health of the men who rowed in the Oxford and Cambridge boat-race from the year 1829–1869, based on the personal experience of the rowers themselves.* London: Macmillan.

Moses, J., Steptoe, A., Mathews, A. & Edwards, S. (1989). The effects of exercise training on mental well-being in the normal population: A controlled trial. *Journal of Psychosomatic Research, 33,* 47–61.

Mustafa, T., Sy, F. S., Macera, C. A., Thompson, S. J., Jackson, K. L., Selassie, A. & Dean, L. L. (1999). Association between exercise and HIV progression in a cohort of homosexual men. *Annals of Epidemiology, 9,* 127–131.

NIH Consensus Development Panel on Physical Activity and Cardiovascular Health (1996). Physical activity and cardiovascular health. *Journal of the American Medical Association, 276,* 241–246.

Nixon, S., O'Brien, K., Glazier, R. H., Tynan, A. M. (2005) Aerobic exercise interventions for adults living with HIV/AIDS. *The Cochrane Database of Systematic Reviews, 2.*

Oygard, L. & Anderssen, N. (1998). Social influences and leisure-time physical activity levels in young people: a twelve-year follow-up study. *Journal of Health Psychology, 3,* 59–69.

Pate, R. R., Pratt, M., Blair, S. N., Haskell, W. L., Macera, C. A., Bouchard, C., Buchner, D., Ettinger, W., Heath, G. W. & King, A. C. (1995). Physical activity and public health: a recommendation from the Centers for Disease Control and Prevention and the American College of Sports Medicine. *Journal of the American Medical Association, 273,* 402–407.

Plante, T. G. & Rodin, J. (1990). Physical fitness and enhanced psychological health. *Current Psychology: Research and Reviews, 9,* 3–24.

Pratt, M., Macera, C. A. & Blanton, C. (1999). Levels of physical activity and inactivity in children and adults in the United States: current evidence and research issues. *Medicine and Science in Sports and Exercise 31,* S526–S533.

Resnick, B., Magaziner, J., Orwig, D. & Zimmerman, S. (2002). Evaluating the components of the Exercise Plus Program: rationale, theory and implementation. *Health of Education Research, 17,* 648–658.

Resnick, B., Orwig, D., Wehren, L., Zimmerman, S., Simpson, M. & Magaziner, J. (2005). The Excercise Plus Program for older women post hip fracture: participant perspectives. *The Gerontologist 45,* 539–544.

Reynolds, K. D., Killen, J. D., Bryson, S. W., Maron, D. J., Taylor, C. B., Maccoby, N. & Farquhar, J. W. (1990). Psychosocial predictors of physical activity in adolescents. *Preventive Medicine, 19,* 541–551.

Sallis, J. F. & Owen, N. (1999). *Physical activity and behavioral medicine.* Thousand Oaks, CA: Sage.

Scheen, A. J., Luyckx, A. S., Fossion, A. & Lefebvre, P. J. (1983). Effect of protein-supplemented fasting on the fuel-hormone response to prolonged exercise in obese subjects. *International Journal of Obesity, 7,* 327–337.

Scholz, U. & Sniehotta, F. (2006). Langzeiteffekte einer Planungs- und Handlungskontrollintervention auf die körperliche Aktivität von Herzpatienten nach der Rehabilitation. *Zeitschrift für Gesundheitspsychologie, 14,* 73–81.

Schmitz, K. H., Holzman, J., Courneya, K. S., Masse, L., Duval, S. & Kane, R. (2005). Controlled physical activity trials in cancer survivors: A systematic review and meta-analysis. *Cancer Epidemiology, Biomarkers and Prevention, 14,* 1588–1595.

Schubert, I., Horch, K., Kahl, H., Köster, I., Meyer, C. & Reiter, S. (2004). Gesundheit von Kindern und Jugendlichen. Berlin: Robert Koch Institut.

Schwarzer, R. (2005). *Psychologie des Gesundheitsverhaltens. Eine Einführung in die Gesundheitspsychologie* (3. überarbeitete u. erweiterte Aufl.). Göttingen: Hogrefe.

Sheldon, K. M. & Elliot, A. J. (1998). Not all personal goals are personal: Comparing autonomous and controlled reasons as predictors of effort and attainment. *Personality and Social Psychology Bulletin, 24*, 546–557.

Sigal, R. J., Kenny, G. P., Wasserman, D. H. & Castaneda-Sceppa, C. (2004). Physical activity/exercise and type 2 diabetes. *Diabetes Care, 27*, 2518–2539.

Stucky-Ropp, R. C. & DiLorenzo, T. M. (1993). Determinants of exercise in children. *Preventive Medicine, 22*, 880–889.

US Centers for Disease Control and Prevention (1993). Prevalence of sedentary lifestyle – behavioral risk factor surveillance system, United States, 1991. *Morbidity and Mortality Weekly Report, 42*, 576–579.

Vögele, C. (2003). Sport und Bewegung als Behandlungsansatz. In F. Petermann & V. Pudel (Hrsg.), *Adipositas* (S. 283–302). Göttingen: Hogrefe.

Vögele, C. & Woodward, H. (2005). Körperbild, Diätverhalten und körperliche Aktivität bei 9–10 jährigen Kindern. *Kindheit und Entwicklung (Themenheft Essstörungen bei Kindern und Jugendlichen), 14*, 229–236.

Wei, M., Kampert, J. B., Barlow, C. E., Nichaman, M. Z., Gibbons, L. W., Paffenbarger R. S. Jr., Blair, S. N. (1999). Relationship between low cardiorespiratory fitness and mortality in normal-weight, overweight, and obese men. *Journal of the American Medical Association, 282*, 1547–1553.

WIAD (Wissenschaftliches Institut der Ärzte Deutschlands) (2001). *Bewegungsstatus von Kindern und Jugendlichen in Deutschland. Kurzfassung einer Untersuchung auf der Basis einer sekundäranalytischen Sichtung, einer repräsentativen Befragung bei 12- bis 18-Jährigen und eines Bewegungs-Check-up in Schulen. Eine Analyse des Wissenschaftlichen Instituts der Ärzte Deutschlands*. Deutscher Sport Bund (Hrsg.), Frankfurt a. M.

WHO (World Health Organization) (2002). Agita mundo, move for health. Verfügbar unter: http://www.who.int/docstore/world-health-day/2002/brochure.en.pdf

Woll, A. (1998). Sportlich-körperliche Aktivität im Erwachsenenalter. In K. Bös, & W. Brehm (Hrsg.), *Gesundheitssport. Ein Handbuch*. Schorndorf, S. 108–116.

Woll, A. (2004). Diagnose körperlich-sportlicher Aktivität im Erwachsenenalter. *Zeitschrift für Sportpsychologie, 11*, 54–70.

Ziegelmann, J. P. & Lippke, S. (2006). Selbstregulation in der Gesundheitsverhaltensänderung: Strategienutzung und Bewältigungsplanung bei Erwachsenen im jungen, mittleren und höheren Alter. *Zeitschrift für Gesundheitspsychologie, 14*, 82–90.

Stressbewältigung

Swantje Reimann, Johannes Pohl

13.1 Belastung und Stress – 217
13.1.1 Das transaktionale Stressmodell – 219
13.1.2 Theorie der Ressourcenerhaltung – 219

13.2 Taxonomie der Bewältigungsformen – 220

13.3 Stressbewältigungsprogramme – 222

13.4 Effektivität von Bewältigungsstrategien – 224

In diesem Kapitel werden zunächst die Begriffe Belastung und Stress eingeführt und ihre Bedeutung für die Stresstheorien von Lazarus u. Launier (1981) und von Hobfoll (1998) verdeutlicht. Was wird unter Bewältigung verstanden und welche Klassen von Bewältigungsformen lassen sich abgrenzen? Wie wird Bewältigung erfasst? Praktische Anwendung finden die aufgeführten Konzepte beim Erlernen und Einüben von Bewältigungsstrategien im Rahmen von Stressbewältigungsprogrammen. Der Aufbau gängiger Trainings wird an einigen Beispielen erläutert. Die Effektivität von Stressbewältigungsprogrammen wird berichtet.

13.1 Belastung und Stress

Das Konstrukt Bewältigung lässt sich nur erschließen, wenn zu Beginn der Versuch unternommen wird, das zu beschreiben, *was* bewältigt wird. Die Bestimmung allgemeiner Zusammenhänge zwischen Belastungen und Reaktionen und den daraus hervor gehenden Konsequenzen für bestimmte Personengruppen bzw. für bestimmte Situationsparameter sind Fragen der primären, sekundären und tertiären Prävention (▶ Kap. 9) von Belastungsfolgen.

Wenn man sich die ursprüngliche Bedeutung des Wortes Bewältigung näher betrachtet, so wird deutlich, dass die Tätigkeit *bewältigen* etwas »in seine Gewalt bringen«, »sich einer Sache gewaltig zeigen« und »mit etwas zurecht kommen« ausdrückt (Filipp 1997). Jeden Tag wird man vor Aufgaben gestellt, derer man sich »gewaltig zeigen« muss; sei es der verpasste Zug, die verschüttete Milch oder wenn gerade Zeitnot herrscht. Aber auch die Anforderungen, die an Menschen in unterschiedlichen Entwicklungsstadien gestellt werden, erfordern Anpassung, Bewältigung und das Erwachsen aus dieser Krise (z. B. Eintritt in die Pubertät, Berufseinstieg u. a.). Krisen dieser Art sind für die persönliche Entwicklung jedoch sehr bedeutsam und Teil des Lebens.

Der Begriff Stress zur Beschreibung von Belastungen, Anforderungen, möglicherweise Überforderungen – vor allem auch in Kausalannahmen im Bezug zu körperlichen Beschwerden – hat sich in der Alltagssprache immer stärker durchgesetzt. Die Verwendung dieses eigentlich physikalischen Begriffs durch den Arzt und Chemiker Selye (1936) in der Medizin bezeichnete ursprünglich eine Reaktion des Körpers (von Lebewesen) auf starke, die Gesundheit potenziell beeinträchtigende Reize. Inzwischen schließt Stress nicht mehr nur diese akute Belastungsreaktion ein, sondern kann als ein Geschehen unter drei Aspekten betrachtet werden.

Zu diesem Geschehen gehören anfänglich Reize, Objekte, Situationen, Ereignisse aus der Umwelt oder des eigenen Körpers, die eine Stressreaktion nach sich ziehen und die interindividuell sehr verschieden sein können. Diese Reize werden als *Stressoren* bezeichnet und rufen häufig oder bei vielen Menschen Stressreaktionen hervor wie z. B.

- physikalische und körperliche Stressoren (Kälte, Lärm, extreme Hitze, Schmerz, Gefahren für Leib und Leben u. a.),
- soziale Stressoren (Konflikte, Trennungen u. a.), aber auch
- Anforderungen im Bereich der Leistung (Überforderung, geringer Handlungsspielraum, Zeitdruck u. a.).

Nicht-Ereignisse als Stressoren

Ein Kriterium von Geschehnissen oder Ereignissen, und zwar das der raumzeitlichen Lokalisierbarkeit, weist auf eine Lücke der bisherigen Stress- und Bewältigungsforschung hin. Auth et al. (2003) und Preiser u. Brudeylins (2003) stellen anlehnend an die Formulierung gravierender non-normativer kritischer Lebensereignisse (Filipp 1995) die Bedeutung von *Nicht-Ereignissen* in den Fokus der Betrachtung. Die Autoren betonen den Belastungsgehalt speziell von nicht stattfindenden Ereignissen, der vor allem durch

- Unvorhersehbarkeit,
- schwere Kontrollierbarkeit,
- zeitliche Dauer,
- emotionale Belastung und
- Aversivität

gekennzeichnet ist.

> ❗ So genannte »erlebte Sackgassen« erzeugen Hilflosigkeit, Angst, lassen den Menschen bisherige Werte infrage stellen, möglicherweise das Selbstvertrauen und die Orientierung im Leben verlieren.

Hier ist also nicht das vermehrte Auftreten von Misserfolgen oder anderer negativer Geschehnisse von Relevanz, sondern gerade das Ausbleiben antizipierter Lebensereignisse wie z. B. der Geburt eigener Kinder, der Karriere in einem bestimmten Beruf und anderer zum Leben individuell und gesellschaftlich normativ dazugehörender Momente. Nichteintretende, für den Einzelnen jedoch wichtige Ereignisse erfordern ebenso eine Bewältigung, die von den Betroffenen geleistet werden muss.

Unbeachtet sollte dieser Aspekt nicht bleiben, da auch schon Victor von Weizsäcker (1950) in seinem Konzept des ungelebten Lebens auf die Wichtigkeit solcher nicht geschehener Ereignisse aufmerksam gemacht hat. Er bezeichnet gerade dieses Nicht-Gelebte als ein »Kernstück der Biographie« eines Menschen. Von Weizsäcker versteht darunter all die Dinge, die ein Mensch in seinem Leben nicht verwirklichen konnte, und obwohl Ereignisse nicht eingetreten sind, wirken sie doch manchmal umso stärker in der persönlichen Gegenwart und erfordern ein Umgehen damit. Aus diesem Grund sollte die belastende Wirkung von Nicht-Ereignissen in die Beschreibung von Strategien zur Belastungsbewältigung mit einbezogen werden.

An dieser Stelle kann der Begriff Belastung ebenso verwendet werden, da dieser Begriff Ereignisse (also Stressoren) bezeichnet, die das Gleichgewicht *(Homöostase)* eines Menschen bedrohen und ihn möglicherweise in ein Ungleichgewicht *(Heterostase)* versetzen.

Physische und psychische Reaktionen auf Stressoren

Aus einer antizipierten oder erlebten Bedrohung dieser Homöostase durch bestimmte Stressoren folgen Stressreaktionen, die den zweiten Aspekt der Begriffsbestimmung bilden. Diese Reaktionen können physischer und psychischer (kognitiver, emotionaler und behavioraler) Art sein. Auf körperlicher Ebene sind es Reaktionen, die anfänglich der Aktivierung und Bereitstellung von Energie dienen sollen, so z. B.

- Atembeschleunigung,
- erhöhte Muskelspannung,
- erhöhte Gerinnungsfähigkeit des Blutes,
- erhöhter Herzschlag,
- kurzfristig erhöhte Schmerztoleranz, die sich allerdings längerfristig vermindert usw.

Auf der kognitiv-emotionalen Reaktionsseite stehen Einschätzungs- und Bewertungsprozesse und Gefühle wie

- innere Unruhe,
- Gereiztheit,

13.1 · Belastung und Stress

- Hilflosigkeit, aber auch
- Konzentrationsstörungen, die sich in verschiedenen Verhaltensweisen zeigen können (aggressiver Umgang mit anderen, höherer Konsum von Alkohol, Tabak, vermehrtes Essen, unkonzentrierte Arbeitsweise, hastiges Verhalten u. Ä.).

Individuelle Einstellungen und Motive als Mediatoren von Stressreaktionen

Der dritte Aspekt beschreibt individuelle Einstellungen, Motive, die die Stressreaktion verstärken können wie z. B.
- Perfektionismus,
- hohe Leistungsanforderungen an die eigene Person, aber auch
- starkes Kontrollbedürfnis.

In Modellen zum Zusammenhang von Stressoren und Stressreaktionen wird den Aspekten eines Stressgeschehens unterschiedlich Rechnung getragen. Zwei dieser Modelle, die für die Forschung aber auch für die Anwendung relevant sind, werden im Folgenden näher beschrieben:
- das transaktionale Stressmodell von Lazarus u. Launier (1981) und
- die Theorie der Ressourcenerhaltung von Hobfoll (1998).

13.1.1 Das transaktionale Stressmodell

Die subjektive Bewertung eines Ereignisses ist ein zentraler Aspekt des *transaktionalen Stressmodells* von Lazarus u. Launier (1981), das Belastung nicht als einen objektiven Situationsparameter beschreibt, sondern postuliert, dass Stress aus
- der individuellen Bewertung der Situation (*»primary appraisal«*) und
- eigener beanspruchter und/oder überforderter Handlungskompetenzen und -möglichkeiten (*»secondary appraisal«*)

entsteht. Hier rückt die spezifische Mensch-Umwelt-Interaktion in den Vordergrund der Betrachtung. Es wird dem individuellen Erleben bei der Bewertung von Reizbedingungen und Situationen als Stress Vorrang gegeben.

13.1.2 Theorie der Ressourcenerhaltung

Die im Rahmen der Theorie der Ressourcenerhaltung postulierten verhaltensorientierten Bewältigungsformen haben das Ziel, Ressourcen zu bewahren, zu stärken oder in sie zu investieren.

Sie lassen sich auf drei Achsen beschreiben (multiaxiales Copingmodell) und mit dem multiaxialen Stressbewältigungsinventar objektivieren (Hobfoll u. Buchwald 2004; Schwarzer et al. 2004):
- Die erste Achse kennzeichnet den Grad der Aktivität eines Menschen im Bewältigungsprozess (Passiv-aktiv-Dimension). Zu den passiven Formen der Bewältigung gehören Vermeidung und vorsichtiges Handeln.
- Die zweite Achse des Modells beschreibt die Soziabilität von Bewältigung und ist durch die Pole prosozial vs. antisozial gekennzeichnet. Die Suche nach sozialer Unterstützung oder das Bemühen um gemeinschaftliches Handeln sind Beispiele für prosoziale Bewältigung. Mit antisozialer Bewältigung sind aggressive Verhaltensweisen gemeint. Einer Person, die unabhängig von anderen nur für sich Stress bewältigt, würde der Achsenmitte zugeordnet.
- Die dritte Achse berücksichtigt den soziokulturellen Hintergrund und bezieht sich auf die Direktheit der Bewältigungsmaßnahmen, mit der versucht wird, Handlungsziele auf direktem oder indirektem Weg zu erreichen (Hobfoll u. Buchwald 2004).

Es ist eine Besonderheit des Modells, dass neben der individuellen Bewältigung, explizit die gemeinschaftliche Bewältigung innerhalb sozialer Systeme wie Zweierbeziehungen oder Gruppen einbezogen wird.

Im Gegensatz zu dem individualistisch-kognitiven Stresskonzept mit der Betonung einer Diskrepanz zwischen Anforderungen und Bewältigungsfähigkeiten steht im Mittelpunkt des Modells von Hobfoll (1998) die Veränderung und Erhaltung von Ressourcen im Kontext von Umwelt und sozialen Prozessen (*»conservation of resources theory«*, COR-Theory, Theorie der Ressourcenerhaltung).

> Nach diesem Modell sind Stressoren Umweltereignisse, die Ressourcen bedrohen oder zu deren Verlust führen.

Die psychischen und somatischen Reaktionen auf diese Belastungen sowie auf die Fehlinvestition in eine

Ressource werden als Distress bezeichnet. Es sind vier Arten von Ressourcen zu unterscheiden:
- Objektressourcen,
- Bedingungsressourcen (bezogen auf den Status einer Person),
- persönliche Ressourcen (i. S. von Fähigkeiten und Eigenschaften) und
- Energieressourcen (z. B. Zeit, finanzielle Mittel, Wissen) (Hobfoll 1998; Hobfoll u. Buchwald 2004).

Die durch Umweltereignisse ausgelösten Ressourcenveränderungen sind dynamische Prozesse, die sich in Form von Verlust- und Gewinnspiralen beschreiben (Kosten-Nutzen-Bilanz) und mit der Ressourcen-Evaluations-Liste objektivieren lassen (Hobfoll 1998).

Im Folgenden wird auf die mit einer Belastung einhergehenden oder nachfolgenden möglichen Verhaltensweisen (Bewältigungsformen) eingegangen, die im letzten Abschnitt hinsichtlich ihrer Effektivität im Hinblick auf die Stressreduktion betrachtet werden.

13.2 Taxonomie der Bewältigungsformen

Wendet man sich dem konkreten Bewältigungsverhalten zu, steht man zu Beginn vor einer Fülle an Literatur, in der es vor allem einen gemeinsamen Nenner gibt: Eine einheitliche, alle Verhaltensweisen schlüssig einordnende Theorie der Bewältigungsforschung zu finden, scheint fast aussichtslos zu sein. Der Nutzen einer solchen Theorie liegt in der Beantwortung der Frage, welche Person in welcher Situation mit welcher Reaktion am effektivsten bewältigt, also: »… wer sollte *angemessenerweise* wann wie reagieren?« (Greve 1997, S. 18).

Ein theoretischer Ordnungsversuch von Bewältigungsverhaltensweisen, der nicht nur evaluativ vorgeht, sollte vorab an einer Definition des Begriffs Bewältigung orientiert sein. Wann lässt sich eine Verhaltensweise als Bewältigungsverhalten einordnen? Welche Kriterien müssen erfüllt sein, um überhaupt von Bewältigung sprechen zu können?

> Greve (1997) sieht das Ziel einer Bewältigung darin, einen möglichst guten Ausgleich bei der Befriedigung zweier Anforderungen zu erzielen: den Erhalt der eigenen Handlungsfähigkeit und das persönliche Empfinden von Zufriedenheit, Wohlfühlen und einer stabilen Identität.

Mögliche Strategien, mit belastenden Ereignissen oder auch Nicht-Ereignissen umzugehen, werden in der Literatur unter verschiedenen Aspekten eingeteilt. Ausgehend jedoch von der Annahme, dass Belastung als eine Diskrepanz zwischen dem momentanen Zustand eines Menschen und einem gewünschten, vorgestellten Zustand zu sehen ist, kann ein formaler Rahmen für die Bewältigungsmöglichkeiten gefunden werden. Wie lassen sich derartige Ist-Soll-Diskrepanzen bearbeiten, auflösen, dauerhaft beseitigen – in dem Sinne also *bewältigen*?

Bei Lazarus u. Launier (1978) werden zwei Arten von Bewältigungsverhalten unterschieden:
- problem- vs. emotionszentriertes Coping.

Das problembezogene Coping richtet sich vor allem auf die aktive Änderung der Umweltbedingungen, also der Belastung, des Problems, der Schwierigkeit. Das emotionszentrierte Coping hingegen meint den Umgang mit den bei Belastung auftretenden Emotionen, also z. B., durch Entspannungstechniken das Stresserleben zu reduzieren. Andere Autoren (Billings u. Moos 1981) stellen
- das *aktiv-verhaltensbezogene Coping* dem
- *aktiv-kognitiven oder vermeidenden Coping* gegenüber.

Perrez u. Reicherts (1992) unterscheiden drei Formen von Bewältigungsverhalten:
- Das *situationsorientierte Coping*, das eine aktive Einflussnahme auf die Situation, eine Flucht oder einen Rückzug und Passivität einschließt.
- Das *evaluationsorientierte Coping* meint eine Zieländerung oder eine Sinngebung des Geschehens und ein Umbewerten.
- *Repräsentationsorientiertes Coping* bezieht Verhaltensweisen ein, die entweder informationssuchend oder -unterdrückend wirken.

Rothbaum et al. (1982) führen das Statement
- »*changing the world versus changing the self*«

im Titel ihres Buches und weisen damit auf die Unterscheidung von primärer und sekundärer Kontrolle hinsichtlich der Bearbeitung von Krisen und Problemen hin.

Augenscheinlich gibt es zwei Ansatzpunkte, mit einer solchen Ist-Soll-Diskrepanz umzugehen. Auf der einen Seite steht das Verändern der Ist-Komponente als

Möglichkeit zur Verfügung. Die eingesetzten Strategien würden alle Verhaltensweisen einschließen, die das Problem, die Belastung, die Schwierigkeit aktiv zu beseitigen versuchen. Gemeint ist also die Anpassung der Umwelt an die persönlichen Bedürfnisse, die als *Assimilation* bezeichnet werden kann. Auf der anderen Seite bietet sich die Veränderung individueller Ziele, Bewertungen, Einstellungen, Bedürfnisse, Wünsche, Vorstellungen als Bearbeitung der Soll-Komponente an. Diese Anpassung kann auch als *Akkomodation* bezeichnet werden.

Das Zwei-Prozess-Modell

Das Modell, das diese Einteilung aufgreift, ist das der *assimilativen* und *akkomodativen Bewältigung* von Rothermund u. Brandstädter (1997). Dieses *Zwei-Prozess-Modell* wird im Folgenden genauer skizziert.

❗ Rothermund u. Brandstädter (1997) beschreiben assimilative Prozesse als aktive Verhaltensweisen, um die Diskrepanz zwischen Erlebtem und Gewolltem zu reduzieren oder gänzlich zu beseitigen.

Das setzt Planungsprozesse und Durchführungsprozesse von bestimmten Zielen der persönlichen Handlung voraus. Dazu gehören Verhaltensweisen wie
- Suche nach Ursachen des Problems,
- Suche nach Lösungsoptionen,
- Aneignung neuer Fähigkeiten,
- Hilfesuchen im sozialen Umfeld oder in professionellen Systemen und
- Bereitstellung von Energie, um sich dieser Schwierigkeit gewaltig zu zeigen.

Diese Strategie wird vorrangig günstig sein, wenn dem Menschen Möglichkeiten zur Verfügung stehen, das Problem aktiv zu bearbeiten bzw. er Unterstützung, eigene Kompetenzen und Ressourcen als solche auch wahrnimmt. Von den Autoren werden diese verschiedenen Aktivitäten zusammengefasst als
- Änderung entwicklungsrelevanter Randbedingungen,
- kompensatorische Maßnahmen,
- selbstkorrektive Handlungen und
- Handlungen der Selbstverifikation (Rothermund u. Brandstädter 1997, S. 122).

❗ Akkomodative Aktivitäten dienen der Anpassung des Soll-Zustandes an die momentanen Bedingungen.

Diese Prozesse wie
- Neuordnung von Prioritäten,
- Abwertung blockierter Ziele,
- Anspruchsregulation und
- sinnstiftende Interpretation von Verlusten

werden von den Autoren nicht als absichtsvoll gewollte (intentionale) Prozesse beschrieben, sondern als Ergebnis von Entlastungsmechanismen, die im Wesentlichen automatisch ablaufen (Rothermund u. Brandstädter 1997, S. 122). Als ein effektiver Umgang mit Belastungen können solche akkomodativen Prozesse vor allem in Situationen angesehen werden, in denen dem Menschen keine Handlungsmöglichkeiten zur Verfügung stehen bzw. eine Situationskontrolle nicht möglich ist. Ebenso scheint einer solchen Bewältigung eine hohe Bedeutung gerade bei längerfristigen Belastungen zuzukommen, wie es z. B. bei einer chronischen Erkrankung der Fall ist.

Für die Annahme dieser zwei möglichen Prozesse, die bei der Belastungsbewältigung eingesetzt werden können, ist das *Wahrnehmen* einer Ist-Soll-Diskrepanz überhaupt eine Grundvoraussetzung. Nur was ein Mensch wahrnimmt, kann er auch bewältigen. Somit können Tendenzen, ein Problem überhaupt nicht wahrzunehmen (Leugnung usw.) in dieses Modell nicht oder nur schwer integriert werden, was einer Ausdehnung entgegenwirkt. Gerade in einer knappen Darstellung liegt der Vorteil einer nützlichen Taxonomie.

Aus diesem Grund bietet das Zwei-Prozess-Modell gute Möglichkeiten einerseits Randbedingungen für die Wahl einer der beiden Prozesse umreißen zu können und andererseits, der Fülle an Bewältigungsverhaltensweisen einen formalen Ordnungsrahmen zu geben.

Verfahren zur Erfassung von Bewältigungsverhalten

Verschiedene Verfahren versuchen, die Strategien der Bewältigung systematisch zu erfassen. Folkman u. Lazarus (1988) greifen in dem »Ways of Coping Questionnaire« (WCQ; dt. von Ferring u. Filipp 1989) verschiedene Aspekte situationsbezogenem Copings auf, ebenso wie das Verfahren »Coping Responses Inventory« (CRI) von Billings u. Moos (1984; Moos 1988a und b; Holahan u. Moos 1987). Ein weiteres Verfahren, das sehr umfangreich zeitlich relativ stabile und relativ situationsunabhängige Merkmale erfasst, ist der Stressverarbeitungsfragebogen (SVF) von Janke et al. (1985, 2002). Nachfolgend wird dieses Instrument genauer vorgestellt.

Stressverarbeitungsfragebogen

Der SVF in seiner 3., erweiterten Auflage erfasst mit 114 Items 19 Bewältigungs- und Verarbeitungsmaßnahmen. Diese zeitlich relativ stabilen und relativ situationsunabhängigen Merkmale sind folgende: Bagatellisieren, Herunterspielen, Schuldabwehr, Ablenkung, Ersatzbefriedigung, Selbstbestätigung, Situationskontrolle, Reaktionskontrolle, positive Selbstinstruktion, soziales Unterstützungsbedürfnis, Vermeidung, Flucht, soziale Anpassung, gedankliche Weiterbeschäftigung, Resignation, Selbstbemitleidung, Selbstbeschuldigung, Aggression und Pharmakaeinnahme. Zum SVF existieren noch zwei weitere Verfahren:
- SVF 120, der zusätzlich den Subtest »Entspannung« mit sechs Items enthält und
- Kurzversion SVF 78, bei der sieben Subtests entfallen.

Bei beiden Inventaren kann zwischen Positivstrategien (Intention der Stressreduktion) und Negativstrategien (stressvermehrende Wirkung) differenziert werden. Die Items werden auf einer fünfstufigen Antwortkategorie (von »0=gar nicht« bis »4=sehr wahrscheinlich«) beantwortet. In der Auswertung ist die Erstellung eines individuellen Profils der angegebenen Verhaltensweisen möglich. Zur Veranschaulichung werden im Folgenden einige Aussagen angeführt (die Ziffern geben die jeweiligen Items an):

> **Beispiel**
>
> »Wenn ich durch irgendetwas oder irgendjemanden beeinträchtigt, innerlich erregt oder aus dem Gleichgewicht gebracht worden bin ... 18) ...nehme ich Beruhigungsmittel« (Pharmakaeinnahme); »20) ... frage ich jemanden um Rat, wie ich mich verhalten soll« (Bedürfnis nach sozialer Unterstützung); »107) ... werde ich ungehalten« (Aggression).

Wie haben diese theoretischen Annahmen die Praxis der Interventionen zu Stressbewältigung beeinflusst? Im Folgenden werden Programme vorgestellt, die sich mit der Vermittlung von Stresskonzepten und der Aneignung alternativer Verhaltensweisen beschäftigen.

13.3 Stressbewältigungsprogramme

Die Notwendigkeit der gezielten Einflussnahme auf das Stresserleben und den Umgang mit Belastungen ist angezeigt, wenn man stressbedingte Gesundheitsbeeinträchtigungen und die möglichen Folgen dieser (Arbeitsunfähigkeit, Krankschreibungsrate, chronische Belastungen usw.) reduzieren möchte.

Es liegen Programme vor, die sich dem Thema Stress und der Aneignung alternativer Bewältigungsstrategien widmen. Diese nutzen Stresstheorien als Basis für eine Konstruktion bestimmter Bausteine des Bewältigungstrainings, das die Übertragung des im Training Erlernten in das persönliche und individuelle Lebensumfeld des einzelnen Menschen über einen längeren Zeitraum sichern soll. Als beispielhaft für solche Programme wird im Folgenden das Stressimpfungstraining von Meichenbaum (2003) beschrieben.

Stressimpfungstrainings

Das von Meichenbaum 1985 veröffentlichte »Stress inoculation training« wurde erstmals 1991 als deutsche Ausgabe herausgebracht und nun in seiner zweiten Auflage vorliegt (Meichenbaum 2003). Dieses mit kognitiven Methoden arbeitende Programm basiert auf der Annahme eines Transaktionsprozesses zwischen Umwelt und Person, innerhalb dessen der Mensch bestimmte Situationen als belastend bewertet (→*Stress als Transaktion*, Lazarus u. Launier 1981). Hier wird also nicht von objektiven Reizgegebenheiten ausgegangen, sondern die individuelle Beurteilung der Situation und die Bewertung von persönlichen Bewältigungsfähigkeiten und -möglichkeiten werden als zentral für das Erleben von Stress betrachtet.

> ❗ Das Ziel des Stressimpfungstrainings (SIT) wird in dem Aufbau von Bewältigungsstrategien und dem Ausbau der Widerstandskräfte gegenüber belastend erlebter Situationen gesehen.

Dabei ist die begriffliche Analogie zur medizinischen Impfung gegen Krankheiten bewusst gewählt. Das Vorgehen eines solchen Stressimpfungstrainings gliedert sich in mehrere Teilschritte:

13.3 · Stressbewältigungsprogramme

- Zu Anfang steht die Vermittlung eines transaktionalen Verständnisses von Stress und seiner Bewältigung (*Informationsphase*).
- Nachfolgend kommen Methoden zum Einsatz, die das Aufspüren dysfunktionaler Kognitionen, Gefühle und Verhaltensweisen ermöglichen.
- Darauf aufbauend können dann neue Verhaltensweisen zur Bewältigung trainiert (*Lern- und Übungsphase*) und auch in die jeweilige soziale Umwelt des Klienten transportiert werden (*Anwendungs- und Posttrainingsphase*).

Dieses SIT wurde und wird im klinischen, aber auch im nichtklinischen Bereich in der Therapie sowie der Prävention angewendet. Einige Beispiele für eine mögliche Zielpopulation sollen nachfolgend genannt werden:
- Das SIT kann in dem medizinischen Bereich in der Prävention im Rahmen von Prämedikationsgesprächen bei Erwachsenen und auch Kindern zum Einsatz kommen. Prüfungsangst, Angst vor öffentlichen Auftritten, aber auch allgemeine Stressreaktionen können im SIT zum Thema gemacht werden (Meichenbaum 2003).
- Es kann als Gruppen- aber auch als Einzel- und Paartraining durchgeführt werden. Im Durchschnitt beträgt die Trainingsdauer 12–15 Sitzungen.

Es ist zusammenfassend als kognitives Verfahren zu beschreiben, das bei verschiedenen Indikationen anwendbar ist. Im Mittelpunkt des Interesses stehen Wahrnehmungen, Attributionen und die Einübung neuer Verhaltensweisen. Wichtig erscheint der Hinweis, dass hier nicht von effektiven Verhaltensweisen per se ausgegangen wird, sondern von Strategien, die sich für den Menschen ganz individuell in seiner persönlichen Lebensumwelt als effektiv und handhabbar erweisen.

Durch den Einbezug gesundheitspsychologischer Erkenntnisse ist ein weiterer Entwicklungsschritt zu vermerken. Es werden nicht nur individuelle Probleme im Umgang mit Stress bearbeitet, sondern die Stärkung von Ressourcen (z. B. das Genusstraining) kommt als ein wichtiger Bestandteil hinzu. Ein Vertreter dieser neueren Stressbewältigungsprogramme wird nachfolgend mit dem Programm von Kaluza u. Basler (1991) »Gelassen und sicher im Stress« in Kaluza (2004) vorgestellt.

Das Programm »Gelassen und sicher im Stress«

Dieses Programm »Gelassen und sicher im Stress« von Kaluza (2004) besteht aus fünf Basismodulen, in denen
- Entspannungstechniken trainiert werden (*Entspannungstraining*),
- persönliche Stressverstärker erkannt und verändert werden sollen (*Kognitionstraining*),
- individuelle Stresssituationen wahrgenommen und bearbeitet werden (*Problemlösetraining*) und
- das Erholen und das Genießen der Teilnehmer gefördert werden (*Genusstraining*).

Zusätzlich wurden in das Programm Ergänzungsmodule eingearbeitet, die das Thema Sport und Bewegung als Stressbewältigung hervorheben sowie den sozialen Rückhalt und auch eine effektive und sinnvolle Zeiteinteilung im Alltag betonen. Ein weiterer Baustein dieses Trainings ist die Erarbeitung einer Strategie für einen »Notfall«.

 Die Programmbausteine haben das Ziel, für jeden Teilnehmer die individuell mögliche und nötige Strategie im Umgang mit persönlichem Stress zu finden.

Durch diese Verbesserung des Umganges mit alltäglichen Belastungen soll längerfristig ein positiver Effekt auf die Erhaltung und Förderung der körperlichen und seelischen Gesundheit erzielt werden.

Die Programme von Meichenbaum (2003) und Kaluza (2004) stehen hier exemplarisch für viele Bewältigungsprogramme, die z. T. (berufs-)gruppen- oder belastungsspezifisch konzipiert sind. Ähnlichkeiten weisen fast alle Programme hinsichtlich ihrer Hauptbestandteile auf:
- individuelle Problemanalyse,
- Einübung neuer Verhaltensweisen und
- Vermittlung von Entspannungstechniken.

Ebenso verhält es sich mit dem Modus der Durchführung: fast alle Programme sind als Gruppenkurse angelegt, um die Vorteile des sozialen Lernens, des Austausches in der Gruppe zu nutzen.

In der folgenden ◘ Tabelle 13.1 werden weitere Bewältigungsprogramme für Erwachsene aufgezählt, die im deutschen Sprachraum verwendet werden. Dies soll die Fülle an manualisierten Verfahren verdeutlichen, ist jedoch bei Weitem nicht vollständig. Die Verfahren sind nach inhaltlichen Schwerpunkten geordnet.

Tabelle 13.1. Ausgewählte Stressbewältigungsprogramme im Erwachsenenbereich

1 Kognitiv-behaviorale Programme	
Belastungs- oder gruppenspezifisch	
Franke 1984	»Gruppentraining gegen psychosomatische Beschwerden«
Schelp et al. 1990	»Rational-Emotive Therapie als Gruppentraining gegen Stress« (eher Gruppentraining für emotionale Störungen mit Komponenten eines Stressbewältigungstrainings)
Fontana 1991	»Mit dem Stress leben. Selbstmanagement-Anleitung für beruflichen Stress«
Bodenmann 2000	»Das Freiburger Stresspräventionstraining für Paare« (FSPT)
Belastungs- oder gruppenunspezifisch	
Wagner-Link 1993	»Aktive Entspannung und Stressbewältigung«
Meichenbaum 2003	»Intervention bei Stress – Anwendung und Wirkung des Stressimpfungstrainings« (SIT)
Scholz u. Welker 2002	»Training Multimodale Stresskompetenz« (MMSK)
2 Gesundheitsförderungsprogramme	
Dlugosch u. Krieger 1998	»Wege zum Wohlbefinden – Mit gesunder Ernährung und Bewegung der Lebensfreude auf der Spur« (hinzu kommen unter anderem: Informationen über gesunde Ernährung, Bewegung zum Aufbau eines gesundheitsförderlichen Lebensstils)
Reschke u. Schröder 2000	»Optimistisch den Stress meistern« (hinzu kommen unter anderem: Genusstraining, Identitätsarbeit)
Kaluza 2004	»Gelassen und sicher im Stress« (Stressbewältigung zur psychologischen Gesundheitsförderung; hinzu kommen unter anderem: Genusstraining, Sport und Bewegung, Notfallstrategien)

Zusammenfassend kann gesagt werden, dass die Zielstellung solcher Stressbewältigungsprogramme nicht in der Vermittlung *einer* bestimmten zu bevorzugenden Strategie liegt, sondern gerade durch die Einbeziehung individueller Lebenswelten, persönlicher Emotions- und Handlungsregulationen ein *flexibler* Einsatz von Strategien gefördert werden soll, der an Situationen und Befindlichkeiten angepasst ist.

13.4 Effektivität von Bewältigungsstrategien

Zur empirischen Prüfung der Effektivität von Belastungsbewältigung bzw. Stressbewältigungsprogrammen liegen mittlerweile zahlreiche Studien, jedoch nur wenige Übersichtsarbeiten vor (z. B. Kaluza 1996, 1997; Kaspers u. Scholz 2002).

Kaluza (1996) beschreibt in einer Übersichtsarbeit die Ergebnisse von Untersuchungen zu den Auswirkungen verschiedener Bewältigungsformen. Er fand, dass

- aktive problemlösende Bewältigung in als veränderbar eingeschätzten Situationen,
- die Suche nach sozialer Unterstützung,
- kognitives Umstrukturieren in Form von positiver Neubewertung der Situation oder Relativierung und, je nach Bedingung und Dauer, auch
- Bagatellisierung

zu einer Verbesserung des psychischen und somatischen Befindens führte. Eine das Befinden beeinträchtigende Wirkung hatten Strategien wie
- Selbstabwertung,
- Selbstbeschuldigung,
- ein über längere Zeit betriebenes Ignorieren, Vermeiden oder Verleugnen sowie
- Ärgerbewältigung mit destruktiven Handlungstendenzen gegen sich und andere.

Eine umfangreiche Metaanalyse basierend auf 36 Studien zur Effektivität von Stressbewältigungsprogram-

13.4 · Effektivität von Bewältigungsstrategien

men in der primären Prävention stammt ebenfalls von Kaluza (1997). Die berücksichtigten Stressbewältigungsprogramme waren multimodal und wurden in Gruppen an mindestens sechs Terminen durchgeführt. Abhängige Maße wurden in folgende sechs Bereiche eingeteilt:
1. psychisches und physisches Befinden (Depressivität, Ängstlichkeit, körperliche Beschwerden),
2. Kognitionen, insbesondere Kontroll- und Selbstwirksamkeitsüberzeugungen,
3. Typ-A-Verhalten/Ärger/Feindseligkeit,
4. Bewältigungsstrategien,
5. Belastungswahrnehmung und
6. somatische Parameter bzw. Indikatoren (Blutdruck, Herzfrequenz, Blutfettwerte).

Die größten Effekte wurden gefunden für
- psychisches und physisches Befinden (Depressivität, Ängstlichkeit, körperliche Beschwerden) nach sechs Monaten (d=.82).

Kurzfristig zeigten sich für die Trainingsgruppen im Vergleich zu Kontrollgruppen die größten Effekte in der
- Verbesserung des Befindens (d=.53),
- Abnahme von »Typ-A-Verhalten/Ärger/Feindseligkeit« (d=.80),
- günstigere Kognitionen (d=.35) und
- verringerte Belastung (d=.28).

Insgesamt sprechen die Ergebnisse für den Nutzen von Stressbewältigungsprogrammen, auch wenn die ermittelten Effektstärken meist im Bereich zwischen »klein« (d=.20) und »mittelstark« (d=.50) liegen. Als Kritikpunkte an den bisherigen Studien wird angeführt, dass es zu wenige Studien zur Überprüfung der Anwendung der eingeübten Bewältigungsmaßnahmen gebe. Auch erscheint es sinnvoll, das Spektrum der Erfolgskriterien um jene zu erweitern, die eine Veränderung im Bereich der positiven Befindlichkeit und nicht nur die Abnahme von Beschwerden messen. Erforderlich sind jedoch insbesondere mehr Studien zu den längerfristigen Auswirkungen der Trainingsprogramme unter Einschluss von Kontrollgruppen, um ihren Einsatz als präventive Maßnahme empirisch begründet rechtfertigen zu können. Eine Beispieluntersuchung, die versucht die genannten Kritikpunkte aufzugreifen, ist in der nachfolgenden Studienbox genauer dargestellt.

Studienbox

Die Auswirkungen eines kognitiv-behavioralen Stressbewältigungstrainings untersuchte Kaluza (1998, 1999) in einem randomisierten Kontrollgruppendesign mit Wartegruppe. Die Teilnehmer am dreimonatigen Programm »Gelassen und sicher im Stress« besuchten Volkshochschulkurse zur Gesundheitsförderung (n=52). Sie wurden mit den Probanden einer Warteliste (n=47) verglichen. Die Teilnehmenden waren frei von chronischen körperlichen oder psychischen Erkrankungen und befanden sich nicht in psychotherapeutischer Behandlung. In einer Nachuntersuchung nach sechs Monaten konnten noch 47 Teilnehmende der Trainingsgruppe und 33 Personen der Kontrollgruppe befragt werden. Das mittlere Alter der Gesamtstichprobe (n=80) betrug 37 Jahre und der Anteil der Frauen lag bei 66%. Zu den drei Messzeitpunkten (vor, am Ende und sechs Monate nach Ende des Trainings) wurden Daten zur Stressverarbeitung (Stressverarbeitungsfragebogen; Janke et al. 1985), zur negativen und positiven Befindlichkeit (Eigenschaftswörterliste; Janke u. Debus 1978), zum Medikamentenkonsum (Schlaf-, Beruhigungs-, Schmerzmittel) und zum Beschwerdedruck erhoben. Die Trainingsgruppe zeigte, verglichen mit der Kontrollgruppe, sechs Monate nach Abschluss des Programms signifikante Verbesserungen in der Stressverarbeitung (»emotionale Betroffenheit und Aufgeben«, »aktive Kontrollversuche«, »Distanzieren und Relativieren«, »Kompensation«, »soziale Unterstützung«), eine Abnahme der negativen Befindlichkeit, eine Zunahme der positiven Befindlichkeit und einen verringerten Medikamentenkonsum. Die statistischen Effektstärken dieser Veränderungen waren mittelstark bis stark. Eine genauere Analyse zeigte, dass es über die Zeit zu einer Zunahme an Stärke und Breite der Übungseffekte kam. Lediglich für die Variable »Beschwerdedruck« fanden sich keine Trainingseffekte. Insgesamt sprechen die Ergebnisse für eine längerfristige Wirksamkeit des verwendeten Stressbewältigungsprogramms.

Kaspers u. Scholz (2002) trugen in einer Übersichtsarbeit die Befunde von 58 Studien zur Wirksamkeit von

Stressbewältigungstrainings in der Verhaltensmedizin zusammen. Die Trainings bezogen sich auf die Bewältigung chronischer Erkrankungen (z. B. HIV-Infektion), chronischer Schmerzen und belastender medizinischer Untersuchungs- und Operationsverfahren. Alle Programme konnten nach Meichenbaum (2003) gegliedert werden in eine

- Informationsphase (Psychoedukation),
- Übungsphase (Erlernen und Einüben von Fertigkeiten) und
- Anwendungsphase.

Die Einzelergebnisse der Studien wurden den Bereichen »Verbesserung der Bewältigungskompetenz«, »Verringerung der Belastung«, »Veränderung physiologischer Parameter« und »Reduktion der Beschwerden« der angenommenen Wirkungskette zugeordnet. In diesem Zusammenhang wurde unter Bewältigungskompetenz das Bemühen um eine Veränderung der Situation (instrumentelle Strategie) bzw. der Stressreaktion verstanden. Bei der Durchsicht der Studien stellten Kaspers u. Scholz (2002) fest, dass nur in 25 Untersuchungen das Ausmaß der Bewältigungskompetenz geprüft wurde. In 22 von ihnen konnte eine Zunahme der Kompetenz durch das Training beobachtet werden. In neun der 58 Studien wurden subjektive Einschätzungen zur Feststellung der Stärke der Belastung verwendet und in acht dieser Untersuchungen zeigte sich eine trainingsbedingte Abnahme der subjektiven Belastung. Physiologische Parameter wie z. B. Parameter des Herz-Kreislauf- und des Immunsystems oder Hormonspiegel wurden in 23 Studien gemessen und in 20 Studien wiesen diese Werte auf positive Effekte des Übungsprogramms hin. Einen Rückgang von krankheitsbezogenen Beschwerden konnte in 33 der 37 Untersuchungen gefunden werden, die Indikatoren für diesen Bereich erfasst hatten.

Kaspers u. Scholz (2002) bemängeln an den betrachteten Studien die oft ungeeignet gewählten Kontrollgruppen, den seltenen Einsatz von klinischen Erfolgskriterien und die häufig unspezifischen Evaluationsmaße. Kritisch anzumerken ist, dass die Untersuchungen nicht in Hinblick auf Langzeitwirkungen der Interventionen ausgewertet wurden.

Trotz der genannten methodischen Schwächen kann die differenzielle Wirksamkeit einzelner Bewältigungsmaßnahmen als gut belegt bezeichnet werden.

 Die Effektivität einzelner Bewältigungsformen ist, i. S. v. Moderatoren, abhängig von Merkmalen der Situation (wie z. B. konkrete Anforderungsbedingungen, Kontrollierbarkeit) und der Person (wie z. B. Geschlecht, kultureller Hintergrund, Bedürfnisse, Ziele, Werte, Präferenzen).

Empfohlen wird daher der Erwerb verschiedener reaktionsbezogener und instrumenteller Strategien und deren flexible Anwendung je nach Einschätzung der Situation unter Berücksichtigung aktueller Bedürfnisse der Person sowie die Aktivierung von Ressourcen (Kaluza 2004; Kaspers u. Scholz 2002). Diese Maßnahmen sollten dazu beitragen, dass durch aktives Problemlösen und der Erfahrung von Kontrolle die Selbstwirksamkeit gestärkt wird (Kaspers u. Scholz, 2002).

Zusammenfassung

Die Fähigkeit, Stress und Belastungen bewältigen zu können, ist von großer alltagspsychologischer und gesundheitlicher Bedeutung. Inzwischen stehen gut evaluierte Trainingsprogramme zum Erwerb und Ausbau von Bewältigungskompetenz zur Verfügung, deren Effektivität in der primären Prävention erprobt wurde. Unter Berücksichtigung der diskutierten methodischen Einschränkungen der Evaluationsstudien sind insgesamt die positiven Auswirkungen auf die Verbesserung der Bewältigungskompetenz, die Abnahme subjektiver Belastung und Beschwerden sowie die günstige Veränderung physiologische Parameter anzuerkennen.

Weiterführende Literatur

Kaluza, G. (2003). Stress. In M. Jerusalem & H. Weber (Hrsg.), *Psychologische Gesundheitsförderung: Diagnostik und Prävention* (S. 339–361). Göttingen: Hogrefe.

Schumacher, J., Reschke, K. & Schröder, H. (2002). *Mensch unter Belastung. Erkenntnisfortschritte und Anwendungsperspektiven der Stressforschung*. Frankfurt: Verlag für Akademische Schriften.

Tesch-Römer, C., Salewski, C. & Schwarz, G. (1997). *Psychologie der Bewältigung*. Weinheim: Psychologie Verlags Union.

Literatur

Auth, A., Preiser, S. & Buttkewitz, S. (2003). Viele Wege führen aus der Sackgasse. *Report Psychologie, 28,* 584–593.

Billings, A. G. & Moos, R. H. (1981). The role of coping responses and social resources in attenuating the stress of life events. *Journal of Behavioral Medicine, 4,* 139–157.

Bodenmann, G. (2000). *Kompetenzen für die Partnerschaft. Freiburger Stresspräventionstraining für Paare.* Weinheim: Juventa.

Dlugosch, G. E. & Krieger, W. (1998). *Wege zum Wohlbefinden – Mit gesunder Ernährung und Bewegung der Lebensfreude auf der Spur. Berichte, 24.* Universität Koblenz-Landau: Zentrum für Empirische Pädagogische Forschung.

Ferring, D. & Filipp, S.-H. (1989). Bewältigung kritischer Lebensereignisse: Erste Erfahrungen mit einer deutschsprachigen Version der »Ways of Coping Checklist«. *Zeitschrift für Differentielle und Diagnostische Psychologie, 10,* 189–199.

Filipp, S.-H. (1995). *Kritische Lebensereignisse* (3. Aufl.). Weinheim: Psychologie Verlags Union.

Filipp, S.-H. (1997). Geleitwort. In C. Tesch-Römer, C. Salewski & G. Schwarz (Hrsg.), *Psychologie der Bewältigung* (S. VII–VIII). Weinheim: Psychologie Verlags Union.

Folkman, S. & Lazarus, R. S. (1988). *Manual for the Ways of Coping Questionnaire.* Palo Alto, CA: Consulting Psychologists Press.

Fontana, D. (1991). *Mit dem Stress leben.* Bern: Huber.

Franke, A. (1984). *Gruppentraining gegen psychosomatische Störungen.* Weinheim: Psychologie Verlags Union.

Greve, W. (1997). Sparsame Bewältigung – Perspektiven für eine ökonomische Taxonomie von Bewältigungsformen. In C. Tesch-Römer, C. Salewski & G. Schwarz (Hrsg.), *Psychologie der Bewältigung* (S. 18–41). Weinheim: Psychologie Verlags Union.

Hobfoll, S. E. (1998). *Stress, culture, and community. The psychology and philosophy of stress.* New York: Plenum.

Hobfoll, S. E. & Buchwald, P. (2004). Die Theorie der Ressourcenerhaltung und das multiaxiale Copingmodell – eine innovative Stresstheorie. In P. Buchwald, C. Schwarzer & S. E. Hobfoll (Hrsg.), *Stress gemeinsam bewältigen. Ressourcenmanagment und multiaxiales Coping,* (S. 11–26). Göttingen: Hogrefe.

Holahan, C. J. & Moos, R. H. (1987). Personal and contextual determinants of coping strategies. *Journal of Personality and Social Psychology, 52,* 946–955.

Janke, W., Erdmann, G. & Kallus, W. (1985). *Streßverarbeitungsfragebogen (SVF).* Göttingen: Hogrefe.

Janke, W., Erdmann, G. & Kallus, W. (2002). *SVF mit SVF 120 und SVF 78. Stressverarbeitungsfragebogen.* (3. Aufl.). Göttingen: Hogrefe.

Kaluza, G. (1996). Belastungsbewältigung und Gesundheit. *Zeitschrift für Medizinische Psychologie, 5,* 147–155.

Kaluza, G. (1997). Evaluation von Stressbewältigungstrainings in der primären Prävention – eine Meta-Analyse (quasi)experimenteller Feldstudien. *Zeitschrift für Gesundheitspsychologie, 5,* 149–169.

Kaluza, G. (1998). Effekte eines kognitiv-behavioralen Stressbewältigungstrainings auf Belastungen, Bewältigung und (Wohl-)Befinden. *Zeitschrift für Klinische Psychologie, 27,* 234–243.

Kaluza, G. (1999). Sind die Effekte eines primär-präventiven Stressbewältigungstrainings von Dauer? Eine randomisierte, kontrollierte Follow-up-Studie. *Zeitschrift für Gesundheitspsychologie, 7,* 88–95.

Kaluza, G. (2004). *Stressbewältigung. Trainingsmanual zur psychologischen Gesundheitsförderung* (3. Aufl.). Berlin: Springer.

Kaluza, G. & Basler, H. D. (1991). *Gelassen und sicher im Streß – ein Trainingsprogramm zur Verbesserung des Umgangs mit alltäglichen Belastungen.* Berlin: Springer.

Kaspers, F. A. & Scholz, O. (2002). Stressbewältigung in der Verhaltensmedizin. *Verhaltenstherapie und Verhaltensmedizin, 23,* 437–462.

Lazarus, R. S. & Launier, R. (1978). Stress-related transaction between person and environment. In L. A. Pervin & M. Lewis (Eds.), *Perspectives in interactional psychology* (pp. 287–327). New York: Plenum.

Lazarus, R. S. & Launier, R. (1981). Streßbezogene Transaktionen zwischen Person und Umwelt. In J. R. Nitsch (Hrsg.), *Stress. Theorien, Untersuchungen, Maßnahmen* (S. 213–259). Bern: Huber.

Meichenbaum, D. (1985). *Stress inoculation training.* New York: Pergamon.

Meichenbaum, D. (2003). *Intervention bei Stress. Anwendung und Wirkung des Stressimpfungstrainings* (2. Aufl.). Bern: Huber.

Moos, R. H. (1988a). *Coping Responses Inventory. Manual.* Palo Alto, CA: Stanford University and Veterans Administration Medical Centers.

Moos, R. H. (1988b). Coping: Konzepte und Meßverfahren. *Zeitschrift für Psychosomatische Medizin und Psychoanalyse, 34,* 207–225.

Perrez, M. & Reicherts, M. (1992). *Stress, coping, and health. A situation-behavior approach. Theory, methods, applications.* Seattle: Hogrefe & Huber.

Preiser, S. & Brudeylins, K. (2003). *Ziele, die ins Leere gehen: Lebensenttäuschungen durch Nicht-Ereignisse.* Beitrag zum 22. Kongress für Angewandte Psychologie 2003 in Bonn »Menschen und Politik in Krisen – Chancen aus psychologischer Sicht«. Bonn: Deutsche Psychologen Akademie.

Reschke, K. & Schröder, H. (2000). *Optimistisch den Streß meistern. Kursleiterhandbuch – Handbuch und Material für die Kursdurchführung.* Tübingen: Deutsche Gesellschaft für Verhaltenstherapie.

Rothbaum, F., Weisz, J. R. & Snyder, S. S. (1982). Changing the world versus changing the self: A two-process-model of perceived control. *Journal of Personality and Social Psychology, 42,* 5–73.

Rothermund, K. & Brandtstädter, J. (1997). Entwicklung und Bewältigung: Festhalten und Preisgeben von Zielen als Formen der Bewältigung von Entwicklungsproblemen. In C. Tesch-Römer, C. Salewski & G. Schwarz (Hrsg.), *Psychologie der Bewältigung* (S. 121–133). Weinheim: Psychologie Verlags Union.

Schelp, T., Maluck, D., Gravemeier, R. & Meusling, U. (1990). *Rational-Emotive Therapie als Gruppentraining gegen Stress – Seminarkonzepte und Materialien.* Bern: Huber.

Scholz, W.-U. & Welker, T. (2002). *Training »Multimodale Stresskompetenz« (MMSK).* Bad Salzuflen: Psychologische Fachgruppe Entspannungsverfahren.

Schwarzer, C., Starke, D. & Buchwald, P. (2004). Die Diagnose multiaxialer Stressbewältigung mit dem Multiaxialem Stressbewältigungsinventar (SBI). In P. Buchwald, C. Schwarzer & S. E. Hobfoll (Hrsg.), *Stress gemeinsam bewältigen. Ressourcenmanagment und multiaxiales Coping* (S. 60–73). Göttingen: Hogrefe.

Selye, H. (1936). A syndrome produced by diverse nocuous agents. *Nature, 138,* 32.

Wagner-Link, A. (1993). *Aktive Entspannung und Stressbewältigung.* Ehningen bei Böblingen: Expert.

In Weizsäcker, V. von (1950). *Diesseits und jenseits der Medizin.* Stuttgart: Koehler.

Sexuelles Kontaktverhalten[1]

Philipp Hammelstein

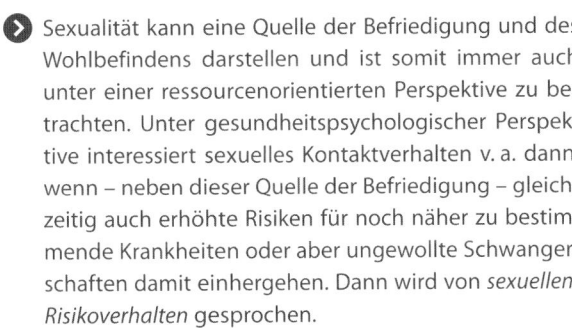

14.1 Sexuell übertragbare Krankheiten – 229
14.1.1 Epidemiologische Entwicklung von HIV – 231
14.1.2 Determinanten sexuellen Risikoverhaltens – 232
14.1.3 Präventionsmodelle im Kontext von HIV – 240

14.2 Unbeabsichtigte Schwangerschaft – 240
14.2.1 Häufigkeit unbeabsichtigter Schwangerschaften – 241
14.2.2 Determinanten unbeabsichtigter Schwangerschaft – 242
14.2.3 Prävention unbeabsichtigter Schwangerschaften – 242

> Sexualität kann eine Quelle der Befriedigung und des Wohlbefindens darstellen und ist somit immer auch unter einer ressourcenorientierten Perspektive zu betrachten. Unter gesundheitspsychologischer Perspektive interessiert sexuelles Kontaktverhalten v. a. dann, wenn – neben dieser Quelle der Befriedigung – gleichzeitig auch erhöhte Risiken für noch näher zu bestimmende Krankheiten oder aber ungewollte Schwangerschaften damit einhergehen. Dann wird von *sexuellem Risikoverhalten* gesprochen.

Definition
Sexuelles Risikoverhalten umfasst alle sexuellen Verhaltensweisen, die negative gesundheitliche und/oder soziale Folgen haben können.

14.1 Sexuell übertragbare Krankheiten

Zwar stehen seit Jahren HIV und Aids aus gesundheitspsychologischer Perspektive im Fokus des sexuellen Risikoverhaltens, dennoch gibt es noch einige andere sexuell übertragbare Krankheiten, die von wesentlicher Bedeutung sind. Da mit diesen Krankheiten unterschiedliche körperliche Einschränkungen und Krankheitsverläufe verbunden sind, was im Kontext der Risikowahrnehmung (▶ Abschn. 6.1) von Belang ist, seien diese hier zunächst dargestellt.

Bei den sexuell übertragbaren Krankheiten (»Sexually Transmitted Diseases«/STD) handelt es sich um Krankheiten, die durch Bakterien, Parasiten, Pilze, Protozoen oder Viren ausgelöst werden. Die mittlerweile wohl bekannteste derartige Infektion ist diejenige mit dem »Human Immunodeficiency Virus« (HIV), die für die Ausbildung der Immunschwächekrankheit Aids (»Aquired Immune Deficiency Syndrome«) verantwortlich gemacht wird (s. unten). Daneben gibt es allerdings noch weitere STD, die bei rechtzeitiger Erkennung besser behandelbar sind:

- Die *Chlamydieninfektion* ist wohl die häufigste STD, die bei den betroffenen Patienten (zumeist Frauen) in aller Regel ohne Beschwerden verläuft, aber zu ausgeprägten Entzündungen führen kann (bei ca. 20% der betroffenen Frauen). Werden Beschwerden wahrgenommen, handelt es sich meist um Schmerzen oder Brennen bzw. um einen Ausfluss während

---

[1] Herrn Michael Bochow und Herrn Julius Kuhl sei herzlich für wichtige Anregungen und Hinweise gedankt.

des Wasserlassens. Unbehandelte Chlamydieninfektionen können bei Frauen zu Unfruchtbarkeit führen. Die Behandlung erfolgt über die Gabe von Antibiotika.

- *Tripper* (Gonorrhoe) ist eine Infektionskrankheit, die durch Bakterien (Gonokokken) beim Intimkontakt ausgelöst wird. Die subjektiven Beschwerden ähneln einer Chlamydieninfektion, jedoch kann zusätzlich Fieber auftreten. Allerdings sind auch beschwerdefreie Verläufe möglich. Ohne frühzeitige Behandlung ist sowohl bei Männern als auch bei Frauen Unfruchtbarkeit eine mögliche Folge. Die Behandlung erfolgt über Antibiotika.
- Der *Genitalherpes* (Herpes simplex genitalis) ist eine virale Infektionskrankheit, die meist durch das Herpes-simplex-Virus Typ II (damit sind ca. 10–30% der Bevölkerung infiziert), in selteneren Fällen auch durch das Herpes-simplex-Virus Typ I (bekannt als Lippenherpes, womit ca. 95% der Bevölkerung infiziert ist) ausgelöst wird. Der Verlauf ist bei beiden Geschlechtern ähnlich. Im Bereich der infizierten Stelle (Eichel, Penisschaft, Scheidenbereich, Analbereich) entstehen kleine Bläschen, die mit Flüssigkeit gefüllt sind, jucken und brennen, nach einigen Tagen verkrusten und nach ca. zwei Wochen abheilen. Die Erstinfektion ist häufig mit Fieber und allgemeiner Mattigkeit verbunden. Die Herpesinfektion tritt immer wieder auf, meist jedoch in milderem Ausmaß als bei der Erstinfektion. Die Behandlung mit Aciclovir hemmt die Symptome in der Akutphase, befreit den Betroffenen allerdings nicht von dem Virus.
- *Syphilis* (Lues venerea) ist eine bakterielle Infektion (anonym meldepflichtig). Drei bis vier Wochen nach der Infektion taucht an der Infektionsstelle (Penis, Schamlippen, Scheide, Rachen, Enddarm) ein Geschwür auf, das eine farblose Flüssigkeit absondert und hoch-infektiös ist. Das Geschwür heilt dann von selbst wieder ab. Ungefähr weitere vier Wochen später leiden die Patienten unter grippeartigen Beschwerden wie Fieber oder Abgeschlagenheit. Bei den meisten Betroffenen erscheint dann ein Hautausschlag. Auch unbehandelt kommt es dann zu einer sog. latenten Phase, die mehrere Jahre umfassen kann, in denen die Symptome zu einem Stillstand kommen. Allerdings sind die Bakterien noch im Körper und befallen im weiteren Verlauf die inneren Organe. Unbehandelt leiden die Patienten zehn Jahre nach der Infektion meist an gravierenden neurologischen Schäden. Die Behandlung erfolgt antibiotisch, in Abhängigkeit vom Stadium, mit verschiedenen Antibiotika und unterschiedlicher Therapiedauer. Eine unbehandelte Syphilis kann während einer Schwangerschaft auf das Kind im Mutterleib übertragen werden, was zu schweren Schäden des Kindes führen kann.
- Die *HIV-Infektion* gilt als eine der bedrohlichsten STD (ebenfalls anonym meldepflichtig). Das Virus ist bei den Betroffenen in allen Körperflüssigkeiten enthalten, in hoher Konzentration allerdings im Sperma und im Blut. Als besonders riskant gelten der Vaginal- und Analverkehr ohne Kondom. Der Oralverkehr hat ein vergleichsweise geringes Infektionsrisiko, wobei Ansteckungen dann möglich sind, wenn die Ejakulation im Mund erfolgt. Eine Infektion ohne sexuellen Kontakt ist v. a. über einen Blut-zu-Blut-Kontakt möglich, z. B. bei gemeinsam benutzten Injektionsspritzen bei drogenabhängigen Menschen. Das Virus befällt neben anderen Zellen überwiegend die CD4-Helferzellen des Immunsystems, die für eine koordinierte Immunantwort unabdingbar sind, vermehrt sich in ihnen und schwächt so die allgemeine Abwehr. Bei der Primärinfektion kommt es häufig zu grippeähnlichen Symptomen, die nach einiger Zeit wieder abklingen. Anschließend kommt es meist zu einer symptomfreien Phase, die einige Monate bis hin zu mehreren Jahren dauern kann. Durch das geschwächte Abwehrsystem soll es im Verlauf der Infektion immer häufiger zu sog. opportunistischen Infektionen kommen. Kommt es im späteren Verlauf zu bestimmten Formen einer Lungenentzündung, infektiösen Erkrankungen anderer Organe bzw. bestimmten Krebserkrankungen wie dem Kaposi-Sarkom, wird die Diagnose Aids gestellt.

HIV wird mittlerweile durch die sog. HAART-Kombinationstherapie behandelt (HAART=hoch-aktive antiretrovirale Therapie).

Eine Heilung ist durch diese Therapie nicht möglich, allerdings lässt sich die Zerstörung des Immunsystems und damit das Fortschreiten der Erkrankung deutlich verzögern. Die Viruslast (die Zahl der RNA-Kopien pro ml Blut) lässt sich durch die HAART häufig unter die Nachweisgrenze (<20 cop/ml Blut) bringen.

Neben den hier beschriebenen sexuell übertragbaren Krankheiten gibt es noch weitere wie z. B. Papillomavirus-Infektionen (»Feigwarzen«), Ulcus Molle, vaginale Dysbakteriose usw., die an dieser Stelle nicht weiter aufgeführt werden. Grundsätzlich bietet die Nutzung von Kondomen meist ausreichenden Schutz gegen STD oder reduziert das Infektionsrisiko beträchtlich.

14.1.1 Epidemiologische Entwicklung von HIV

Da eine HIV-Infektion die bedrohlichste sexuell übertragbare Krankheit ist und sich Schutz- bzw. Risikoverhalten für alle sexuell übertragbaren Krankheiten ähneln, soll im Folgenden fast ausschließlich auf die HIV-Infektion eingegangen werden.

Die Epidemiologie von HIV hat sich seit den ersten Berichten über einzelne HIV-Fälle in den frühen 1980er Jahren in den einzelnen Kontinenten und Kulturen sehr unterschiedlich entwickelt. Weltweit infizieren sich derzeit ungefähr 14.000 Menschen täglich mit HIV (UNAIDS 2004). Am stärksten sind derzeit das subsaharische Afrika mit ca. 25 Mio. und Südostasien mit ca. 6,5 Mio. infizierter Menschen betroffen. Die Hauptbetroffenengruppen in den Industrieländern unterscheiden sich deutlich von denen in afrikanischen Ländern. So ist in Afrika der heterosexuelle Geschlechtsverkehr der Hauptinfektionsweg und der Anteil an betroffenen Frauen liegt in Afrika mittlerweile auch bei fast 50%. Ebenfalls ist der Anteil betroffener Kinder (jünger als 15 Jahre) im subsaharischen Afrika mit 1,9 Mio. um ein vielfaches größer als in Europa mit 6.200 betroffenen Kindern.

Im westlichen Europa galt lange Zeit der ungeschützte mann-männliche Geschlechtsverkehr als der Hauptinfektionsweg[2]. Während dies für Deutschland (geschätzter Anteil an allen Infektionswegen: 49%), Griechenland (58%), Island (50%) und die Niederlande (53%) immer noch der Fall ist (Hamers u. Downs 2004), stellt in den südlichen Ländern wie Frankreich, Italien oder Spanien bzw. in den skandinavischen Ländern der heterosexuelle Geschlechtsverkehr mittlerweile den Hauptinfektionsweg dar. Fasst man die erhältlichen Daten in Europa zusammen, so bildet der heterosexuelle Geschlechtsverkehr mit einem Anteil von 52% derzeit den Hauptinfektionsweg (ebd.).

Allgemein steigen die Infektionszahlen in Europa seit 1997 stetig wieder an mit einer deutlicheren Zunahme seit 2002 (wobei der Infektionsweg über Nadeltausch bei intravenös-drogenabhängigen Menschen kontinuierlich abnimmt). Die Zunahme der HIV-Infektion im Bereich des heterosexuellen Geschlechtsverkehrs wird derzeit zurückgeführt auf eine Zunahme an Diagnosen bei Menschen, die aus Hauptbetroffenenregionen (wie Afrika oder Asien) stammen, aber mittlerweile in Europa leben.

In Deutschland gab es nach 1997 zunächst einen Rückgang der Meldungen von Neuinfektionen; spätestens seit 2002 ist allerdings wieder eine Zunahme von neu diagnostizierten HIV-Infektionen zu beobachten (Robert Koch Institut 2004). Das Robert-Koch-Institut führt diese Zunahme auf folgende Aspekte zurück:

- Zunahme der Testungen in einem frühen Stadium der HIV-Infektion;
- Zahl der lebenden HIV-infizierten Menschen und damit auch der potenziellen Infektionsquellen steigt durch die verlängerte Überlebensdauer kontinuierlich an;
- Zunahme der Zahl ungeschützter Sexualkontakte;
- zunehmende Verbreitung anderer STD (wie Syphilis oder Gonorrhoe), die als Kofaktoren die HIV-Übertragung erleichtern können und
- Anstieg der durchschnittlichen Viruslast in der Gesamtpopulation der HIV-infizierten Menschen dadurch, dass der Behandlungsbeginn mit HAART im Vergleich zu den vorangegangenen Jahren nach hinten geschoben wird, der Anteil der (intendiert) nichtbehandelten Personen also ansteigt.

Gesundheitspsychologisch zentral ist die diskutierte Zunahme ungeschützter Sexualkontakte. Die Befragungen von homosexuellen Männern in Deutschland zeigen seit Ende der 1990er Jahre eine stetige Zunahme von riskanten Sexualkontakten (Bochow 2001;

---

[2] Im Rahmen der HIV-Epidemiologie sowie des entsprechenden sexuellen Risikoverhaltens wird meist von MSM (»men who have sex with men«) gesprochen anstatt von Homosexualität, da mit dem letzteren Begriff auch immer ein Identitätsaspekt verbunden ist. In diesem Kontext ist aber rein das sexuelle Verhalten und nicht die entsprechende Selbstdefinition von Belang.

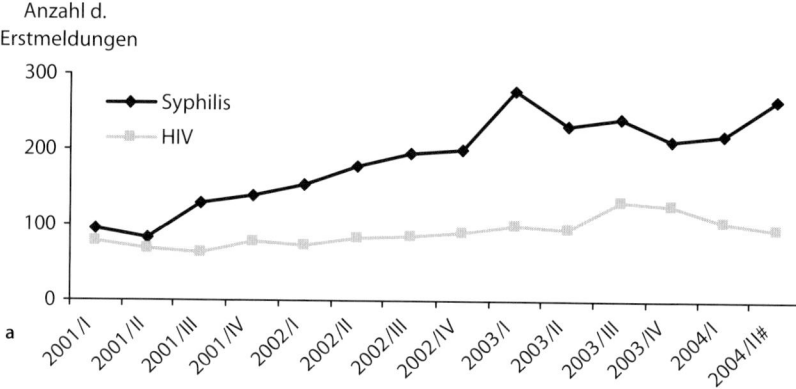

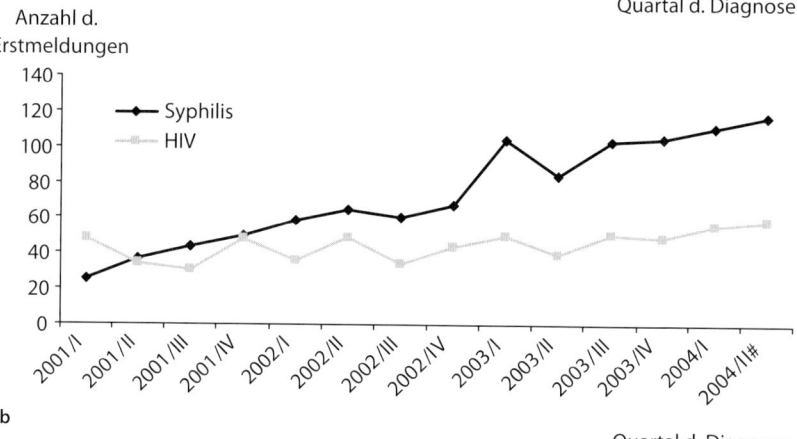

Abb. 14.1a, b. HIV und Syphilis bei MSM (»men who have sex with men«). a Westberlin, Hamburg, München, Köln, Frankfurt; b Ostdeutschland inkl. Ostberlin. Dargestellt sind die Trends der gemeldeten Syphilisinfektionen und neu diagnostizierten HIV-Infektionen bei MSM und Personen mit unbekanntem Übertragungsrisiko in den westdeutschen Metropolen mit hoher HIV-Prävalenz nach Quartal der Diagnose. (Aus Robert Koch Institut 2004, S. 2; Abdruck mit freundlicher Genehmigung des Robert-Koch-Instituts)

Bochow et al. 2004), wobei gesagt werden muss, dass ca. 70% der Männer in den 12 Monaten vor der Befragung keinen Risikokontakt hatten. Die Entwicklung der Erstmeldungen von HIV und Syphilis in Deutschland zeigen die ◘ Abb. 14.1a und 14.1b.

14.1.2 Determinanten sexuellen Risikoverhaltens

Die Erforschung von möglichen Determinanten sexuellen Risikoverhaltens ist mit Blick auf HIV ein junger Forschungsansatz, der mit vielen Problemen behaftet ist. Einige dieser Probleme seien hier angerissen:
- Da in den Industrieländern in den Jahren nach der Entdeckung des HI-Virus v. a. MSM und i.v.-Drogenkonsumenten die Hauptbetroffenengruppen darstellten, bezieht sich der Großteil der Studien auf diese Gruppen. Dies spiegelt allerdings nicht mehr unbedingt die aktuelle Entwicklung in der HIV-Epidemiologie wider. Schlüsse auf die weltweit am stärksten betroffenen Gebiete lassen sich damit keinesfalls ziehen.
- Sowohl MSM als auch i.v.-Drogenkonsumenten sind immer wieder (auch von wissenschaftlicher Seite) der Gefahr der Stigmatisierung ausgesetzt. Dies beeinflusst auch die Bereitschaft, an solchen Studien mitzuwirken.
- Sexuelles Risikoverhalten selbst widerspricht in breiten Teilen der Bevölkerung bestimmten moralischen Vorstellungen, was wiederum dazu führt, dass Angaben über eigenes sexuelles Risikoverhalten häufig nur verzerrt wiedergegeben wird. Sexuelles Risikoverhalten lässt sich aber nur über die

14.1 · Sexuell übertragbare Krankheiten

Selbstauskunft erfassen. Das heißt, neben der Bereitschaft des Teilnehmenden, Auskunft über sein sexuelles Risikoverhalten zu geben, haben noch diverse Gedächtnis- und Wahrnehmungsprozesse Einfluss auf das berichtete Ergebnis. Möglichkeiten, die Reliabilität und Validität von solchen Erhebungen zu verbessern, berichten Schroder et al. (2003a, b).

- Es ist zu vermuten, dass sexuelles Risikoverhalten von vielen subkulturellen Normen (z. B. Einstellungen der Peergroup) sowie Informationen über den medizinischen Fortschritt (s. unten) abhängig ist. Beide der hier genannten Aspekte verändern sich über die Zeit. So z. B. sind Studien, die über sexuelles Risikoverhalten in den Industrieländern zu Zeiten der höchsten Inzidenzen berichten, aus heutiger Sicht nur noch mit großer Vorsicht zu interpretieren. Ähnlich sind Studien zu bewerten, die vor der Entwicklung der HAART durchgeführt wurden, weil die HIV-Infektion durch die HAART einen neuen Bedeutungshof gewonnen hat (s. unten).

! Studien über sexuelles Risikoverhalten unterliegen großen methodischen Schwierigkeiten. Diese sind bei der Interpretation der jeweiligen Ergebnisse zu berücksichtigen.

Es liegt zunächst nahe, die gängigen gesundheitspsychologischen Modelle auf sexuelles Risiko- bzw. Schutzverhalten zu übertragen. Die meisten empirischen Studien haben auch genau dies gemacht. Dabei wurde das selbstberichtete Risikoverhalten als Zielvariable genommen und die aus den Modellen abgeleiteten relevanten Variablen als Prädiktoren. Was aber genau ist nun sexuelles Risikoverhalten bzgl. HIV? Allein dies variiert zwischen den Studien. Als Hoch-Risikoverhalten kann ungeschützter Analverkehr (UAV) mit einem Partner mit unbekanntem oder HIV-positiven Serostatus gelten. Gleiches gilt für den heterosexuellen Genitalverkehr (GV). Häufig wird ebenfalls Oralverkehr (mit erfolgtem Samenerguss im Mund) als Risikoverhalten gewertet, auch wenn das Risiko hier deutlich geringer ist als bei ungeschütztem Analverkehr (s. oben). Auch wenn in einigen Studien eine höhere Anzahl an Sexualpartnern als Risikoverhalten gewertet wurde, so ist dies definitiv *nicht* als Risikoverhalten aufzufassen. Bochow (1996) fasst die Botschaften der Deutschen Aids-Hilfe diesbzgl. sehr richtig zusammen:

> Es kommt *nicht* darauf an, *wo* man was macht (im Darkroom oder auf dem Plüschsofa), *mit wem* man was macht (mit Männern, Frauen, Positiven, Negativen, Ungetesteten, Bekannten, Unbekannten), *mit wie vielen* man was macht (mit einem einzigen, mit dreien gleichzeitig usw.), sondern es kommt darauf an, *wie* man was macht (Bochow 1996, S. 248).

In frühen Studien wurde UAV als Risikoverhalten gewertet, unabhängig davon, ob es sich um den festen Partner oder aber um einen gelegentlichen Sexualpartner handelte. Letztlich hängt dies davon ab, ob beide Partner HIV-negativ sind und die entsprechende Beziehung monogam gelebt wird bzw. außerpartnerschaftliche Kontakte ausschließlich mittels »Safer Sex« zugelassen werden. Entsprechende partnerschaftliche Modelle wurden als *ausgehandelte Sicherheit* (»negotiated safety«) betitelt (→Davidovich et al. 2000). Wie genau sehen die auf HIV angepassten konventionellen Modelle der Gesundheitspsychologie aus?

Das auf HIV bezogene »*Health-Belief-Model*« (HBM; ▶ Abschn. 5.3) nimmt an, dass HIV-Schutzverhalten (z. B. Kondomnutzung) davon abhängig ist, wie schwerwiegend die Folgen einer HIV-Infektion eingeschätzt werden und wie anfällig sich die Person selbst für eine HIV-Infektion sieht. Häufig werden noch die subjektiven Vor- und Nachteile der Kondomnutzung der Kondomverwendung hinzugenommen (auch wenn dies im ursprünglichen Modell so nicht enthalten war).

Ein alternatives Modell wie die »*Theory of Reasoned Action*« (TRA; Ajzen u. Fishbein 1980, ▶ Kap. 5) wurde ebenfalls bzgl. sexuellen Risikoverhaltens angepasst (Kasprzyk et al. 1998) und nimmt an, dass die Wahrscheinlichkeit, Kondome zu verwenden, von der individuellen Einstellung gegenüber Kondomen abhängig ist sowie von den wahrgenommenen Normen der Peergroup. Die Einflüsse dieser beiden Variablen werden dem Modell nach darüber hinaus beeinflusst durch die Selbstwirksamkeit, also die Einschätzung der eigenen Fähigkeit, auch in schwierigen Situationen Kondome zu nutzen (dies zu kommunizieren usw.).

Neben diesen beiden »Klassikern« haben sich noch zwei weitere sozialkognitive Modelle etabliert,

die stärker auf die spezifischen Aspekte von HIV fokussieren:
- »Aids-Risk-Reduction-Model« (ARRM; Catania et al.1990) und
- »Information-Motivation-Behavioral Skills-Model« (IMB-Model; Fisher et al. 1994).

Das *ARRM* nimmt ein Stufenmodell an, das die Veränderung des Verhaltens hin zu einem HIV-präventiven Verhalten angeht. Der angenommene Ausgangszustand ist also ein sexuelles Risikoverhalten. Die drei postulierten Stufen
- Benennung (»Labeling«),
- Verpflichtung (»commitment«) und
- Umsetzung (»enactment«)

erinnern dabei sehr an das Veränderungsmodell von Prochaska u. DiClemente (1982). Diese Stufen bauen aufeinander auf, wobei auch ein Zurückgehen der Stufen von den Autoren für möglich gehalten wird. Die Stufen lassen sich wie folgt beschreiben:
1. *Benennung*: Innerhalb dieser Stufe nimmt die Person ihr Sexualverhalten als riskant wahr und kennzeichnet es somit als problematisch. Diese Stufe kann durch verschiedenste Prozesse beeinflusst werden. So haben
   - das Wissen um die HIV-Infektion und ihre Übertragungswege,
   - die Einschätzung der wahrgenommenen Bedrohung (also eigene Verwundbarkeit und Bedrohlichkeit einer HIV-Infektion) sowie
   - subjektive Normen

   Einfluss darauf, ob die betreffende Person ihr (ungeschütztes) Sexualverhalten als problematisch einstuft.
2. *Verpflichtung*: Nachdem das ungeschützte Sexualverhalten als problematisch angesehen wurde, kann es nun zu einem Prozess kommen, in welchem die Person sich dazu entscheidet, ihr Verhalten zu ändern. Dieser Entscheidungsprozess wird entsprechend des Modells beeinflusst von Kosten-Nutzen-Erwägungen. So zieht dieses Modell auch in Erwägung, dass ungeschütztes Sexualverhalten als lustvoller empfunden werden kann und somit der Verzicht auf ungeschütztes Sexualverhalten auch mit gewissen »Kosten« verbunden ist. Weiter wird angenommen, dass die Selbstwirksamkeitserwartung einen hohen Einfluss auf diesen Entscheidungsprozess annimmt. Glaubt eine Person, dass sie prinzipiell »Safer Sex« praktizieren könnte, ist eine Entscheidung für den »Safer Sex« wahrscheinlicher.
3. *Umsetzung*: Die letzte Stufe besteht in der Umsetzung der vorher getroffenen Entscheidung in das konkrete Verhalten. Dieser Prozess ist durch klassische Problemlösungsprozesse, Gespräche mit Freunden über Sexualverhalten oder gar das Aufsuchen professioneller Hilfe zur Umsetzung dieses Verhaltens gekennzeichnet.

Die Überprüfung dieses Modells anhand von Strukturgleichungsmodellen hat zu unterschiedlichen Ergebnissen geführt. Insbesondere die erste Stufe des Modells wird durch die statistischen Modelle meist nur schwach gestützt (→Catania et al. 1994).

Das *IMB-Model* kritisiert an den vorangegangenen Modellen, dass die Fertigkeiten, die zur Umsetzung des »Safer Sex« notwendig sind (verbale und nonverbale Kommunikation), keine Beachtung finden. Folgerichtig stehen im IMB-Modell die Verhaltensfertigkeiten im Zentrum des Interesses. Dieses Modell nimmt nun drei Variablen an, die das HIV-präventive Verhalten beeinflussen:
a) Information,
b) Motivation und
c) Verhaltensfertigkeiten (»behavioral skills«).

Dabei entspricht die Motivation weitestgehend dem Prozess der Intentionsbildung im TRA, d. h. sie ist abhängig von den Einstellungen gegenüber »Safer Sex« sowie subjektiven Normen bzgl. Kondomverhalten. Sowohl Information als auch Motivation sollen nun Einfluss auf die Verhaltensfertigkeiten als auch auf das HIV-präventive Verhalten direkt haben. Letztere bestehen in adäquaten Verhaltensweisen, um HIV-präventives Verhalten umzusetzen, also verbale und nonverbale Kommunikation über »Safer Sex« mit dem Partner, die Ablehnung von ungeschütztem Sex, das Verlassen einer Situation, wenn geschützter Sex nicht möglich ist. Das IBM-Model wurde mit Strukturgleichungsmodellen sowohl bei schwulen als auch bei heterosexuellen Männern überprüft (Fisher et al. 1994). Die via Fragebogen erfassten Verhaltensfertigkeiten trugen mit $\beta=.29$ (bei schwulen Männern) bzw. mit $\beta=.24$ (bei heterosexuellen Männern) zum selbstberichteten HIV-Präventionsverhalten bei. Interessanterweise hängt das

Wissen um die HIV-Infektion in dieser Studie in keiner Weise mit dem berichteten HIV-präventiven Verhalten zusammen. Die Rolle der Kommunikation wird weiter unten nochmals erläutert.

> **!** Die Gemeinsamkeit dieser Modelle liegt darin begründet, dass der Mensch als ein rational entscheidendes Individuum gesehen wird, das volitionale Kontrolle über sein Verhalten ausüben kann und dessen HIV-bezogenes Verhalten von seinen Kognitionen über HIV-relevante Aspekte abhängt.

Die empirische Überprüfung dieser Modelle erfolgt in den Studien in aller Regel über Querschnittsdesigns, in denen sämtlich interessierende Variablen zeitgleich erfragt werden. Crepaz u. Marks (2002) haben eine ausführliche Übersicht der relevanten Studien präsentiert, die das Gesundheitsverhalten von HIV-positiven Menschen untersuchen. Diese Übersicht zeigt, dass einige der postulierten Prädiktorvariablen im Querschnitt mit der selbstberichteten Kondomnutzung in Zusammenhang stehen. Es sind dies vor allem

- das Wissen über HIV und seine Übertragungswege (Korrelationen mit dem Schutzverhalten im Bereich von ca. $r=.30$ bis .50),
- die Meinung, dass »Safer Sex« die sexuelle Lust reduziert (ca. $r=-.40$) und
- die Absicht, »Safer Sex« zu praktizieren (ca. $r=.15$ bis .40)

Der postulierte Einfluss der Selbstwirksamkeit konnte in einigen korrelativen Studien nicht nachgewiesen werden, in anderen Studien liegt er im Bereich von $r=.30$. Neben den von den Modellen postulierten Prädiktorvariablen zeigen sich allerdings auch Zusammenhänge zu anderen Variablen, die bislang in den Modellen nicht beachtet werden (wie z. B. der Wunsch nach sozialer Unterstützung, der Serostatus des Partners usw.; →Crepaz u. Marks 2002). Sehr ähnlich sieht es bei den Studien aus, die an Teilnehmern durchgeführt wurden, deren Serostatus unbekannt oder negativ ist.

Die Studien stützen zwar die gesundheitspsychologischen Modelle in bestimmten Teilen und doch sind hier einige Einschränkungen zu diskutieren. Wie bereits erwähnt, ist die Kriteriumsvariable das selbstberichtete Risikoverhalten, das selbst wiederum bestimmten (intentionalen und nonintentionalen) Verzerrungen unterliegt. Zudem handelt es sich hierbei ausschließlich um korrelative Querschnittanalysen, mit denen sich keine Kausalannahmen prüfen lassen. Es wurde bereits im Bereich der Risikowahrnehmung (▶ Abschn. 6.1) erörtert, dass der Zusammenhang zwischen Einschätzung von Bedrohungen und entsprechendem gesundheitsförderlichen Verhalten wahrscheinlich wesentlich komplexer ist, als von den klassischen gesundheitspsychologischen Modellen postuliert. Und auch im Bereich von HIV-Schutzverhalten konnte in einer der wenigen Mehrzeitpunktstudien gezeigt werden (Breakwell 1996), dass sich Personen, die ein weniger ausgeprägtes Schutzverhalten zeigten, ein Jahr zuvor in der Risikowahrnehmung nicht unterschieden, wohl aber *nachdem* sie das Risikoverhalten gezeigt hatten. Dies weist wiederum auf die adaptive Rolle der Risikowahrnehmung hin (▶ Abschn. 6.1).

Der Hauptkritikpunkt allerdings ist ein anderer. Die Teilnehmer werden in einem Zustand relativer Entspannung befragt. Dadurch lassen sich übergeordnete Einstellungen erfassen. Es ist aber unseres Erachtens im Bereich des sexuellen Risikoverhalten durchaus fragwürdig, ob übergeordnete Einstellungen bzw. bestimmte, auf rationalen Überlegungen basierende Prozesse im Zustand sexueller Erregung stattfinden oder aber ob die entsprechenden Verarbeitungsprozesse im Zustand sexueller Lust nicht gänzlich andere sind. So ist gut belegt, dass im Zustand einer positiven Stimmung das analytische Denken reduziert ist bzw. dass sich Menschen dann weniger auf logisches Denken einlassen, was Kuhl (2001) mit der Annahme antagonistischer Teilsysteme der Persönlichkeit erklärt. Sexuelle Erregung ist ein Sonderfall gehobener Stimmung. Es ist also fragwürdig, in einem solchen Zustand beim Individuum rationale Entscheidungsprozesse anzunehmen. Den Modellen ist also etwas gemeinsam, was als »Rationalisierung der Sexualität« bezeichnet werden soll. Es ist unseres Erachtens sehr fraglich, ob diese die Kognitionen betonenden Modelle ausreichen, um sexuell motiviertes Verhalten zu erklären.

Bevor weitergehende Überlegungen angestellt werden, gilt es zunächst noch einige Aspekte darzustellen, die im Fokus der Forschung stehen. Es sind dies

- der Aspekt des Drogenkonsums,
- das Bedürfnis nach Stimulation (»Sensation Seeking«; ▶ Abschn. 6.2),
- Aspekte der sozialen Kommunikation und
- ein Phänomen, das sich »Barebacking« nennt.

Drogenkonsum und sexuelles Risikoverhalten

In einer Vielzahl von korrelativen Studien konnte gezeigt werden, dass Drogenkonsum und sexuelles Risikoverhalten in Zusammenhang stehen. Die Studien legen zunächst nahe, dass ein häufigerer Konsum von Drogen auch mit einem häufigeren sexuellen Risikoverhalten verbunden ist und vice versa. Korrelative Befunde können in unterschiedlicher Form interpretiert werden. Zum einen kann der Zusammenhang in der postulierten Richtung interpretiert werden: Ein Konsum von Drogen führt in dem berauschten Zustand zu einer Abnahme der Selbstkontrolle. Es wäre also möglich, dass Personen, die gerade Drogen wie Methylendioxymethamphetamin (MDMA oder »Ecstacy«) konsumiert haben, eine geringere Kontrolle über ihr (ursprünglich beabsichtigtes) Schutzverhalten haben oder aber auch die möglichen negativen Konsequenzen eines mangelnden Schutzverhalten nicht mehr so drastisch wahrnehmen. So zeigten Klitzman et al. (2000), dass der häufige Konsum von MDMA (mindestens einmal pro Monat) bei MSM mit deutlich häufigerem sexuellem Risikoverhalten einhergeht als ein seltener Konsum. Dieser Zusammenhang ließ sich in der Studie für den Konsum anderer Drogen (Alkohol, Amylnitrit – in der Szene bekannt als »Poppers«, Haschisch usw.) nicht nachweisen.

Eine alternative Erklärung wäre, dass dieser berichtete Zusammenhang nicht kausaler Natur ist, sondern vermittelt wird über eine Drittvariable, die sowohl das sexuelle Risikoverhalten als auch den Drogenkonsum beeinflusst. So könnte es z. B. sein, dass Variablen wie eine verminderte Selbstkontrolle (Impulsivität) oder aber ein höheres Bedürfnis nach Stimulation (»Sensation Seeking«) sowohl mit einem verminderten Schutzverhalten als auch mit einem häufigeren Konsum von Drogen einhergeht. Derartige Überlegungen sind in rein korrelativen Studien nicht zu überprüfen. Dass es sich um Drittvariablen handelt, die den Zusammenhang produzieren, wird durch eine umfangreiche Studie von Gillmore et al. (2002) nahe gelegt. Innerhalb dieser Studie führten knapp 150 MSM über acht Wochen ein strukturiertes Tagebuch, in dem sie sowohl ihr Sexualverhalten als auch ihren Drogenkonsum festhielten. Es zeigte sich, dass es keinen Zusammenhang gab zwischen der Nutzung von Kondomen und dem Konsum von Alkohol oder Drogen innerhalb von vier Stunden vor dem Analverkehr. Die zuvor gefundenen Korrelationen könnten also auf eine weitere Variable zurückgeführt werden, die aber bislang noch nicht identifiziert wurde.

»Sensation Seeking« und sexuelles Risikoverhalten

Das Bedürfnis nach Stimulation gilt als die am meisten untersuchte Persönlichkeitsvariable in Bezug auf sexuelles Risikoverhalten (Hoyle et al. 2000). Innerhalb der entsprechenden Studien wurde »Sensation Seeking« häufig durch eine auf Sexualverhalten bezogene »Sexual Sensation Seeking Scale« (Kalichman u. Rompa 1995) erfasst, die eng an die ursprüngliche Konzeption angelehnt ist (▶ Abschn. 6.2). Der über die bisherigen Studien ermittelte Zusammenhang zwischen »Sensation Seeking« und Sexualverhalten ist für die Anzahl an Sexualpartnern mit einer mittleren Korrelation von $r=.28$ deutlicher als für ungeschützten Sexualverkehr mit $r=.14$ (Hoyle et al. 2000). Auch wenn sich dieser Zusammenhang bei den meisten Studien zeigt, muss doch einschränkend hinzugefügt werden, dass die Korrelationen in der berichteten Höhe nur aussagen, dass bis zu 8% der Varianz durch dieses Persönlichkeitsmerkmal aufgeklärt wird. Zudem zeigt sich, dass in jüngeren Studien der Zusammenhang zwischen »Sensation Seeking« und Risikoverhalten bei MSM deutlich geringer ausfällt (→Schumacher u. Hammelstein 2003). Ob dies auf Stichprobenbesonderheiten oder aber auf die Wirkung präventiver Maßnahmen in der »Gay Community« zurückzuführen ist, bleibt offen.

Kommunikation und sexuelles Risikoverhalten

Beabsichtigt eine Person, ein Kondom während des Sexualkontaktes zu nutzen, so kann sie dies mit unterschiedlichen Strategien verwirklichen. Zum einen kann sie – wenn verfügbar – einfach ein Kondom überziehen oder dies dem Sexualpartner geben (nonverbale Kommunikation); zum anderen kann sie es explizit ansprechen. Insofern liegt es nahe, den Zusammenhang zwischen derartigen Kompetenzen bzw. Hindernissen und dem sexuellen Risikoverhalten zu untersuchen. In einer Studie an psychisch erkrankten Patienten untersuchten Somlai et al. (1998) die soziale Kompetenz in mehreren auf sexuelle Situationen bezogene Rollenspiele und dem berichteten sexuelle Risikoverhalten in den vorangegangenen 30 Tagen. Die soziale Kompetenz wurde von Beobachtern eingeschätzt. Die Patienten mit der höchsten eingeschätzten sozialen Kompetenz berichteten über das geringste sexuelle Risikoverhalten (nicht nur in Bezug auf die Nutzung von Kondomen, sondern auch in Bezug auf die Anzahl der Partner, was in dieser Studie ebenfalls dem sexuellen Risikoverhalten zugeordnet wurde). Demgegenüber weisen die Patienten mit der geringsten sozialen Kompetenz die geringste Nutzung von Kondomen auf. Auch wenn die Verallgemeinerung der Studie durch die gewählte Stichprobe begrenzt ist, weist sie auf einen wichtigen Aspekt für die mögliche Präventionsarbeit hin. Auf einen ähnlichen Aspekt weist die Studie von Crepaz u. Marks (2003) hin, die das Risikoverhalten bereits HIV-infizierter Männer untersuchte. Das Schutzverhalten war dann ausgeprägter, wenn die Männer ihre eigene HIV-Infektion ihren Sexualpartnern mitteilten und/oder wenn sie mit ihnen über die Nutzung von Kondomen vor dem Sexualverkehr sprachen.

> ❗ Diese Studien legen nahe, dass Kommunikationsfertigkeiten in Bezug auf Sexualverhalten und HIV eine Ressource für sexuelles Schutzverhalten darstellen können.

Die Gefahr einer stillschweigenden Übereinkunft liegt in den kognitiven Verzerrungen, die hier möglich sind. Zum einen kann eine HIV-negative Person annehmen, dass, wenn der Sexualpartner (oder die Sexualpartnerin) kein Kondom verwendet, er oder sie wohl ebenfalls nicht infiziert sein wird. Zum anderen kann ein HIV-positiver Mensch aber ebenfalls zu diesem analogen Schluss kommen, der registriert, dass sein Sexualpartner auch auf ein Kondom verzichten würde.

Weitere psychologische Merkmale

Eine Reihe weiterer Variablen ist in der Forschung untersucht worden. Hier sollen nur einige herausgehoben werden, die für mögliche Präventionsansätze relevant sein könnten. Wie zu Beginn des Kapitels beschrieben, gibt es wieder einen Anstieg der HIV-Infektionen und anderer STD unter MSM, der teilweise auf einen Anstieg des Risikoverhaltens zurückgeführt wird (Bochow et al. 2004). Es bestand die Vermutung, diese Zunahme des Risikoverhaltens könne auf veränderte Einstellungen in Bezug auf HIV entstanden sein, die durch den zunehmenden medizinischen Fortschritt ausgelöst worden sei. Crepaz et al. (2004) haben in ihrer Metaanalyse Studien zusammengefasst, die den Zusammenhang von Einstellungen gegenüber oder Erhalten von HAART und dem sexuellen Risikoverhalten zum Thema hatten. Hierbei zeigt sich, dass das Risikoverhalten derjenigen, die HAART erhalten oder aber einen Virusload unterhalb der Nachweisgrenze haben, nicht erhöht ist gegenüber HIV-positiven Menschen, die nicht HAART erhalten oder aber eine deutlich höhere Virusbelastung haben. Auch wenn die Studien deutlich unterschiedliche Ausmaße an sexuellem Risikoverhalten fanden, zeigte sich ein deutlicher Einfluss der Annahmen über HAART: Menschen, die annehmen, dass der Erhalt von HAART zu einer niedrigeren Infektionsgefahr beiträgt oder die sich aufgrund des medizinischen Fortschritts (HAART) weniger Gedanken über eine Infektion machen, zeigen ein erhöhtes Risikoverhalten. In Parenthese sei angefügt, dass die Annahme, HAART führe zu einem geringeren Infektionsrisiko, nicht unbegründet ist, da die Gefahr einer Infektion davon abhängig ist, mit welcher Menge an Viruskopien man konfrontiert wird und letztere durch HAART gesenkt wird.

Andere Studien konnten zeigen, dass Menschen, die ihre Sexualkontakte über das Internet suchen, deutlich höheres sexuelles Risikoverhalten an den Tag legen als diejenigen, die ihre Sexualkontakte auf eher »konventionellem« Wege finden (Benotsch et al. 2002). Letztlich ist aber auch eine mögliche Konfundierung mit dem Phänomen des »Barebacking«, also des intentional ungeschützten Sexualverkehrs, möglich (s. unten). Interessanterweise finden sich bzgl. des sexuellen Risikoverhaltens auch Zusammenhänge zu Variablen, die in den bisherigen gesundheitspsychologischen Modellen keine Beachtung finden. So zeigt sich sowohl für MSM als auch für heterosexuelle Menschen, dass diejenigen, die in ihrer Kindheit einen sexuellen Missbrauch erlebt haben, in den zwölf Monaten vor der Befragung mehr ungeschützte Sexualkontakte hatten als Menschen ohne diesen biographischen Hintergrund (z. B. Jinich et al. 1998).

Das Phänomen des »Barebacking«

Die bislang berichteten empirischen Befunde strapazieren deutlich die Anwendbarkeit konventioneller gesundheitspsychologischer Modelle in Bezug auf HIV-relevantes Verhalten. Dies wird aber noch vergrößert durch ein Phänomen, dass sowohl im Sprachgebrauch der »Gay Community« wie auch der wissenschaftlichen

Literatur als »Barebacking« bezeichnet wird. Gemeint ist damit die bewusste Entscheidung, auf Kondome zu verzichten bzw. riskantes Sexualverhalten zu praktizieren, was auch als »intentional unsafe sex« bezeichnet werden kann.

> ❗ Der Unterschied zu dem bislang berichteten Risikoverhalten ist der, dass bislang über Risikoverhalten berichtet wurde, das nicht unbedingt bewusst eingegangen wurde, sondern eher als »Versäumnis« gekennzeichnet werden kann. Im Falle des »Barebacking« wird der ungeschützte Analverkehr aber intentional aufgesucht.

Seit Ende der 1990er Jahre ist sowohl in den USA als auch in Europa eine Zunahme des »Barebacking« zu verzeichnen. Dieser Trend schlägt sich z. B. auch in entsprechenden Internetseiten oder aber in entsprechenden Kontaktanzeigen nieder, bei denen explizit »Barebacker« bzw. »blanker Sex« gesucht werden. Gefolgt wurde dies von einer erneuten deutlichen Moralisierung des Sexualverhaltens in Medien und wissenschaftlicher Literatur.

Prämisse der gesundheitspsychologischen Modelle ist, dass es jedem Menschen inhärent ist, seine Gesundheit und sein Leben zu bewahren. Auf den ersten Blick lässt sich dies nun gar nicht mit einem Verhalten in Einklang bringen, bei dem das Risiko, sich mit HIV zu infizieren, bewusst aufgesucht wird. Empirische Studien in Bezug auf »Barebacking« befinden sich noch in den Ansätzen. Allerdings forderte dies die mit riskantem Sexualverhalten befassten Sozialwissenschaftler erstmals auf, darüber nachzudenken, welche positiven Aspekte ungeschützter Sexualkontakt haben könnte. So wird ungeschützter Sexualkontakt z. B. als intimer, romantischer oder »heißer« wahrgenommen als geschützter Sexualkontakt (Halkitis u. Parsons 2003; Halkitis et al. 2003). Im Forschungskontext muss deutlich zwischen »Barebacking« einerseits und dem Versäumnis des Schutzverhaltens andererseits unterschieden werden. Nicht jeder ungeschützte Sexualverkehr ist »Barebacking«.

Die PSI-Theorie als heuristisches Modell zu sexuellem Risikoverhalten

Die Theorie der *Persönlichkeits-System-Interaktionen* (PSI-Theorie; Kuhl 2001) ist die aktuell wohl komplexeste Persönlichkeitstheorie, die aus Befunden der allgemeinen, Motivations- und Persönlichkeitspsychologie hervorgegangen ist. Hier kann diese Theorie nur sehr verkürzt und rudimentär wiedergegeben werden. Kernstück ist die Unterscheidung von vier Makrosystemen, die als zentral für bedürfnisgesteuertes Verhalten erachtet wird. Zwei dieser Makrosysteme (Objekterkennen/Empfinden [OES] und Denken/Intentionsgedächtnis [IG], Erläuterung s. unten) basieren auf analytischen Prozessen, zwei weitere (intuitive Verhaltenssteuerung [IVS] und Fühlen/Extensionsgedächtnis [EG], Erläuterung s. unten) auf holistischen Prozessen.

- Das IG beinhaltet die Repräsentation schwieriger Handlungen, die in der Zukunft umgesetzt werden sollen. Hierzu muss die Absicht längere Zeit im IG aufrechterhalten, die unmittelbare Umsetzung dieser Absicht aber gleichzeitig gehemmt werden, damit die Handlung nicht zu früh umgesetzt wird. Das IG beinhaltet explizite Absichten fußend auf analytischen Selbstreflexionen, sozialen Erwartungen und Regeln.
- Das OES separiert Wiedererkennbares aus dem Kontext und meldet Ist-Soll-Diskrepanzen zurück, also vor allem negative Abweichungen, die nicht zu den aktuellen Erwartungen, Wünschen oder Zielen passen.
- Das EG ist mit einem Netzwerk semantischer Assoziationen ausgestattet und integriert Gefühle, persönliche Erlebnisse, Werte und fundamentale (auch implizite) Bedürfnisse der Person, so dass das Selbst als Teil dieses Systems aufgefasst werden kann (Kuhl 1999). Es geht hierbei also um tiefverwurzelte Ziele und Werte der Person und ist eng mit der Emotionsregulation verknüpft.
- Die IVS vermittelt die intuitive Ausführung beabsichtigter Handlungen (automatisierte Verhaltensroutinen). Die IVS verschmilzt Informationen aus verschiedenen Sinnesmodalitäten.

Die PSI-Theorie hat nun bzgl. der Interaktion dieser vier Systeme zwei zentrale Modulationsannahmen:
1. Die Herabregulierung von positivem Affekt hemmt die Verbindung zwischen IG und IVS, d. h. die im IG enthaltene Absicht wird weiterhin aufrechterhalten. Die konkrete Umsetzung dieser Absichten wird dann durch fremd- oder selbstgenerierten positiven Affekt gebahnt (Annahme der Willensbahnung).

2. Die Herabregulierung eines negativen Affektes hemmt den Einfluss des EG auf das OES und verhindert damit die Entfremdung (Alienation) von eigenen Bedürfnissen und Interessen.

Ein Wechsel zwischen den Systemen IG und EG ist also nur durch eine Veränderung der Affekte möglich. Dieses Modell wird im Folgenden in einer heuristischen Weise auf das sexuelle Risikoverhalten angewandt.

Die Absicht, Kondome zu nutzen, ist im IG enthalten und fußt auf logischen Überlegungen (für diese Form der Absichtsbildung haben gesundheitspsychologische Modelle eine Relevanz). Diese Absicht muss nun während des Prozesses des Flirtens und des Beginns der sexuellen Aktivität aufrechterhalten werden. Hierfür ist aber gleichzeitig die o. g. Verhaltenshemmung vonnöten. Im Zuge der sexuellen Erregung nehmen nun die motorische Aktivierung und positiven Affekte zu (weil Bedürfnisse nach Nähe, Intimität usw. befriedigt werden). Damit kommt es zu einem Systemwechsel: das EG wird aktiviert und die Absicht, Kondome zu nutzen, dürfte nun unter bestimmten Bedingungen zurückgewiesen werden zugunsten der im Selbst integrierten Bedürfnisse nach Bindung, Nähe, Intimität, die möglicherweise der Kondomnutzung widersprechen. Gleichzeitig dürfte die motorische Aktivität sowie die zunehmenden positiven Affekte die IVS so aktivieren, dass Routinen der IVS (zu denen nicht die Kondomnutzung, sondern das »routinierte«, d. h. ungeschützte Sexualverhalten zählt) quasi abgespult werden ohne Zugriff auf das OES. Unterstützt wird diese Sichtweise durch Befunde, die zeigen, dass eine höhere Attraktivität des Sexualpartners auch mit einer höheren Wahrscheinlichkeit ungeschützten Sexualverhaltens einhergeht. Hieraus abzuleiten ist die Annahme, dass es nur dann, wenn das geschützte Sexualverhalten als Ziel in das holistische Selbstrepräsentationssystem integriert ist, zu einer Zunahme des negativen Affektes bei drohendem ungeschützten Sexualverkehr käme, wodurch wiederum das IG aktiviert werden könnte, mit der Absicht, nun das Kondom zu verwenden (und infolge dessen auch das OES). Eine weitere abgeleitete Annahme ist die (möglicherweise triviale) Feststellung, dass, je eher die Kondomnutzung während des Sexualverkehrs zur Gewohnheit zählt, desto wahrscheinlicher ist die Bahnung entsprechender Routinen (also geschützten Sexualverkehrs) im Falle einer Aktivierung der IVS. Besonders gefährdet wären damit Personen mit einem stark ausgeprägten Anreizsystem (wie z. B. »Sensation Seeker«).

Der Verzicht auf Kondome (bzw. deren Benutzung) kommt bei verschiedenen Personen und in verschiedenen Situationen also sehr unterschiedlich zustande. Die PSI-Theorie bietet viele Möglichkeiten an, kann aber selbstverständlich nicht sagen, welche Variante nun im konkreten Fall vorliegt. Der Vorteil der Theorie liegt demnach vor allem darin, die verschiedenen Möglichkeiten des Zustandekommens oder Ausbleibens der Kondomnutzung zu differenzieren.

Um die Absicht, ein Kondom zu verwenden, also im IG zu bilden, braucht die Person die Fähigkeit, den positiven Affekt zu hemmen (sich also von der sexuellen Erregung nicht »überschwemmen« zu lassen). Deshalb werden »lustzentrierte« Personen (wie z. B. impulsive oder »Sensation Seeker«) schon weniger das IG beanspruchen. Emotional stärker gehemmte oder zu negativen Stimmungen neigende Personen können zwar durchaus die richtige Absicht bilden, bräuchten aber, um diese umzusetzen, eine Heraufregulierung des positiven Affektes. Diese fällt ihnen schwer, wodurch sie stärker von externalen Faktoren gesteuert werden (wie z. B. dem Verhalten des Sexualpartners).

Die PSI-Theorie ist bislang in Bezug auf sexuelles Risikoverhalten noch nicht überprüft worden (wohl aber in Bezug auf diätetisches Verhalten; →Fuhrmann u. Kuhl 1998). Sie bietet aber eine Fülle von Hypothesen und Annahmen, die stärker auf die Bedürfnisse des Menschen und die entsprechende Bedürfnisregulation fokussiert sind als die vorherrschenden kognitiven Modelle.

Determinanten sexuellen Risikoverhaltens: ein kritischer Ausblick

Die quantitativ orientierte Sozialwissenschaft hat seit der Entdeckung des HI-Virus viele Studien hervorgebracht, die zum Ziel hatten, sexuelles Risikoverhalten zu erklären. Die meisten dieser Studien sind korrelativer Natur und insofern – auch bei der Anwendung von statistischen Verfahren wie der Pfadanalyse – nicht geeignet, Kausalannahmen zu überprüfen. Es sind zahlreiche Variablen gefunden worden, die mit der Häufigkeit selbstberichteten Risikoverhaltens korrelieren (zumeist im Bereich von $r=.30$, was einer Varianzaufklärung von 9% entspricht). Diese Studien zeigen zwar, was alles einen möglichen (statistischen) Beitrag zum riskanten Sexualverhalten liefert, gaben aber kaum Auskunft über die Dynamik des Sexualkontaktes. Unseres Erachtens wird man riskanten Sexualverkehr so lange nicht besser verstehen (und entsprechend auch vorbeugen könne), solange man nicht versteht, welche Phantasien mit ungeschütztem Verkehr einhergehen und welche Bedürfnisse (wie z. B. Intimität, Nähe, Verschmelzung, Männlichkeit oder auch Stimulation) durch ungeschützten Sexualkontakt eher befriedigt werden als durch geschützten (Ansätze hierzu können in der PSI-Theorie gefunden werden). Bochow hat schon vor Jahren auf die entsprechenden Defizite in der sozialwissenschaftlichen Forschung hingewiesen (Bochow 1996). Es bleibt daher offen, ob die Gefahr des Reduktionismus in quantitativ orientierten Studien umgangen werden kann oder ob für diesen Bereich nicht eher qualitativ orientierte Forschungsansätze benötigen werden, die die Dynamik ungeschützter Sexualität verstehbar machen können.

14.1.3 Präventionsmodelle im Kontext von HIV

Sozial-kognitive Modelle wie das ARRM oder das IMB-Modell liefern unmittelbare Anweisungen für mögliche Präventionsansätze:
- Vermittlung von Information,
- Etablierung von Normen zum »Safer Sex« innerhalb der Hauptbetroffenengruppen,
- Vermittlung von sozialen Kommunikationsfertigkeiten,
- Motivationssteigerung zur Erhaltung der Gesundheit und
- Bereitstellung von Anlaufstellen.

Einschränkend muss hinzugefügt werden, dass diese Modelle als nicht ausreichend überprüft gelten können, um von diesen nun flächendeckende Präventionsansätze als evidenzbasiert ableiten zu können.

In Deutschland waren die theoretischen Überlegungen, auf denen die Präventionsarbeit der Aids-Hilfen fußte, weniger gesundheitspsychologisch als vielmehr soziologisch orientiert. Unter dem Begriff der *strukturellen Prävention* (Etgeton 2000) wird ein Interventionsansatz verstanden, der zum einen das Verhalten des Individuums in den Fokus nimmt (*Verhaltensprävention*), zum anderen die soziale Umgebung inklusive der Gesellschaft (*Verhältnisprävention*). Anders als die sozialkognitiven Modelle amerikanischer Provenienz wurde bereits zu Beginn der HIV-/Aids-Debatte darauf hingewiesen, dass sexuelles Risikoverhalten und demzufolge auch die Aids-Prävention in einem Kontext stattfinden, wo Begehren, Lust und Gesundheit aufeinander treffen. Aufbauend auf dieser Grundannahme waren die Präventionsplanungen auch deutlich stärker durch tiefenpsychologische Überlegungen gespeist.

Bei den Aufklärungskampagnen, die konzipiert wurden als:
- bevölkerungsweite Aufklärung,
- zielgruppenspezifische Initiativen sowie
- persönliche Beratung

wird kontinuierlich darauf geachtet, die spezifischen Lebensweisen der Hauptbetroffenengruppen zu respektieren und zu würdigen, um eine Stigmatisierung und Diskriminierung zu vermeiden (→Fiedler 2004). Gleichzeitig wurde die Verantwortung über das sexuelle Schutzverhalten in die Verantwortung jedes einzelnen gelegt (und nicht etwa ausschließlich in die Hände der infizierten Menschen), um eine Stigmatisierung HIV-infizierter Menschen zu verhindern.

Prävention im Bereich von HIV liegt v. a. im Bereich der Aufklärung, d. h. der Informationsvermittlung. Nun müssen hinsichtlich der Informationsvermittlung zwei Aspekte beachtet werden:
1. beinhalten Aufklärungskampagnen über Risikoverhalten immer auch selbstwertbedrohliche Situationen, die abgepuffert werden müssen (vgl. ▶ Kap. 6.1) und
2. findet man in Gruppen, die man als hoch aufgeklärt bezeichnen kann, wie z. B. die Gruppe homosexueller Männer, meist keine Korrelationen zwischen dem Wissen über HIV und der Häufigkeit des UAV (s. oben). Dies kann mit einem Deckeneffekt erklärt werden, woraus zu schließen wäre, dass Aufklärung vor allem da Not tut, wo ein geringes Wissen über HIV vorhanden ist (z. B. bei Jugendlichen oder in anderen Ländern, wo entsprechende Informationen nicht allen Bürgern zur Verfügung stehen), nicht aber da, wo das Wissen bereits deutlich ausgeprägt ist.

14.2 Unbeabsichtigte Schwangerschaft

Schwangerschaften können intendiert sein, d. h. sie sind gewollt zum Zeitpunkt der Empfängnis oder be-

14.2 · Unbeabsichtigte Schwangerschaft

reits früher, oder sie können *unbeabsichtigt* sein, d. h. sie können nicht gewollt sein zum Zeitpunkt der Empfängnis. Bei den unbeabsichtigten Schwangerschaften wird weiter zwischen den *zeitlich unbeabsichtigten* und den *ungewollten* unterschieden. Erstere bestehen darin, dass die Schwangerschaft zwar prinzipiell gewollt ist, aber nicht zu diesem Zeitpunkt. Diese kann z. B. darin bestehen, dass eine Frau erst noch mehrere Jahre ihren Beruf weiterverfolgen wollte, bevor sie Kinder bekommt. Die *ungewollte* Schwangerschaft besteht darin, dass die Frau zum Zeitpunkt der Empfängnis keine Kinder (mehr) wollte.

Der Bereich unbeabsichtigter Schwangerschaft ist weit schlechter untersucht als der Bereich des sexuellen Risikoverhaltens im Kontext von HIV. Das kann daran liegen, dass eine HIV-Infektion meist mit weit dramatischeren Konsequenzen für die körperliche Gesundheit verbunden ist als eine Schwangerschaft.

14.2.1 Häufigkeit unbeabsichtigter Schwangerschaften

Nach den Angaben des Statistischen Bundesamtes (2005) werden in Deutschland jährlich zwischen 128.000 und 130.000 Schwangerschaftsunterbrechungen vorgenommen. Davon erfolgen nur 2,7% infolge einer medizinischen Indikation, 0,00002% infolge einer kriminologischen Indikation und der Rest erfolgt im Rahmen der Beratungsregelung. ◘ Abbildung 14.2 zeigt die prozentuale Häufigkeit von Schwangerschaftsabbrüchen in Abhängigkeit vom Alter der Schwangeren. Demnach erfolgen Abbrüche am häufigsten im Alter zwischen 20 und 30 Jahren mit einer Prävalenz von 1,1–1,2%. Zu den statistisch erfassten Schwangerschaftsabbrüchen kommt noch eine Dunkelziffer sowie der Anteil an Kindern, die ungewollt ausgetragen werden hinzu.

> ❗ Die Zahl jährlicher unbeabsichtigter Schwangerschaften dürfte also weit über der Zahl der jährlichen Schwangerschaftsabbrüche liegen. Schätzungen gehen davon aus, dass jede dritte Schwangerschaft unbeabsichtigt ist (Faghihzadeh et al. 2003).

Die Folgen unbeabsichtigter Schwangerschaften können sehr vielschichtig und unterschiedlich sein. Zum einen ist die Abruptio eine mögliche Folge, die sowohl mit medizinischen als auch mit psychischen Folgeerscheinungen behaftet sein kann. Der Eingriff kann den Tod der Mutter zur Folge haben. So geht weltweit jeder

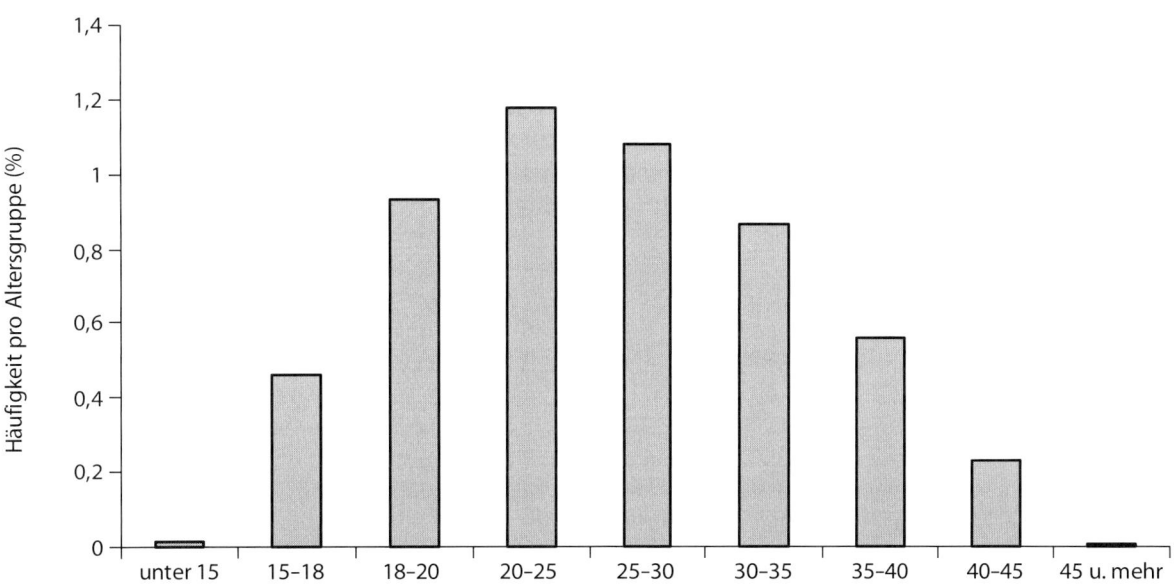

◘ **Abb. 14.2.** Prozentuale Verteilung von Schwangerschaftsabbrüchen 2003 in Deutschland getrennt nach Alter der Schwangeren. (Nach Angaben des Statistischen Bundesamtes 2005)

8. Tod einer Mutter auf eine schlecht vorgenommene Abtreibung zurück (Faghihzadeh et al. 2003), was vor allem ein Risiko für Frauen ist, die nicht in den Industrieländern leben. Inwieweit psychische Folgeerscheinungen bei den Frauen eintreten, die eine Abruptio haben vornehmen lassen, ist nicht klar zu beantworten. Abhängig von den gewählten Kriterien verarbeiten 20–30% die Abruptio problematisch, also mit einer höheren Depressionsneigung und größerer emotionaler Belastung, auch ein Jahr nach dem Eingriff (Barnett et al. 1986; Barnow et al. 2001; Kero et al. 2004). Als Risiko für eine eher problematische Verarbeitung der Schwangerschaft gelten

- Unterschichtszugehörigkeit,
- finanzielle Schwierigkeiten,
- kein oder eine schlechte Paarbeziehung sowie
- psychische Störungen im Vorfeld der Abruptio.

Aber auch die Austragung des bei der Empfängnis ungewollten Kindes kann multiple Folgeerscheinungen mit sich bringen. Bei der Empfängnis ungewollte Kinder neigen im Erwachsenenleben eher zu psychischen Störungen als gewollte Kinder und das Verhältnis zur Mutter ist im frühen Erwachsenenalter schlechter als in den Vergleichsgruppen (Barber et al. 1999; Kubicka et al. 2002, 2003).

Es sei allerdings darauf hingewiesen, dass in Deutschland die Bereitschaft, ein Kind im Rahmen einer unbeabsichtigten Schwangerschaft auszutragen, als relativ hoch eingestuft werden kann. So kommt Roloff (2004) im Rahmen ihrer repräsentativen Befragungen zu dem Schluss, dass 78% (alte Bundesländer) bzw. 57% (neue Bundesländer) der befragten Frauen angaben, dass sie im Falle einer unbeabsichtigten Schwangerschaft das Kind vermutlich austragen und behalten würden.

14.2.2 Determinanten unbeabsichtigter Schwangerschaft

Wie bereits erwähnt, sind die Determinanten unbeabsichtigter Schwangerschaft wesentlich weniger systematisch untersucht worden als sexuelles Risikoverhalten im Zusammenhang mit HIV. Es ist zu vermuten, dass es hier große Gemeinsamkeiten, aber eben auch gravierende Unterschiede gibt. In beiden Fällen ist es so, dass das Schutzverhalten in einer Situation gesteigerter Erregung und Lust stattfinden müsste. Anders als im Kontext von HIV ist aber eine unbeabsichtigte Schwangerschaft aus der Sicht der Betroffenen nicht unumkehrbar. Und die Norm, geeignete Verhütungsmethoden zu verwenden, ist weit weniger deutlich ausgeprägt als die Safer-Sex-Norm bei MSM und so liegt die Verantwortung zur Vorbeugung einer unbeabsichtigten Schwangerschaft häufig (unausgesprochen) bei der Frau.

Als soziodemographische Risikofaktoren für eine unbeabsichtigte Schwangerschaft kann die Unterschichtzugehörigkeit gelten. Jugendliche, die bei ihrem ersten Genitalverkehr nicht verhütet haben, tendieren dazu, auch in Zukunft nicht zu verhüten.

Viele Frauen haben ein nicht ausreichendes Wissen über die praktische Handhabbarkeit von Kondomen, den Gebrauch und die Nebenwirkungen von oralen Kontrazeptiva sowie die Möglichkeiten einer postkoitalen Kontrazeption (Sundby et al. 1999). Als kritische Phase für eine unbeabsichtigte Schwangerschaft hat sich der Übergang von einer beginnenden Partnerschaft in eine feste Beziehung erwiesen (ebd.). In dieser Zeit nimmt das Vertrauen in den Partner zu und die Bereitschaft steigt, auf Kondome zu verzichten.

14.2.3 Prävention unbeabsichtigter Schwangerschaften

Überlegungen zu Präventionsprogrammen unbeabsichtigter Schwangerschaften kommen v. a. aus dem skandinavischen Bereich (Sundby et al. 1999; Træn 2003). Sie sind meist eingebettet in den Bereich der Sexualerziehung und umfassen folgende Ansätze:
1. Aufklärung und Information:
   a) Wissen um unterschiedliche Verhütungsmethoden,
   b) Erhöhung der Vertrautheit im Umgang mit den einzelnen Verhütungsmethoden und
   c) Wissen um die Risiken und Nebenwirkungen der Verhütungsmethoden
2. Steigerung der Kommunikationsfertigkeiten:
   a) Bereitstellung von Informationsmaterial, das Kommunikationsbeispiele beinhaltet und
   b) Einsatz von Rollenspielen.

Diese Überlegungen werden dahingehend erweitert, gerade im schulischen Kontext Fachpersonal des Gesundheitswesens mit in die Sexualerziehung einzubeziehen, da Lehrer hier nicht das ausreichende Wissen hätten. Weiterhin wird von Sundby et al. (1999) betont, dass Ärzte ebenfalls Funktionen der präventiven Informationsvermittlung mit übernehmen sollten.

Es ist recht erstaunlich, dass die Überlegungen zur Prävention von unbeabsichtigten Schwangerschaften und zur Prävention von HIV-Infektionen so unverbunden nebeneinander stehen. Im Zuge sich zahlenmäßig verändernder HIV-Hauptinfektionswege in den europäischen Ländern ist es nicht mehr opportun, Prävention von unbeabsichtigten Schwangerschaften losgelöst von HIV-Prävention zu betreiben.

Zusammenfassung

Dieses Kapitel bietet einen Überblick über Formen, Konsequenzen und Determinanten sexuellen Risikoverhaltens. Im Mittelpunkt standen sexuell übertragbare Infektionen sowie unbeabsichtigte Schwangerschaften. Zunächst wurden die Formen sexuell übertragbarer Krankheiten und ihre epidemiologische Entwicklung dargestellt. Hierbei wurde deutlich, dass sich die Hauptbetroffenengruppen im europäischen Raum verschieben. Die unterschiedlichen Theorien zur Erklärung des sexuellen Risikoverhaltens wurden dargestellt (»AIDS-Risk-Reduction-Model«; »Information-Motivation-Behavioral Skills Model« sowie die PSI-Theorie). Dabei kann bislang kaum eines der etablierten Modelle das sexuelle Risikoverhalten in seiner Breite prädizieren. Die PSI-Theorie bietet hier Möglichkeiten, die allerdings bislang noch nicht empirisch untermauert wurden. Im Bereich der unbeabsichtigten Schwangerschaften ist die Forschungsintensität verglichen mit der HIV-bezogenen psychologischen Forschung gering, was auch die entsprechenden theoretischen Modelle sowie die Präventionsbemühungen einschließt.

Weiterführende Literatur

Fiedler, P. (2004). *Sexuelle Orientierung und sexuelle Abweichung. Heterosexualität, Homosexualität, Transgenderismus, Paraphilien, sexueller Missbrauch, sexuelle Gewalt.* Weinheim: Beltz.

Sigusch, V. (Hrsg.) (2001). *Sexuelle Störungen und ihre Behandlung.* 3. Aufl. Stuttgart: Thieme.

Literatur

Ajzen, I. & Fishbein, M. (1980). *Understanding attitudes and predicting social behavior.* Englewood Cliffs: Prentice-Hall.

Barber, J. S., Axinn, W. G. & Thornton, A. (1999). Unwanted childbearing, health, and mother-child relationships. *Journal of Health and Social Behavior, 40,* 231–257.

Barnett, W., Freudenberg, N. & Wille, R. (1986). Eine regionale Prospektivstudie psychischer Folgeerscheinungen der Notlagenabruptio. *Fortschritte der Neurologie und Psychiatrie, 54,* 106–118.

Barnow, S., Ballm, J., Döring, K., Lucht, M., Freyberger, H. J. & Fischer, W. (2001). Psychosoziale Merkmale und subjektives Befinden bei Frauen vor und nach stationärem indikationslosen Schwangerschaftsabbruch. *Psychotherapie, Psychosomatik, Medizinische Psychologie, 51,* 356–364.

Benotsch, E. G., Kalichman, S. & Cage, M. (2002). Men who have met sex partners via the Internet: Prevalence, predictors, and implications for HIV prevention. *Archives of Sexual Behavior, 31,* 177–183.

Bochow, M. (1996). Sexualität als Risikomanagement? Probleme der AIDS-Prävention bei homosexuellen Männern. *Zeitschrift für Sexualforschung, 9,* 248–254.

Bochow, M. (2001). *Schwule Männer, AIDS und Safer Sex: neue Entwicklungen. Eine Befragung im Auftrage der Bundeszentrale für gesundheitliche Aufklärung.* Berlin: Deutsche AIDS-Hilfe.

Bochow, M., Wright, M. T. & Lange, M. (2004). *Schwule Männer und Aids: Risikomanagement in Zeiten der sozialen Normalisierung einer Infektionskrankheit. Eine Befragung im Auftrag der Bundeszentrale für gesundheitliche Aufklärung, Köln.* Berlin: AIDS-Forum.

Breakwell, G. M. (1996). Risk estimation and sexual behaviour: A longitudinal study of 16–21-year-olds. *Journal of Health Psychology, 1,* 79–91.

Catania, J. A., Kegeles, S. M. & Coates, T. J. (1990). Towards an understanding of risk behavior: An AIDS risk reduction model (ARRM). *Health Education Quarterly, 17,* 53–72.

Catania, J., Coates, T. & Kegeles, S. (1994). A test of the AIDS risk reduction model: Psychosocial correlates of condom use in the AMEN cohort survey. *Health Psychology, 13,* 548–555.

Crepaz, N. & Marks, G. (2002). Towards an understanding of sexual risk behavior in people living with HIV: a review of social, psychological and medical findings. *AIDS, 16,* 135–149.

Crepaz, N. & Marks, G. (2003). Serostatus disclosure, sexual communication and safer sex in HIV-positive men. *AIDS Care, 15,* 379–387.

Crepaz, N., Hart, T. & Marks, G. (2004). Highly active antiretroviral therapy and sexual risk behavior. A meta-analytic review. *JAMA: Journal of the American Medical Association, 14,* 224–235.

Davidovich, U., Wit, J. B. F. de & Stroebe, W. (2000). Assessing sexual risk behaviour of young gay men in primary relationships: The incorporation of negotiated safety and negotiated safety compliance. *Aids, 14,* 701–706.

Etgeton, S. (2000). Structural prevention. The basis for a critical approach to health promotion. In R. Rosenbrock & M. T. Wright (Eds.), *Partnership and pragmatism. Germany's response to AIDS prevention and care* (pp. 73–81). London: Routledge.

Faghihzadeh, S., Babaee Rochee, G., Lmyian, M., Mansourian, F. & Rezasoltani, P. (2003). Factors associated with unwanted pregnancy. *Journal of Sex and Marital Therapy, 29,* 157–164.

Fiedler, P. (2004). *Sexuelle Orientierung und sexuelle Abweichung. Heterosexualität, Homosexualität, Transgenderismus, Paraphilien, sexueller Missbrauch, sexuelle Gewalt*. Weinheim: Beltz.

Fisher, J., Fisher, W., Williams, S. & Malloy, T. (1994). Empirical Tests of an Information-Motivation-Behavioral Skills Model of AIDS preventive behavior with gay men and heterosexual university students. *Health Psychology, 13*(3), 238–250.

Fuhrmann, A. & Kuhl, J. (1998). Maintaining a healthy diet: Effects of personality and self-reward versus self-punishment on commitment to an enactment of self-chosen and assigned goals. *Psychology and Health, 13*, 651–686.

Gillmore, M. R., Morrison, D. M., Leigh, B. C., Hoppe, M. J., Gaylord, J. & Rainey, D. T. (2002). Does «high=high risk»? An event-based analysis of the relationship between substance use and unprotected anal sex among gay and bisexual men. *AIDS and Behavior, 6*, 361–370.

Halkitis, P. N. & Parsons, J. T. (2003). Intentional unsafe sex (barebacking) among HIV-positive gay men who seek sexual partners on the Internet. *AIDS Care, 15*, 367–378.

Halkitis, P. N., Parsons, J. T. & Wilton, L. (2003). Barebacking among gay and bisexual men in New York City: Explanations for the emergence of intentional unsafe behavior. *Archives of Sexual Behavior, 32*, 351–357.

Hamers, F. F. & Downs, A. M. (2004). The changing face of the HIV epidemic in western Europe: What are the implications for public health policies? *The Lancet, 364*, 83–94.

Hoyle, R. H., Fejfar, M. C. & Miller, J. D. (2000). Personality and sexual risk taking: A quantitative review. *Journal of Personality, 68*, 1203–1231.

Jinich, S., Paul, J. P., Stall, R., Acree, M., Kegeles, S., Hoff, C. et al. (1998). Childhood sexual abuse and HIV risk-taking behavior among gay and bisexual men. *AIDS and Behavior, 2*, 41–51.

Kalichman, S. C. & Rompa, D. (1995). Sexual sensation seeking and sexual compulsivity scales: Reliability, validity, and predicting HIV risk behavior. *Journal of Personality Assessment, 65*, 586–601.

Kasprzyk, D., Montano, D. E. & Fishbein, M. (1998). Application of an integrated behavioral model to predict condom use: A prospective study among high HIV risk groups. *Journal of Applied Social Psychology, 28*, 1557–1583.

Kero, A., Högberg, U. & Lalos, A. (2004). Wellbeing and mental growth – long-term effects of legal abortion. *Social Science and Medicine, 58*, 2559–2569.

Klitzman, R. L., Pope, H. G., Jr. & Hudson, J. I. (2000). MDMA («Ecstasy») abuse and high-risk sexual behaviors among 169 gay and bisexual men. *American Journal of Psychiatry, 157*, 1162–1164.

Kubicka, L., Roth, Z., Dytrich, Z., Matejcek, Z. & David, H. P. (2002). The mental health of adults born of unwanted pregnancies, their siblings, and matched controls: A 35-year follow-up study from prague, Czech Republic. *The Journal of Nervous and Mental Disease, 190*, 653–662.

Kubicka, L., Roth, Z., Dytrich, Z., Matejcek, Z. & David, H. P. (2003). The mental health of adults born of unwanted pregnancies, their siblings, and matched controls: A 35-year follow-up study from prague, Czech Republic. Erratum. *The Journal of Nervous and Mental Disease, 191*, 137.

Kuhl, J. (1999). Das STAR-Modell der Persönlichkeitsstörungen: Affektmodulierte Interaktionen kognitiver Makrosysteme. The STAR model of personality disorders: Affect-modulated interactions of cognitive macrosystems. *Persönlichkeitsstörungen Theorie und Therapie, 3* (Sonderband), S84–S90.

Kuhl, J. (2001). *Motivation und Persönlichkeit. Interaktion psychischer Systeme*. Göttingen: Hogrefe.

Prochaska, J. O. & DiClemente, C. C. (1982). Transtheoretical therapy: Toward a more integrative model of change. *Psychotherapy: Theory, Research, and Practice, 19*, 276–288.

Robert Koch Institut (2004). HIV-Infektionen und AIDS-Erkrankungen in Deutschland. Aktuelle epidemiologische Daten (Halbjahresbericht I/2004). *Epidemiologisches Bulletin, B/2004*, 1–16.

Roloff, J. (2004). *Mögliches Verhalten von Frauen in West- und Ostdeutschland bei einer ungewollten Schwangerschaft und die Akzeptanz des Schwangerschaftsabbruchs – ein Zeitvergleich*. Wiesbaden: Bundesinstitut für Bevölkerungsforschung.

Schroder, K. E. E., Carey, M. P. & Vanable, P. A. (2003a). Methodological challenges in research on sexual risk behavior: I. Item content, scaling, and data analytical options. *Annals of Behavioral Medicine, 26*, 76–103.

Schroder, K. E. E., Carey, M. P. & Vanable, P. A. (2003b). Methodological challenges in research on sexual risk behavior: II. Accuracy of self-reports. *Annals of Behavioral Medicine, 26*, 104–123.

Schumacher, J. & Hammelstein, P. (2003). Sensation Seeking und gesundheitsbezogenes Risikoverhalten – Eine Betrachtung aus gesundheitspsychologischer Sicht. In M. Roth & P. Hammelstein (Hrsg.), *Sensation Seeking – Konzeption, Diagnostik, Anwendung* (pp. 138–161). Göttingen: Hogrefe.

Somlai, A. M., Kelly, J. A., McAuliffe, T. L., Gudmundson, J. L., Murphy, D. A., Sikkema, K. J. et al. (1998). Role play assessments of sexual assertiveness skills: Relationships with HIV/AIDS sexual risk behavior practices. *AIDS and Behavior, 2*, 319–328.

Statistisches Bundesamt (2005). *Schwangerschaftsabbrüche nach 2003*. Tabellen auf Anfrage beim Bundesamt erhältlich.

Sundby, J., Svanemyr, J. & Maehre, T. (1999). Avoiding unwanted pregnancy – the role of communication, information and knowledge in the use of contraception among young Norwegian women. *Patient Education and Counseling, 38*, 11–19.

Træen, B. (2003). Effect of an intervention to prevent unwanted pregnacy in adolescents. A randomized, prospective study from Nordland County, Norway, 1999–2001. *Journal of Community and Applied Social Psychology, 13*, 207–223.

UNAIDS. (2004). *2004 report on the global HIV/AIDS epidemic: 4th global report*. Genf: UNAIDS.

15 Alter: Produktiver Umgang mit den Aufgaben einer Lebensphase

Harald Petermann, Marcus Roth

15.1 Lebensphase Alter – 245	15.3.3 Entwicklungsregulation durch primäre Kontrolle – 253
15.2 Psychologische Alterscharakteristika – 247	15.3.4 Entwicklungsregulation durch sekundäre Kontrolle – 255
15.2.1 Entwicklungsaufgabe und Architektur des Lebenslaufs – 247	
15.2.2 Entwicklungsziele – 248	15.4 Ausdrucksformen psychologischer Produktivität – 257
15.3 Grundformen der Entwicklungsregulation – 249	15.4.1 Begriffsklärung – 257
15.3.1 Konsistenz psychischer Prozesse als Regulationsziel – 249	15.4.2 Voraussetzungen psychologischer Produktivität im Alter – 258
15.3.2 Primäre und sekundäre Kontrolle – 250	15.4.3 Spezifische Formen von Produktivität im Alter – 259

Mit der Thematik eines produktiven Umganges mit dem Altern wird ein zentraler Bereich der Gesundheitspsychologie berührt. Das Wissenschaftsgebiet der Gesundheitspsychologie befasst sich definitionsgemäß mit der Rolle psychologischer Faktoren bei der Aufrechterhaltung von Gesundheit, der Krankheitsvorbeugung sowie der Bewältigung bestehender Erkrankungen. Sie geht dabei vom Vorrang vorbeugender Aktivitäten gegenüber dem kurativen und rehabilitativen Interventionsansatz aus. Gerade diesem präventiven Aspekt wird in besonderem Maße mit dem Konzept eines produktiven Lebens im Alter Rechnung getragen. Es geht dabei um die bedeutsame Frage, wie es einem alten Menschen gelingt, mit zahlreichen Einbußen, Verlusten und Beschränkungen, aber auch den phasenspezifischen Entwicklungsgewinnen des Alters produktiv umzugehen (Staudinger u. Schindler 2002).

Diese Betrachtungsweise ermöglicht es, die umfangreichen Forschungsergebnisse der Gerontologie zu nutzen. Die Gerontologie stellt nicht die Pathologie, sondern den Prozess des Alterns in den Mittelpunkt ihrer wissenschaftlichen Bemühungen. In den letzten Jahrzehnten haben vor allem eine Reihe von interdisziplinären Längsschnittstudien durch ihre differenzierten Befunde den Wissensbestand der Psychologie des Alters maßgeblich erweitert (Studienbox).

> **Studienbox**
>
> Die Berliner Altersstudie (BASE) ist ein klassisches Referenzwerk zum Thema Altern. Mayer u. Baltes (1996) geben in der Monographie auf der Grundlage der Theorien zur Entwicklungspsychologie der Lebensspanne eine Übersicht über empirische Befunde zum Alter aus interdisziplinärer Perspektive. Das Werk enthält fachspezifische Befunde aus internistischer, psychiatrischer, soziologischer und psychologischer Sicht sowie synoptische Zusammenfassungen des Wissens über das Alter. Weitere repräsentative Längsschnittstudien aus den deutschsprachigen gerontologischen Zentren sind die Bonner Längsschnittstudie BOLSA (Lehr u. Thomae 1987) sowie die Heidelberger interdisziplinäre Längsschnittstudie ILSE (Martin et al. 2000).

15.1 Lebensphase Alter

65. Lebensjahr

Als Zeitpunkt, der eine Unterscheidung zwischen alten und jüngeren Menschen erlaubt, wird im alltäglichen Verständnis meist der 65. Geburtstag angesehen. Diese Altersgrenze ist sozialpolitischen Gründen geschuldet, da mit diesem Termin für den Großteil der Erwerbstätigen das Ausscheiden aus der beruflichen Tätigkeit verbunden ist. Eine stringente medizinische oder psychologische Begründung für diese gesetzliche Regelung gibt es nicht. Es ist keineswegs so, dass mit dem Zeitraum nach dem 65. Lebensjahr zwangsläufig körperliche und psychische Alterungsprozesse einsetzen, die eine weitere berufliche Tätigkeit verbieten würden. So markiert der 65. Geburtstag ein individuell höchst diskrepant bewertetes Ereignis. Für den einen ist es der herbeigesehnte, mutmaßliche Beginn eines entspannteren Lebens mit hedonistischen Zielstellungen. Andere Menschen stufen dagegen die Pensionierung als schweres Verlustereignis ein (»sozialer Tod«).

> **Demographische Alterung der Bevölkerung (Birg 2003; Statistisches Bundesamt 2004)**
> - Von 1991–2003 gab es in Deutschland in jedem Jahr mehr Sterbefälle als Geburten. Der Sterbefallüberschuss wies im Jahre 2003 mit 147.000 den höchsten Stand seit der Wende auf.
> - Der Anteil der 60-Jährigen und älteren Bevölkerung betrug 1998 21,8% (Tendenz zunehmend).
> - Die Zahl der Hochbetagten im Alter von 80 und mehr Jahren betrug in der Summe beider Geschlechter im Jahre 1998 3 Mio. (Tendenz zunehmend).
> - Der Altenquotient (Zahl der 60-Jährigen und Älteren auf 100 Personen im Alter von 20–60 Jahren) hatte 1998 einen Wert von 38,6. Prognostisch ist mit einer Zunahme auf Werte zwischen 80 und 96 bis zum Jahre 2050 zu rechnen.

»Junge« Alte und »alte« Alte

In den letzten Jahrzehnten hat sich eine weitere Alterseinteilung etabliert, die zwischen jungen Alten und alten Alten differenziert. Für die erstgenannte Gruppe hat sich auch der Begriff des 3. Lebensalters eingebürgert (etwa 60.–74. Lebensjahr). Entsprechend konstituieren die sog. Hochbetagten jenseits des 75. Lebensjahres dann das 4. Lebensalter (Baltes 1997). In der Literatur können diese Altersangaben allerdings geringfügig differieren. Sie sind aber auch nicht das wesentlichste Klassifikationsmerkmal.

> ❗ Bedeutsamere Klassifikationsmerkmale für das Alter liefern psychologische Differenzierungen.

So ist es durch den hohen Lebensstandard in den Industriestaaten und den damit verbundenen Fortschritten der Medizin inzwischen möglich, dass eine große Gruppe von Menschen das 3. Lebensalter ohne schwerwiegende gesundheitliche Beeinträchtigungen verbringen kann. Wenn die finanziellen und sozialen Ressourcen verfügbar sind, können diese jungen Alten ihr Leben autonom gestalten und befriedigende Ziele anstreben. An erster Stelle sind hier die intensive Reisetätigkeit rüstiger Senioren sowie eine Intensivierung von sportlichen Interessen zu nennen. Gleichermaßen bekannt sind Aktivitätsformen der Generativität, die von der Betreuung der Enkelkinder bis zur Weitergabe von Erfahrungswissen des älteren Menschen an die nachfolgenden Generationen reichen. Für die Hochbetagten (4. Lebensalter) sind die genannten produktiven Resultate nur noch im Ausnahmefall zu erreichen. Es kommt zunehmend zu schweren gesundheitlichen Beeinträchtigungen z. B. zu Multimorbidität bzgl. körperlicher Erkrankungen, unkompensierbaren Einschränkungen des Hörens und Sehens, Verlusten nahestehender Personen und zur Pflegebedürftigkeit.

Normales, pathologisches, erfolgreiches und differenzielles Altern

Normales Altern bedeutet zweierlei. Es kann sich einmal auf einen statistischen Normbegriff beziehen, an dem sich Entwicklungsverläufe orientieren. Als Beispiel könnte die durchschnittliche intellektuelle Leistungsfähigkeit einer Altersgruppe dienen, an der die individuelle intellektuelle Leistung eines Menschen gemessen wird. Normales Altern kann aber auch als Älterwerden ohne chronische Krankheiten definiert werden (Lindenberger 2002).

Leidet ein Mensch an Störungen wie z. B. Demenz, spricht man von *pathologischem* Altern. Pathologisches Altern wird mit zunehmendem Alter häufiger, da Erkrankungen wie z. B. Alzheimer-Demenz, Diabetes mellitus oder kardiovaskuläre Erkrankungen alterskorrelieren (ebd.).

Die Kriterien Langlebigkeit, Wohlbefinden und Lebenszufriedenheit kennzeichnen *erfolgreiches Altern*. In diese Kategorie wären Menschen einzuordnen, die sich trotz möglicher Krankheiten an erreichbaren Zielen orientieren. Wohlbefinden und Lebenszufriedenheit würden sich dann einstellen, wenn diese selbst gestellten Aufgaben erfolgreich bewältigt werden (ebd.).

Schließlich betont der Begriff des *differenziellen Alterns* den Umstand, dass verschiedene Personen in höchst unterschiedlicher Weise altern können. Auf diesen Umstand weisen besonders Michalak u. Meißner-Pöthig (1997) auf der Basis einer ausführlichen und differenzierten Vitalitätsdiagnostik hin (ebd.).

Altersbild

Mit dem Älterwerden vollziehen sich bei jedem Menschen Veränderungen in körperlicher und geistiger Hinsicht. Der Begriff Altersbild beinhaltet Meinungen und Überzeugungen zu diesen Veränderungen. Gelegentlich werden auch Altersstereotype, d. h. spezifische, auf das Alter und den Alterungsprozess bezogene Einstellungen als Bestandteile des Altersbildes genannt (Schmitt 2004). Aus der Perspektive jüngerer Menschen stellen sich Altwerden und Altsein meist negativ dar. Filipp u. Mayer (1999) interpretieren das negative Altersstereotyp motivationsdynamisch. Sie belegen dies u. a. durch den Sachverhalt, dass im subjektiven Alltagserleben von Menschen über 50 Jahren das »schönste« Alter viele Jahre unter dem tatsächlichen Alter liegt. Im Gegensatz dazu sehen alte Menschen das eigene Altsein oft als weniger problematisch an. Das Stereotyp des hinfälligen und gebrechlichen Alten ist durch die vielfältigen Möglichkeiten eines produktiven Umganges mit dem Alter in der modernen Gesellschaft nicht mehr angemessen.

15.2 Psychologische Alterscharakteristika

15.2.1 Entwicklungsaufgabe und Architektur des Lebenslaufs

In diesem Abschnitt werden die psychischen Besonderheiten des 3. und 4. Lebensalters aus der Perspektive der Entwicklungspsychologie der Lebensspanne betrachtet (Baltes 1990; Lindenberger 2002; Staudinger u. Baltes 1996).

> Die Lebensspannenpsychologie definiert für das hohe Alter eine zentrale Entwicklungsaufgabe. Sie besteht darin, den Übergang von einer Lebensperiode der Expansion und Differenzierung (mittleres Erwachsenenalter) zu einem Leben mit Einschränkungen produktiv zu bewältigen.

Überwiegt im mittleren Lebensalter das »Hineinwählen« in verschiedene Bereiche des Lebens (Partnerschaft, Beruf, Elternrolle), so gewinnt mit höherem Alter zunehmend das »Abwählen« von Bereichen und die Gestaltung noch verbleibender Bereiche an Bedeutung (Lindenberger 2002). Im 3. Lebensalter bilden vor allem Gesundheit und die Familie sowie das Reflektieren über das Leben die Schwerpunkte des Lebensinvestments.

Quellen von Entwicklungsaufgaben sind nach Havighurst (1973) folgendermaßen definiert:

> **Definition**
> Entwicklungsaufgaben gliedern den Lebenslauf. Sie sind definiert als eine Folge von Herausforderungen in der Ontogenese, die vom Individuum als persönliche Entwicklungsziele wahrgenommen werden.

Havighurst konzipierte drei allgemeine Quellen, aus denen sich die Entwicklungsaufgaben im Lebenslauf speisen.

> **Definition**
> - biologische Veränderungen des Organismus,
> - Anforderungen, die von der Gesellschaft in Beruf, Familie und Sozialbereich gestellt werden und
> - Werthaltungen, Lebensziele und Wünsche des Individuums selbst.

> **Beispiel**
> Nach dem altersbedingten Ausscheiden aus dem Beruf intensiviert ein junger Alter sein ehrenamtliches Engagement. Dies gilt als produktive Aktivität zur Erfüllung der zentralen Lebensaufgabe für das Alter. Die Ausgestaltung dieser wünschenswerten Aktivität (Zielsetzung des Individuums) hängt u. a. davon ab, ob die körperliche und geistige Leistungsfähigkeit für die Bewältigung der Anforderungen des Ehrenamtes ausreicht (biologisches Potenzial) und ob die geplante Aktivität auch als Betätigungsfeld im Lebensraum vertreten ist (Aufgaben der Gesellschaft).

Im Kontext der Entwicklungsaufgaben definiert die Psychologie der Lebensspanne invariante Altersfunktionen, die das Zusammenwirken von Biologie und Kultur im Lebenslauf beschreiben.

Nach Baltes (1997) sind dies drei grundlegende, voneinander abhängige Altersfunktionen:

1. *Die positiven Auswirkungen des evolutionären Selektionsdrucks nehmen mit dem Alter ab.* Während in frühen Phasen der menschlichen Entwicklung das biologische Muster von Reifung und Veränderbarkeit des neuronalen Systems eine wesentliche Varianzquelle für Entwicklungsgewinne ist, lässt diese reifungsbedingte strukturierende Kraft im Laufe des Lebens deutlich nach. Es bedarf deshalb eines zunehmenden Umwelteinflusses, um produktive Entwicklungen zu garantieren.
2. *Der Bedarf an Kultur wächst mit zunehmendem Lebensalter.* In der wohl kürzesten Definition wird Kultur als der von Menschen geschaffene Teil der Umwelt einer Population angesehen. Sie umfasst alle Ressourcen, die die Menschheit im Verlauf ihrer geschichtlichen Entwicklung hinterlassen hat. Dazu zählen u. a. Sprache, Schulbildung, soziale Normen, verfügbares Wissen, gesellschaftliche Strukturen, politische Instanzen, Architektur und Verkehr. Für das 3. und 4. Lebensalter sind Formen der Kultur wie das Sozialversicherungs- und Rentensystem, Strukturen ärztlicher Versorgung oder Tätigkeitsformen, die Generativität ermöglichen, besonders bedeutsam.
3. *Der Wirkungsgrad von Kultur lässt mit dem Alter nach.* Grundlage von körperlicher und geistiger Leistungsfähigkeit sind die gattungsspezifischen biologischen Potenziale. Sie kovariieren mit dem Alter negativ. Dies drückt sich z. B. darin aus, dass das durchschnittliche maximale Funktionsniveau bei alten Menschen niedriger liegt als bei Angehörigen des mittleren Lebensalters. Die von der Psychologie der Lebensspanne vorgelegten Ergebnisse zeigen, dass es z. B. älteren Menschen trotz intensivster Übung nicht gelingt, das Niveau junger Probanden im Gedächtnistest zu erreichen. Im Allgemeinen bedarf es für den Älteren eines größeren Einsatzes von Zeit, Geld und Unterstützung, um dasselbe Ergebnis wie ein Jüngerer zu erreichen: Ein Beleg für das Nachlassen der Wirkung von Kultur, also hier der erworbenen und eingeübten Fertigkeiten, mit der Zunahme des Alters.

15.2.2 Entwicklungsziele

Aus den Gesetzmäßigkeiten der ontogenetischen Entwicklung ergeben sich die folgenden allgemeinen Entwicklungsziele:

- Zuwachs, um ein höheres Funktionsniveau zu erreichen,
- Aufrechterhaltung des bestehenden Funktionsniveaus und
- Regulation von Verlusten.

Entsprechend der zentralen Entwicklungsaufgabe im 3. und 4. Lebensalter (▶ Abschn. 15.2.1) tritt die Zuwachsorientierung in den Hintergrund. Es verstärkt sich im gegenläufigen Sinn die individuelle Relevanz von Aufrechterhaltung des bestehenden Funktionsniveaus und von Verlustregulation.

> Die Psychologie der Lebensspanne spricht von einer entwicklungstypischen Dynamik im höheren Alter, die die Maximierung von Gewinnen und die Minimierung von Verlusten anstrebt.

Diese Gewinn-Verlust-Bilanzierung ist als ein grundlegendes regulatorisches Prinzip natürlich für die gesamte Lebensspanne relevant. Im Alter gewinnt sie aber an Bedeutung, da der Umgang mit abnehmenden Ressourcen und zunehmenden Verlusten dem Menschen die Endlichkeit des Lebens häufiger und intensiver als in vorangegangenen Lebensperioden ins Bewusstsein ruft. Inzwischen gibt es umfassende Darstellungen zu dem, was man als Gewinn oder Verlust von Menschen im 3. und 4. Lebensalter ansieht.

Bei den *Gewinnen* handelt es sich zu einem großen Teil um Konsequenzen und Folgen der psychologischen Produktivität älterer Menschen. Zum Konstrukt psychologischer Produktivität liegen in der Literatur seit rund einem Jahrzehnt elaborierte Theorieansätze vor, die von Staudinger u. Schindler (2002) unter dem Blickwinkel des höheren Lebensalters differenziert beschrieben werden.

Definition

Staudinger u. Schindler (2002, S. 955) verstehen unter dem Konzept »psychologische Produktivität«: »Alle materiellen, geistigen, emotionalen und motivationalen Wirkungen, die eine Person durch ihr Handeln, Denken, Fühlen und Wollen bei sich selbst oder in einem gesellschaftlichen Umfeld intendiert oder nicht intendiert hervorruft und die ihr selbst, anderen oder der Gesellschaft nützlich sind. Die hierbei erzielten Gewinne können in Form von Geld, Erkenntnis, Wohlbefinden oder Sinn u. a. m. bewertet werden.«

15.3 · Grundformen der Entwicklungsregulation

Diese Fassung von Produktivität verkörpert eine neue Qualität der Sicht des Alters.

> Produktivität ist mehr als Leistung, die in Form monetärer Einheiten beschrieben werden kann.

Auch Vorbildfunktionen oder Wohlbefinden (als eigene Befindlichkeit und in seiner Auswirkung auf andere) stellen ebenso wie Erfahrungswissen oder Weisheit Ausdrucksformen der Produktivität dar. Damit ergeben sich reichhaltige Möglichkeiten, an den Facetten der Produktivität im Alter anzusetzen, allgemeingültige Regulationsmechanismen zu definieren, um das eigene Befinden Älterer positiv zu beeinflussen und damit einen Schutz vor der Überwältigung durch die Vielzahl von Verlusten zu gewähren.

Zu den wichtigsten *Verlusten und Belastungen* im Alter zählen:
- Ausscheiden aus dem Berufsleben,
- Angst vor dem Absinken des monetären Lebensstandards,
- erlittene oder befürchtete Verluste nahestehender Personen,
- chronische Schmerzen,
- physiologische und kognitive Funktionseinbußen,
- Befürchtungen hinsichtlich drohender Abhängigkeit oder zunehmender Einsamkeit und
- Angst vor einem einsamen, schmerzhaften Sterben.

Die geschilderten Belastungen und Einbußen stellen lediglich eine Auswahl aus der Vielfalt von Bedrohung des Menschen im 3. und 4. Lebensalter dar. Ein bedeutsamer Aspekt kommt noch erschwerend hinzu. Sowohl im Bereich der körperlichen Beeinträchtigungen, als auch bei seelischen Belastungen besteht oft eine Kumulation der Verlusterlebnisse: Zum Rollenverlust durch die Pensionierung kommen bei einem älteren Menschen z. B. noch der Tod des Ehepartners sowie eine sich verstärkende Hörbehinderung hinzu.

Die zunehmende Bedeutsamkeit von Verlusten im höheren Alter schließt Entwicklungsgewinne nicht prinzipiell aus. Dies legt schon der bisher häufig verwendete Begriff der Regulation nahe, der den Konzepten der Psychologie der Lebensspanne inhärent ist. Diese Sicht entspricht modernen Konzeptionen der individuellen Entwicklung des Menschen:

> Kulturelle und gesellschaftliche Angebote, Anforderungen und Ressourcen beeinflussen sich wechselseitig.

Diese interaktionistische Sicht postuliert die Eigenaktivität des Menschen, der Umwelten wählt, gestaltet aber auch Umweltbezüge aufkündigen kann (Asendorpf 2004).

Beispiel

Für einen fiktiven jungen Alten wäre es denkbar, dass er seine personale Umwelt gezielt auswählt, indem er die Mitarbeit im Seniorenbüro dem Fernsehen vorzieht, dass er dauerhaft bestimmte Situationen schafft, indem er regelmäßig die Enkelin vom Kindergarten abholt und weiterhin seinen wöchentlichen Termin bei der Alterssportgruppe wahrnimmt. Er könnte aber auch nach reiflichem Überlegen seine Umwelt ändern, indem er die Sportgruppe, z. B. wegen belastender, zunehmender Meinungsverschiedenheiten zwischen Mitgliedern, nicht mehr besucht.

15.3 Grundformen der Entwicklungsregulation

15.3.1 Konsistenz psychischer Prozesse als Regulationsziel

Als grundlegendes Prinzip des Seelenlebens gilt die Forderung nach Konsistenz der psychischen Prozesse (Grawe 2000).

> Konsistenz im seelischen Geschehen besteht dann, wenn Motive, Ziele und Wahrnehmungen eines Menschen miteinander kongruent sind und seine Grundbedürfnisse möglichst gut befriedigen.

Den Gegenpol der Konsistenz bilden Dissonanz, Konflikt und Dissoziation. Nähert sich die seelische Aktivität diesem Gegenpol, drohen eine Systemdysorganisation, ein Zusammenbruch und möglicherweise der Tod. Das Konsistenzprinzip ist somit ein grundlegendes Erfordernis für das menschliche Leben. Wird es schwerwiegend verletzt, kann das regulatorische System der menschlichen Existenz nicht erfolgreich sein. Die Konsistenz psychischer Prozesse muss in zwei Dimensionen gewährleistet sein: der Konsistenz in der Motivationshierarchie sowie der in den Grundbedürfnissen. Nach Heckhausen (1987) bilden die sozialen und kulturellen Motive eines Menschen, seine Wünsche und Pläne bzgl. des produktiven Umganges mit den

Entwicklungsaufgaben nur die oberste, dünne Decke auf einer Reihe von basalen Motivationsprozessen. Zu diesen grundlegenden Motivationen zählen automatische Reaktionsweisen des autonomen, endokrinen und des Immunsystems sowie homöostatische Triebe, die Störungen des Körperhaushaltes ausgleichen. Letztere sind nur in geringem Grade von der Lerngeschichte und den Umgebungsbedingungen abhängig. Sie haben stabile Sollwerte, deren Überschreitung eine stereotype Sequenz von Verhaltensweisen zur Wiederherstellung der Sollwerte auslöst. Weiterhin sind die primären Affekte wie Glück, Trauer, Furcht, Ärger, Überraschung und Ekel Teil menschlichen Erlebens. Sie sind hirnphysiologisch tief verankert, beziehen sich aber auf die gesamte Außen- und Innenwelt von Eindrücken und Erfahrungen und geben Rückmeldung über mögliche Diskrepanzen zwischen Motiven, Bedürfnissen, Zielen einerseits und der Wahrnehmung der darauf bezogenen Situation andererseits.

Bezogen auf die Intentionen des vorliegenden Beitrags, Möglichkeiten eines produktiven Umganges mit der Lebensphase des Alters vorzustellen, bedeutet dies:

> ❗ Erst wenn in dieser Hierarchie ein gewisses Maß an Konsistenz herrscht, also die oben genannten basalen Motivationsprozesse miteinander kongruent sind, dann ist eine regulatorische Bewältigung der Verluste im Alter überhaupt denkbar.

Ist der alte Mensch aber mit der Beseitigung homöostatischer Krisen in seinem Organismus beschäftigt, verliert eine gesundheitspsychologische Betrachtung an Gewicht. Es dominieren ärztliche Therapiemaßnahmen oder rehabilitative Bemühungen. Dem Kanon der Lebensspannenpsychologie folgend schließt das aber keinesfalls aus, dass auch Hochbetagte mit pathologischen Alterungsprozessen (▶ Abschn. 15.2) die Entwicklungsaufgaben produktiv erfüllen können. Lediglich die Realisierbarkeit (Qualität, Extensität, Differenziertheit) noch vorzustellender Strategien des produktiven Alterns ist in interindividuell unterschiedlicher Weise eingeschränkt.

Neben der fehlenden Konsistenz in den basalen Motivationsprozessen durch akute oder chronische Krankheiten bedarf es noch der Betrachtung einer anderen Dimension, in der Konsistenz herrschen muss. Es handelt sich dabei um die Kongruenz in den wesentlichsten Grundbedürfnissen des Menschen. Dies sind nach tradierter Sicht die Bedürfnisse,

- in der persönlichen Umwelt wirksam zu sein,
- erfreuliche Erfahrungen zu gewinnen und leidvolle zu verhindern (Lustgewinn/Unlustvermeidung),
- enge, emotional bedeutsame soziale Bindung pflegen zu können sowie
- den Selbstwert zu erhöhen bzw. das individuell optimale Selbstwertgefühl beizubehalten.

Ein Charakteristikum der Lebenssituation alter Menschen ist nun aber, dass sich die typischen Verluste des 3. und 4. Lebensalters besonders in einer Beeinträchtigung der Befriedigung menschlicher Grundbedürfnisse zeigen. So kann das Ausscheiden aus dem Berufsleben mit einer massiven Selbstwertbeeinträchtigung verbunden sein. Erlittene oder befürchtete Verluste nahestehender Personen frustrieren das Bindungsbedürfnis. Chronische Schmerzen beeinträchtigen das Wohlbefinden und die Befürchtung, pflegebedürftig zu werden, minimiert das Erleben personaler Wirksamkeit. Für den Hochbetagten, wie auch für jeden anderen Menschen, ist

- eine ausgeprägte Unlust,
- ein niedriges Selbstwertgefühl oder
- die fehlende soziale Bindung

ein unerträglicher, Lösungen und Veränderungen erfordernder seelischer Zustand. Die unbefriedigten Grundbedürfnisse (gleichermaßen wie Inkonsistenzen in der Bedürfnishierarchie) stellen eine Erlebnisqualität dar, die eine Neuorganisation der psychischen Prozesse erfordert. Dies kann durch primäre und sekundäre Strategien erfolgen.

15.3.2 Primäre und sekundäre Kontrolle

> Für jedes Leid auf dieser Welt, so scheint's,
> Gibt es ein Mittel oder keins.
> Ist eines da, versuch's zu finden!
> Ist keines da, musst du's verwinden (alter Kindervers).

Mit dem Begriff der Kontrolle wird eine zentrale Frage des produktiven Umganges mit dem Alter berührt. Es geht darum,

- ob man die Herausforderungen dieser Lebensphase durch *Handeln*, fortgesetzte Aktivitäten und Versuche der Einflussnahme auf die persönliche Umwelt bewältigen oder

- ob man vielleicht diese Lebensaufgabe besser durch *Akzeptieren* der altersbedingten Verluste und durch eine zunehmende Abkehr von der Umwelt lösen sollte.

Entsprechend existieren auch in der Psychologie zwei Theorien, die diese beiden Wege eines erfolgreichen Alterns beschreiben. Es handelt sich um die Konzeption des *Disengagements* bzw. um die *Aktivitätstheorie* (für eine Übersicht →Martin u. Kliegel 2005).

Die *Aktivitätstheorie* geht von einem positiven Zusammenhang zwischen Lebenszufriedenheit und fortgesetzter Aktivität im Alter aus. Soziale Rollen des mittleren Lebensalters werden bei aktiven Hochbetagten durch neue Verpflichtungen und Funktionen ersetzt.

❗ Die erhaltene soziale Funktionalität wird als Grundvoraussetzung für die verhaltensregulatorischen Prozesse zur Aufrechterhaltung des Selbstwertgefühls und des Wohlbefindens angesehen.

Empirisch konnte gesichert werden, dass besonders die informelle Aktivität im Freundes-, Bekannten- und Nachbarschaftskreis für die Lebenszufriedenheit am bedeutsamsten ist.

Die *Disengagementtheorie* postuliert protektive Wirkungen eines allgemeinen Rückzugs von der personalen Umwelt und »eine Wendung nach innen«. Dieses Verhaltensmuster soll dem alten Menschen helfen, in Zufriedenheit nach und nach ehemalige Positionen aufzugeben und sich auf den nahenden Tod vorzubereiten.

Die empirischen Befunde, die im Rahmen gerontologischer Erhebungen gewonnen wurden, sprechen für die Aktivitätstheorie als die angemessenere Form eines befriedigenden Alterns. Vor allem zeigen die empirischen Befunde, dass aktive ältere Menschen sich wohler fühlen und mit ihrem Leben zufriedener sind als inaktive (Staudinger u. Schindler 2002). Unabhängig davon plädieren die Autorinnen aber für eine differenzielle Sicht, die die interindividuellen Unterschiede der Menschen im 3. und 4. Lebensalter betont. Weder der Rückzug von sozialen Aktivitäten und der Umwelt im Sinn einer Wendung nach innen, noch die aktive Wahrnehmung von Rollen und Verpflichtungen sind für den einzelnen Hochbetagten zwingend erforderliche, günstige oder ungünstige Umgangsformen mit dem Altern. Es geht vielmehr um die Frage, ob der eine oder der andere Weg den Bedürfnissen des alten Menschen, seinen Zielen und Erwartungen entspricht. Bedeutsam ist das, was das Individuum selbst will und welche Form des Umganges mit dem Älterwerden die größte Zufriedenheit mit sich bringt. Allerdings wird in der Öffentlichkeit dem aktiven Hochbetagten größerer Raum gegeben als dem inaktiven. Viele Fernsehsendungen liefern den Beleg dafür, dass man als junger Alter Ministerpositionen begleiten kann, noch immer befähigt ist, gesellschaftliche Organisationen zu leiten oder künstlerische Höchstleistungen zu vollbringen. Die im Rampenlicht der öffentlichen Aufmerksamkeit stehenden Hochbetagten nähren allerdings einen schwelenden Konflikt zwischen den individuellen Bedürfnissen eines alten Menschen (z. B. weiterhin beruflich tätig zu sein) und der öffentlichen Meinung. In allen Kulturen wird der soziale Rückzug positiv bewertet, da er mit den offenkundigen geistigen und biologischen Alterungsprozessen einhergeht und durch das Disengagement auch Arbeitsplätze für jüngere Menschen frei werden (Martin u. Kliegel 2005).

Das fundierende Konzept einer Entwicklungsregulation, sei es durch Aktivität oder durch Rückzug, ist das der Kontrolle oder Wirksamkeit. Die theoretische Grundlage dafür wurde durch die Arbeiten von Rotter u. Hochreich (1979) geschaffen. Sie postulierten, dass der Mensch Handlungssituationen in Klassen oder Kategorien einordnen kann. Ein wesentliches Klassifikationsmerkmal ist dabei die Meinung, ob in einer Situation ein Ergebnis durch eigenes Handeln erreichbar ist oder ob dies vom Zufall und anderen z. B. äußeren Faktoren abhängt. Diese Kategorien heißen in der Psychologie *Ort der Handlungskontrolle* oder *Kontrollüberzeugungen*. Glaubt eine Person, dass sie durch ihre eigenen Handlungen bestimmte Ergebnisse erreichen kann, so spricht man von *internalen* Kontrollüberzeugungen. Entsprechend steht die Kategorie der *externalen* Kontrollüberzeugungen dafür, dass Glück, Zufall oder andere Personen das eigene Handlungsergebnis maßgeblich beeinflusst haben.

Die Theorie von Rotter u. Hochreich hat eine unübersehbare Fülle von Untersuchungen angeregt, deren Ergebnisse auch für die Aufgabenstellung dieses Beitrags von Bedeutung sind. Dies trifft vor allem für die Konzeption der emotionalen Kontrolltheorie von Heckhausen u. Schulz (1995) zu.

> ❗ Die von den Autoren getroffene Unterscheidung zwischen primärer und sekundärer Kontrolle wird gegenwärtig als ein universelles Entwicklungsmoment der Lebensspannenpsychologie angesehen.

Die Konzeption gestattet es, eine Unterscheidung zwischen subjektiv beeinflussbaren Welten und subjektiv nicht veränderbaren Welten vorzunehmen.

- Primäre Kontrolle hat ihren Schwerpunkt im Bereich der Lebensumstände, die veränderbar sind.
- In subjektiv wenig beeinflussbaren Welten entfalten sekundäre Kontrollmechanismen ihre Wirkung.

Primäre und sekundäre Kontrolle gestatten es, positive Ereignisse herbeizuführen und negativ zu bewertende Handlungsausgänge oder Befindlichkeiten abzumildern bzw. zu verhindern (Frey u. Jonas 2002).

Formen kognizierter Kontrolle nach Frey u. Jonas (2002):

> **Definition**
>
> *Primäre Kontrolle* wird durch aktives Verhalten ausgeübt. Es zielt auf die Veränderung der Umgebung und von zwischenmenschlichen Beziehungen. Durch primäre Kontrolle kann man Konflikte lösen, Situation meiden oder aufsuchen.
> *Sekundäre Kontrolle* wird durch Prozesse ausgelöst, die im Individuum selbst lokalisiert sind. Diese umfassen alle Möglichkeiten der kognitiven Umstrukturierung von Ereignissen, Modifikationen ihrer Bewertung, Formen der Ablenkung von belastenden Erlebnissen oder *subjektive* Veränderungen von Ursache-Wirkungs-Zusammenhängen.

Die Bedeutsamkeit des Konzeptes der emotionalen Kontrolle für die Bewältigung der Lebensaufgaben eines produktiven Alterns ergibt sich aus den implizierten entwicklungspsychologischen Besonderheiten der Lebensphase des höheren Alters. Die theoretischen Annahmen der Kontrollkonzeption räumen der primären Kontrolle einen höheren Stellenwert in der Verhaltensregulation ein. Dies drückt sich auch im alltäglichen Verständnis aus. So erscheint es günstiger, Spannungen durch aktives Handeln zu beseitigen und damit drohende Langzeitfolgen zu vermeiden, als im Gegensatz dazu Konflikte »schönzureden« oder sich durch Ablenkung kurzfristig eine »Atempause« zu verschaffen.

> ❗ Die Ergebnisse der gerontologischen Forschung zeigen aber, dass die primären Kontrollmechanismen ihre stärkste Ausprägung im mittleren Lebensalter haben und danach an Bedeutung zugunsten der sekundären Kontrolle einbüßen.

Das Kontrollverhalten des älteren Menschen ist somit überwiegend durch Strategien der sekundären Kontrolle gekennzeichnet. Dies ist einleuchtend, da infolge der Kumulierung von Verlusten, der drastisch abnehmenden Ressourcen und der zunehmend geringeren Unterstützung durch die soziale Umwelt aktives Handeln i. S. d. primären Kontrolle erschwert ist: Ein alter Mensch kann eben nicht durch gesundheitsförderliches Verhalten die oft dramatischen Einbußen des Seh- und Hörvermögens oder der körperlichen Beweglichkeit beeinflussen. Wohl aber kann er sein Anspruchsniveau (sekundäre Kontrolle) den Minderleistungen anpassen.

Vor dem Hintergrund der bisher dargestellten Überlegungen zur Architektur des Lebenslaufs, der Dynamik von Gewinnen und Verlusten sowie grundlegender Regulationsmechanismen zur Konsistenzförderung ist es möglich, ausgewählte Strategien der primären und sekundären Kontrolle zur Entwicklungsregulation für das 3. und 4. Lebensalter zu beschreiben. Sie basieren auf den Forschungsarbeiten der Lebensspannenpsychologie und sind vor allem mit den Namen von Baltes (1990), Staudinger (2000) und Lindenberger (2002) verbunden. Diese Arbeiten in der Forschungstradition der genannten Autoren und ihrer Mitarbeiter liefern ein elaboriertes Konzept für die gesundheitspsychologischen Anwendungen.

Im Folgenden werden die beiden Kategorien der Entwicklungsregulation jeweils durch ein prototypisches Konzept vorgestellt und in ihren gesundheitspsychologischen Konsequenzen für Hochbetagte analysiert. Es handelt sich dabei um das *Modell der selektiven Optimierung mit Kompensation*, dessen Schwerpunkt in einer handlungstheoretischen Ausformulierung liegt. Es verkörpert wesentliche Strategien der primären Kontrolle. Regulatorische Prozesse der sekundären Kontrolle werden in Theorieansätzen zur Aufrechterhaltung des subjektiven Wohlbefindens besonders berücksichtigt.

Die Einteilung in primäre und sekundäre Kontrollmöglichkeiten zur Entwicklungsregulation und die im Folgenden vorgenommene Zuordnung prototypischer Strategien darf aber einen wesentlichen Aspekt nicht übersehen.

15.3 · Grundformen der Entwicklungsregulation

> ❗ Im seelischen Erleben ist es nicht möglich, disjunkte Kategorien zu definieren, die ausschließlich Handeln auf der einen Seite und selbstregulative Prozesse auf der anderen Seite beinhalten.

Aktives Handeln, wie im Konzept der primären Kontrolle beschrieben, beinhaltet immer auch das Reflektieren über die Handlungsziele, die Handlungsdurchführung und die Bewertung der Ergebnisse des Handelns. Im vorliegenden Beitrag wird deshalb von einer Schwerpunktsetzung gesprochen, die bei der selektiven Optimierung stärker den Handlungsaspekt betont, während bei der Förderung des Wohlbefindens mehr die selbstregulativen Prozesse in den Vordergrund gestellt werden.

15.3.3 Entwicklungsregulation durch primäre Kontrolle

Das Konzept: Selektive Optimierung mit Kompensation

Das *Modell der selektiven Optimierung mit Kompensation* (SOK) verkörpert eine allgemeine Entwicklungstheorie, die überwiegend im Kontext theoretischer Überlegungen zur erfolgreichen, produktiven Entwicklung des Erwachsenenalters entstanden ist (Baltes 1990). Für Menschen im 3. und 4. Lebensalter hat diese differenzierte und empirische abgesicherte Konzeption eine besondere Bedeutung. Entsprechend der spezifischen Entwicklungsaufgaben Hochbetagter werden Funktionserhalt und Verlustregulation mit zunehmendem Alter immer wichtiger (▶ Abschn. 15.2.2). Die durch die biologischen Alterungsprozesse bedingten Verluste auf individueller und gesellschaftlicher Ebene erschweren die Befriedigung der Grundbedürfnisse und erfordern somit eine ständige Aktivität, um diesen Mangel auszugleichen und das Wohlbefinden (den Gewinn) zu erhöhen.

> ❗ Zur Maximierung von Gewinnen und Minimierung von Verlusten wird das Zusammenwirken der drei allgemeinen Entwicklungsprozesse Selektion, Optimierung und Kompensation postuliert.

Baltes (1990) und seine Mitarbeiter verstehen unter *Selektion* die Veränderung von Entwicklungszielen durch unterschiedliche Zielsetzung. Selektion beinhaltet die Auswahl von Persönlichkeits- und Umweltbereichen, auf die sich die begrenzten Ressourcen konzentrieren.

> **Beispiel**
>
> Das SOK-Modell: Als man den Pianisten Artur Rubinstein fragte, wie er trotz seines fortschreitenden Alters das Niveau seiner Darbietungen halten könne, antwortete er, dass er:
> - sein Repertoire einschränke (Selektion),
> - das, was er noch spiele, intensiver übe (Optimierung) und
> - einige »Tricks« wie das bewusste Langsamspielen vor schnellen Passagen einsetze (Kompensation) (Martin u. Kliegel 2005).

Es kann sich dabei um prospektiv nutzbare Ziele handeln. Dies hätte Bezug zur Gewinnoptimierung. Eine verlustbetonte Selektion besteht in der Umformulierung von Intentionen, indem sie veränderten personalen Standards angepasst werden.

Hingegen bedeutet *Optimierung*, dass vorhandene Handlungsressourcen verbessert, verfeinert und in ihrer Anwendung flexibler gestaltet werden. Psychologische Mittel der Optimierung können sein:
- verstärkte Aufmerksamkeitsfokussierung auf die selegierten Ziele,
- Übungen zur Zielerreichung,
- verstärktes Zeitinvestment oder auch
- Suchen und Inanspruchnahme externer Hilfen.

Die Aufzählung verdeutlicht, dass die Optimierung überwiegend der Gewinnmaximierung dient.

Kompensation dient in der Theorie von Baltes der Aufrechterhaltung des Funktionsniveaus trotz der bei Hochbetagten zunehmend auftretenden Verluste. Es handelt sich bei diesem Prozess zum großen Teil um den Einsatz der gleichen psychologischen Mittel wie bei der Optimierung. Sie haben aber den Zielbezug der Verlustregulation. Somit unterscheiden sich die beiden Prozesse Optimierung und Kompensation überwiegend im komplementären Verhältnis zu den Gewinnen und Verlusten.

Die drei beschriebenen Prozesse sind in ihrer Wirksamkeit bzgl. der Zielstellung eines produktiven Alterns natürlich abhängig von
- den Persönlichkeitsmerkmalen des alten Menschen,
- seiner Umwelt,

- seinen sozialen Beziehungen,
- den Rollenanforderungen und
- anderen individuell bedeutsamen Faktoren.

Sie haben aber für den älteren Menschen die Potenz, trotz zunehmender Verluste ein leicht eingeschränktes, aber befriedigendes und erfolgreiches Leben führen zu können. Die von der Forschergruppe um Baltes vorgelegten umfangreichen empirischen Daten bilden die Basis dafür, dass wissenschaftlich begründete Interventionsprogramme zur Förderung aller Formen des produktiven Alterns entwickelt werden konnten.

Ein Beispiel: Selektive Optimierung und Kompensation bei kognitiven Leistungseinbußen

Die Lebensspannenpsychologie hat über Jahrzehnte hinweg der Entwicklung der kognitiven Leistungsfähigkeit große Aufmerksamkeit gewidmet. In vielen empirischen Untersuchungen im Rahmen der Baltes-Entwicklungskonzeption konnte gezeigt werden, dass die Entwicklung über die Lebensspanne durch inter- und intraindividuelle Multidirektionalität und Multidimensionalität charakterisiert ist.

Multidirektionalität und Multidimensionalität werden dabei wie folgt definiert:

> **Definition**
>
> Unter *Multidimensionalität* ist zu verstehen, dass die Entwicklung zwischen verschiedenen Personbereichen, wie z. B. den sozialen Beziehungen und den Fähigkeiten, differenziell verläuft, gleichermaßen aber auch innerhalb eines Persönlichkeitsbereichs. So können sich z. B. Gedächtnisleistungen und schlussfolgerndes Denken eines Menschen im Lebenslauf unterschiedlich entwickeln.
> *Multidirektionalität* meint, dass die Entwicklungsverläufe auch in unterschiedliche Richtungen gehen können. Zu nennen wären Zunahme, Abnahme und relative Stabilität von kognitiven Ressourcen. Für das 3. und 4. Lebensalter wäre i. S. d. Multidirektionalität eine zunehmend größere Differenz zwischen biologischen Potenzialen und den kognitiven Möglichkeiten der Alltagsbewältigung zu konstatieren. Dies erfordert eine zunehmende Handlungsaktivität, um altersbedingte Verluste zu kompensieren.

Die theoretische Grundlage für psychologische Interventionen im Bereich kognitiver Leistungen ergibt sich aus einem Grundkonzept der Entwicklungspsychologie, der *Plastizität*. Nach Baltes (1990) ist die intraindividuelle Veränderbarkeit der psychischen Funktionen bis ins hohe Alter hinein gegeben.

Diese theoretische Sicht schafft Spielräume für einen produktiven Umgang mit den altersbedingten Belastungen. Von den kognitiven Verlusten Hochbetagter ist der Bereich der Fähigkeiten besonders betroffen. Fähigkeiten sind Persönlichkeitsmerkmale, die Leistungen ermöglichen. Zu ihnen zählen die Intelligenz, Gedächtnis- und Konzentrationsfähigkeit, Kreativität sowie die soziale Kompetenz. Alle die genannten Fähigkeiten sind für ältere Menschen von großer Bedeutung. Dies heißt z. B., dass eine Minimierung von Verlusten im Bereich der kognitiven Fähigkeiten die zentrale Zielstellung für das produktive Altern sein muss. Wie kann das auf der Basis des Modells der selektiven Optimierung mit Kompensation theoriegeleitet erfolgen? Am Beispiel der Förderung von Gedächtnisfunktionen Hochbetagter soll dies skizziert werden.

Selektion. Für den Selektionsprozess sind spezifische empirische Befunde der Altersforschung im Bereich der Förderung kognitiver Funktionen bei Hochbetagten richtungsweisend. Betrachtet man diese Ergebnisse, so zeigt sich, dass das Niveau von kognitiven Fähigkeiten alter Menschen durch Förderung und Training kaum verbessert werden kann. Was man aber üben und trainieren kann, sind Fertigkeiten (Lindenberger 2002). Selektion würde also bedeuten, als Ziel für die Förderung der kognitiven Funktionen den Bereich der Fähigkeiten nicht ins Zentrum der Intervention zu stellen. Stattdessen sollten diejenigen kognitiven Fertigkeiten selektiv ausgewählt werden, die durch Reaktivierung und Förderung das kognitive Leistungsniveau stabil halten können. Die empirische Tradition der Lebensspannenpsychologie liefert überzeugende Beispiele dafür, wie diese Fertigkeiten aussehen könnten.

> Im Rahmen des Untersuchungsparadigmas »Testing the limits« konnten die Berliner Altersforscher um Baltes zeigen, dass die Gedächtnisleistungen alter Menschen durch den Erwerb einer Fertigkeit, der sog. Methode der Orte, deutlich gesteigert werden konnten.

15.3 · Grundformen der Entwicklungsregulation

> **Beispiel**
>
> **Die Methode der Orte.** Es handelt sich bei der erlernten Fertigkeit um eine doppelte Abspeicherung von verbalem Material, indem parallel dazu auch bildhafte Vorstellungen genutzt werden. Diese sog. duale Kodierung bringt gedächtnismäßige Vorteile, da sie die hohe Erinnerbarkeit bildhafter Repräsentationen nutzt. Die Methode wird auf Marcus Tullius Cicero zurückgeführt. Er soll bei der Vorbereitung von Reden Inhalte des Vortrags mit den einzelnen Zimmern seiner Villa im antiken Rom assoziiert haben: z. B. die Einleitung der Ansprache mit dem Hausflur, den Beginn der Hauptteile des Vortrags mit der Treppe zum ersten Stock usw. Durch häufiges Wiederholen dieser Verbindung von bildhaften Vorstellungen (den Orten) und dem verbalen Material des Vortrags habe er seine Gedächtnisfähigkeit so verbessert, dass er lange Reden ohne Blick auf das Manuskript halten konnte.

Der Erwerb einer derartigen Fertigkeit sollte dem älteren Menschen gut vermittelt werden und der Einsatz der Technik sollte auch zeitstabile Verbesserungen der kognitiven Leistungsfähigkeit mit sich bringen. Beides ist durch die Ergebnisse der entwicklungspsychologischen Forschung des hohen Lebensalters überzeugend belegt.

Optimierung. Für die Verfeinerung und eine gezieltere Anwendung der selegierten Fertigkeit ist ein breites Angebot von psychologischen Mitteln aus dem Kanon der Interventionspsychologie nutzbar. Hochbetagte könnten das Konzept der dualen Kodierung (Methode der Orte) noch erweitern, indem sie multipel kodierten. Dies würde bedeuten, dass Handlungsfolgen in die Gedächtnisübungen integriert würden. Wenn das zu aufwändig erschiene, könnte die Strategie der Optimierung durch ein verstärktes Zeitinvestment oder durch die Inanspruchnahme externer Hilfen realisiert werden. Besonders die externen Gedächtnishilfen, die aktives Erinnern unterstützen (z. B. das Alarmzeichen einer Uhr), sind in vielfältigen Varianten im Handel verfügbar.

Kompensation. Psychologische Mittel, die kompensatorisch den Gedächtnisverlusten Hochbetagter entgegenwirken, sind alle Möglichkeiten, die der Reduktion von Anforderungen an das Gedächtnis dienen. So kann ein Hochbetagter z. B. Situationen meiden, die das Gedächtnis übermäßig beanspruchen. Dies sind z. B. Aufenthalte auf unbekannten Bahnhöfen, Flughäfen oder in den Räumen von Behörden mit hektischer Betriebsamkeit. In diesen Situationen wird das Gedächtnis des alten Menschen durch Informationen stark belastet, die im Kurzzeitspeicher eine bestimmte Zeit gehalten und anschließend verarbeitet werden müssen. Zusätzlich erschweren Störreize und der oft notwendige Wechsel des Sinneskanals die kognitive Kapazität des Hochbetagten. Wenn derartige Situationen aber nicht gemieden werden können, sollte Hilfe bei anderen gesucht werden. Eine bedeutsame Rolle spielt dabei der soziale Rückhalt. So könnten z. B. Verwandte den alten Menschen begleiten und ihn in den genannten Belastungssituationen unterstützen.

15.3.4 Entwicklungsregulation durch sekundäre Kontrolle

Wohlbefinden umfasst das Erleben von Glück und der Zufriedenheit mit dem eigenen Leben. Dieser angenehme Zustand ist ein erstrebenswertes Ziel jeglicher Handlungsregulation, nicht nur für den alten Menschen. Einschränkungen des Wohlbefindens und der Zufriedenheit mit sich selbst oder dem eigenen Leben führen zu Bemühungen, dieses temporären Ungleichgewichtes auszugleichen. Mittel dazu sind grundlegende Regulationsmechanismen, die von Piaget (1976) zuerst nur für den für Aufbau kognitiver Strukturen definiert wurden, die inzwischen aber als universelles Prinzip des Aufbaus und Wandels psychischer Strukturen gelten.

Nach Piaget (1976) gibt es zwei Funktionen, die die Entwicklung in der aktiven Auseinandersetzung des Individuums mit der Umwelt beständig antreiben:
- Adaptation und
- Organisation.

Die *Adaptation* umfasst die beiden Prozesse der Assimilation und Akkommodation. Unter *Assimilation* wird die Anwendung der bisherigen Struktur auf neue oder bekannte Probleme verstanden. Dies bedeutet, dass neue Informationen wie z. B. der Erwerb neuen Wissens ein bereits vorhandenes Wissenskonzept schrittweise ergänzen. Reicht aber dieses Konzept nicht mehr aus, um alle neuen Erfahrungen einzuordnen, wird eine grundlegende Umorientierung der kognitiven Struktur nötig. Diese Veränderung von Vorstellungen, Begriffen und Handlungen, um einem Problem besser gerecht zu werden, bezeichnet Piaget als *Akkommodation*. Parallel zur Adaptation reorganisiert sich die kognitive Struktur in Richtung einer größeren Stimmigkeit und flexiblen Anwendbarkeit. Dies wird als *Organisation* bezeichnet.

> ❗ Organisation und Adaptation streben einem nie erreichbaren Ausgleich an.

Die Ausprägung des subjektiven Wohlbefindens unterliegt den gleichen Prozessen der Adaptation und Organisation. Als Selbstkonzeptmerkmal bleibt es z. B. in dem Maße über die Zeit hinweg stabil auf einem hohen Niveau des Glücklichseins, solange positive Erlebnisse wahrgenommen werden und in das Selbstbild eines glücklichen Menschen assimilativ eingeordnet werden können. Häufen sich aber Misserfolge und andere Erlebnisse negativer Art, kommt es zur Verschlechterung des Wohlbefindens. Dieses Verarbeitungsprinzip von selbstbezogenen Informationen gilt für alle Menschen, unabhängig vom Lebensalter. Für Hochbetagte des 3. und 4. Lebensalters ist die Regulation des Wohlbefindens aber deshalb von besonderer Bedeutung, da altersbedingte Einschränkungen von Handlungsressourcen und Misserfolge zunehmen. Dies müsste theoriegemäß mit einer zunehmenden Minderung des Wohlbefindens einhergehen. Wie Untersuchungsergebnisse zeigen, gibt aber der Großteil der älteren Menschen ein ebenso hohes subjektives Wohlbefinden an wie jüngere Altersgruppen. So äußerten sich 66% der im Rahmen der Berliner Längsschnittstudie befragten Angehörigen des 3. und 4. Lebensalters, dass sie mit ihrem gegenwärtigen Leben sehr zufrieden oder zumindest zufrieden sind.

> ❗ Die weit ins hohe Alter hinein reichende Stabilität des subjektiven Wohlbefindens trotz körperlicher Einschränkungen und sozialer Positionsverluste wird in Anlehnung an Staudinger (2000) als das »Paradox des subjektiven Wohlbefindens« bezeichnet.

Dieses Phänomen der Aufrechterhaltung des Wohlbefindens trotz zunehmender Belastung durch das Alter stellt eine wesentliche Ressource für den produktiven Umgang mit Verlusten und Misserfolgen alter Menschen dar. Wie erklärt sich nun dieses Wohlbefindensparadox? Die Ursache ist u. a. in spezifischen Vergleichs- und Bewertungsprozessen zu suchen. Die unterschiedlichen Mechanismen der Selbstregulation (Staudinger 2000) werden im Folgenden allgemein beschrieben:

- Soziale Vergleichsprozesse: Vergleich des eigenen Befindens und anderer individueller Persönlichkeits- und Situationscharakteristika (z. B. der Höhe der Altersrente) mit einer Referenzperson oder einer Gruppe von Individuen.
- Temporäre Vergleichsprozesse: Vergleich der eigenen Person in selbstrelevanten Merkmalen (Gesundheit, Einkommen, Freundeskreis) im Lebenslauf.

Beide Kategorien des Vergleichs können aufwärts und abwärts gerichtet sein. *Aufwärtsvergleiche* dienen bevorzugt der Motivationshilfe zur Verbesserung der eigenen Leistung oder sozialer Situationen:

- Der *Abwärtsvergleich* kann besonders zur Aufrechterhaltung des Wohlbefindens nützlich sein: Es findet sich immer jemand oder auch eine Personengruppe, denen es noch schlechter geht als einem selbst.
- Auch eine flexible *Veränderung des Anspruchsniveaus* kann dem Ziel der Regulation des Wohlbefindens dienen. Beispielsweise passt man sich an den veränderten Gesundheitszustand oder die veränderte geistige Leistungsfähigkeit nach und nach an, indem man kontinuierlich das Anspruchsniveau verändert.

Die Bezugspunkte für die genannten Vergleichsprozesse gelten für alle Menschen. Hochbetagte können aber zur Beibehaltung des Wohlbefindens durch selbstregulatorische Prozesse auf Ressourcen rekurrieren, die sich aus den Gewinnen des Alterns ableiten lassen. Hier sind z. B. die Lebenseinsicht und das Erfahrungswissen zu nennen. So befähigt die längere Lebenserfahrung den älteren Menschen besonders zu temporären Vergleichen. Aufgrund des höheren Alters sind viele Erinnerungen an Episoden oder Zeiträume in seinem Leben möglich, in denen es ihm schlechter ging als heute (Maercker 2002). Der ältere Mensch erinnert sich aber nicht nur an positive oder negative

Erlebnisse. In seine Erinnerungen fließen auch die Handlungen, Überlegungen und Lösungsversuche mit ein, die zu den entsprechenden Zeitpunkten des Lebens hilfreich waren. Diese *ontogenetischen Erfahrungen* veralten nicht, sie sind auch im 3. und 4. Lebensalter nutzbar. Dies betrifft vor allem diejenigen Bereiche des Lebenswissens, die die Grundbedingungen menschlicher Existenz umfassen: Tod, Krankheit, Migration oder die Beziehung zwischen den Generationen.

> Dieses Erfahrungswissen, das oft auch als kumulierte Bewältigungserfahrung bezeichnet wird, überdauert auch den gesellschaftlichen Wandel (Staudinger u. Schindler 2002).

Einen Beleg für diese Annahme liefern gerontologische Untersuchungsbefunde, dass sich trotz der Zunahme von Verlusterlebnissen Hochbetagter keine vermehrten Anzeichen für Defizite ihres Bewältigungsverhaltens finden. Offenbar verfügen viele ältere Menschen über das richtige Maß für den Einsatz primären Kontrollverhaltens und des emotionszentrierten Bewältigens durch sekundäre Kontrolle.

15.4 Ausdrucksformen psychologischer Produktivität

15.4.1 Begriffsklärung

Psychologische Produktivität ist der Begriff für die entwicklungspsychologisch spezifizierte Form seelischer Gesundheit des Menschen im 3. und 4. Lebensalter. Produktivität wird dabei als das Erzeugen des jeweils individuellen, sinnerfüllten Lebens verstanden. Die biologischen Veränderungen im Alter und die Freistellung von der Erwerbstätigkeit müssen in dieser Fassung von psychologischer Produktivität keinen Bedeutungs- und Gestaltungsverlust mit sich bringen: Ein Älterer mit hoher Produktivität ist durch sein Denken, Handeln, Fühlen und Wollen wirksam, indem er für sich selbst und die Gesellschaft nützlich ist. Dies ist im Alltag vielerorts sichtbar: Großeltern holen die Enkelkinder von der Kinderkrippe ab und gehen mit ihnen spazieren. Sie sehen in Urlaubszeiten in den Wohnungen der erwachsenen Kinder nach dem Rechten und planen gelegentlich den eigenen Urlaub so, dass die Unterstützung der Kinder möglich wird.

Hochbetagte sind oft ehrenamtlich tätig, leiten Sportvereine, beraten bei vorhandener Fachkompetenz den Nachwuchs in der früher ausgeübten Tätigkeit, führen Reisegruppen oder halten Vorträge. Damit sind einige Tätigkeiten genannt, die der Definition des produktiven Alterns entsprechen (▶ Abschn. 15.2.2). Psychologische Produktivität im Alter hat aber noch andere Ausdrucksformen:

- manuell (Herstellung von Produkten, Verrichtung manueller Arbeiten),
- geistig (Ideen entwickeln, Bücher schreiben, Ratschläge geben),
- emotional (positive Ausstrahlung durch eigene Zufriedenheit oder Glücklichsein, Anteil am Entstehen positiver Emotionen bei anderen Menschen, positive Auswirkungen auf das eigene Erleben) und
- motivational (Produktivität durch eigene Ziele und Werte, Vorbildfunktion für andere).

Die verschiedenen Ausdrucksformen betonen die Relevanz von Aktivität und Tätigsein für erfolgreiches Altern. Für den einzelnen Hochbetagten liegen die Vorteile eines tätigen Lebens auf der Hand. »Wer rastet, der rostet«, sagt ein altes Sprichwort. Aktivität beugt dem »Rosten« vor, indem durch Übung psychologische Funktionen erhalten und gefördert werden. Übung ist auch der bevorzugte psychologische Prozess, um Fähigkeiten aufrechtzuerhalten oder sie, in einem durch die Alterungsvorgänge begrenzten Rahmen, sogar noch zu verbessern. Erlebnisse des Erfolges durch die geförderten eigenen Fähigkeiten, etwa im interpersonellen Bezug zu Gleichaltrigen, lassen internale Kontrollüberzeugungen wie Handlungs- und Selbstwirksamkeitserwartungen als korrekte Reflexion dieses erfolgreichen Handelns entstehen. Damit werden Grundbedürfnisse des Menschen befriedigt:

- Beibehaltung eines hohen Selbstwertgefühls und
- Erleben, in der Nahumwelt wirksam zu sein.

Ausdrucksform und Qualität psychologischer Produktivität im Alter sind dabei von vielen Faktoren abhängig. Verluste und Gewinne, Möglichkeiten primärer und sekundärer Kontrolle auf der Grundlage individueller Persönlichkeitsmerkmale sowie die Lebenslage bilden ein Netzwerk von Einflüssen, aus dem die spezifischen Äußerungsformen psychologischer Produktivität erwachsen.

15.4.2 Voraussetzungen psychologischer Produktivität im Alter

Lebenslagen als Handlungsspielräume von Produktivität

Das Paradigma der Lebenslage gilt in den Sozialwissenschaften als ein Konzept zur Beschreibung, Erklärung und Prognose der materiellen und immateriellen Lebensverhältnisse von Personengruppen (Clemens u. Naegele 2004). Lebenslagen resultieren aus den ökonomischen, kulturellen, sozialen und politischen Bedingungen, unter denen der Einzelne oder die Angehörigen eines Geburtsjahrganges aufwachsen. Die Dimensionen der Lebenslagen geben Spielräume des Handelns vor, in denen sich auch die Produktivität des Menschen im 3. und 4. Lebensalter entfalten kann. Als wesentlichste Handlungsspielräume sind Einkommen und materieller Versorgungsspielraum, Erwerbstätigkeit, Bildung und Gesundheit zu nennen. Nur auf die beiden zuerst genannten Faktoren der Lebenslage sei kurz eingegangen. Die Daten der beiden Studien des Bundesministeriums für Familie, Senioren, Frauen und Jugend (BMFSJ 2001, 2002) lassen erkennen, dass Armut im Alter mittlerweile nur noch eine Minderheit der Angehörigen des 3. und 4. Lebensalters betrifft. Unter die Einkommensarmut (Erhalt von weniger als 50% des Äquivalenzeinkommens) fallen 16,6% der Rentnerhaushalte in Deutschland. Den überwiegenden Anteil dieser Risikogruppe stellen allein stehende Rentenempfängerinnen im Alter von über 80 Jahren sowie allein lebende oder geschiedene ältere Frauen. Für die Altersgruppe ab 65 Jahren betrug im Jahre 1997 der Durchschnitt des monatlichen Einkommens eines Ehepaars in den alten Bundesländern umgerechnet 1.997 Euro und in den neuen Ländern umgerechnet 1.784 Euro. Die geringsten Nettoeinkommen weisen geschiedene Frauen über 65 Jahre auf (954 Euro West/751 Euro Ost). Einnahmen aus Vermögen sind für die Hochbetagten ein bedeutsamer Versorgungsaspekt. Haushalte mit einem Haupteinkommensbezieher im Alter von über 70 Jahren oder älter hatten im Jahre 1998 ein durchschnittliches Netto-Geldvermögen von 32.143 Euro im Westen und 12.463 Euro im Osten der Republik. Ohne Rücklagen waren rund 11% der allein lebenden Rentnerinnen und Rentner ab 70 Jahren (Clemens u. Naegele 2004).

Mit fortschreitendem Alter verändert sich die Funktion der Wohnung vom Rückzugsbereich hin zum Lebensmittelpunkt. Es ist deshalb von Bedeutung, wie sich die Wohnsituation älterer Menschen gegenwärtig darstellt.

Wohnverhältnisse älterer Menschen (Mollenkopf et al. 2004)
- 43% der über 65-Jährigen im Westen und 30% der alten Ostdeutschen leben im Wohneigentum.
- 93,5% leben in Privathaushalten, 1,6% im betreuten Wohnen.
- Von den ca. 9,6 Mio. Privathaushalten der über 65-Jährigen sind 52,4% Einpersonenhaushalte und 42,1% Mehrpersonenhaushalte.
- Anteil moderner Wohnungen: 94% West und 85% Ost.

Krankheitsvorbeugung, Ernährung und Bewegung

Alternsprozesse sind unvermeidbar. Sie erhöhen die Vulnerabilität des Organismus und seine Empfänglichkeit für Krankheiten. Beide Prozesse bestimmen gemeinsam die Dauer der Lebensspanne. Die im 3. und 4. Lebensalter auftretenden Krankheiten können in drei systematische Gruppen eingeteilt werden (Ding-Greiner u. Lang 2004):

1. Altersbegleitende Krankheiten sind mit dem Alterungsprozess eng verbunden, dessen normgerechtes Ausmaß sie überschreiten (z. B. Arteriosklerose und Osteoporose).
2. Bei den typischen Alterskrankheiten nimmt die Inzidenz im Alter zu. Dazu zählen die Demenz vom Alzheimertyp, die Erhöhung des systolischen Blutdrucks auf pathologische Werte, Krebserkrankungen und Veränderungen des Immunsystems.
3. Krankheiten im Alter sind Störungen, die für einen jüngeren Organismus keine ernsthaften Konsequenzen gehabt hätten, beim älteren Individuum aber aufgrund der eingeschränkten Organreserven zum Tod führen können. Dazu gehören Infektionen der Atmungsorgane (Bronchopneumonien) und Unfälle (z. B. stürzen 50% der über 90-Jährigen einmal im Jahr).

Die Aufzählung verdeutlicht die nur geringen vorbeugenden Potenziale beim Großteil der genannten Erkrankungen. Diese beschränkten Möglichkeiten vorbeugender Einflussnahme werden in der Literatur

15.4.3 Spezifische Formen von Produktivität im Alter

Arbeit im hohen Lebensalter

Die Erwerbstätigkeit über den Renteneintritt hinaus stellt gegenwärtig für den Großteil der älteren Menschen keine Pflicht dar, um den Lebensunterhalt zu sichern. Dies belegen die eingangs dieses Kapitels genannten Zahlen zweier Bundesstudien zu den Vermögensverhältnissen deutscher Rentenempfänger. Die Sicherung des Lebensunterhaltes dürfte aber auch nicht der Hauptgrund der Bemühungen Hochbetagter um eine Fortführung ihrer beruflichen Tätigkeit sein. Es geht dem Älteren in viel stärkerem Maße um die geschilderten Vorteile der Tätigkeiten wie die Beibehaltung sozialer Kontakte, der Kompetenzerhaltung und auch um das Gefühl, gebraucht zu werden. Allerdings sind Ältere nur in geringem Maße noch beruflich aktiv. Der Grund dafür ist, dass für das Ausscheiden aus der beruflichen Tätigkeit klare gesetzliche Grenzen existieren. Um dem jahrelangen Frühverrentungstrend entgegen zu wirken, wurden zu Beginn der 1990er Jahre die Altersgrenzen für Frauen, langjährig Beschäftigte und von Arbeitslosigkeit Betroffene bzgl. ihres Renteneintritts angehoben. Der 65. Geburtstag ist seitdem (mutatis mutandis) sowohl für Frauen als auch für Männer die markante Grenze für die gesetzlich festgelegte Beendigung des Beschäftigtenverhältnisses. Entsprechend gab es in den letzten Jahren nur noch 5% Männer und Frauen, die nach dem 65. Geburtstag erwerbstätig waren. Im Gegensatz dazu standen im Alterszeitraum von 60–64 Jahren im Jahre 2000 noch 33,2% der Männer und 11,9% der Frauen im Berufsle19 90er Jahre waren nur noch 15% der Männer und 3% der Frauen dieser Altersgruppe berufstätig. Noch im Jahre 1970 lag die Erwerbstätigenquote für diese Altersklasse in der Bundesrepublik Deutschland bei 79,5% der Männer und 20,2% der Frauen (Behrend u. Frerichs 2004). In diesen Zahlen kommt der in Deutschland und in nahezu allen anderen europäischen Industriestaaten zu beobachtende demographische Wandel zum Ausdruck. Bis zum Zeitpunkt, an dem der Paradigmenwechsel in der Arbeitspolitik hin zu einem steigenden Anteil Älterer unter den Erwerbstätigen erste Wirkungen zeigen wird (Frerichs u. Naegele 2001), dürfte die Erwerbstätigkeit für Menschen im 3. und 4. Lebensalter nur geringe Möglichkeiten einer produktiven Tätigkeit bieten.

meist mit dem Begriff der *lebensbegleitenden Prävention* bezeichnet (Ding-Greiner u. Lang 2004).

 Lebensbegleitende Prävention bedeutet, dass man
- Risiken, die den Altersprozess belasten, minimiert,
- Erkrankungen im frühen Stadien rechtzeitig erkennt und gegebenenfalls behandelt sowie
- die körperliche und geistige Leistungsfähigkeit erhält.

Neben allgemeintherapeutischen und pharmakologischen Maßnahmen hat ein gesunder Lebensstil wesentlichen Einfluss auf den Zeitpunkt des Auftretens und den Verlauf aller Formen der Alterserkrankungen. Als wesentliche Faktoren des gesunden Lebensstils gelten i. Allg. eine dem Alterungsprozess und dem veränderten Stoffwechsel angepasste Ernährung sowie Bewegung und Sport (▶ Kap. 11 und 12). Es existiert gegenwärtig ein breites Angebot an Informationen, wie sich Hochbetagte bezogen auf ihr Alter, den Gesundheitszustand, das Stadium einer Erkrankung oder den Rehabilitationszustand nach einer schweren Krankheiten, ernähren sollen. Gleichermaßen existieren Kataloge dafür, wie sich Hochbetagte, wiederum in Abhängigkeit von den genannten Variablen und anderen individuellen Charakteristika, bewegen sollen. Diese beiden Bereiche sind meist auch die Kernpunkte von Programmen zur aktiven Gesundheitsförderung im Alter (Meier-Baumgartner et al. 2004). Allerdings gilt sowohl bei einem gesunden Ernährungsverhalten, als auch bei allen Formen von Bewegung und sportlicher Aktivität im Alter die alte Volksweisheit: Was Hänschen nicht lernt, lernt Hans nimmermehr (oder zumindest nur sehr schwer!). Diesen Sachverhalt illustriert das Beispiel des österreichischen Mathematikprofessors, über den Meusel (2004) berichtet.

> **Beispiel**
>
> Der lebenslang sportlich aktive alte Herr soll an seinem 109. Geburtstag den Enkeln und Urenkeln erzählt haben, dass er mit 105 Jahren erst nach wiederholten ärztlichen Warnungen und äußerst widerwillig das Skilaufen aufgegeben habe. Bei der 63-jährigen Seniorin, die den Versuchungen der Vitalitätsapostel nicht widerstanden hatte und die beim ersten Skikurs ihres Lebens stürzte und sich den Oberschenkelhals brach, hätte es nur des gesunden Menschenverstandes bedurft, um der alten Volksweisheit Rechnung zu tragen.

Ehrenamt und Pflege

Die Partizipation älterer Menschen in Gesellschaft und Politik ist schon seit längerer Zeit Gegenstand fachlicher und politischer Diskussionen. Viele der jungen und einige der alten Alten verfolgen Lebensentwürfe jenseits des Erwerbslebens. In diesen Bereichen können sie ihre Kompetenzen einbringen und ihre Erfahrungen so anwenden, dass sie einerseits ihren eigenen Vorstellungen entsprechen, andererseits für die Gesellschaft von Nutzen sind (Tesch-Römer u. Motel-Klingebiel 2004). Es handelt sich bei diesen Aktivitäten um Konzepte, die bezeichnet werden als
- Ehrenamt,
- Freiwilligenarbeit,
- Selbsthilfe oder
- bürgerschaftliches Engagement.

Das sind freiwillige, selbst gewählte und unentgeltlich geleistete Tätigkeiten. Diese Charakteristika gelten meist auch für das politische Engagement älterer Menschen in Parteien und politischen Organisationen.

> Alle Möglichkeiten des bürgerschaftlichen Engagements stellen wünschenswerte Formen produktiven psychologischen Alterns dar.

Nach den Befunden des Freiwilligensurveys 1999 (BMFSF, 2001; Rosenbladt 2000) sind die 55- bis 69-Jährigen zu 13% und die 70- bis 85-Jährigen noch zu 7% im Ehrenamt engagiert. Die Studie konnte einen Zusammenhang zwischen der Höhe des Bildungsstandes und der Bereitschaft zur Übernahme von Ehrenämtern durch Hochbetagte belegen. Der Beteiligungsgrad von Männern war bei allen Formen des bürgerschaftlichen Engagements höher. Die Ausnahme bildeten die Bereiche des sozialen Ehrenamtes und die der Altenselbsthilfe, die häufiger von Frauen bestimmt waren.

Auch in den Gebieten der familiären und nachbarschaftlichen Hilfen für Kranke und Behinderte sind Hochbetagte engagiert tätig. Rund eine Million pflegebedürftiger Menschen werden in der Bundesrepublik Deutschland ausschließlich durch Familienangehörige sowie Personen des privaten Netzwerkes gepflegt. Pflegerische Hilfe leisten dabei etwa 7% der Hochbetagten. 22% der 70- bis –85-Jährigen werden von ihren Kindern und rund 7% von ihren Enkeln gepflegt. Die Hochbetagten sind also überwiegend die Empfänger dieser Hilfen.

Kohli u. Künemund (1997) haben bei ihrem Überblick über die nachberuflichen Tätigkeitsfelder von Menschen über 65 Jahre alle untersuchten Formen der Aktivität der älteren Personen (Ehrenamt, Kinderbetreuung, Pflege und Erwerbstätigkeit) zusammengefasst. Demnach realisieren 35,8% der 65-bis 84-jährigen Alten zumindest eine der genannten Formen produktiver psychologischer Aktivität.

Generativität als Ausdrucksform produktiven Alterns

Generativität älterer Menschen berührt die Frage, in welcher Weise Hochbetagte überhaupt gestaltend (generativ) auf ihre soziale Umwelt einwirken (können). Generativität beinhaltet dabei das gesamte Spektrum von sozialen Austauschprozessen.

> Die im Alltag vorherrschende Meinung, dass Ältere überwiegend die Empfänger von Unterstützung durch die Gesellschaft sind, trifft nicht zu: Zumindest die jungen Alten geben den Menschen ihrer persönlichen Umwelt mehr Unterstützung, als sie von diesen erhalten.

Der Alternde möchte seiner sozialen Umgebung so lange wie möglich auch etwas anbieten können, um den ihm nahe stehenden Menschen für ihre Zuwendung zu danken. Der Zeitpunkt, zu dem sich das Verhältnis umkehrt und der Ältere eine größere Unterstützung durch die Umwelt erhält, wurde in der Psychologie der Lebensspanne zu einem wesentlichen Kriterium, um den Beginn des 4. Lebensalters festzulegen (ungefähr mit 80 Jahren). Lang u. Baltes (1997) unterscheiden drei Formen der Generativität, die auf jeweils unterschiedlichen Strategien der Lebensbewältigung im Alter beruhen:
- Die Schaffung überdauernder Werke.
- Die Wahrung einer kulturellen Identität, die z. B. darauf beruht, dass ältere Menschen zwischen gestern und heute vermitteln.
- Generativität im Alter beruht auch auf einer sich selbst auferlegten Bescheidenheit und Selbstverantwortung. Sie zeigt sich darin, dass es zu einer deutlich verminderten Belastung Jüngerer beiträgt, wenn die Hochbetagten sich um ein selbstbestimmtes und unabhängiges Alltagsleben bemühen. Die Reflexion dieser Entlastung der Jüngeren stellt ein wesentliches Thema der Zufriedenheit mit sich selbst und des eigenen Wohlbefindens dar. Diesem

Aspekt gelungener und erfolgreicher Generativität können alte Menschen selbst im Zustand schwerer Alterserkrankungen Ausdruck geben. So kann es vorkommen, dass Jüngere von ihrem an einem schweren Demenzsyndrom leidenden Angehörigen hören: »Mir geht es gut, da habt ihr wenigstens keine Sorgen mit mir.«

Auf die Bedeutsamkeit, die Großeltern bei der Generativität haben, weisen Staudinger u. Schindler (2002) hin. Die Autorinnen gehen davon aus, dass z. B. bei der Betreuung und Versorgung von Enkelkindern durch die Großeltern Funktionen erfüllt werden, die von den Eltern nicht geleistet werden können. So kann z. B. das Kind lernen, in der Interaktion mit den Großeltern die in der Ursprungsfamilie erworbenen Fähigkeiten auch im Kontakt mit Menschen anzuwenden, die nicht die primären Bezugspersonen des Kindes sind.

> **Beispiel**
>
> Großeltern spielen eine besondere Rolle (Staudinger u. Schindler, 2002). Die Großeltern können:
> - die kognitive Entwicklung der Enkel anregen. Besondere Potenzen stellen dabei das Lebenswissen und die Lebenserfahrung der Großeltern dar (reiches Wissen in grundlegenden Strategien des Lebens);
> - aufgrund ihrer Biographie das lebende Beispiel für bewältigte oder nicht bewältigte Schwierigkeiten sein (Mentorenfunktion für die Enkel);
> - Ratschläge und Unterstützung geben, weil sie selbst in die familiären Spannungen nicht so stark involviert sind;
> - wenn sie alt und gebrechlich sind, dem Enkel das Gefühl vermitteln, gebraucht zu werden.

Geistige Produktivität im Alter

Die Ausdrucksformen von geistiger Produktivität älterer Menschen sind sprichwörtlich. Man könnte Johann Wolfgang von Goethe erwähnen, der im Alter von 83 Jahren sein monumentales Hauptwerk Faust II vollendet hat oder auf Giuseppe Verdi und sein musikalisches Schaffen im hohen Alter verweisen. Künstler, Journalisten, Politiker und andere Personen des öffentlichen Lebens beeindrucken häufig durch ihre geistigen Leistungen und ihre intellektuelle Regsamkeit.

❗ Die Gründe für das Phänomen der geistigen Produktivität bis ins hohe Alter hinein sind durch die Forschungsresultate der Lebensspannenpsychologie gut belegt. Die zentrale Annahme ist dabei das Konzept der Multidirektionalität, Multidimensionalität und Plastizität von Baltes (1990; ▶ Abschn. 15.3.3).

Die kognitive Leistungsfähigkeit im Alter weist in den Anforderungsbereichen Schnelligkeit der Informationsaufnahme, Erlernen und Behalten neuen Wissens sowie der Suchfunktionen für Gedächtnisinhalte Einbußen auf, die überwiegend durch basale Funktionseinschränkungen bedingt sind. Weniger von diesen Verlusten betroffen sind diejenigen Kenntnisse, Fertigkeiten und Erfahrungen, die der Mensch im Laufe seines Lebens erwirbt. Eben diese Kompetenzen und Ressourcen sind aber eine Grundlage für das hohe Niveau geistigen Schaffens einzelner Hochbetagter. Staudinger u. Schindler (2002) nennen deshalb auch das Erfahrungswissen älterer Menschen und das Konzept der Weisheit als bedeutsame Möglichkeiten kognitiver Produktivität im Alter.

❗ Als *Zeitzeugen* erfüllen alte Menschen wichtige Funktionen.

Auf gesellschaftlicher Ebene können sie als Verfasser von autobiographischen Schriften wesentliche Einsichten vermitteln. Zeitzeugen können aber auch Hochbetagte sein, die im individuellen Kontakt mit anderen, jüngeren Menschen über selbst erlebte historische Ereignisse oder über Zeitphasen von gesellschaftlichem Interesse berichten. Ihre persönlichen Erfahrungen können zu neuen Sichtweisen derjenigen führen, die über bestimmte Zeitperioden oder geschichtliche Entwicklungen wenig wissen. Dies gilt für die Arbeitswelt gleichermaßen. Wenn z. B. berentete ehemalige Arbeitnehmer im betrieblichen Rahmen über die Schwierigkeiten der Gründungsjahre ihrer Firma berichten, dürfte dies in der Sicht jüngerer Mitarbeiter zu Relativierungen aktueller geschäftlicher Probleme führen. Gleichzeitig kann der Ältere, der möglicherweise geholfen hat, diese Krisen zu überwinden, Anerkennung von den jüngeren Mitarbeitern erlangen. Politik, Parteien und gesellschaftliche Organisationen sollten dazu beitragen, dass ähnliche Formen der Kommunikation zwischen jungen und alten Mitgliedern der Gesellschaft stärker und umfassender etabliert werden. Die Bemühungen in diese Richtung sind auch für die Gesellschaft ausgesprochen nützlich, wie die Erfahrungen mit Seniorenbüros und anderen Möglichkeiten der Weitergabe von Lebenswissen zeigen (Rosenbladt 2000).

Die Psychologie der Lebensspanne hat dem Konstrukt der *Weisheit im Alter* besondere Bedeutung beigemessen (Baltes 1990; Staudinger u. Baltes 1996). Weisheit beinhaltet als Basiskriterium Fakten- und Strategiewissen zu den grundlegenden Fragen des Lebens wie Verlust, soziale Beziehungsformen, Krankheit und Tod. Diese Wissensstrukturen zeichnen sich durch Breite, Tiefe sowie Ausgewogenheit aus und sind auf das eigene Wohlergehen und das anderer Menschen positiv ausgerichtet. Die Autoren definieren weiterhin sog. Metakriterien, die für das Expertentum in der fundamentalen Pragmatik des Lebens spezifisch sind:

- Lifespan-Kontextualismus (z. B. Koordination von Arbeit, Familie und Freizeit in verschiedenen Lebensphasen),
- Wert-Relativismus (Es gibt neben den gesellschaftlichen Normen auch individuelle Auffassungen, was ein Mensch als »Wert« betrachten kann),
- Erkennen von und Umgang mit Ungewissheit (eine Krebsvorsorgeuntersuchung beruhigt kurzfristig, kann aber ständige, ängstigende Nachuntersuchungen mit sich bringen. Man muss entscheiden, was für sich die individuell günstigste Lösung ist; es gibt keine per se »beste« Lösung).

Produktive geistige Aktivität setzt eine kontinuierliche, den Lebenslauf begleitende Bildung voraus. Im 3. und 4. Lebensalter sind die von Kalbermatten (2004) mitgeteilten Bildungsinhalte am bedeutsamsten.

Bildungsinhalte im Alter (Kalbermatten 2004)
- Bildung zur Teilnahme am Leben der veränderten Gesellschaft (Beispiel: Umgang mit dem Computer)
- Förderung der psychischen Kräfte (Beispiel: Besuch von Volkshochschulkursen)
- Sinngebung (Biographie aufarbeiten und mit anderen besprechen)
- Lebensgestaltung fördern (Beispiel: Kochkurse, Besuch von Kursen zur Verkehrssicherheit)
- Voraussetzungen für soziale Aufgabenstellung entwickeln (Beispiel: Erfahrungsaustausch in Angehörigengruppen bei Alterskrankheiten)

Zusammenfassung

Mit dem Konzept eines produktiven Lebens im Alter wird einer genuin gesundheitspsychologischen Betrachtungsweise Rechnung getragen. Es geht dabei um die Frage, wie es einem alten Menschen gelingt, mit zahlreichen Einbußen, Verlusten und Beschränkungen, aber auch mit den phasenspezifischen Entwicklungsgewinnen des Alters produktiv umzugehen. Es wird postuliert, dass ältere Menschen entgegen dem herrschenden Stereotyp nicht unnütz und unproduktiv sind, sondern einen konstruktiven Beitrag zur selbstständigen Lebensführung leisten können. In Anlehnung an Staudinger u. Schindler (2002) wird dabei von einem erweiterten Verständnis von Produktivität ausgegangen, das neben dem aktiven Handeln auch geistige, generative und motivationale Produktivität einschließt. Der alte Mensch ist nicht nur durch seinen ökonomischen Beitrag zur Gemeinschaft produktiv, etwa wenn er selbstständig seinen eigenen Haushalt führt oder aufopferungsvoll einen kranken Angehörigen pflegt. Er gibt möglicherweise durch dieses Engagement auch ein Beispiel für jüngere Mitglieder der eigenen Familie oder andere Menschen, wie man trotz der Einschränkungen, die das Alter oder eine Krankheit mit sich bringen, noch für das Gemeinwohl wirken kann. Davon profitiert der Ältere aber auch selbst, da er den Erhalt der im Leben erworbenen Kompetenzen regelmäßig übt und ihrem übermäßigen Schwinden entgegenwirkt. Aus der autonomen Lebensführung und der Hilfe für andere resultieren das Gefühl, gebraucht zu werden, Stolz und Wohlbefinden. Diese Gefühlsqualitäten sind bedeutsame produktive Leistungen des älteren Menschen. Gegenwärtig bilden Einkommenshöhe, Wohnverhältnisse und die vielfältigen institutionellen Möglichkeiten einer Krankheitsbehandlung und Rehabilitation eine gute Basis für den produktiven Umgang mit dem Altern. Dies gilt zumindest für den Großteil der Betagten. Die Sozialpolitik in Deutschland steht in der Pflicht, diesen befriedigenden Entwicklungsstand zu bewahren und kontinuierlich neue Räume für das produktive Bemühen der älteren Menschen zu eröffnen.

Literatur

Asendorpf, J. B. (2004). *Psychologie der Persönlichkeit.* Berlin: Springer.
Baltes, P. B. (1990). Entwicklungspsychologie der Lebensspanne: Theoretische Leitsätze. *Psychologische Rundschau, 41,* 1–24.
Baltes, P. B. (1997). Die unvollendete Architektur der menschlichen Ontogenese: Implikationen für die Zukunft des vierten Lebensalters. *Psychologische Rundschau, 48,* 191–210.
Behrend, C. & Frerichs, F. (2004). Arbeit und Alter. In A. Kruse & M. Martin (Hrsg.), *Enzyklopädie der Gerontologie* (S. 97–109). Bern: Huber.
Birg, H. (2003). *Die demographische Zeitenwende.* München: Beck.
BMFSJ (Bundesministerium für Familie, Senioren, Frauen und Jugend) (Hrsg.). (2001). *Dritter Bericht zur Lage der älteren Generation in der Bundesrepublik Deutschland: Alter und Gesellschaft.* Berlin: Bundesministerium für Familie, Senioren, Frauen und Jugend.
BMFSJ (Bundesministerium für Familie, Senioren, Frauen und Jugend) (Hrsg.). (2002). *Vierter Bericht zur Lage der älteren Generation in der Bundesrepublik Deutschland: Risiken, Lebensqualität und Versorgung Hochaltriger.* Berlin: BMFSJ.
Clemens, W. & Naegele, G. (2004). Lebenslagen im Alter. In A. Kruse & M. Martin (Hrsg.), *Enzyklopädie der Gerontologie* (S. 387–402). Bern: Huber.
Ding-Greiner, C. & Lang, E. (2004). Alternsprozesse und Krankheitsprozesse – Grundlagen. In A. Kruse & M. Martin (Hrsg.), *Enzyklopädie der Gerontologie* (S. 182–216). Bern: Huber.
Filipp, S.-H. & Mayer, A.-K. (1999). *Bilder des Alters: Altersstereotype und die Beziehungen zwischen den Generationen.* Stuttgart: Kohlhammer.
Frey, D. & Jonas, E. (2002). Die Theorie der kognizierten Kontrolle. In D. Frey & M. Irle (Hrsg.), *Theorien der Sozialpsychologie* (S. 13–50). Bern: Huber.
Frerichs, F. & Naegle, G. (2001). Anhebung der Altersgrenzen und Herausforderungen an den Arbeitsmarkt. In C. Bargholdt (Hrsg.), *Prekärer Übergang in den Ruhestand* (S.73–102). Opladen: Westdeutscher Verlag.
Grawe, K. (2000). *Psychologische Therapie.* Göttingen: Hogrefe.
Havighurst, R. J. (1973). History of developmental psychology. In P. B. Baltes & K. W. Schaie (Eds.), *Life-span developmental psychology* (pp. 3–24). New York: Academic Press.
Heckhausen, H. (1987). Perspektiven einer Psychologie des Wollens. Wünschen – Wählen –Wollen. In H. Heckhausen, P. M. Gollwitzer & F. E. Weinert (Hrsg.), *Jenseits des Rubikon: Der Wille in den Humanwissenschaften* (S. 3–9). Berlin: Springer.
Heckhausen, J. & Schulz, R. (1995). A life-span theory of control. *Psychological Review, 102,* 284–304.
Heckhausen, H., Gollwitzer, P. M. & Weinert, F. E. (Hrsg.). (1987). *Jenseits des Rubikon: Der Wille in den Humanwissenschaften.* Berlin: Springer.
Kalbermatten, U. (2004). Bildung im Alter. In A. Kruse & M. Martin (Hrsg.), *Enzyklopädie der Gerontologie.* (S. 255–272). Bern: Huber.
Kohli, M. & Künemund, H. (1997). Nachberufliche Tätigkeitsfelder, Konzepte, Forschungslage, Empirie. *Schriftenreihe des Bundesministeriums für Familie, Senioren, Frauen und Jugend (BMFSJ)* (Bd. 130.1). Stuttgart: Kohlhammer.
Lang, F. R. & Baltes, M. M. (1997). Brauchen alte Menschen junge Menschen? In L. Krappmann & A. Lepenies (Hrsg.), *Alt und Jung: Spannung zwischen den Generationen* (S. 161–184). Frankfurt: Campus.
Lehr, U. & Thomae, H. (1987). *Formen des seelischen Alterns.* Stuttgart: Enke.
Lindenberger, U. (2002). Erwachsenenalter und Alter. In R. Oerter & L. Montada (Hrsg.), *Entwicklungspsychologie* (S. 350–392). Weinheim: Beltz.
Maercker, A. (2002). *Alterspsychotherapie und klinische Gerontopsychologie.* Berlin: Springer.
Martin, M. & Kliegel, R. (2005). *Psychologische Grundlagen der Gerontologie.* Stuttgart: Kohlhammer.
Martin, P., Ettrich, K. U., Lehr, U., Roether, D., Martin, M. & Fischer-Cyrulies, A. (Hrsg.). (2000). *Aspekte der Entwicklung im mittleren und höheren Lebensalter. Ergebnisse der interdisziplinären Längsschnittstudie des Erwachsenenalters (ILSE).* Darmstadt: Steinkopff.
Mayer, K. U. & Baltes, P. B. (Hrsg.). (1996). *Die Berliner Altersstudie.* Berlin: Akademie Verlag.
Meier-Baumgartner, H. P., Dapp, U. & Anders, J. (2004). *Aktive Gesundheitsförderung im Alter.* Stuttgart: Kohlhammer.
Meusel, H. (2004). Bewegung und Sport. In A. Kruse & M. Martin (Hrsg.), *Enzyklopädie der Gerontologie.* (S. 255–272). Bern: Huber.
Mollenkopf, H., Oswald, F., Wahl, H. W. & Zimber, A. (2004). Räumlich-soziale Umwelten älterer Menschen: Die ökogerontologische Perspektive. In A. Kruse & M. Martin (Hrsg.), *Enzyklopädie der Gerontologie* (S. 341–361) Bern: Huber.
Michalak, U. & Meißner-Pöthig, D. (1997). Vitalität und Befindlichkeit: Stellenwert mental-psychomotorischer, emotionaler und psychosozialer Diagnostikparameter für die Vitalitätsberatung. In D. Meißner-Pöthig & U. Michalak (Hrsg.), *Vitalität und ärztliche Intervention* (S. 162–178). Stuttgart: Hippokrates.
Piaget, J. (1976). *Die Äquilibration der kognitiven Strukturen.* Stuttgart: Klett.
Rosenbladt, B. von (2000). *Freiwilliges Engagement in Deutschland – Freiwilligensurvey 1999 – Ergebnisse der Repräsentativerhebung zu Ehrenamt, Freiwilligenarbeit und bürgerschaftlichem Engagement. Bd. 1: Gesamtbericht.* Stuttgart: Kohlhammer.
Rotter, J. B. & Hochreich, D. J. (1979). *Persönlichkeit. Theorien, Messung, Forschung.* Berlin: Springer.
Schmitt, E. (2004). Altersbild – Begriff, Befunde und politische Implikationen. In A. Kruse & M. Martin (Hrsg.), *Enzyklopädie der Gerontologie.* (S. 135–148). Bern: Huber.
Statistisches Bundesamt (2004). Pressemitteilung zur Bevölkerungsentwicklung in Deutschland 2003. Verfügbar unter: http://www.destatis.de/presse/deutsch/pm2004/p2870021.htm [20.02.2005].
Staudinger, U. M. & Baltes, P. B. (1996). Weisheit als Gegenstand psychologischer Forschung. *Psychologische Rundschau, 47,* 57–77.
Staudinger, U. M. (2000). Viele Gründe sprechen dagegen, und trotzdem geht es vielen Menschen gut: Das Paradox des subjektiven Wohlbefindens. *Psychologische Rundschau, 51,* 185–197.
Staudinger, U. & Schindler, I. (2002). Produktives Altern I: Aufgaben, Funktionen und Kompetenzen. In R. Oerter & L. Montada (Hrsg.), *Entwicklungspsychologie* (S. 955–982). Weinheim: Beltz.
Tesch-Römer, C. & Motel-Klingebiel, A. (2004). Gesellschaftliche Herausforderungen des demografischen Wandels. In A. Kruse & M. Martin (Hrsg.), *Enzyklopädie der Gerontologie* (S. 561–575). Bern: Huber.

16 Rehabilitation

Stefan Watzke

16.1 Begriffsbestimmung – 265

16.2 Gesetzliche Grundlagen – 266

16.3 Formen der Rehabilitation – 267
16.3.1 Medizinische Rehabilitation – 267
16.3.2 Schulische Rehabilitation – 268
16.3.3 Berufliche Rehabilitation – 269
16.3.3 Soziale Rehabilitation – 271

16.4 Berufliche Rehabilitation psychisch Kranker – 271

16.5 Rehabilitationswissenschaftliche Forschung – 274

16.6 Forschungsergebnisse in der beruflichen Rehabilitation psychisch Kranker – 275

> Rehabilitation umfasst alle Hilfen, die darauf gerichtet sind, behinderte oder von Behinderung bedrohte Menschen darin zu unterstützen, den höchsten individuell erreichbaren Grad ihrer Leistungsfähigkeit (wieder-)herzustellen, damit sie einen angemessenen Platz in der Gesellschaft finden. Es werden Maßnahmen der medizinischen, schulischen, beruflichen und sozialen Rehabilitation unterschieden. Die Komplexität des Themas wird exemplarisch am Arbeitsfeld der beruflichen Rehabilitation psychisch Kranker verdeutlicht. Rehabilitationswissenschaftliche Forschung dient der Evaluation und Weiterentwicklung der vorliegenden Angebotsstruktur. Gesundheitspsychologische Konzepte spielen in dieser interdisziplinären Wissenschaft im Rahmen der Reha-Diagnostik, der Gestaltung von Interventionsstrategien sowie in der Evaluation rehabilitativer Maßnahmen eine wesentliche Rolle.

16.1 Begriffsbestimmung

Zur Förderung der Gesundheit stehen neben Maßnahmen der medizinischen Versorgung präventive Strategien zur Gesundheitsförderung zur Verfügung (▶ Kap. 9). Liegt jedoch bereits eine manifeste Erkrankung vor, wird durch Strategien der *Tertiärprävention* angestrebt, eine Verbesserung des Krankheitsbildes zu bewirken bzw. einer weiteren Verschlechterung vorzubeugen. Folge- und Begleiterkrankungen sollen verhütet werden. Das Ziel stellt die größtmögliche Wiederherstellung der Lebensqualität dar.

Vor allem für chronisch kranke und behinderte Menschen bedarf es dabei vieler Leistungen zur Bewältigung der Folgen ihrer Krankheit. Diese Leistungen werden durch das Arbeitsgebiet der Rehabilitation wahrgenommen. Sie sollen Menschen mit Behinderungen befähigen, ihr optimales physisches, sensorisches, intellektuelles, psychisches und soziales Funktionsniveau zu erreichen und aufrecht zu erhalten.

Nach der Definition der der Weltgesundheitsorganisation (WHO 2001) ist *Rehabilitation*

Definition

die Summe jener aufeinander abgestimmten Maßnahmen, die darauf gerichtet sind, körperlich, geistig und /oder seelisch Behinderte bis zum höchsten, individuell erreichbaren Grad geistiger, sozialer, beruflicher und wirtschaftlicher Leistungsfähigkeit herzustellen oder wiederherzustellen, damit sie einen angemessenen Platz in der Gemeinschaft finden (WHO 2001).

Rehabilitation beinhaltet folglich alle Bemühungen, die verhindern, dass eine Krankheit oder eine Behinderung zu einer dauerhaften Beeinträchtigung der persönlichen, sozialen und beruflichen Lebensumstände wird und, falls eine vollständige Wiederherstellung nicht möglich ist, diese Auswirkungen auf ein Minimum zu beschränken. Dabei soll eine möglichst umfassende soziale (Re-)Integration der Betroffenen erreicht werden (Zuber et al. 1998).

Unter Behinderung wird die Einschränkungen der Fähigkeiten zur Wahrnehmung, zum Denken, Sprechen, Lernen und Verhalten verstanden. Von der WHO (2001) werden in ihrer internationalen Klassifikation der Funktionsfähigkeit, Behinderung und Gesundheit (ICF) drei Formen der Behinderung unterschieden, die einem Stufenmodell folgen (◘ Abb. 16.1).

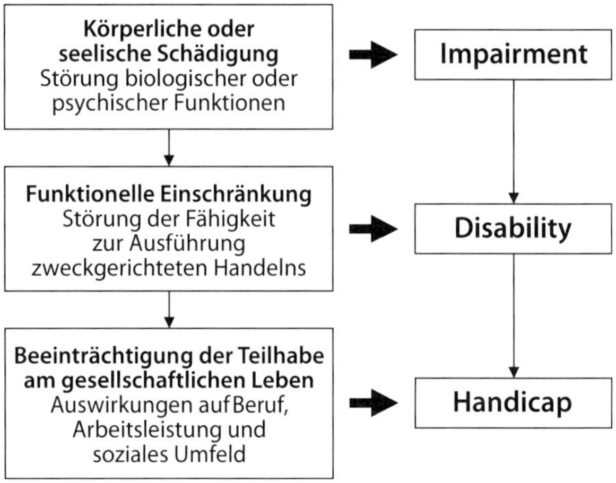

Körperliche oder seelische Schädigung – Störung biologischer oder psychischer Funktionen	→	Impairment
Funktionelle Einschränkung – Störung der Fähigkeit zur Ausführung zweckgerichteten Handelns	→	Disability
Beeinträchtigung der Teilhabe am gesellschaftlichen Leben – Auswirkungen auf Beruf, Arbeitsleistung und soziales Umfeld	→	Handicap

◘ Abb. 16.1. Stufenmodell der Behinderung

16.2 Gesetzliche Grundlagen

Die heutige Rehabilitationspraxis in Deutschland wird weitestgehend über die Sozialgesetzbücher bestimmt. Regelungen im Zusammenhang mit Hilfen zur Rehabilitation und Teilhabe behinderter Menschen finden sich dabei im Wesentlichen im neunten Sozialgesetzbuch (SGB IX). Hier werden die Zuständigkeiten der verschiedenen Träger rehabilitativer Leistungen festgelegt und die Ausführung der Leistungen durch Rehabilitationsdienste und -einrichtungen bestimmt.

Zudem erfolgt eine Regelung der unterschiedlichen Formen rehabilitativer Hilfen, beginnend bei Leistungen zur medizinischen Rehabilitation über Leistungen zur Teilhabe am Arbeitsleben, unterhaltssichernde und ergänzende Leistungen bis hin zu Rehabilitationsleistungen zur Teilhabe am Leben in der Gemeinschaft.

Das dem in ◘ Abb. 16.1 beschriebenen Stufenmodell zugrunde liegende Verständnis von Behinderung wurde im Jahre 2001 gleichermaßen in das deutsche Sozialrecht übernommen. Im SGB IX (§2) wird festgehalten, dass Menschen an einer Behinderung leiden, wenn ihre körperliche Funktion, geistige Fähigkeit oder seelische Gesundheit mit hoher Wahrscheinlichkeit länger als sechs Monate von dem für das Lebensalter typischen Zustand abweichen und daher ihre Teilhabe am Leben in der Gesellschaft beeinträchtigt ist. Eine drohende Behinderung liegt dann vor, wenn eine Beeinträchtigung zu erwarten ist.

Im §4 des SGB IX wird dieser allgemeine Grundsatz aufgegriffen, die zur Umsetzung der rehabilitativen Hilfen notwendigen Sozialleistungen werden spezifiziert.

§4, SGB IX

(1) Die Leistungen zur Teilhabe umfassen die notwendigen Sozialleistungen, um unabhängig von der Ursache der Behinderung
1. die Behinderung abzuwenden, zu beseitigen, zu mindern, ihre Verschlimmerung zu verhüten oder ihre Folgen zu mildern,
2. Einschränkungen der Erwerbsfähigkeit oder Pflegebedürftigkeit zu vermeiden, zu überwinden, zu mindern oder eine Verschlimmerung zu verhüten sowie den vorzeitigen Bezug von Sozialleistungen zu vermeiden oder laufende Sozialleistungen zu mindern,
3. die Teilhabe am Arbeitsleben entsprechend den Neigungen und Fähigkeiten dauerhaft zu sichern oder
4. die persönliche Entwicklung ganzheitlich zu fördern und die Teilhabe am Leben in der Gesellschaft sowie eine möglichst selbständige und selbstbestimmte Lebensführung zu ermöglichen oder zu erleichtern.

16.3 Formen der Rehabilitation

Maßnahmen zur Rehabilitation chronisch Kranker und Behinderter können an jeder der drei Stufen des Beeinträchtigungsmodells der ICF ansetzen und umfassen folglich

- Leistungen zur Versorgung bzw. Wiederherstellung von körperlichen oder psychischen Funktionen,
- Hilfen zur Kompensation des Verlustes bzw. des Fehlens einer Körperfunktion oder einer resultierenden funktionellen Einschränkung sowie
- ein weites Spektrum elementarer Hilfen zur Teilhabe am Leben in der Gesellschaft.

Diese Anstrengungen tragen ebenso dazu bei, den vorzeitigen Bezug von Sozialleistungen zu mindern oder gänzlich zu vermeiden.

> Rehabilitation ist auch ökonomisch begründet, da die Kosten einer sozialen Ausschließung hoch sind.

Entsprechend der unterschiedlichen inhaltlichen Ziele rehabilitativer Leistungen wird dabei zwischen medizinischer, schulischer, beruflicher und sozialer Rehabilitation unterschieden (◘ Tabelle 16.1).

16.3.1 Medizinische Rehabilitation

Medizinische Rehabilitation zielt darauf ab, die Bewältigung chronischer Krankheiten zu verbessern. Sie beinhaltet nicht die anfängliche medizinische Behandlung der Erkrankung, schließt aber sämtliche

- ärztlichen und zahnärztlichen Leistungen,
- Arzneien,
- orthopädische und andere Hilfsmittel,
- Ergo- und Physiotherapien sowie
- psychologische und pädagogische Hilfen

ein, die dazu nötig sind, eine Chronifizierung der Erkrankung und daraus folgende Behinderungen abzuwenden, zu mindern oder auszugleichen. Vor allem soll in dieser Stufe des rehabilitativen Prozesses eine Einschränkung der Erwerbsfähigkeit und Pflegebedürftigkeit vermieden bzw. überwunden werden.

Die hierfür notwendigen Leistungen können im stationären, teilstationären und ambulanten Kontext erbracht werden. In jüngster Zeit werden verstärkt Anstrengungen unternommen, den Bereich der ambulanten medizinischen Rehabilitation gemäß dem rehabilitativen Grundsatz »*ambulant vor stationär*« zu stärken, da sich die ambulante Versorgung in einigen Indikationsbereichen der stationären ebenbürtig erwiesen hat.

Wichtige Leistungsbereiche medizinischer rehabilitativer Hilfen finden sich in der

- orthopädischen Rehabilitation (z. B. Nachsorge rheumatischer oder Schmerzerkrankungen, rehabilitative Versorgung von Patienten mit Hüft- oder Kniegelenksersatz),
- kardiologische Rehabilitation (z. B. Anschlussheilbehandlung nach koronaren Herzkrankheiten, Herzinfarkten oder herzoperativen Eingriffen),
- neurologische Rehabilitation (z. B. Versorgung von Schlaganfallpatienten und Personen mit Schädel-Hirn-Trauma, Hilfen bei multipler Sklerose, Tinnitus) und
- onkologische Rehabilitation (z. B. Krankheitsbewältigung nach einer Krebserkrankung).

◘ Tabelle 16.1. Rehabilitationsformen. (Nach Beske u. Hallauer 1999)

	Rehabilitationsform			
	Medizinisch	Schulisch	Beruflich	Sozial
Anlass	Gesundheitsschäden mit funktioneller Einschränkung	Einschränkungen der Lernfähigkeit bei Kindern und Jugendlichen	Verminderte Berufs- und Erwerbsfähigkeit	Im Anschluss an medizinische, schulische und berufliche Rehabilitation
Ziel	Erreichung eines Gesundheitszustandes, der eine weiterführende schulische, berufliche oder soziale Rehabilitation ermöglicht	Bestmögliche Schulbildung als Vorbereitung auf eine berufliche Ausbildung und ein selbstständiges, sozial integriertes Leben	Angemessene Berufstätigkeit auf dem Arbeitsmarkt oder in einer Behinderteneinrichtung. Gewährleistung finanzieller Unabhängigkeit und eines angemessenen Lebensstandards	Integration in das familiäre, berufliche, politische und kulturelle Leben

Das Aufgabenfeld der Rehabilitationspsychologie in der medizinischen Rehabilitation leitet sich aus dem biopsychosozialen Modell (▶ Kap. 2) ab, das die konzeptuelle Grundlage der modernen Rehabilitation darstellt. Dieses Modell beschreibt sowohl die funktionalen Zusammenhänge der Krankheitsentstehung als auch ihrer Folgen und Bewältigungsmöglichkeiten. Aus gesundheitspsychologischen und verhaltenstherapeutischen Erkenntnissen lassen sich viele konkrete Interventionsmethoden ableiten, die von Rehabilitationspsychologen wahrgenommen werden können.

Allgemeine indikationsübergreifende Gesundheitsbildungsprogramme, die sich an den Ressourcen der Rehabilitanden orientieren und individuelle Salutogenese-Modelle einbeziehen, stellen wichtige Interventionen zum Aufbau und zur Förderung von Gesundheitsverhalten und Bewältigungskompetenzen im Umgang mit einer Krankheit und ihren Folgen dar. So werden z. B. Programme zur Reduktion von Risikofaktoren bzw. zur Stärkung von Schutzfaktoren, Stressbewältigungstrainings und Entspannungsverfahren angeboten. Individuelle psychologische Beratungen und psychotherapeutische Ansätze tragen darüber hinaus dazu bei, Problemen der Krankheitsbewältigung entgegenzuwirken, durch die Krankheit verursachte Probleme in der Partnerschaft, in der Familie oder im sozialen Umfeld zu bewältigen sowie bei psychischen Krisen im Verlauf der Rehabilitation geeignete Unterstützung zur Verfügung zu stellen.

Indikationsspezifische Patientenschulungen, Programme zur Psychoedukation, Trainingsstrategien und Therapieverfahren versetzen die Betroffenen zudem in die Lage, ihr Gesundheits- und Bewältigungsverhalten aktiv zu verändern. Psycho-edukation dient der Vermittlung von Informationen über die Erkrankung und deren Folgen sowie einer Reduktion der Angst vor medizinischen Maßnahmen. Spezielle Trainings und funktionsorientierte Übungsprogramme streben die Kompensation von Funktionseinschränkungen an.

Derartige Programme sollen Verhaltensänderungen für den Alltag der Rehabilitanden ermöglichen, so dass ein nachhaltiger Erfolg der Rehabilitation durch einen Transfer der Programminhalte in diesen Lebensbereich gewährleistet wird.

Neue Aufgabenfelder der Rehabilitationspsychologie ergeben sich auch in der *Diagnostik*, da das Ausmaß psychischer Komorbidität bei organisch erkrankten Rehabilitanden in der medizinischen somatischen Rehabilitation auf einen wesentlich höheren psychologischen bzw. psychotherapeutischen Interventionsbedarf hinweist. Diagnostische Verfahren der Gesundheits- und Rehabilitationspsychologie finden darüber hinaus auch Anwendung in der
- Feststellung der Reha-Bedürftigkeit,
- funktionsorientierten Eingangsdiagnostik,
- Beurteilung der Reha-Fähigkeit des Patienten,
- Erarbeitung individueller Reha-Prognosen,
- Verlaufsdiagnostik sowie
- kurzfristigen Erfolgskontrolle und längerfristigen Katamnesen (Petermann u. Koch 1998).

Psychologische Methoden sind in der medizinischen Rehabilitation zunehmend gefordert und werden auch in somatischen Kliniken verstärkt eingesetzt, um mittels psychometrisch elaborierter und gesundheitspsychologisch fundierter Erhebungsverfahren valide Aussagen zum individuellen Reha-Bedarf, -Verlauf und -Ergebnis treffen zu können.

16.3.2 Schulische Rehabilitation

Schulische Rehabilitation wird im Sozialrecht den Leistungen zur Teilhabe am Leben in der Gemeinschaft (SGB IX) zugeordnet. Sie umfasst Angebote zur Erlangung eines Schulabschlusses für Kinder und Jugendliche, die in ihren Bildungs-, Entwicklungs- und Lernmöglichkeiten so beeinträchtigt sind, dass sie im Unterricht der allgemeinen Schule ohne sonderpädagogische Unterstützung nicht hinreichend gefördert werden können.

Ziel ist es, ein möglichst hohes Maß an schulischer und beruflicher Eingliederung, gesellschaftlicher Teilhabe und selbstständiger Lebensgestaltung für die Betroffenen entsprechend ihrer persönlichen Möglichkeiten zu erreichen.

Schulische Rehabilitation wird in Sonderkindergärten bzw. schulischen Sondereinrichtungen durchgeführt. Diese verfolgen meist (mit Ausnahme der Sonderschulen für Lernbehinderte und Geistigbehinderte) die Bildungsziele, Unterrichtsinhalte und Leistungsanforderungen der allgemeinen Schulen (Grundschule, Hauptschule, Realschule, Gymnasium), haben jedoch darüber hinaus das Ziel, neben der Vermittlung von Bildungsinhalten auch lebenspraktische und sozialintegrative Hilfen zu geben. Sonderschulen sind häufig Ganztags- oder Internatsschulen.

Das System der Einrichtungen schulischer Rehabilitation ist vom übrigen Schulwesen getrennt und gliedert sich in Abhängigkeit von der zu versorgenden Behinderungsart in zehn Schultypen:
1. Schulen für Blinde,
2. Schulen für Gehörlose,
3. Schulen für Sehbehinderte,
4. Schulen für Schwerhörige,
5. Schulen für Geistigbehinderte,
6. Schulen für Körperbehinderte,
7. Schulen für Kranke,
8. Schulen für Lernbehinderte,
9. Schulen für Sprachbehinderte und
10. Schulen für Verhaltensgestörte.

Zusätzlich zur adäquaten behinderungsspezifischen Hilfe durch Nutzung erforderlicher technischer Medien und spezieller Lehr- und Lernmittel können auch therapeutische, pflegerische und soziale Hilfen anderer außerschulischer Maßnahmenträger einbezogen werden.

In den letzten Jahren fanden verstärkt Bemühungen um eine integrative Förderung von behinderten und nichtbehinderten Kindern und Jugendlichen statt, um auf diesem Wege zum Abbau sozialer Barrieren zwischen Behinderten und Nichtbehinderten beizutragen.

Die Schulpflicht endet nicht mit dem erfolgreichen Abschluss eines allgemeinen Bildungsganges, sondern schließt eine berufliche Ausbildung oder Vorbereitung an berufsbildenden Sonderschulen ein.

16.3.3 Berufliche Rehabilitation

Berufliche Rehabilitation beinhaltet alle systematischen und organisierten Bemühungen um eine Integration und Förderung Kranker und Behinderter in Beruf, Ausbildung oder Beschäftigung. Adressaten von Leistungen zur beruflichen Rehabilitation sind grundsätzlich behinderte oder von Behinderung bedrohte Menschen im erwerbsfähigen Alter. Der Bedarf für eine berufliche Rehabilitation kann bereits im Anschluss an eine einmalige Akutbehandlung bestehen. Meist erfolgen berufliche Rehabilitationsmaßnahmen jedoch bei Personen mit längerfristig fortbestehenden Beeinträchtigungen oder rezidivierenden Krankheiten.

> Ziel der beruflichen Rehabilitation ist es, die Erwerbsfähigkeit der Betroffenen entsprechend ihrer Leistungsfähigkeit zu erhalten, zu verbessern, herzustellen oder wiederherzustellen.

Dabei sollen entsprechende Hilfen frühzeitig, sobald der Bedarf entsteht, einsetzen und die Teilhabe am Arbeitsleben möglichst auf Dauer gesichert werden. Hierzu obliegt es den Rehabilitationsträgern, alle erforderlichen Leistungen ganzheitlich und integrativ, d. h. auch über die jeweiligen Zuständigkeitsgrenzen hinaus, zu erbringen. Bei der Auswahl der Leistungen sind Eignung, Neigung und bisherige Tätigkeit der behinderten oder von Behinderung bedrohten Menschen sowie die Lage und Entwicklung auf dem Arbeitsmarkt angemessen zu berücksichtigen.

Es wird davon ausgegangen, dass eine (Re-)Integration ins Arbeitsleben eine große Bedeutung hat, denn Arbeit verschafft die Möglichkeit
- persönliche Erfolge und Sicherheit durch Bewältigung äußerer Anforderungen zu erringen,
- normale soziale Rollen zu erfüllen und
- einer chronischen Krankenrolle entgegenzuwirken.

Darüber hinaus stellt die Teilhabe am Arbeitsleben ein Kriterium für Genesung dar, trägt zur Tagesstrukturierung bei und fördert soziale Kontakte und Unterstützung.

Grundsätzlich steht für Menschen mit Behinderungen das gesamte Spektrum von Arbeits-, Ausbildungs- und Beschäftigungsverhältnissen zur Verfügung. Um erkrankungsbedingten Schwierigkeiten der beruflichen Entwicklung entgegenzuwirken, umfasst das System der Hilfsangebote für behinderte Menschen aber viele spezifische Formen rehabilitativer Angebote, die in den letzten Jahrzehnten kontinuierlich ausgebaut wurden.

Zu den wichtigsten Einrichtungen der beruflichen Rehabilitation in Deutschland zählen
- 51 Berufsbildungswerke (BBW),
- 28 Berufsförderungswerke (BFW) sowie
- zahlreiche Werkstätten für behinderte Menschen (WfbM).

Berufsbildungswerke sind überregionale Einrichtungen zur beruflichen Erstausbildung von behinderten jungen Menschen, die wegen Art oder Schwere ihrer Behinderung auf besondere ausbildungsbegleitende

Hilfen angewiesen sind. Die Berufsbildungswerke umfassen meist

- Ausbildungswerkstätten,
- Berufschulen,
- differenzierte Wohnmöglichkeiten sowie
- Freizeiteinrichtungen und
- verschiedene Fachdienste.

Hier werden Maßnahmen zur Berufsvorbereitung sowie Berufsausbildungen in anerkannten Ausbildungsberufen und nach Ausbildungsregelungen für Behinderte durchgeführt. Das Angebot umfasst die Ausbildung in Berufen, die für Behinderte wie Nichtbehinderte gleichermaßen geeignet sind, sowie Ausbildungen in speziellen Berufen für behinderte Menschen. Derzeit wird in Berufsbildungswerken in mehr als 160 Berufen ausgebildet.

Zudem werden Unterstützungsleistungen durch besondere pädagogische, medizinische und psychologische Fachdienste angeboten.

> ❗ Ziel der BBW ist die möglichst dauerhafte Eingliederung der behinderten jungen Menschen in den allgemeinen Arbeitsmarkt sowie die persönliche, soziale und gesellschaftliche Integration.

Psychologische Fachdienste unterstützen beratend die berufliche und persönliche Entwicklung der Rehabilitanden, wirken bei der Eignungsdiagnostik mit und sind Ansprechpartner bei besonderen Lebensfragen. Je nach Problemlage werden sie auch therapeutisch tätig.

Berufsförderungswerke sind überregionale Dienstleistungsunternehmen zur beruflichen Rehabilitation erwachsener Menschen. Zielgruppe sind Menschen, die bereits berufstätig waren und wegen ihrer Behinderung aufgrund einer Erkrankung, eines Unfalls oder eines angeborenen Leidens ihren bisherigen Beruf oder ihre bisherige Tätigkeit nicht mehr oder nur noch eingeschränkt ausüben können. Am häufigsten sind Personen mit Körperbehinderungen vertreten, hier wiederum schwerpunktmäßig Erkrankungen des Stütz- und Bewegungsapparates sowie Herz-Kreislauf-Erkrankungen. Unfälle und die daraus resultierenden Einschränkungen können ebenfalls Auslöser für eine notwendige Neuqualifizierung sein, ebenso Erkrankungen der Sinnesorgane. Der Anteil von Rehabilitanden mit psychischen Behinderungen, aber auch mit berufsbedingten Allergien sowie mit Erkrankungen der Atmungsorgane hat in den letzten Jahren zugenommen.

> ❗ Das wichtigste Ziel der BFW ist es, die Rehabilitanden nach Abschluss der Qualifizierung in den Arbeitsmarkt einzugliedern bzw. bestehende Arbeitsverhältnisse zu erhalten und damit den Betroffenen wieder eine aktive Teilhabe an der Gesellschaft zu ermöglichen.

Das Angebotsspektrum von bundesweit etwa 15.000 Plätzen mit mehr als 180 Bildungsgängen umfasst neben anerkannten Abschlüssen auch die Möglichkeit, Zusatz- bzw. Teilqualifikationen zu erwerben. BFW bieten Berufsausbildungen an, die unter Berücksichtigung aller erkennbaren Veränderungen in der Berufs- und Arbeitswelt eine möglichst dauerhafte Beschäftigung der behinderten Erwachsenen erwarten lassen.

Im Rahmen der Rehabilitation erfolgt die Betreuung der Betroffenen durch ein Team aus Ausbildern, Ärzten, Psychologen und Sozialarbeitern. Neben der Vermittlung von Fachwissen können so auch die sozialen und persönlichen Kompetenzen der Teilnehmer gefördert werden, so dass neben der beruflichen auch die gesellschaftliche und private Handlungsfähigkeit (wieder-)hergestellt wird.

Werkstätten für behinderte Menschen sind Einrichtungen zur Integration dauerhaft Behinderter ins Arbeitsleben.

> ❗ Aufgabe der Werkstätten ist es, denjenigen Menschen, die wegen Art und Schwere ihrer Behinderung nicht, noch nicht oder noch nicht wieder auf dem allgemeinen Arbeitsmarkt tätig sein können, eine angemessene berufliche Bildung und Beschäftigung zu ermöglichen.

Zudem soll die Entwicklung, Erhöhung, Erhaltung oder Wiedergewinnung ihrer Leistungs- und Erwerbsfähigkeit und die Weiterentwicklung ihrer Persönlichkeit gefördert werden. Die Betroffenen erhalten ein ihrer Leistung angemessenes Entgelt aus dem Arbeitsergebnis der Werkstatt.

Die Werkstätten für behinderte Menschen stehen allen Behinderten unabhängig von Art, Schwere und Ursache ihrer Behinderung offen. Sie verfügen über ein möglichst breites Angebot an Berufsbildungs- und Arbeitsplätzen. Neben Fachkräften, die geeignet sind, behinderte Menschen unter Berücksichtigung ihrer individuellen Bedürfnisse, Fähigkeiten und Leistungsvermögen anzuleiten und zu fördern, beschäftigt eine Werkstatt Personal zur Betreuung der Rehabilitanden (Sozialdienst, medizinische und psychologische Dienste).

> Das vorrangige Ziel beruflicher Rehabilitation ist die *Sicherung der Teilhabe am Arbeitsleben* bzw. eine *Wiedereingliederung ins Arbeitsleben* innerhalb einer befristeten Zeit.

Dieses Ziel ist nicht nur für die Erreichung eines Einkommens von zentraler Bedeutung, sondern vor allem auch für
- die soziale Anerkennung,
- das Selbstwertgefühl,
- die Identität,
- die Teilhabe am gesellschaftlichen Leben und
- die Verminderung erkrankungsbedingter Stigmatisierung.

Jedoch folgen auch Einrichtungen der beruflichen Rehabilitation zunehmend einem biopsychosozialen Krankheitsmodell und sehen ihre Zielsetzung verstärkt auch in
- einer Reduktion der Krankheitssymptomatik,
- der Stabilisierung des Gesundheitszustandes sowie
- der Vermittlung psychoedukativer Inhalte und sozialer Kompetenzen.

16.3.3 Soziale Rehabilitation

Soziale Rehabilitation hat die Gewährleistung eines angemessenen Platzes der Behinderten in der Gesellschaft zum Ziel.

> Der Wiedereingliederung ins soziale Umfeld kommt eine wesentliche Bedeutung für eine nachhaltig erfolgreiche Rehabilitation zu.

Die Betroffenen sollen die Aufgaben des täglichen Lebens bewältigen und am gesellschaftlichen Leben wieder teilnehmen können und so weit wie möglich unabhängig von Pflege sein.

Leistungen im Rahmen der sozialen Rehabilitation umfassen unter Anderem
- sozialpädagogische und psychosoziale Betreuung,
- Rehabilitationssport,
- Mobilitätshilfen (behinderungsgerechte Kraftfahrzeuge, Fahrtkostenzuschüsse),
- heilpädagogische Maßnahmen für Kinder im Vorschulalter,
- Hilfen zur Förderung der Verständigung mit der Umwelt (z. B. Hörhilfen für Hörbehinderte),
- Wohnungs- (z. B. Umbau der sanitären Einrichtungen, Einbau von breiten Türen, Fahrstühlen und Rampen) und Haushaltshilfen sowie
- Hilfen zur Teilhabe am gemeinschaftlichen und kulturellen Leben.

16.4 Berufliche Rehabilitation psychisch Kranker

Die Wichtigkeit, aber auch Komplexität des Themas Rehabilitation soll anhand der beruflichen Rehabilitation psychisch Kranker im Folgenden deutlicher herausgestellt werden.

Psychische Erkrankungen stellen fünf der zehn weltweit häufigsten Ursachen dauerhafter Behinderung dar. Dazu zählen Depressionen an erster Stelle sowie Alkoholabhängigkeit, bipolar affektive Erkrankungen, Schizophrenien und Zwangsstörungen. Psychisch Behinderte machen einen Anteil von etwa 22% an der Gesamtzahl dauerhaft behinderter Menschen aus (Murray u. Lopez 1996).

Laut eines im Jahr 2001 vorgelegten Armutsberichtes des Bundesministeriums für Arbeit und Sozialordnung waren nur wenig mehr als die Hälfte der Menschen mit psychischen Erkrankungen erwerbstätig (inkl. Beschäftigung als Hausfrau) oder in Ausbildung. In anderen Studien ergab sich, dass lediglich ca. 6% der Kranken vollbeschäftigt und weitere 7% teilzeitbeschäftigt waren, ca. 20% verfügten über einen geschützten Arbeitsplatz. Etwa der Hälfte der Erkrankten stand keinerlei Arbeits- oder Beschäftigungsangebot zur Verfügung (Angermeyer u. Matschinger 1996). Diese Daten korrespondieren mit internationalen Befunden, nach denen in Europa die Beschäftigungsraten chronisch psychisch Kranker lediglich zwischen 10% und 20% liegen (Marwaha u. Johnson 2004).

Berufliche Rehabilitation für psychisch Kranke umfasst einen weiten Bereich einzelner Tätigkeitsfelder, die in Abhängigkeit zueinander stehen und einer Versorgungskette entlang des Überganges der psychischen Erkrankungen aus einer akuten in eine postakute, stabilere Phase folgen. ◘ Abbildung 16.2 liefert eine Übersicht über die in der beruflichen Rehabilitation psychisch Kranker typischerweise verfolgten Arbeitsschritte.

Eine *Vorbereitung* auf und *Orientierung über bestehende Rehabilitationsmöglichkeiten* kann bereits im ambulanten psychiatrischen bzw. klinischen Bereich oder durch sozialpsychiatrische Dienste erfolgen. Für die Rehabilitationseinrichtungen stellen *Belastungserprobungen* eine erste handlungsorientierte Überprüfung der aktuellen Arbeitsfähigkeit in den relevanten Tätigkeitsfeldern dar. Nach längeren Phasen ohne Berufstätigkeit ist es nötig, zunächst einen *Aufbau von Grundarbeitsfähigkeiten* (Zeitmanagement, Konzentration, Planung, Selbstständigkeit usw.) vorzunehmen. Die *Rehabilitationsberatung* und konkrete *Planung der individuellen Maßnahme* leitet die eigentliche berufliche Rehabilitation ein. In der jeweilig angesprochenen Einrichtung wird zunächst ein individueller diagnostischer Prozess angestrebt, der über den Fortgang der Rehabilitation entscheidet in Richtung

- *Vorbereitung auf eine Erstausbildung,*
- *Berufsfindung,*
- *berufliche Aus- oder Umschulung* oder
- *berufliche Trainings* im Rahmen des Angebotes der Einrichtung.

> Die *Integration in Arbeit* bzw. *Beschäftigung* als Ziel arbeitsrehabilitativer Maßnahmen tritt am Ende der Versorgungskette in den Fokus der rehabilitativen Bemühungen.

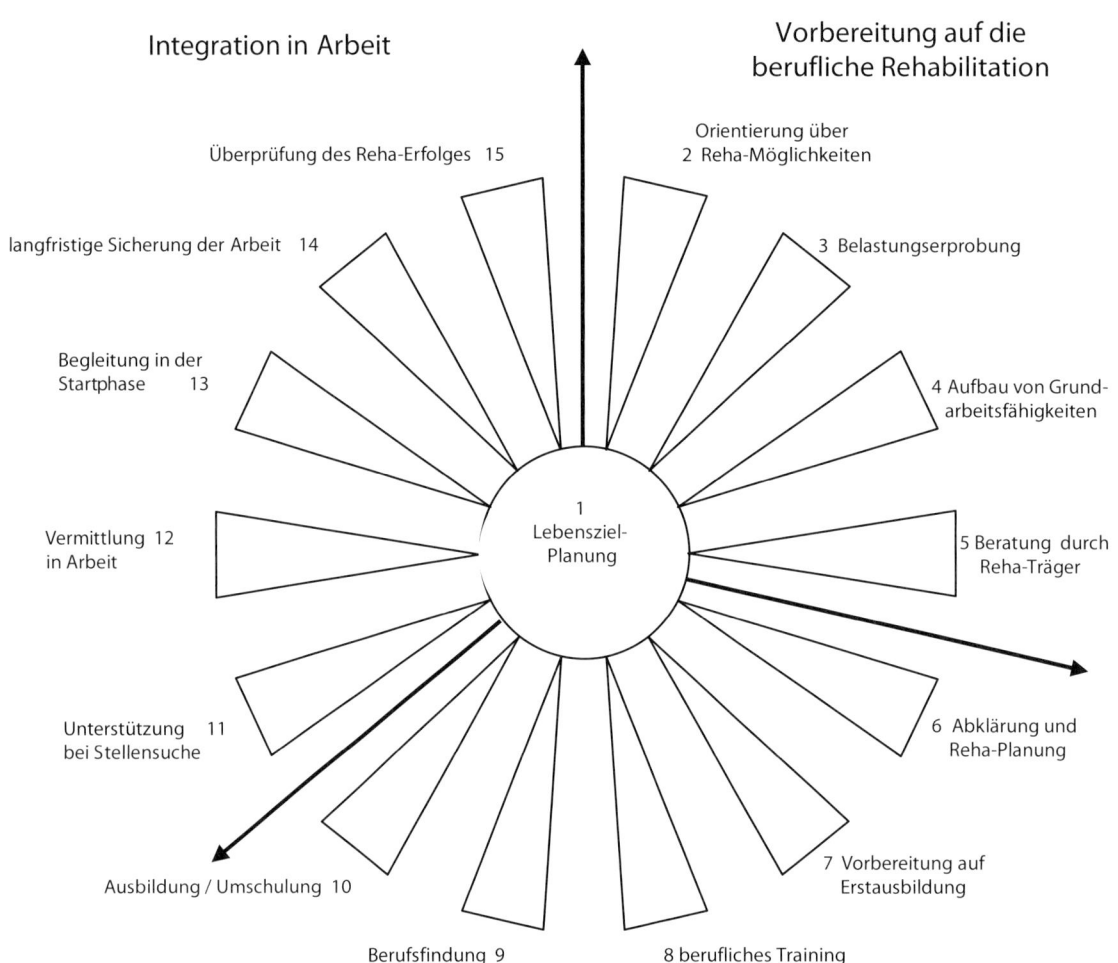

◨ **Abb. 16.2.** Funktionsbereiche beruflicher Rehabilitation und Integration psychisch Kranker. (Nach Albers et al. 2002)

Eine *Vorbereitung auf die bzw. eine Unterstützung bei der Stellensuche* erfolgt als Intervention, um zwischen den individuellen Stärken bzw. beeinträchtigungsspezifischen Schwächen des Rehabilitanden und vorhandenen Arbeitsplätzen eine möglichst passgenaue Lösung zu finden. Nach *Vermittlung einer Tätigkeit* beziehen sich rehabilitative Leistungen auf
- *Begleitung* des Rehabilitanden in der Startphase einer Arbeitstätigkeit,
- Unterstützung bei der *langfristigen Sicherung des Arbeitsplatzes* sowie
- *Evaluation* der Rehabilitationsbemühungen.

Im Zuge einer fortschreitenden institutionellen Differenzierung hat sich in Deutschland eine große konzeptionelle und inhaltliche Vielfalt an Einrichtungen zur beruflichen Rehabilitation psychisch Kranker entwickelt, so dass es insgesamt kaum möglich erscheint, einen vollständigen Überblick zu erhalten.

Ihren Beginn findet die beschriebene Versorgungskette bereits in der *ambulanten und stationären Behandlung* durch Diagnostik und Abklärung der Arbeitsfähigkeit sowie ggf. die Orientierung über Rehabilitationsmöglichkeiten und Veranlassung weiterer Maßnahmen. Zudem kann durch Ergotherapeuten bzw. stationäre Arbeitstherapie eine Förderung und Wiedererlangung von Grundarbeitsfähigkeiten angestrebt werden.

Mit den *Rehabilitationseinrichtungen für psychisch Kranke (RPK)* wurde für die Zielgruppe der Personen mit seelischen Beeinträchtigungen ein spezifisches Angebot zur integrierten medizinisch-beruflichen Leistungserbringung unter Einbeziehung verschiedener Leistungsträger entwickelt.

Das Hilfsangebot umfasst meist ärztliche Behandlungen sowie Psycho-, Beschäftigungs- und Arbeitstherapien. Belastungserprobungen, Bewegungstherapien, soziotherapeutische Trainings und berufsvorbereitende Maßnahmen bilden weitere integrale Bestandteile, die von interdisziplinären Teams (Ärzte, Psychologen, Sozialarbeiter/Sozialpädagogen, nichtärztliche Therapeuten) angeboten und durchgeführt werden. Im Jahr 2002 existierten bundesweit 49 derartige Einrichtungen (Albrecht u. Bramesfeld 2004).

Auch *berufliche Trainingszentren (BTZ)* sind als Konzepte der wohnortnahen Rehabilitation speziell für psychisch behinderte Menschen eingerichtet worden. Das hier angebotene Leistungsspektrum umfasst im Wesentlichen

- Qualifizierungs- und Trainingsmaßnahmen,
- Arbeitserprobungen und Berufsfindung,
- in Einzelfällen auch die berufliche Ausbildung.

Neben RPK und BTZ tragen aber auch die bereits genannten Einrichtungstypen wesentlich zur beruflichen Rehabilitation psychisch Kranker und Behinderter bei. BBW und BFW standen zunächst ausschließlich Menschen mit körperlichen bzw. Sinnesbehinderungen zur Verfügung, heute nehmen nahezu alle *Berufsförderungswerke* auch Menschen mit psychischen Behinderungen auf.

Berufsbildungswerke stehen bundesweit in nur zwei Fällen ausschließlich psychisch behinderten Personen zur Verfügung, weitere Einrichtungen nehmen psychisch Kranke in geringerem Umfang auf.

Den BFW, BBW und BTZ ist gemeinsam, dass sie von den Rehabilitanden ein hohes Maß an Stabilität und Belastbarkeit fordern, so dass eine zunächst halbschichtige, später vollschichtige Einsetzbarkeit gewährleistet ist.

Somit bieten diese Einrichtungen im Vergleich zur RPK einen in der Versorgungskette fortgeschrittenen Aspekt beruflicher Rehabilitation an. *Werkstätten für behinderte Menschen* weisen demgegenüber die niedrigsten Anforderungen an die Belastbarkeit der Rehabilitanden auf.

Die weitgehende Differenzierung der bestehenden Angebote beruflicher Rehabilitation für psychisch Behinderte ist erforderlich, da die angesprochene Klientel einerseits ein weites Spektrum beruflicher Vorerfahrungen mit sich bringt und andererseits aufgrund der Erkrankung in unterschiedlichem Maße von Beeinträchtigungen ihrer Leistungsfähigkeit betroffen ist. Allerdings haben sich viele Einrichtungen der beruflichen Rehabilitation den jeweiligen örtlichen und sozialrechtlichen Gegebenheiten angepasst, so dass verschiedene Einrichtungen eines Typus sich unter Umständen erheblich voneinander unterscheiden können, während die Konzepte bestimmter Einrichtungen verschiedenen Typus (z. B. eines BTZ und einer RPK) möglicherweise viele gemeinsame Elemente aufweisen.

Bei Personen mit psychischen Behinderungen ist die bei vielen somatischen Erkrankungen gegebene typische zeitliche Abfolge von Akutbehandlung und anschließender Rehabilitation nicht als gegeben anzunehmen. Bei vielen Rehabilitanden kommt es zum Auftreten akuter Krankheitsphasen auch während der

Rehabilitation und somit zu einem Rückschritt bei bereits erzielten Rehabilitationserfolgen. Ein derartiger diskontinuierlicher Krankheitsverlauf ist durch Schwankungen der psychischen Leistungsfähigkeit und Belastbarkeit gekennzeichnet.

> Prävention, Behandlung und Rehabilitation sind in der psychiatrischen Versorgungspraxis nicht kategorisch voneinander zu trennen, sondern sollten fließend ineinander übergehen (Aktion Psychisch Kranke 2004).

Die Fokussierung auf die Wiedereingliederung der Kranken in den allgemeinen Arbeitsmarkt greift als alleiniges Rehabilitationsziel zu kurz. Durch entsprechende Angebote im Rahmen der beruflichen Rehabilitation wird daher auch ein Abbau sozialer Behinderung der Betroffenen angestrebt. Ein höheres allgemeines Funktionsniveau und eine verbesserte subjektive Lebensqualität stellen gleichfalls wichtige Zielstellungen der beruflichen Rehabilitation psychisch Kranker dar.

16.5 Rehabilitationswissenschaftliche Forschung

Am Ende des Jahres 2003 waren laut dem Statistischen Bundesamt mehr als 6,6 Mio. Bürger Deutschlands schwerbehindert, wiesen also einen Grad der funktionellen Beeinträchtigung von mindestens 50% auf. Den größten Anteil der Behinderten stellten dabei Personen mit einem Alter über 65 Jahre. Eine steigende Lebenserwartung und die Zunahme chronischer Krankheiten, aber auch Veränderungen im Berufsalltag, wachsende Anforderungen an die Leistungsfähigkeit erwerbsfähiger Personen und eine längere Lebensarbeitszeit werden in den kommenden Jahren zu steigenden Anforderungen an das Versorgungssystem der Rehabilitation führen. Um diese Herausforderungen adäquat bewältigen zu können, bedarf es einer permanenten wissenschaftlichen Überprüfung der bestehenden Rehabilitationsangebote. Dynamische Veränderungen im Gesundheits- und Sozialsystem erfordern darüber hinaus Analysen zu den Auswirkungen dieser Entwicklungen sowie eine Feststellung der Effektivität und Effizienz der Programme, um rechtzeitig durch entsprechende Steuermechanismen regulierend eingreifen zu können. Für diese Aufgaben stellt eine kontinuierliche rehabilitationswissenschaftliche Forschung ein wichtiges Instrument dar, das einen wesentlichen Beitrag zur evidenzbasierten Weiterentwicklung der Angebote leisten kann.

Zu Beginn der 1990er Jahre bestand im Bereich des deutschen Rehabilitationssystems noch eine erhebliche Diskrepanz zwischen hohen Aufwendungen für rehabilitative Maßnahmen einerseits und vergleichsweise geringen Anstrengungen um eine wissenschaftliche Fundierung der rehabilitativen Praxis andererseits. Seit Mitte der 1990er Jahre wurde jedoch seitens der Rentenversicherungsträger und des Bundesministeriums für Bildung und Forschung in Zusammenarbeit mit wissenschaftlichen Hochschulen der Ausbau einer differenzierten Forschungsinfrastruktur vorangetrieben. Dazu gehörten vor allem die Einrichtung von Stiftungsprofessuren und die Bildung rehabilitationswissenschaftlicher Forschungsschwerpunkte an einigen Universitäten. In den Strukturen der Rentenversicherungsträger wurden Abteilungen zur wissenschaftlichen Begleitung implementiert, regionale Fördervereine und Forschungsinstitutionen wurden gegründet. In Kooperation zwischen dem Verband Deutscher Rentenversicherungsträger (VDR) und dem Bundesministerium für Bildung und Forschung entstanden bundesweit acht regionale rehabilitationswissenschaftliche Forschungsverbünde, in deren Rahmen bislang ca. 150 Projekte gefördert und seit 2005 eine Phase zur Durchführung erster Transferprojekte eingerichtet wurde.

> Rehabilitationsforschung zielt in erster Linie darauf ab, Effekte von Rehabilitationsmaßnahmen zu evaluieren, zu differenzieren und zu optimieren (Petermann u. Koch, 1998).

Dabei lassen sich folgende Forschungsschwerpunkte differenzieren:
- Grundlagenbezogene Fragestellungen beschäftigen sich mit der Abklärung multifaktorieller Ursachen chronischer Krankheiten und klären die Zusammenhänge zwischen individuellen Lebensweisen, der Umwelt und der Krankheitsentstehung bzw. deren Verlauf.
- Darüber hinaus dienen anwendungsorientierte Untersuchungen u. a. der Entwicklung und Validierung indikationsspezifischer Algorithmen zur Abschätzung des Rehabilitationsbedarfs.
- Gleichermaßen stellen der Entwurf und die psychometrische Evaluation von Untersuchungsinstrumenten zur Operationalisierung der Rehabilitationsergebnisse wichtige Aufgaben dar. Derartige

Studien bilden die Grundlage für die Evaluation der Wirksamkeit rehabilitativer Behandlungskonzepte und erlauben Schlussfolgerungen über eine mögliche Effizienzverbesserung rehabilitativer Leistungen.
— Nicht zuletzt werden in den rehabilitationswissenschaftlichen Forschungseinrichtungen aufgrund der ermittelten Befunde Umsetzungsstrategien vorgeschlagen, um den Transfer der Ergebnisse in den Rehabilitationsalltag zu gewährleisten.

Einen Überblick über die aktuelle rehabilitationswissenschaftliche Forschung in Deutschland findet sich z. B. in der Übersicht des Verbandes Deutscher Rentenversicherungsträger (2005).

Entsprechend aktueller Entwicklungen in der Akutmedizin wird zunehmend auch für die Rehabilitation eine verstärkte Orientierung an den Grundsätzen der »evidence-based medicine« (→Schrappe u. Lauterbach 2001) gefordert. Unter diesem Paradigma sollen diagnostische und therapeutische Entscheidungen unter maximalem Einbezug der verfügbaren wissenschaftlichen Evidenz methodisch anspruchsvoller Studien (z. B. Kontrollgruppendesigns, randomisierte Zuordnung, mehrfache Messwiederholungen) erfolgen.

Gesundheitspsychologische Konzepte bilden einen breiten thematischen Rahmen rehabilitationswissenschaftlicher Forschung. Als integrative Disziplin der Psychologie beschäftigt sich die Gesundheitspsychologie im Arbeitsfeld der Rehabilitation mit
— subjektiven Krankheitskonzepten und -theorien,
— Bewältigungsstrategien chronischer Krankheiten,
— Selbstwirksamkeit und Krankheitsmanagement,
— Therapiemotivation und Compliance,
— der Lebensqualität der Rehabilitanden sowie
— Konzepten der Arzt-Patienten-Beziehung (Petermann u. Koch 1998).

16.6 Forschungsergebnisse in der beruflichen Rehabilitation psychisch Kranker

Ein Interesse an rehabilitationswissenschaftlicher Forschung besteht jedoch nicht erst seit der Gründung der Forschungsverbünde, sondern wurde bereits früher zur Evaluation bestehender Rehabilitationsangebote und zur Identifikation wichtiger, den Erfolg beeinflussender Faktoren genutzt.

So fanden schon seit den 1970er Jahren im Zuge der Entwicklung einer gemeindenahen und sozialen Psychiatrie zahlreiche Projekte zur Evaluation von Einrichtungen der beruflichen Rehabilitation psychisch Kranker in Deutschland statt bzw. wurden existierende Einrichtungen wissenschaftlich begleitet. In diesen Studien wurde zunächst deutlich, dass nur ein relativ geringer Anteil der Klienten nach Abschluss der beruflichen Rehabilitationsmaßnahmen in den allgemeinen Arbeitsmarkt integriert werden konnte. So belief sich die Wiedereingliederungsquote in den RPK auf ca. 25% (Bundesarbeitsgemeinschaft für Rehabilitation u. Bundesarbeitsgemeinschaft Rehabilitation psychisch kranker Menschen 2000), in den BTZ konnten ca. ein Drittel reintegriert werden (Haug-Benien 2000). Demgegenüber erfolgte häufiger eine Eingliederung in eine WfbM – bei Rehabilitanden mit psychotischen Erkrankungen dreimal, bei anderen psychischen Störungen doppelt so häufig wie im Vergleich zum Durchschnitt aller Behinderten (Aktion Psychisch Kranke 2004). Eine erfolgreiche Wiedereingliederung in den ersten Arbeitsmarkt bei Personen mit einer hohen Schulbildung ist besonders wahrscheinlich (Reker 1998).

Bei schizophrenen Patienten begünstigten
— hohe soziale Kompetenz,
— geringe Negativsymptomatik und
— gute kognitive Leistungen

einen erfolgreichen Abschluss der Rehabilitation (Cook u. Razzano 2000). Positive Symptome der Schizophrenie leisten hingegen lediglich moderate Beiträge zur Vorhersage der weiteren beruflichen Entwicklung (Perlick et al. 1992).

> ❗ In einer einflussreichen Übersichtsarbeit kamen Anthony u. Jansen (1984) zu dem Schluss, dass die besten Prädiktoren für einen Wiedereingliederungserfolg die berufliche Entwicklung des Rehabilitanden vor seiner Erkrankung und die während der Rehabilitation gezeigten Arbeitsfähigkeiten seien (→auch Hoffmann u. Kupper 1996).

Die genannten Untersuchungen zur Evaluation beruflicher Rehabilitationsmaßnahmen zeigten aber auch, dass es für ca. 2/3 der Rehabilitanden möglich war, Beschäftigung auf dem geschützten Arbeitsmarkt zu finden. Für viele Betroffene ist das Erreichen eines Arbeitsverhältnisses im geschützten Rahmen bereits als positives Rehabilitationsergebnis zu werten, da eine Tätigkeit auf dem ersten Arbeitsmarkt für psychisch

Kranke oftmals die Gefahr von Überforderung und erneutem Scheitern birgt.

Rehabilitation wird über eine bloße berufliche Wiedereingliederung in den allgemeinen oder geschützten Arbeitsmarkt hinaus verstärkt als Prozess zur Erlangung einer höheren sozialen Selbstständigkeit und Unabhängigkeit angesehen. Demzufolge werden zur Erfolgsbewertung der Programme zunehmend Kriterien eines erhöhten *sozialen Funktionsniveaus* bzw. einer *reduzierten funktionalen Beeinträchtigung* herangezogen.

Hoffmann u. Kupper (1996) zeigten, dass Rehabilitanden, die ein berufliches Reintegrationsprogramm erfolgreich durchliefen, im zeitlichen Verlauf der Maßnahme über ein höheres soziales Funktionsniveau verfügten als Abbrecher des Programms.

Hier werden die Grundarbeitsfähigkeiten (Pünktlichkeit, Sorgfalt, Konstanz) der Rehabilitanden, ihr Sozialverhalten in einer Arbeitsumgebung (Umgang mit Kollegen und Anleitern/Vorgesetzten, Kontaktfähigkeit, Verhalten in der Arbeitsgruppe), aber auch Arbeitsqualität und -quantität im Verlauf der Rehabilitation beurteilt. Diese Fähigkeiten, einer Arbeitstätigkeit nachgehen zu können, repräsentieren ein Bewertungskriterium, das im Zuge der Maßnahme veränderlich ist und unabhängig von äußeren Gegebenheiten ermittelt werden kann. Berufliche Rehabilitation strebt eine Verbesserung der Arbeitsfähigkeiten der Teilnehmer im Laufe der Maßnahme an und wurde diesbzgl. bereits positiv evaluiert (Watzke et al. 2005).

Auch bzgl. der Arbeitsfähigkeiten lassen sich deutliche Zusammenhänge zur schizophrenen Negativsymptomatik nachweisen (Hoffmann u. Kupper 1997).

Hier wird eine bedeutsame Beziehung zwischen Psychopathologie und funktionaler Entwicklung der Rehabilitanden sichtbar. Ein niedriges Funktionsniveau bzw. niedrige Arbeitsfähigkeiten manifestieren sich u. a. in einer sozial zurückgezogenen Lebensweise oder gering ausgeprägtem sozialen Interaktionsverhalten im Arbeitsalltag. Gleichzeitig stellen soziale Passivität und emotionaler Rückzug wichtige Kriterien schizophrener Negativsymptomatik dar. Diese Befunde verdeutlichen, dass die sozialrechtliche Trennung zwischen Akuttherapie und medizinischer bzw. beruflicher Rehabilitation in der Versorgung psychisch Kranker Schwierigkeiten aufwerfen kann. Gerade bei dieser Zielgruppe wäre ein integriertes Rehabilitationskonzept hilfreich, das Elemente der Akuttherapie mit denen der beruflichen Rehabilitation verbindet.

Zwischenzeitlich auftretende Phasen symptomatischer Verschlechterung könnten hier besser aufgefangen werden, eine erneute Erkrankungsphase würde den Fortgang der Rehabilitation nicht gefährden.

Zusammenfassung

Durch derartige Untersuchungen zur Evaluation trägt die rehabilitationswissenschaftliche Forschung in hohem Maße zu einer kritischen Diskussion des vorherrschenden Angebotes bei. Durch die Identifikation wichtiger, den Erfolg der Rehabilitation beeinflussender Faktoren kann darüber hinaus eine konsekutive Verbesserung der Angebotsstruktur vorgenommen werden, die sich z. B. in einer starken Vernetzung medizinisch rehabilitativer und beruflich rehabilitativer Versorgung in den RPK niederschlägt.

Literatur

Aktion Psychisch Kranke. (2004). *Individuelle Wege ins Arbeitsleben.* Bonn: Psychiatrie-Verlag.

Albers, M., Haerlin, C., Hohm, H., Jäger, C., Mecklenburg, H. & Seidl, H. (2002). *»Kölner Instrumentarium«. Schritte und Wege in die berufliche Integration psychisch Kranker und Behinderter.* Köln: BTZ Berufliche Bildung Köln.

Albrecht, D. & Bramesfeld, A. (2004). Das Angebot an gemeindenahen berufli-chen Rehabilitationsmöglichkeiten für psychisch kranke Menschen in der Bundesrepublik. *Gesundheitswesen, 66,* 492–498.

Angermeyer, M. C. & Matschinger, H. (1996). Belastungen und Bedürfnisse der Angehörigen psychisch Kranker. Ergebnisse einer Repräsentativerhebung bei den Mitgliedern des Bundesverbandes der Angehörigen psychisch Kranker. *Psychosoziale Umschau, 11,* 1–3.

Anthony, W. A. & Jansen, M. A. (1984). Predicting the vocational capacity of the chronically mentally ill. Research and policy implications. *American Psy-chologist, 39,* 537–544.

Beske, F. & Hallauer, J. F. (1999). *Das Gesundheitswesen in Deutschland.* Köln: Deutscher Ärzteverlag.

Bundesarbeitsgemeinschaft für Rehabilitation und Bundesarbeitsgemeinschaft Re-habilitation psychisch kranker Menschen. (2000). *Rehabilitation psychisch Kranker und Behinderter – RPK-Bestandsaufnahme.* Frankfurt/M.: Bun-desarbeitsgemeinschaft Rehabilitation.

Cook, J. A. & Razzano, L. (2000). Vocational rehabilitation for persons with schizophrenia: Recent research and implications for practice. *Schizophrenia Bulletin, 26,* 87–103.

Haug-Benien, R. (2000). *Auf der Suche nach Arbeit, die stabil macht. Gemeinde-nahe berufliche Rehabilitation seelisch behinderter Menschen in Kooperation mit Betrieben im Beruflichen Trainingszentrum Gütersloh.* Gütersloh: Hoddis.

Literatur

Hoffmann, H. & Kupper, Z. (1996). Patients dynamics in early stages of vocatio-nal rehabilitation: A pilot study. *Comprehensive Psychiatry, 37,* 216–221.

Hoffmann, H. & Kupper, Z. (1997). Relationship between social competence, psychopathology, work performance and their predictive value for vocational rehabilitation of schizophrenic outpatients. *Schizophrenia Research, 23,* 69–79.

Marwaha, S. & Johnson, S. (2004). Schizophrenia and employment – A review. *Social Psychiatry and Psychiatric Epidemiology, 39,* 337–349.

Murray, C. J. L. & Lopez, A. D. (1996). The global burden of disease and injuries series. Cambridge: Harvard School of Public Health.

Perlick, D., Mattis, S., Statny, P. & Teresi, J. (1992). Neuropsychological dicriminators of long-term inpatient or outpatient status in chronic schizophrenia. *Journal of Neuropsychiatry and Clinical Neurosciences, 4,* 428–434.

Petermann, F. & Koch, U. (1998). Rehabilitationsforschung – Welchen Beitrag kann die Gesundheitspsychologie leisten? *Zeitschrift für Gesundheitspsychologie, 6,* 151–156.

Reker, T. (1998). *Arbeitsrehabilitation in der Psychiatrie.* Darmstadt: Steinkopff.

Schrappe, M. & Lauterbach, K. W. (2001). Evidence-based medicine: Einführung und Begründung. In K. W. Lauterbach & M. Schrappe (Hrsg.), *Gesundheitsökonomie, Qualitätsmanagement und Evidence-based Medicine. Eine systematische Einführung.* (S. 57–66). Stuttgart: Schattauer.

Verband Deutscher Rentenversicherungsträger (Hrsg.). (2005). *Rehabilitationsforschung in Deutschland – Stand und Perspektiven. 14. Rehabilitationswissenschaftliches Kolloquium vom 28. Februar bis 2. März 2005 in Hannover* (Vol. 59). Bad Homburg: wdv Gesellschaft für Medien und Kommunikation.

Watzke, S., Galvao, A., Gawlik, B., Hühne, M. & Brieger, P. (2005). Ausprägung und Veränderung der Arbeitsfähigkeiten psychisch kranker Menschen in der beruflichen Rehabilitation. *Psychiatrische Praxis, 32,* 292–298.

WHO (Weltgesundheitsorganisiation). (2001). International classification of functioning, disability and health. Genf: WHO.

Zuber, J., Weis, J. & Koch, U. (1998). Psychologische Aspekte der Rehabilitation. In U. Baumann & M. Perrez (Hrsg.), *Klinische Psychologie – Psychotherapie (S. 485-506).* Bern: Huber.

III Wirksamkeitsforschung und Evaluation

Kapitel 17 Begriff und Arten der Evaluation – 283
Hansjörg Znoj, Daniel Regli

Kapitel 18 Methoden der Evaluation – 291
Hansjörg Znoj, Daniel Regli

Kapitel 19 Anwendung von Evaluationsmethoden – 303
Hansjörg Znoj, Daniel Regli

Kapitel 20 Evaluation und Qualitätskontrolle anhand eines konkreten Beispiels – 309
Daniel Regli, Hansjörg Znoj

III Wirksamkeitsforschung und Evaluation[1]

> Doing the right thing to the right person, right the first time (Donald M. Berwick).

Dieses Kapitel handelt von der Evaluation – der Prüfung – von Maßnahmen im Gesundheitswesen und deren Wirksamkeit. Allein die Tatsache, dass im Gesundheitswesen Vorgehensweisen geprüft werden sollen, stellt schon einen Fortschritt dar. Selbstverständlich ist das nicht. Die frühesten Versuche, Maßnahmen zur Prävention oder Rehabilitation zu untersuchen, umfassten die wissenschaftliche Erfassung der Wirkungsweise bestimmter Medizinen. Professionelle Programmevaluation wurde in den 1960er Jahren in den USA entwickelt; in der Folge wurde an immer mehr staatliche Reformprogramme die Anforderung gestellt, sich evaluieren zu lassen. Tatsächlich existieren seit einigen Jahren internationale Standards zur Evaluation, die auch in europäischen Ländern wie Deutschland (D. G. f. E. 2002) oder Schweiz (BAG 1997) eingeführt wurden, die für viele Programme und Zielsetzunge Gültigkeit beanspruchen. Nach Badura u. Siegrist (1999) setzte sich erst in jüngster Zeit die Auffassung durch, dass systematische Evaluation und Qualitätsentwicklung zentrale Anliegen eines modernen Gesundheitssystems sind. Wissenschaftlich fundierte Evaluation und Qualitätsberichterstattung sorgen für Transparenz im Gesundheitswesen und bilden notwendige Bedingungen für beides:

- rationale Steuerung und
- intelligente Nutzung.

> Evaluation und Qualitätsentwicklung tragen zur Wirksamkeit und Bedarfsgerechtigkeit der erbrachten Dienstleistungen bei, sie schützen die Versicherten vor überflüssigen Ausgaben und die Patienten vor vermeidbaren Risiken und schlechter Qualität.

Stichworte wie »evidence-based medicine« (Kaplan u. Frosch 2005) sorgen dafür, dass das Bewusstsein steigt, nicht mehr alle Dienstleistungen im Gesundheitswesen zu finanzieren. Allerdings sollte man dabei berücksichtigen, dass die wissenschaftlichen Standards, die für eine evidenzbasierte Medizin notwendig sind (z. B. die randomisierte Doppelblindstudie) nicht in allen gesundheitsrelevanten Interventionen oder Programmen durchführbar sind. Im Folgenden wird es darum gehen, den heutigen Stand der Wirksamkeitsforschung im Gesundheitswesen zu beschreiben und auf einzelne Ansätze genauer einzugehen. Für die statistischen Grundlagen und Überlegungen der quantitativen Evaluation sei auf die einschlägige Fachliteratur (z. B. Bortz u. Döring 2002; Wottawa u. Thierau 1998) verwiesen. Zum Begriff Evaluation findet man in der Fachliteratur sehr unterschiedliche Vorstellungen und Definitionsversuche. Die Gründe dafür liegen zum einen darin, dass es sich um eine vergleichsweise junge wissenschaftliche Teildisziplin handelt, zum anderen aber auch um unterschiedlichen Philosophien oder Methodologien. Es herrscht relativ wenig Konsens darüber, welcher Ansatz die brauchbarsten Resultate liefert. Das quantitative Vorgehen wird mit dem Vorwurf des logischen Positivismus desavouiert. Das Testen gegen die Nullhypothese kann tatsächlich triviale Ergebnisse liefern – auch signifikante Ergebnisse »beweisen« zunächst gar nichts über die Wirkung einer Intervention, zumal die Auswahl der gemessenen Items teilweise einer gewissen Willkür unterliegen kann. Der Vorteil des quantitativen Vorgehens ist jedoch die Möglichkeit, statistisch gegen den Zufall abgesicherte Informationen über die Stichprobe hinaus auf die Populationen zu verallgemeinern. Die Befürworter alternativer Evaluationsmethoden heben die Notwendigkeit hervor, gesellschaftliche und menschliche Phänomene im natürlichen Umfeld, ohne Kontrolle, Manipulation oder Reduktion von Kontextvariablen zu beschreiben (z. B. Guba u. Lincoln 1989; Patton 1987). Hier liegt der Fokus auf induktiv-explorativen Strategien, um während des Verlaufs der Evaluation Theorien oder Modelle zu generieren. Diese Ansätze stellen zwei gegensätzliche Paradigmen der Evaluation dar, jedoch schließt keine der beiden Paradigmen die Verwendung von Methoden des anderen Paradigmas aus. Diese Paradigmen sind pragmatisch vielmehr als unterschiedliche Perspektiven zu werten. Eine sorgfältige Evaluation kann sowohl bestimmte Maßnahmen empirisch-quantitativ überprüfen als auch die Auswirkungen ganzer Programme im gesellschaftlich gewachsenen Kontext qualitativ zu erfassen versuchen. Viele Maßnahmen im Gesundheitsbereich betreffen Fragen, die in der jeweiligen Gesellschaft teilweise heftig umstritten sind und kontrovers diskutiert werden. Als Beispiele solcher

---

[1] Wir möchten uns bei Cornelia Stoklas bedanken. Sie hat mit ihrer Mitarbeit ganz entscheidend zum Gelingen der folgenden Kapitel dieser Sektion beigetragen.

Programme seien die Aids-Aufklärung oder die Heroinabgabe an schwer opiatabhängige Personen genannt. Hier spielen nicht nur direkte gesundheitliche Auswirkungen für jeweils Betroffene eine Rolle, sondern auch die Reaktionen von nicht direkt betroffenen Personen. Bei Präventionsmaßnahmen sind darüber hinaus auch gesellschaftliche Entwicklungen oder Entwicklungen in sozialen Subkulturen zu berücksichtigen. Dabei gilt es zu differenzieren, was das Ziel einer Evaluation ist und was (welcher Gegenstand) evaluiert werden soll. Fachleute unterscheiden deshalb Programmevaluation von Projektevaluation. Weitere Unterscheidungen betreffen die Frage, welche Instanz evaluiert: Ist es eine Selbstevaluation, bei der die Durchführenden ihre Maßnahmen selbst überprüfen oder sind externe Evaluatoren mit einbezogen. Wichtige Kriterien der Evaluation sind:

- Auswählen des Zeitpunktes (Planung oder Durchführung),
- Gegenstand der Evaluation,
- Ziel und Zweck der Evaluation,
- Adressat (an wen richten sich die Ergebnisse der Evaluation),
- Fragestellung der Evaluation,
- Reichweite und Tiefenschärfe der Evaluation,
- Möglichkeiten und Grenzen der Evaluation,
- Feedback von Ergebnissen der Evaluation,
- Budgetfragen und
- die Frage: »Welche Fehler können gemacht und vermieden werden?«

Allgemein kann die Evaluation als ziel- und zweckorientierter Bewertungsprozess beschrieben werden. Im Gesundheitsbereich geht es vor allem um die Bewertung gesundheitsbezogener Maßnahmen oder Programme. Jedoch können auch betriebliche Maßnahmen, Maßnahmen im Zeichen des Umweltschutzes oder politische Entscheide evaluiert und damit bewertet werden.

Diese III. Sektion umfasst einen Definitionsversuch (▶ Kap. 17) und die Beschreibung verschiedener heute üblicher Instrumente sowie als Beispiele einige Maßnahmen im Gesundheitsbereich (▶ Kap. 18 u. 19), wobei die Leitfrage ist, welche Maßnahmen für welchen Zweck eingesetzt werden. In ▶ Kap. 20 wird gezeigt, wie eine Evaluation im Bereich psychotherapeutischer Interventionen als Qualitätssicherung ablaufen kann. Das Beispiel in ▶ Kap. 18 ist deshalb für einen weiten Bereich gesundheitlicher Maßnahmen relevant, weil es dabei nicht nur um eine Ergebnisdarstellung geht, sondern die Prozessevaluation relativ direkt über Feedback wiederum in die Intervention einfließt. Jüngst haben Lambert et al. (2001) einen Vorschlag für ein solches Feedbacksystem unterbreitet; das vorgestellte Beispiel geht aber weit darüber hinaus und kann somit als Modell für viele Evaluationen dienen, die sowohl quantitative als auch qualitative Aspekte berücksichtigen.

Begriff und Arten der Evaluation

Hansjörg Znoj, Daniel Regli

17.1 Qualitätssicherung vs. Qualitätsmanagement – 285

17.2 Begriffsbestimmung – 286

Nach Badura u. Siegrist (1999) lassen sich vier Vorgehensweisen der Evaluation identifizieren:
1. Beurteilung einzelner Aktionsprogramme oder Projekte anhand gesetzlicher Ziele und angestrebter Ergebnisse (Programmevaluation),
2. epidemiologische Beurteilung personenbezogener Interventionen z. B. einzelner Wirkstoffe oder chirurgischer Eingriffe durch einen kontrollierten Vergleich der Ergebnisse zwischen Interventions- und Kontrollgruppe,
3. Beurteilung einzelner Handlungsweisen bzw. Handlungssysteme (mithilfe vorgegebener Standards bzw. Leitlinien) und
4. Beurteilung einzelner Arbeitsleistungen, Organisationen oder ganzer Gesundheitssysteme durch einen empirischen Vergleich mittels standardisierter Kennziffern bzw. Indikatoren.

Das Nutzen und Verbessern gesundheitspolitischer oder interventionsspezifischer Maßnahmen kann auch unter dem Gesichtspunkt der Qualitätsverbesserung betrachtet werden (◘ Abb. 17.1). Unter einer hohen Qualität werden allgemein Eigenschaften von Produkten oder Dienstleistungen verstanden, die vom Adressaten (Konsument, Patient oder Krankenversicherer) als nützlich und wünschenswert betrachtet werden.

> ❗ Normalerweise setzt eine hohe Qualität eine Dienstleistung oder ein Produkt voraus, das nach den höchsten gültigen Standards gefertigt ist und für deren Herstellung eine Ausbildung auf höchstem Niveau notwendig ist.

Das gilt für Gebrauchsprodukte ebenso wie für Genussmittel oder Leistungen im Gesundheitswesen. Allerdings sind die Produkte im Gesundheitswesen nicht leicht erfassbar; ebenso wie Leistungen im Bildungswesen, in der Kunst oder in der Wissenschaft unterliegt ihre Beurteilung oft dem Zeitgeist und je nach Perspektive unterschiedlichen Werturteilen. Teilweise entziehen sich diese Beurteilungskriterien einer quantitativen Analyse, weil zu viele Faktoren eine Rolle spielen oder die beurteilenden Instanzen sich nicht auf bestimmte Kriterien festlegen lassen (wollen). Nach Kromrey (2001) lassen sich unter Evaluation ganz verschiedene Vorgehensweisen und Begriffe subsumieren. Es herrscht Klärungsbedarf – nicht nur auf Seite der evaluierenden Instanzen, sondern auch hinsichtlich der verwendeten Methoden und Verwendungszwecken. In Anlehnung an Chelimsky (1997) unterscheidet Kromrey drei verschiedene Paradigmen (»conceptual frameworks«):
1. Evaluation zur Verbreiterung der Wissensbasis,
2. Evaluation zu Kontrollzwecken und
3. Evaluation zu Entwicklungszwecken

Nützlich ist im Zusammenhang der Begriffsklärung ◘ Tabelle 17.1 in Anlehnung an Kromrey (2001, S. 108). In dieser Tabelle werden verschiedene Begriffsdimensionen und entsprechender Klärungsbedarf zusammengestellt.

Nach vielen Jahrzehnten, die von revolutionierenden Neuerungen und technischen Entwicklungen bestimmt wurden, ist das Gesundheitswesen in eine Phase getreten, die von einem kritischen Hinterfragen von Versorgungsstrukturen und bisherigen

◘ **Tabelle 17.1.** Evaluation: Begriffsdimensionen und Klärungsbedarf. (Nach Kromrey 2001)

Alltäglicher Sprachgebrauch	Wissenschaftlicher Sprachgebrauch	Präzisierungen	Klärungsbedarf
Irgendetwas wird …	Programme, Maßnahmen, Organisationen usw. werden …	Existierend, in Planung, in Entwicklung, bereits implementiert, Feldversuch, Pilotprojekt, Programmumfeld usw.	Was ist das Programm und seine Ziele? Was ist der »Gegenstand« der Evaluierung? Was sind die Ziele?
… von jemandem …	… durch Personen, die zur Bewertung besonders qualifiziert sind …	Unabhängige Wissenschaftler, Auftragsforscher, im Programm mitwirkende, externe Berater, engagierte Betroffene usw.	Wer hat welche Kompetenzen und welche Funktionen? Informationsquellen Informationsbeschaffung und -aufbereitung Evaluierende
… in irgendeiner Weise …	… in einem objektiven Verfahren …	»Hearing«, qualitative/quantitative Forschungslogik, experimentell/nichtexperimentell, formativ/summativ usw.	Methoden und Verfahren der Informationsbeschaffung Methoden und Verfahren des Bewertens Legitimation des Bewertens
… nach irgendwelchen Kriterien bewertet	… nach explizit auf den Sachverhalt bezogenen und begründeten Kriterien (ggf. Standards) bewertet	Zielerreichung/Effekte/Nebenwirkungen, Effizienz/Effektivität, Sozialverträglichkeit, Zielgruppenbezug usw.	Ziele (wessen Ziele?) Kriterien Standards

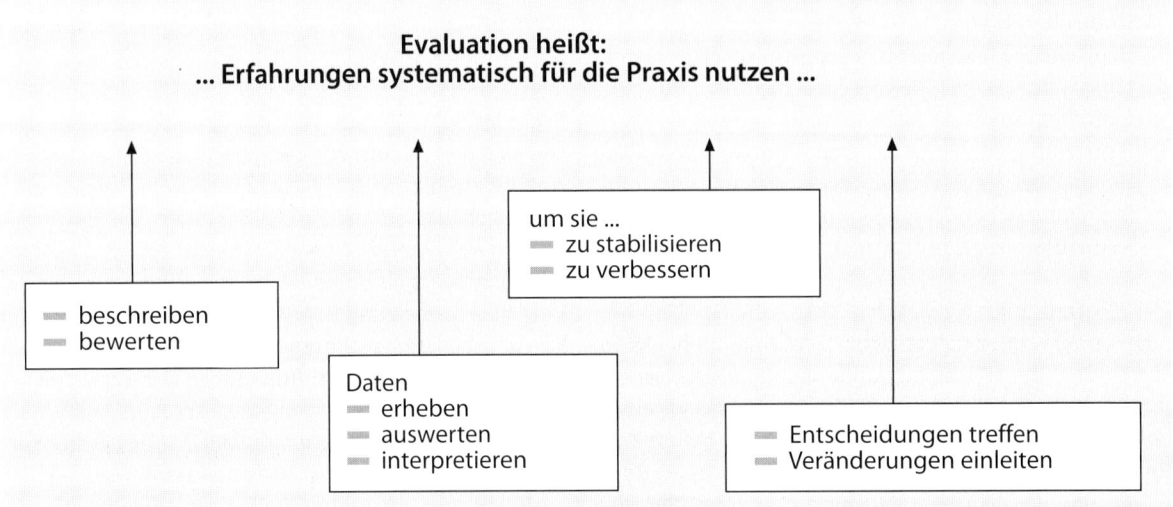

◘ **Abb. 17.1.** Evaluation dient der Nutzung und Verbesserung von Vorgehensweisen für die Praxis. (Aus Beywl u. Bestvater 1998)

Handlungsweisen bestimmt wird. Die weitreichende Vorstellung, dass ein »mehr« immer besser ist, also mehr Technik, mehr Intensivtherapie oder mehr Medikamente, weicht derzeit einem neuen Paradigma in der Gesundheitsversorgung. Zu einer Zeit, als das Gesundheitssystem noch bezahlbar war und Patienten mehr in der Nutznießerrolle standen, gab es kaum Veranlassung, Transparenz zu verlangen oder die Verpflichtung einer standardisierten Leistungsdokumentation politisch durchzusetzen. Die medizinische Versorgung hat trotz ihrer prominenten Stellung in fast jeder Gesellschaft nur einen bescheidenen Einfluss auf Mortalität oder Morbidität, Indikatoren, mit denen Gesundheit gewöhnlich gemessen wird (Strauss et al. 2004). Gesundheit lässt sich nicht auf das biomedizinische Modell reduzieren, sondern beinhaltet weitere Determinanten wie Genetik, Gesundheitsverhalten einschließlich Ernährung, Tabakgebrauch und Alkoholabusus oder körperliche Fitness sowie soziale Charakteristika, in denen das Leben stattfindet (▶ Kap. 2). Die heute üblichen Qualitätskriterien gesundheitlicher (medizinischer) Interventionen sind aber weiterhin Indikatoren von Misserfolgen wie z. B. Mortalität, Morbidität, die Anzahl von (postoperativen) Komplikationen oder die Häufigkeit von im Krankenhaus akquirierten Infektionen.

Qualität nach der heutigen Definition der American Medical Association ist jedoch umfassender definiert:

> **Definition**
> … care which consistently contributes to improvement or maintenance of the quality and/or duration of life. … care which is expected to maximize an inclusive measure of patient welfare after one has taken account of the balance of expected gains and losses that attend the process of care in all its parts (Donabedian 1966).

Donabedian, einer der Pioniere der Qualitätssicherung im Gesundheitswesen, hatte bereits in den 1960er Jahren versucht, die bis dahin höchst unterschiedlichen Bestrebungen, Definitionen und Terminologien in einen übersichtlichen Rahmen zu passen, der bis heute noch Gültigkeit hat (Donabedian 1966). Seine Typologie von Struktur, Prozess und Ergebnis beschreibt die verschiedenen Ebenen, auf der Qualität evaluiert und bewertet werden kann:

- Unter *Struktur* wird die Qualifikation des medizinischen Personals, die Infrastruktur, der administrative Apparat sowie standardisierte Handlungsabläufe verstanden, wie sie zuvor auf medizinischer bzw. administrativer Seite festgelegt wurden.
- *Prozesse* beschreiben die Versorgung an und für sich, das heißt wie Diagnosen gestellt, Interventionen durchgeführt oder Medikamente verordnet werden.
- *Ergebnisse* der Versorgung beinhalten alle erzielten Leistungen, die aus den vorgenannten Prozessen resultieren, also z. B. die Linderung von Schmerzen, eine Lebensverlängerung, Verkürzung der Liegezeiten oder die Zufriedenheit der Patienten mit der Versorgung.

Programmevaluation ist eine subtile Untersuchung und Bewertung der Eigenschaften und Leistungen von komplexen Maßnahmen im Gesundheitswesen. Public-Health-Entscheidungen müssen auf Evidenzaspekten basieren und Kosten-Nutzen-Gesichtspunkte berücksichtigen. Inhalte einer Programmevaluation sind

- Formulierung von Fragen über das Programm,
- Definition von Standards über die Wirksamkeit,
- Design der Evaluation und Auswahl von Teilnehmern,
- Datensammlung (Literatur, Krankenakten, Leistungstest, epidemiologische Datenbanken, Fragebögen, Interviews, standardisierte Testverfahren, Beobachtungen, körperliche Untersuchungen, klinische Szenarien),
- Datenanalyse sowie
- Berichterstattung.

17.1 Qualitätssicherung vs. Qualitätsmanagement

Der Begriff Qualitätsmanagement hat seit 1995 die bisherige übergeordnete Bezeichnung Qualitätssicherung abgelöst.

> **Definition**
> Unter Qualitätssicherung ist jener Teil des Qualitätsmanagement zu verstehen, der alle Maßnahmen umfasst, mit denen die Qualitätsanforderungen erfüllt werden.

Sie beinhaltet Maßnahmen zur Messung und Maßnahmen zur Verbesserung der Qualität. Qualitätsmanagement umfasst alle Formen der Qualitätssicherung einschließlich Maßnahmen zur Analyse der Qualität von Produkten oder Dienstleistungen sowie Weiter- oder Neuentwicklungen von Maßnahmen zur Verbesserung der Qualität. Die Sicherung der Qualität ist damit nur ein Teil des Qualitätsmanagements und hat als zentrales Anliegen, dass wünschenswerte oder festgelegte Ziele und Kriterien (im Sinne eines zu erreichenden »Soll«) tatsächlich erreicht und die hierzu erforderlichen Maßnahmen getroffen werden. Qualitätsmanagement hat damit zum Ziel, Qualitätssicherung – z. B. in der psychotherapeutischen Praxis – zu verankern, die Qualität der Leistungen zu erhalten oder ggf. zu verbessern (Fydrich 2005, S. 122ff).

17.2 Begriffsbestimmung

Es können verschiedene Arten der Evaluation unterschieden werden. Je nach Stadium der Entwicklung eines Programms können unterschiedliche Aspekte, Ziele, Methoden und Arbeitsschritte im Vordergrund stehen bzw. zur Anwendung kommen. Dabei greifen unterschiedliche Evaluationskonzepte bzw. -modelle.

Tabelle 17.2. Kennzeichen von formativer und summativer Evaluation. Vergleich der wesentlichen Kennzeichen von formativer und summativer Evaluation. (Nach Hermann et al. 1987, S. 26).

Merkmal	Formativ	Summativ
Primäre Zielgruppe	Programmentwickler Programmmanager Programmdurchführende	Politiker interessierte Öffentlichkeit Geldgeber
Primäre Betonung bei der Datensammlung	Klärung der Ziele Art des Programmprozesses bzw. der Programmdurchführung Klärung der Probleme bei der Durchführung und der Annäherung an Ergebnisse Analyse zur Durchführung und Ergebnisse auf Mikroebene	Dokumentation der Ergebnisse Dokumentation der Durchführung Analyse zur Durchführung und Ergebnisse auf Makroebene
Primäre Rolle des Programmentwicklers und Programmausführenden	Mitarbeiter	Datenbeschaffer
Primäre Rolle des Evaluators	Interaktiv	Unabhängig
Typische Methodologie	Qualitative und quantitative, mit größerer Betonung der ersteren	Quantitative, manchmal durch die qualitative bereichert
Häufigkeit der Datensammlung	Fortlaufende Überwachung	Begrenzt
Primäre Mechanismen der Berichtlegung	Diskussion/Treffen, informelle Interaktion	Formale Berichte
Häufigkeit der Berichtlegung	Häufig während der ganzen Zeit	Zum Schluss
Schwerpunkt des Berichts	Beziehung zwischen den Prozesselementen (Mikroniveau) Beziehung zwischen Kontext und Prozess Beziehung zwischen Prozess und Ergebnis Implikationen für Programmpraktiken und spezifische Veränderungen bei den Operationen	Implikationen für Politik, administrative Kontrollen und Management
Anforderungen für Glaubwürdigkeit	Übereinkunft mit Entwicklern/Durchführenden hinsichtlich der Berichtlegung Befürwortung/Vertrauen	Wissenschaftliche Strenge Unparteilichkeit

17.2 · Begriffsbestimmung

> Seit Anfang der 1970er Jahre besteht die Differenzierung in formative und summative Evaluation (Wottawa u. Thierau 1998).

Eine bedeutende Rolle in einem solchen Rahmenkonzept spielt dabei die *formative Evaluation*. Sie übernimmt die Rolle der Verbesserung bzw. Optimierung des Programms. Sie ist dabei zumeist informell angelegt und arbeitet weniger mit quantitativen Methoden. Im Vordergrund stehen eher Fragen nach der Akzeptanz eines Programms, ob Wirksamkeit und Ziel übereinstimmen und ob der Aufwand gerechtfertigt ist. Die primären Ziele summativer Evaluation bestehen in erster Linie in den Fragen nach der Wirksamkeit verschiedener Programme, häufig im Vergleich zueinander. Dabei geht es um

- das Auftreten oder Nichtauftreten der erwarteten internen programmspezifischen und der extern als verbindlich festgelegten Wirkungen,
- die Intensität der Wirkungen und
- die zeitliche Dauer, bis ein Programm seine Wirkung entfaltet.

In den meisten Fällen werden quantitative Verfahren angewendet.

Oder um es mit einem einleuchtenden Beispiel zu illustrieren: Wenn der Koch die Suppe abschmeckt, ist das eine formative Qualitätssicherungsmaßnahme, wenn der Gast die Suppe essend beurteilt, ist das summativ.

Sowohl bei summativen, als auch bei formativen Methoden kann zwischen globalen und analytischen Varianten gewählt werden. Ersteres meint dabei aufwendige Modifikationen bis hin zu einer völligen Neuanlegung einer Evaluation. Mit analytisch ist dagegen gemeint, kleinere, spezifische Anpassungen an bestehenden Programmen

> Neben der formativen vs. summativen Form der Evaluation ist der zeitliche Rahmen ein wichtiges Unterscheidungskriterium.

In jeder Phase eines Projektes oder Programms können Kriterien formuliert werden, die eine Bewertung erlauben. Nach Hager et al. (2000) lassen sich auf diese Weise fünf Evaluationsarten unterscheiden (◘ Abb. 17.2).

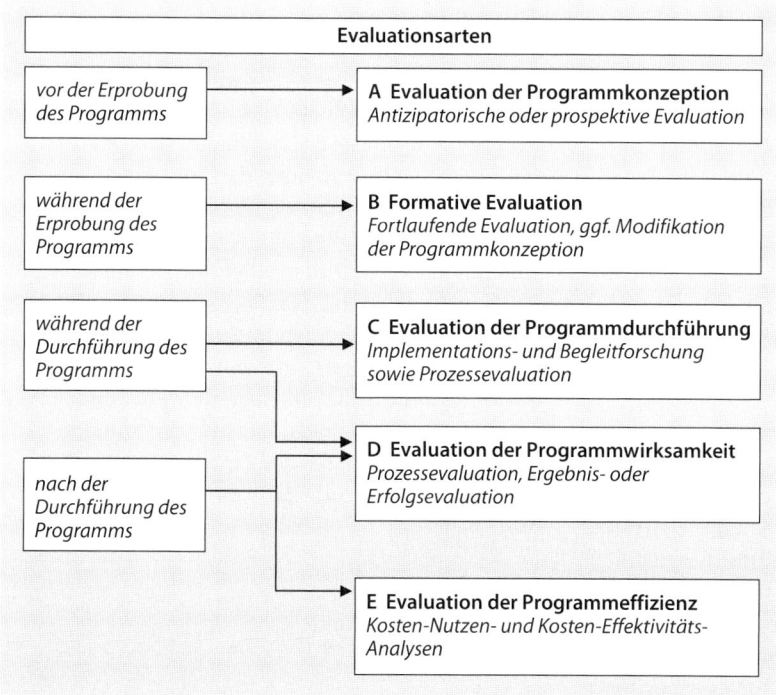

◘ Abb. 17.2. Zeitlicher Rahmen eines Evaluationskonzeptes. (Nach Hager 2000, S. 108)

Im empirisch-wissenschaftlichen Sinn kann Evaluation als eine angewandte Form der empirischen Sozialwissenschaften (z. B. Ethnologie, Psychologie, Soziologie) betrachtet werden:

- Evaluation ist eine methodisch kontrollierte, verwertungs- und bewertungsorientierte Form des Sammelns und Auswertens von Informationen. Evaluation dient als Planungs- und Entscheidungshilfe. Evaluation ist damit ziel- und zweckorientiert. Sie hat primär das Ziel, praktische Maßnahmen zu überprüfen, zu verbessern oder über sie zu entscheiden.
- Es besteht darüber hinaus ein Konsens, dass Evaluationsmaßnahmen dem aktuellen Stand der Forschung und wissenschaftlicher Techniken angepasst sein soll (Wottawa u. Thierau 1998).

Der Wert einer Intervention, einer Organisation oder eines ganzen Versorgungsbereiches kann durchaus unterschiedlich eingeschätzt werden, je nachdem ob die Bewertung aus der Sicht eines klinischen Experten, eines Versicherten, eines Patienten oder eines Kostenträgers erfolgt.

> Evaluation und Qualitätsberichterstattung sind Instrumente zur rationalen Gestaltung von Strukturen, Prozessen und Ergebnissen im Gesundheitswesen.

Da wissenschaftliche Evaluation heute meist als Teilbereich der anwendungsbezogenen Forschung betrieben wird, verfolgt man mit ihr ganz bestimmte praktische Zwecke. Sie dient z. B. der Legitimation bzw. Rechtfertigung bestimmter Tätigkeiten oder Kapazitäten oder ihrer Verbesserung im Sinne von erhöhter Angemessenheit, Wirksamkeit oder Effizienz. Auch der Abbau von Kapazitäten und Leistungsreduzierung können in Zeiten zunehmenden Kostendrucks eine mögliche Absicht bzw. Folge wissenschaftlicher Evaluation sein.

Ein sozial- oder gesundheitspolitisches Handlungsprogramm wurde von Evaluationsforschern als Ursache, die angestrebten Ergebnisse als erwünschte Wirkung bestimmt. Dies erlaubt zwar, den relativen Erfolg oder Misserfolg eines Programms festzustellen, liefert aber keine Ansatzpunkte für erwünschte Lern- und Optimierungsprozesse. Gegenstände und Fragestellungen der Evaluationsforschung erzwingen daher einen Methodenmix. Damit der Erfolg einer Intervention abschließend geprüft werden kann, müssen eine Reihe von Bedingungen gegeben bzw. eine Reihe von Schritten vollzogen sein (s. auch Richtlinien wie die der Deutschen Gesellschaft für Evaluation):

- angemessene Erfassung und Analyse der Ausgangssituation, Eingrenzung der Problemstellung (Situationsdiagnose),
- definiertes Ziel, dessen Erreichung zur Lösung der eingegrenzten Problemstellung geeignet sein muss,
- Quantifizierung der angestrebten Ergebnisse (wo möglich),
- zeitliche Vorgabe, bis wann die angestrebten Ergebnisse erreicht werden sollen,
- Vorhandensein bzw. Auswahl geeigneter Mittel (Interventionen, Programme) und Ressourcen (z. B. qualifiziertes Personal, finanzielle Mittel usw.),
- kunstgerechte Durchführung der Intervention,
- Ermittlung des Zielerreichungsgrades,
- Vergleich von ursprünglicher Zielsetzung (Soll) mit tatsächlich erreichtem Ergebnis (Ist),
- Vergleich von Ergebnis und Aufwand und
- bei Bedarf: Neudefinition der Ziele, Neuausrichtung der Intervention, Optimierung einzelner (Interventions-)Prozesse oder Veränderungen von Strukturen.

Zusammenfassung

Unter Evaluation werden sehr unterschiedliche Vorstellungen und Vorgehensweisen verstanden. Zusammenfassend lässt sich feststellen, dass Evaluation ein Mittel zur systematischen Überprüfung von Interventionen darstellt, das erlaubt, praxisrelevantes Wissen zu generieren und vor allem auch festzuhalten und damit für andere Anwendungen nutzbar zu machen. Eine Evaluation ist ein ziel- und zweckorientierter Bewertungsprozess einer bestimmten Maßnahme. Sie erlaubt nicht nur die Qualitätssicherung, sondern stellt ein Mittel des Qualitätsmanagements dar und kann sehr breit als ein strategisches Instrument verstanden werden, das zur Verbesserung der Prozess- und Ergebnisqualität sowie der Ergebniseffizienz beiträgt.

Literatur

Weiterführende Literatur

Donabedian, A. & Bashshur, R. (Eds.). (2003). *An introduction to quality assurance in health care.* Oxford: Oxford University Press.

Literatur

Badura, B. & Siegrist, J. (Eds.) (1999). *Evaluation im Gesundheitswesen – Ansätze und Ergebnisse.* Weinheim und München: Juventa.

Beywil, W. & Bestvater, H. (1998). Selbst-Evaluation in pädagogischen und sozialen Arbeitsfeldern. In B. K. Jugendbildung (Ed.), *Qualitätssicherung durch Evaluation.* Remscheid: Selbstverlag.

Bortz, J. & Döring, N. (2002). *Forschungsmethoden und Evaluation für Human- und Sozialwissenschaftler* (3. Aufl.). Berlin: Springer.

BAG (Bundesamt für Gesundheit). F. E. (1997). *Leitfaden für die Planung von Projekt- und Programmevaluation.* Unveröffentlichtes Manuskript, Bern.

Chelimsky, E. (1997). Thoughts for a new evaluation society. »Keynote speech« at the UK Evaluation Society conference in London 1996. *Evaluation, 3,* 97–109.

D. G. f. E. (Deutsche Gesellschaft für Evaluation) (2002). *Standards für Evaluation.* Köln: Deutsche Gesellschaft für Evaluation e.V.

Donabedian, A. (1966). Evaluating the quality of medical care. *Milbank Memorial Fund Quaterly, 44,* 166–203.

Fydrich, T. (2005). Qualitätsmanagement und Qualitätssicherung in der Psychotherapie. In F. Petermann (Ed.). *Handbuch Klinische Psychologie und Psychotherapie* (S. 122–133). Göttingen: Hogrefe.

Guba, E. G. & Lincoln, Y. S. (1989). *Fourth generation evaluation.* Newbury Park: Sage.

Hager, W., Patry, J. L. & Brezing, H. (Eds.). (2000). *Evaluation psychologischer Interventionsmassnahmen.* Bern: Huber.

Herman, J.L., Lyons Morris, L. & Taylor Fitz-Gibbon, C. (1987). *Evaluation's handbook.* Newbury Park: SAGE.

Kaplan, R. M. & Frosch, D. L. (2005). Decision making in medicine and health care. *Annual Review of Clinical Psychology, 1,* 19.11–19.32.

Kromrey, H. (2001). Evaluation – ein vielschichtiges Konzept. Begriff und Methodik von Evaluierung und Evaluationsforschung. Empfehlungen für die Praxis. *Sozialwissenschaften und Berufspraxis, 24,* 105–131.

Lambert, M. J., Whipple, J. L., Smart, D. W., Vermeersch, D. A., Nielsen, S. L. & Hawkins, E. J. (2001). The effects of providing therapists with feedback on patient progress during psychotherapy: Are outcomes enhanced? *Psychotherapy Research, 11,* 49–68.

Patton, M. Q. (1987). How to use qualitative methods in evaluation. In J. L. Herman (Ed.), *Program evaluation kit.* Newbury Park, CA: Sage.

Strauss, B., Berger, U., Troschke, J. von & Brähler, E. (Eds.). (2004). *Lehrbuch medizinische Psychologie und medizinische Soziologie.* Göttingen: Hogrefe.

Wottawa, H. & Thierau, H. (1998). *Lehrbuch Evaluation* (2. Aufl.). Bern: Huber.

Wüsten, G. (2004). *Leitfaden zur Ressourcenaktivierung.* Unveröffentlichtes Manuskript, Bern.

18 Methoden der Evaluation

Hansjörg Znoj, Daniel Regli

18.1 Qualitätszirkel – 291

18.2 Der epidemiologische Ansatz von Archibald Cochrane – 293

18.3 Der prozess- und standardorientierte Ansatz von Avedis Donabedian – 294

18.4 Rapid-Feedback-Evaluation – 295

18.5 Weitere Evaluationsmethoden – 296

18.6 Konfirmatorische Programmevaluation – 298

18.7 Ökonomische Aspekte – 299

> Im folgenden Kapitel sollen einige gängige Evaluierungsinstrumente ohne den Anspruch auf Vollständigkeit vorgestellt werden. Es handelt sich dabei um Instrumente, die vor allem im Gesundheitswesen zur Verbesserung der Versorgungsqualität eingesetzt werden. In der Auswahl wurde besonders darauf geachtet, dass eine große Vielfalt der Methoden einerseits und eine Bewährung in der Praxis andererseits berücksichtigt wurden. Dennoch bleibt die Auswahl beliebig. Der interessierte Leser sei auf einschlägige Publikationen verwiesen.

18.1 Qualitätszirkel

Qualitätszirkel (QZ) werden von verschiedenen Autoren unterschiedlich definiert. Als kleinste gemeinsame Nenner können jedoch folgende Elemente festgestellt werden:
- QZ sind kleine Gruppen (5–10 Mitarbeiter), sie sind in die Organisation eines Qualitätsmanagementsystems eingebunden.
- QZ haben eine klar umrissene Aufgabe, die sich über die Lösung eines arbeitsbezogenen Problems definiert.
- Die Arbeit eines QZ hat damit Projektstruktur, sie dürfen nicht mit ständig tagenden Gremien gleichgesetzt werden, die nur eine sehr allgemeine Aufgabendefinition haben wie z. B. wöchentliche Routinebesprechungen.
- QZ sollen so zusammengesetzt sein, dass alle Funktionen personell vertreten sind, die im Rahmen des behandelten Problems eine Rolle spielen. Die Teilnahme ist freiwillig und die QZ sollten unbedingt hierarchiefrei sein.

Zudem gelten für QZ noch eine Reihe von Regeln mit mehr oder weniger ausgeprägter Ausschließlichkeit, darunter die Vertraulichkeit der im QZ gemachten Äußerungen, und die Verbindlichkeit der Teilnahme an Sitzungen.

Das Konzept der QZ wurde zu Beginn der 1990er Jahre von der bis dahin 20-jährigen Anwendung in den Industriebetrieben gleichzeitig in die stationäre medizinische Krankenbehandlung und Rehabilitation sowie auch in die ambulante ärztliche Versorgung übertragen (Schüpbach et al. 2003). Die Forderung nach einer Verkürzung und nach mehr *Effektivität und Effizienz* der Behandlungsabläufe unter Beibehaltung einer qualitativ hochwertigen und zugleich kostengünstigen Versorgung verlangt von den Krankenhäusern immer stärker eine betriebswirtschaftliche Orientierung. Seit 1992 sind die deutschen Krankenhäuser daher verpflichtet, sich an Maßnahmen der Qualitätssicherung zu beteiligen. Der Verband Deutscher Rentnerversicherungsträger hat 1993 eine Erprobung eines Qualitätssicherungsprogramms initiiert. Das 5-Punkte-Programm sieht vor, in den Einrichtungen der stationären medizinischen Rehabilitation in fünf Merkmalsbereichen (Struktur- und Konzeptmerkmale, Patiententherapiepläne, »Peer Review«, Qualitätsscreening und Patientenbefragung) Daten zu erheben und diese zentral in dafür bestimmten wissenschaftlichen Instituten im Sinne einer Schwachstellenanalyse auszuwerten.

> Die im Bezug auf die Werte von Vergleichseinrichtungen ermittelten und rückgemeldeten Probleme sollten in QZ bearbeitet und die entwickelten Lösungen etabliert werden. Die Probleme und Zielstellungen werden den QZ somit teilweise vorgegeben, lediglich der Lösungsweg nicht.

Die Gefahr besteht, dass QZ ein isoliertes Dasein fristen, weil sie meist als Einzelmaßnahme initiiert werden d. h. ohne klare Einbindung in die Klinikleitungsstrukturen und ohne Entscheidungsbefugnisse oder materielle Ressourcen.

Organisationsformen und Arbeitsweisen von QZ

Nach Härter u. Tausch (1998) versteht man im Gesundheitswesen unter einem QZ den freiwilligen Zusammenschluss einer Gruppe von medizinischen Fachpersonen gleicher oder benachbarter Richtungen und von anderen in der Patientenversorgung beteiligten Berufen.

> Ziel der QZ ist es, unter Koordination eines geschulten Moderators die eigene Tätigkeit zu analysieren, sie bzgl. formulierter Qualitätskriterien zu bewerten und daraus qualitätsverbessernde Maßnahmen zu entwickeln.

Soweit lässt sich diese Definition immer noch mit der ursprünglichen Eigenart der QZ in Industriebetrieben vergleichen. Es haben sich jedoch auch Unterschiede entwickelt. Im Gesundheitswesen wird sowohl *interne* als auch *externe* Qualitätssicherung betrieben, d. h., auch Vorgaben und Richtlinien von Außen werden auf deren Einhaltung überprüft. Die Themenwahl ist in Krankenhäusern teilweise vorgegeben; oft sind die QZ stations-/fach-/und berufsübergreifend. Die Ziele sind ebenfalls heterogen und beinhalten klinikübergreifende Kosten- und Qualitätsziele, patientenorientierte klinikspezifische Ziele, arbeitstätigkeits- und mitarbeiterbezogene Ziele. Bei QZ im ambulanten Bereich kommen noch der kollegiale Erfahrungsaustausch und die fachliche Weiterbildung hinzu. Die Rahmenbedingungen sind in der Industrie wie auch im Gesundheitswesen gleich und entsprechen den weiter oben genannten Definitionskriterien für QZ. Meistens wird der QZ von einem internen Moderator gleitet. Die Entscheidung über die Realisierung von Maßnahmen trifft eine hierarchisch übergeordnete Stelle außerhalb des QZ.

Für die Weiterentwicklung des Zirkelkonzeptes müssten nach Härter u. Tausch (1998) noch folgende psychologische Kernfragen beantwortet werden: Wann und unter welchen psychologisch relevanten Bedingungen sind Menschen bereit, freiwillig in QZ mitzuarbeiten und die erarbeiteten Lösungsvorschläge im Arbeitsalltag umzusetzen, auch wenn sich dabei die Anforderungen an ihr Handeln erhöhen?

> **Beispiel**
>
> Anwendungsbeispiel
> Im Rahmen ihres Qualitätssicherungsprogramms haben die Deutschen Rentenversicherungsträger in den Jahren 1994 und 1995 mehr als 400 Rehabilitationskliniken zum Aufbau von Strukturen verpflichtet, die ein umfassendes Qualitätsmanagement ermöglichen (Häussler 1998). Von 380 Kliniken lagen am Ende des Erprobungszeitraums strukturierte Informationen vor: Danach wurden in 233 insgesamt 558 QZ durchgeführt. Von diesen erfüllten aber nur 23,5% die Kriterien eines QZ. Weitere 34,7% der gemeldeten Aktivitäten können im weiteren Sinne als solche bezeichnet werden, die im Rahmen der Entwicklung eines Total-Quality-Management-(TQM-)Systems sinnvoll sind, während es sich bei 41,8% lediglich um herkömmliche Routineaktivitäten im Sinne von Stationsbesprechungen handelte. Die QZ waren noch relativ stark mit Personen aus der Führungsebene besetzt und befassten sich unter dem thematischen Aspekt noch sehr stark mit konzeptionellen Aufgaben.

Nach Schüpbach et al. (2003) herrscht bei den Teilnehmern von QZ mehrheitlich Skepsis bzgl. des Nutzens; die Autoren folgern, dass QZ kein angemessenes Instrument zur extern induzierten Effektivitätssteigerung und Kosteneinsparung darstellen. Als Vorteile solcher QZ ist zu werten, dass interne Abläufe unter Berücksichtigung von spezifischen Interessen optimiert werden können. Der Erfolg solcher Verbesserungen lässt sich aber im Gegensatz zur (herstellenden) Industrie nicht leicht quantifizieren. Zudem spielen für die Kostenträger (öffentliche Hand, Krankenkassen) solche Optimierungsfragen oft eine untergeordnete Rolle und sie verbessern auch nicht notwendigerweise die medizinische oder therapeutische Versorgung oder die Heilungserfolgsquoten. Dennoch können QZ für eine Institution unverzichtbare Bestandteile einer internen Überprüfung von Handlungsabläufen und Routinen darstellen, wenn die Ergebnisse solcher QZ ernst genommen und umgehend umgesetzt werden.

18.2 Der epidemiologische Ansatz von Archibald Cochrane

Archibald Cochrane (1909–1987) gilt als der Begründer der »Evidence-Based-Medicine«. Cochrane wurde als »the godfather of randomized controlled clinical trials« bezeichnet und war Autor des viel zitierten Buches »Effectiveness and efficiency« (1999), einer der einflussreichsten Kritiker der Vorherrschaft des medizinischen Denkens, der die relativ schwache Wirkung der klinischen Medizin auf das »Health Outcome« insgesamt sowie die mangelnde Anwendung wissenschaftlicher Methoden in der klinischen Praxis allgemein stets beklagte – wurde nicht zuletzt berühmt durch seinen selbst verfassten und 1988 im British Medical Journal erschienenen Nachruf:

> In 1957 he survived a professor of surgery's prognosis that he had only three months to live. He was not a real success as a professor, either as a teacher or on the senate, though his kindness to students was proverbial. He was a man with severe porphyria who smoked too much and was without the consolation of a wife, a religious belief, or a merit award – but he didn't do so badly (Cochrane 1988, S. 63)

Als einer der ersten Wissenschaftler begann er unmittelbar nach dem 2. Weltkrieg, die Durchführung randomisierter klinischer Studien zu propagieren. In der medizinischen Literatur werden heute jährlich in über 10.000 Fachzeitschriften weltweit rund zwei Millionen Artikel veröffentlicht. Gleichzeitig wird im Sinne einer »Evidence Based Medicine« gefordert, dass ärztliche Entscheidungen auf Basis des aktuellen Wissensstandes getroffen werden sollen. Die medizinische Fachperson ist damit gezwungen, kontinuierlich alle aktuellen Publikationen zu seinem Fachgebiet zu suchen und kritisch zu bearbeiten. Der Zugang zur Literatur ist zwar dank elektronischer Datenbanken und umfangreicher Suchalgorithmen einfacher geworden, praxisrelevante Studienergebnisse werden jedoch unbefriedigend berücksichtigt. Der Grund dafür liegt sowohl im Umfang der Datenbasis und in der fehlenden Indexierung wie auch in der unzureichenden Zeit für umfangreiche Literaturstudien. Eine Lösung stellen Übersichtsartikel oder Reviews dar, die die Synthese von in verschiedenen Studien gewonnener Evidenz repräsentieren.

Der Anspruch auf Aussagekraft und Validität solcher Reviews wirft bei der Erstellung vielfältige Probleme auf, die sich im Wesentlichen auf drei Bereiche erstrecken:
1. unvollständige Berücksichtigung relevanter Studien,
2. methodische Probleme bei der Zusammenführung der Einzelresultate und
3. mangelnde Aktualität.

Insgesamt zeigt sich bei allen Ansätzen die Notwendigkeit qualitativ hochwertiger Übersichtsarbeiten zur Entscheidungsfindung in therapeutischem Alltag, Forschung und Gesundheitspolitik. Die Cochrane Collaboration wurde 1993 als internationales, nichtkommerzielles Netzwerk von Wissenschaftlern, Klinikern und Patientengruppen gegründet.

> Die Cochrane Collaboration verfolgt das Ziel, zur Verbreitung der evidenzbasierten Medizin in der medizinischen Praxis Grundlagen für rationale Entscheidungen zu Fragen der medizinischen Versorgung des einzelnen Patienten, aber auch für gesundheitspolitische Problemstellungen zu schaffen.

Hierzu leistet die Cochrane Collaboration Unterstützungsarbeit, indem sie die wissenschaftliche Evidenz der Wirkungen von Therapien und anderen Interventionen in systematischen Übersichtsarbeiten (»systematic reviews«) zusammenfasst und regelmäßig aktualisiert. Die Übersichtsarbeiten werden in der »Cochrane Database of Systematic Reviews« zusammengefasst und in der Cochrane Library zur Verfügung gestellt.

Das deutsche Cochrane-Zentrum unterhält eine webpage (http://www.cochrane.de/).

Ein drängendes Problem des heutigen Gesundheitswesens ist es, dass der Input (Gesundheitsbudget) viel schneller zunimmt als der Output an nachweisbarem Gesundheitsgewinn. Cochrane behauptete, die erbrachten Leistungen seien zu einem erheblichen Teil Gesundheitskonsum, d. h. nicht wirklich investiv i. S. v. nachweislich wirksam.

> ❗ Als ideale Kontrollgruppe und Beurteilungsmassstab jeder klinischen Intervention gilt demnach das unbehandelte Patientenkollektiv.

Nur die Verwendung randomisierter Kontrollstudien, also das experimentelle Design bzw. die experimentelle Epidemiologie, gewährleistet eine unverzerrte Evaluation klinischer Praxis. Cochrane empfiehlt die systematische Wirksamkeitsprüfung therapeutischer, diagnostischer und präventivmedizinischer Leistungen mithilfe *randomisierter Kontrollstudien* und die extensive Nutzung der Epidemiologie zur rationalen Evaluation und Gestaltung des Gesundheitswesens. Ein Mangel der Cochrane-Argumentation liegt darin, dass er nicht deutlich genug zwischen der klinischen Wirksamkeitsprüfung einer Intervention unter Ausnahmebedingungen (z. B. ausgewählte Experten, Behandlungsorte, Patienten) d. h. ihrer experimentellen Prüfung (Efficacy-Prüfung) und der Evaluation geprüfter Interventionen unter Alltagsbedingungen (Effectiveness-Prüfung) unterscheidet. Dennoch, die Kriterien der evidenzbasierten Medizin lassen sich relativ unproblematisch auch auf psychologisch-psychotherapeutische Interventionen anwenden; wiewohl Kritiker die »Praxisfremdheit« klinisch-psychologischer Interventionsstudien immer wieder betonen (z. B. Tschuschke et al. 1998). Bei dieser Kritik wird jedoch unterschlagen, dass klinische Untersuchungen eine Orientierungshilfe für Praktiker darstellen, die gerade deswegen unter randomisierten Bedingungen stattfinden, um unkontrollierte Effekte möglichst auszuschließen. Ein Nachteil psychologischer Interventionsstudien ist allerdings, dass sich *Placebo* – und andere Effekte nicht »doppelblind« ausschließen lassen, weil die Interventionen weder den Patienten noch den ausführenden Therapeuten gegenüber nicht »geblendet« werden können. In der pharmakologisch-orientierten Medizin gilt die Doppelblindstudie als der »Goldene Standard« experimenteller Forschung.

18.3 Der prozess- und standardorientierte Ansatz von Avedis Donabedian

> Die Qualität ist der Umfang des Erfolges, der unter optimalen Verhältnissen und vertretbaren Kosten tatsächlich zu erreichen ist (übersetzt nach Donabedian 1966).

Nach Badura u. Siegrist (1999) erfordert die Evaluation personenbezogener Dienstleistung nicht nur die Erfassung der Arbeitsleistungen der Experten, sondern auch die Erfassung der koproduktiven Leistungen der Patienten, deren Quantität und Qualität zumindest wieder von Quantität und Qualität der Arbeitsleistungen der Experten abhängt (Donabedian u. Bashshur 2003). Ein Qualitätsurteil kann entweder auf direkter Beobachtung der Arzt-Patient-Interaktion beruhen oder auf dokumentierten Informationen.

> ❗ Qualitätsbeobachtung und Qualitätsbeurteilung erfordern eine gemeinsame Betrachtung von Prozess und Ergebnis.

Die Gleichsetzung von *Prozessqualität* mit normativem Handeln bildet den Kern von Donabedians Qualitätsverständnis, das sich an Regeln und Standards orientiert, wie sie von den anerkannten Führern der medizinischen Profession praktiziert und gelehrt werden. Donabedians Arbeiten legen die Unterscheidung von zwei Teilfragestellungen nahe:
- Erforschung von Qualitätsmerkmalen und
- Entwicklung und Anpassung der jeweils gültigen Standards, Maßstäbe bzw. Begründungen für die Qualitätsbeurteilung (Struktur-, Prozess- und Ergebnisqualität).

Das sind wichtige Fragen, die hier nicht ausgeführt werden sollen. Jedoch unterliegen auch Standards bestimmten Moden, gesellschaftlichen, technischen Entwicklungen sowie ökonomischen Interessen. Industrielle Interessen und klinische Prozesse beinhalten auch das Handeln weiterer Gruppierungen und beruflichen Interessen. Sowohl Therapeuten als auch Patienten sind nicht allein rational (i. S. v. höchstem allgemeinem therapeutischem Nutzen) orientiert. Der Einbezug der Patientenperspektive scheint heute vielerorts selbstverständlich, kann aber im Sinne einer Evaluation bestimmter Maßnahmen »objektive« Kriterien nicht unberücksichtigt lassen. Die Kontroversen, die die »Consumer-Studie« von Seligman

(1995) ausgelöst hat, begründet sich im berichteten Ergebnis, wonach sich die meisten Konsumenten psychotherapeutischer Behandlungen zufrieden zeigten und sich kaum Hinweise auf unterschiedliche Behandlungsarten ergaben. Im Sinne externer Kriterien möchte man jedoch auch wissen, ob die verschiedenen Interventionen bzgl. bestimmter Probleme effektiv waren, resp. ob sie zu einer nachweislichen Symptomreduktion führten. Zudem sollten nach Badura u. Siegrist (1999) auch die zur Verfügung stehende Wissensbasis, Organisation (Aufbau, Technik, Prozess), das Personal (Berufserfahrung, Weiterbildung) und seitens der Patienten der körperliche Zustand, die Motivation, Patientenkompetenz und Schicht (Bildung) berücksichtigt werden, damit überhaupt Aussagen zur Qualität einer bestimmten Intervention gemacht werden können. Hinsichtlich des Ergebnisses müssten ferner neben der rehabilitativen Wiederherstellung der Funktionsfähigkeit auch Aspekte wie Lebensqualität berücksichtigt werden.

18.4 Rapid-Feedback-Evaluation

Rapid-Feedback-Evaluation (RFE) ist eine formative Qualitätssicherungsmaßnahme und eine Technik, die sich vor allem aus der Ausbildungs- und Trainingsauswertungstradition entwickelte. Nach McNall et al. (2004) ist die RFE eine alternative Methode der Evaluation, die alleine durchgeführt werden oder aber in eine bereits bestehende weitergehende und länger dauernde Evaluation eingebaut werden kann. RFE wird vor allem angewendet, wenn Programmmanager ein schnelles und unmittelbares Feedback benötigen, das einen bestimmten Aspekt des Programms fokussiert. Daraus werden neue Empfehlungen/Programmänderungen abgeleitet. Es wird empfohlen, RFE vor allem bei internen Evaluationen durchzuführen, da der Evaluator mit den Programmmanagern und dem Programm im Ganzen bereits vertraut ist (Worthen et al. 1997). RFE ist ein 4-Schritte-Prozess:
1. Sammeln von bereits existierenden Daten über den Programmverlauf;
2. Sammeln von neuen Daten über den Programmverlauf;
3. Ausführen einer erste Evaluation und daraus
4. Ziehen von Schlussfolgerungen/Ausarbeitung von Empfehlungen und deren Mitteilung an den Programmmanager.

Für jede Art von Problemen kann eine passende formative Auswertung ein leistungsfähiger Teil einer Interventionsstrategie sein. Konflikte innerhalb eines Teams oder Schwierigkeiten in der Implementierung gesundheitsrelevanter Maßnahmen eignen sich besonders für die Anwendung der RFE. Jüngst haben Lambert et al. (2001) auf interessante Entwicklungen der RFE hinsichtlich psychotherapeutischer Interventionen hingewiesen.

> Psychotherapeuten, denen mittels eines einfachen Systems Prozess-Erfolgs-Indikatoren rückgemeldet wurden, wiesen nach Lambert et al. (2001) bessere Erfolgsquoten auf. Lambert et al. betonen, dass sich dieses System in großen Maßstäben realisieren lässt.

Damit wird die RFE auch für Kostenträger zu einem wichtigen Thema.

Allgemein erlaubt die RFE-Methode, alle Beteiligten in die formativen Auswertungsbemühungen einzubeziehen. Für Patienten könnte die RFE bedeuten, dass sie motivational stärker am Heilungsprozess beteiligt werden können. Gerade im Gesundheitsbereich spielen motivationale Faktoren zur Aufrechterhaltung therapeutischer Maßnahmen eine hervorragende Rolle. Bisher wurden diese Aspekte vor allem hinsichtlich der Medikamententreue (»adherence to medical therapy«; auch Weber et al. 2004) betrachtet. Es gibt jedoch viele Aspekte von Patientenverhalten, die mit einer RFE im Sinne des Heilungserfolges verbessert werden könnten.

Bezüglich der Evaluationsmethoden selbst gibt es kaum Einschränkungen; benutzt werden sowohl Tiefeninterviews, Fragebögen, Befragungen von Fokusgruppen oder andere, unsystematische Formen.

Innerhalb des Bereiches der formativen Auswertungsstrategien gibt es *vier Hauptziele*, abhängig von Bedürfnissen der Evaluatoren:
1. *Planungsauswertung.* Sie erklärt und setzt die Pläne eines Projektes fest. Sind die Ziele und die Zeitrahmen angemessen? Sind die verwendeten Methoden den Zielen angemessen? Zusätzlich kann eine Planungsauswertung die Grundlage für zukünftige formative und summative Auswertungen legen, indem sie Erfolgskriterien entwickelt. Eine sorgfältige Evaluation der Planung kann zudem mögliche Konflikte und Zielkonflikte schon in der Planungsphase eliminieren helfen.
2. *Implementierungsauswertung.* Sie fokussiert darauf, wie eine Planung umgesetzt wird. Informationen

darüber, wo eine Umsetzung stockt oder Interventionen auf Widerstand stoßen, können auf diese Weise frühzeitig in eine Änderung der geplanten Vorgehensweise münden, ohne das Ziel aus den Augen zu verlieren. Implementierungsauswertungen können einen Teil der summativen Auswertung darstellen.

3. *Auswertungsüberwachung.* Sie wird normalerweise von einem außen stehenden Experten während eines Programms geleistet. Ein Geldgeber kann beschließen, die Implementierung eines Projektes zu überwachen, indem er Kontakt mit den Teilnehmern oder dem Projektpersonal sucht. Für langfristige Projekte kann eine Auswertungsüberwachung eine nützliche Versicherung darstellen.

4. *Fortschrittauswertung.* Sie legt den momentanen Fortschritt eines Programms fest. Die Ziele des Projektes sollten als Festpunkt für den zu messenden Fortschritt dienen. Informationen einer Fortschrittauswertung können später in einer summativen Auswertung verwendet werden.

Studienbox

McNall et al. (2004) beschreiben die RFE zur Verbesserung der Rücklaufquote bei einem Gesundheitsprojekt für HIV-/aidserkrankte Personen. Mit den Teilnehmern wurden zwei Basisinterviews und Follow-up-Interviews nach jeweils 3, 6, 9 und 12 Monaten durchgeführt. Die vier Schritte des RFE wurden in drei Durchgängen durchgeführt, zum einen zur Identifikation von problematischen Schritten im Rücklaufprozess, zum andern zur Evaluation des Rücklaufprozesses beim ersten Basisinterview und bei den Follow-up-Interviews. Die drei Durchgänge werden beschrieben und für jeden werden Empfehlungen herausgearbeitet, die bei den darauf folgenden Messzeitpunkten angewendet werden. Die Follow-up-Rücklaufrate verbesserte sich durch die Maßnahme signifikant. Die Ergebnisse dieser formativen Evaluation zeigten, dass die Rücklaufquote vor allem durch die folgenden Maßnahmen entscheidend verbessert werden konnte:
- Anrufe der Interviewer,
- monetäre Entschädigung,
- Schenken einer Einladungskarte,
- Schenken eines Transitpasses und
- Abgabe eines Taschenkalenders und andere begleitende (und wertschätzende) Maßnahmen.

Für die Bewertung der RFE gelten grundsätzlich dieselben Einwände wie für andere evaluative Methoden. So sind die Ergebnisse abhängig von den verwendeten Standards und der Qualität der Erhebungsinstrumente. Der Gewinn dieser Methode liegt vor allem in der unmittelbaren Rückmeldung des Projektfortschritts.

Die Voraussetzung für eine erfolgreiche formative Evaluation liegt in gut gewählten Kriterien wie Symptomchecklisten oder Befindlichkeitsmasse, die in hohem Maße mit dem Projektziel oder dem Therapieerfolg korrelieren. Hinweise darauf kann nur die Forschung liefern. Beispielsweise braucht es Kriterien dafür, welche Indikatoren Hinweise auf einen späteren Therapieerfolg liefern. Zwar können mittels nonlinearer Modelle teilweise schon gute Voraussagen für bestimmte Interventionen bei der Vorlage bestimmter Probleme gemacht werden (z. B. Lutz et al. 2004), aber im Einzelfall lassen diese Modelle nur statistische Wahrscheinlichkeitsaussagen zu.

> RFE erlaubt es, Projekte und Programme als lernende Systeme zu verstehen, die sich dauernd im Sinne des Programmziels verbessern.

Dies gilt aber nicht nur für größere Systeme, sondern auch für Interventionen an einzelnen Personen. Im Bereich der Medizin ist es z. B. unvorstellbar, eine chirurgische Operation ohne schnell reagierende Kontrollsysteme durchzuführen. Dasselbe gilt für Tätigkeiten wie Autofahren oder das Steuern eines Atomreaktors. Die Umsetzung schnell reagierender Rückmeldungssysteme ist bereits in vielen Lebensbereichen eine selbstverständliche Tatsache, ohne die man sich gar nicht vorstellen kann, Ziele zu erreichen. Gerade in gesundheitspolitisch wichtigen Bereichen wie der Psychotherapie müssen reliable Feedback-Mittel eingesetzt werden, die uns über den Fortschritt der Bemühungen Auskunft geben.

18.5 Weitere Evaluationsmethoden

Die Archipel-Methode

Für viele Projekte, die in der realen Welt, in Schulen oder existierenden Versorgungssystemen umgesetzt werden müssen, stellen sich für Forschende Probleme der Datenerfassung. Vielfach müssen aus einer unvollständigen Datenlage weit reichende Schlussfolgerungen gezogen werden. In diesem Sinne gleicht die Lage des Forschers derjenigen eines Kapitäns auf dem

Eismeer, der aus der Form schwimmender Eisbrocken die wahre Masse des Eises abschätzen muss. Die Wahrheit ist demnach meist nicht sichtbar, sondern nur die Inseln, die aus dem Wasser herausragen. Oft bilden Inseln aber Gruppen oder ein Archipel, also ein zusammenhängendes Ganzes, das erst durch die Erfassung verschiedener Arten von Informationen erkennbar wird. Diese Metapher geht auf Lawrenz u. Huffmann (2002) zurück, die mit dem »*Archipelago approach*« die Verwendung gemischter Methoden propagieren.

> Der Begriff »Archipel« wird als Metapher für eine Kombination von verschiedenen Methoden in einer Evaluation benutzt.

Bereits Greene u. Caracelli (1997) haben ein Konzept vorgeschlagen, in dem folgende drei Standpunkte vorkommen:
1. puristischer Standpunkt,
2. pragmatischer Standpunkt und
3. dialektischer Standpunkt.

Das Archipelago-Konzept hilft dabei, die Unterschiede verschiedener Methoden oder Haltungen festzustellen und die Interpretationsmöglichkeiten und Kombinationen zu erweitern.

Evaluation offener Systeme

Offene Systeme interagieren mit einer Umwelt, d. h. sie sind Einflüssen ausgesetzt, die sich nicht beeinflussen lassen. Eine Schulklasse lässt sich insofern als ein offenes System bezeichnen, als pädagogische Maßnahmen zur Verbesserung der Aufnahmefähigkeit nicht ausschließlich auf den Klassenraum (zeitlich, örtlich) beschränken, sondern die Schüler, um die es geht, vielen anderen Einflüssen ausgesetzt sind, die die Wirkung der pädagogischen Maßnahme verringern oder verstärken können. Gesellschaftliche Einflüsse wie Moden, politische Bewegungen oder die Einführung neuer Technologien lassen sich experimentell nicht kontrollieren. Nach Julian et al. (1995) spielt die kausale Beziehung zwischen Interventionsfaktoren und Effekten eine untergeordnete Rolle, weil die Umwelt zu komplex und vielfältig ist, um sie als Störfaktor völlig ausschließen zu können. Bei der Anwendung von sog. offenen Systemmodellen wird die einzelne Intervention als ein Mosaik-

---

Studienbox

Lawrenz u. Huffmann (2002) führten über längere Zeit eine Evaluation einer Science-Education-Reform durch. Dabei wurden verschiedene Methoden verwendet, die im Folgenden beschrieben werden.

a) Quasi-experimentelles Design
Es wurde eine Experimentalgruppe gebildet, bei der die Reform durchgeführt wurde und eine Kontrollgruppe, die nicht in den Genuss des Programms kam. Gemessen wurden die Leistungen der Schüler mit verschiedenen quantitativen und qualitativen Methoden. Dieser Ansatz bildete einzelne Inseln, die jedoch gewisse beschreibende Ähnlichkeiten aufweisen. Jede Art von Datenerhebung wurde als separate Insel betrachtet.

b) Soziale Interaktion
Hierzu wurden Daten aufgrund von Besuchen in den Klassenzimmern und Schulen mittels Fragebogen oder Beobachtungen erhoben. Lehrer und Studenten wurden mittels halbstrukturierter Interviews befragt. Gemessen wurde die Veränderung des Verhaltens im Klassenzimmer. Auch hier wurde jede Datenquelle als einzelne Insel betrachtet, die jedoch gewisse Ähnlichkeiten untereinander aufweisen.

c) Phänomenologischer Ansatz
Im phänomenologischen Teil wurden sechs Lehrern mittels Telefongesprächen und nachfolgenden vertiefenden Interviews befragt. Die Daten, die hier gewonnen wurden, konnten in die anderen Ansätze integriert werden. Zum Beispiel fanden die Autoren einen philosophischen Konflikt zwischen den Lehrern, den sie anschließend mit entsprechenden Fragen in die Standardbefragungen integrierten.

Alle Daten bildeten entsprechende Cluster von »Inseln«, die jedoch immer als Gesamt-Inselgruppe angesehen wurden. Die Autoren konnten so ein Gesamtkonzept mit Referenzen zu den individuellen Inseln (Schulen, Lehrer, Schüler usw.) vorstellen. Das Archipelago-Konzept verhalf den Autoren nach eigenen Aussagen dazu, die Dynamik sowie die Nützlichkeit des Programms besser zu verstehen.

stein in der Lösungsstrategie von Gemeindeproblemen betrachtet. Als Lösung dieses Problems offerieren die Autoren das logische Modell; es wird zusammen mit den Programmanwendern (z. B. Sozialarbeitern), den Managern (z. B. die kassenärztliche Vereinigung) und dem Evaluator entwickelt. *Ziele* sind dabei:

- unter den Anwendern einen Konsensus über die Anwendung, Probleme und Ergebnisse eines Programms zu finden;
- einen Rahmen für die Prozessevaluation darzustellen;
- Hypothesen über Aktivitäten betreffend eines spezifischen Ergebnisses zu identifizieren;
- eine Möglichkeit des Vergleichs zwischen dem Design und dem schließlich ausgeführten Programm zu bieten.

Es kann dazu anhalten, realistischere Zielsetzungen herauszuarbeiten und die Ziele eines Programms zu spezifizieren und zu verstehen.

Das *logische Modell* setzt sich wie folgt zusammen:
- Ausgangsbedingungen/Probleme werden beschrieben.
- Aktivitäten werden herausgearbeitet, mit denen das Problem angegangen werden soll.
- Kurzzeitige und mittelfristige Ergebnisse werden beschrieben (z. B. Erwartungen der Interessenvertreter, Veränderungen von Wissen, Verhalten und Fähigkeiten usw.).
- Langfristige Veränderungen im Gemeindesystem werden beschrieben.

! Der logische Modellansatz löst keine unmittelbaren Probleme, sondern versucht Lösungen dafür zu finden, wie in komplexen Interventionsumgebungen gesundheitspolitische Interventionen umgesetzt werden können.

Als Beispiel eines solchen Vorgehens führen die Autoren ein Programm zur Verbesserung der ökonomischen Situation armer Familien in Ohio (USA) auf, in welchem diese Familien durch verschiedene Maßnahmen wie
- spezifisches Bewerbungswissen,
- Inanspruchnahme sozialer Unterstützungssysteme und medizinischer Hilfe

eine erhöhte Chance zur gesellschaftlichen Integration bekommen sollten. Als Hauptergebnis berichten sie, dass der Ansatz der offenen Systeme dazu geführt hätte, realistischere Programmziele zu entwickeln.

Wie schon die vorherigen Ausführungen gezeigt haben, sind für gesundheitspolitische Interventionen Faktoren zu berücksichtigen, die innerhalb experimenteller Fragestellungen meist durch Randomisierung ausgeschlossen werden können. Zudem stellen sich in vielen Fällen zeitlich ganz andere Perspektiven.

! Nicht selten greifen relevante Maßnahmen erst nach vielen Jahren, wie es am Beispiel der Aids-Kampagnen deutlich wird.

Eine Reduktion von Aids-Fällen bedingt Maßnahmen an vielen Fronten wie
- Propagieren von Kondomen als Schutz vor sexueller Übertragung,
- Abgabe neuer Spritzen für opiatabhängige Personen,
- gesellschaftliche Enttabuisierung von HIV,
- beschleunigte Entwicklung pharmakologischer Mittel und
- strafrechtliche Verfolgung von sexuellen Straftätern.

Es kann aber auch bedeuten, die ökonomische Situation von Frauen in der Gesellschaft zu verbessern. Alle diese Interventionen finden gleichzeitig oder zeitlich ineinander verschoben in sich wandelnden Gesellschaft statt, die sich vielleicht aktuell in einer ökonomischen Krise befindet oder andere gesellschaftlich relevante Probleme wie z. B. vermehrte Drogenimporte, die mit vielen Kosten verbundene Maßnahmen relativieren.

! Ansätze, die bereits in der frühen Evaluationsphase die Komplexität solcher Zusammenhänge bewusst machen und gesellschaftliche Entwicklungen in die Evaluationskriterien mit einbeziehen, sind einfachen positivistischen Evaluationspositionen vorzuziehen.

Als Nachteil solcher Ansätze muss jedoch die zunehmende Komplexität der Kriterien gewertet werden, die sich zudem schlecht quantifizieren lassen und so einen zu großen Interpretationsspielraum zulassen.

18.6 Konfirmatorische Programmevaluation

Da experimentelle Studien zur Erfassung kausaler Wirkmechanismen im Bereich gesundheitspsychologischer Maßnahmen oft nicht möglich sind, propagiert z. B. Reynolds (1998) einen konfirmatorischen Ansatz, basierend auf Strukturgleichungsmodellen. Mittels »Confirmatory Program Evaluation« (CPE) werden kausale Inferenzen hinsichtlich des Ergebnisses untersucht. Die Evaluation basiert auf theoretischen Grundlagen und quantitativen Analysen.

> ❗ Der größte Vorteil dieser Methode liegt in der Spezifizierung und Überprüfung der Programmtheorie mit dem Ziel, die Wirkfaktoren einer Intervention/eines Programms über längere Zeit festzustellen.

Dies steht klar im Gegensatz zu anderen Auffassungen (z. B. Julian et al. 1995), die gerade im Bereich der Programmevaluation dafür plädieren, nicht auf kausale Zusammenhänge zu fokussieren.

Der Autor stellt sechs Kriterien für die Interpretation von kausalen Zusammenhängen auf:
1. Zeitrahmen der Programmexposition,
2. Stärke der gefundenen Zusammenhänge,
3. Dosis-Wirkungs-Effekte,
4. Spezifizität bestimmter Interventionen,
5. Konsistenz und
6. Kohärenz (Stimmigkeit).

Einschränkungen dieses Ansatzes sind vor allem die hohen Anforderungen bzgl. theoretischer Überlegungen und der Erfassung entsprechender Daten – es handelt sich bei Strukturgleichungsmodellen um inferenzstatistische Verfahren mit entsprechend hohen Anforderungen an die Datenqualität.

Qualitativ erhobene Daten müssen dabei nicht prinzipiell ausgeschlossen werden, bedürfen aber eines hohen Aufwandes, damit sie entsprechend quantifiziert und transformiert in die Modellberechnungen Eingang finden können. Auch von der Datenmenge her ergeben sich Beschränkungen. Der wichtigste Einwand ist aber sicher theoretischer Natur: In vielen Fällen wird es nicht möglich sein, das Vorgehen eines ganzen Programms bzgl. mediierender Variablen so zu gestalten, dass aussagekräftige Modelle generiert werden können. Bei der konfirmatorischen Programmevaluation handelt es sich, wie sich schon in der Bezeichnung andeutet, um eine summative Programmevaluation. Zur Entwicklung während der Implementierung eignet sich die CPE nicht.

> ❗ Der Gewinn der CPE ist in der notwendigen sorgfältigen theoriebasierten Planung von Interventionsprogrammen zu sehen und in der Tatsache, dass von Anfang an Messmittel zur Evaluation eingesetzt werden müssen, die den hohen Anforderungen an das Datenniveau entsprechen.

18.7 Ökonomische Aspekte

Einen zunehmend wichtigen Aspekt spielt die ökonomische Evaluation von Maßnahmen im Gesundheitswesen. Hall et al. (2004) beschreiben die Anwendung des »stated preference discrete choice modeling« (SPDCM) bei Evaluationen in verschiedenen Gesundheitsprogrammen. In der Wirtschaft (z. B. Marketing) ist es ein bewährtes Instrument zur Einschätzung von Kundenpräferenzen. Diese wiederum ist wichtig für die aktive Teilnahme am Programm. Körperliche Bewegung ist z. B. ein wichtiges Ziel in der Prävention von Kreislaufproblemen. Für die Propagierung von Bewegung müssen Zielgruppen spezifisch angesprochen werden, sonst fühlt sich niemand angesprochen. Das SPDCM ist eine Auswahltechnik, die Informationen über die Wertungen von Patienten über verschiedene Aspekte des Gesundheitsförderungsprogramms und über die Nachfrage des Programms bietet. Mittels Wahlexperimenten wird erhoben, welche Gesundheitsprogramme und -produkte bevorzugt werden. Es wird davon ausgegangen, dass der Mensch das Produkt/Programm wählt, das ihm auch den besten Nutzen bringt.

Die ökonomische Evaluation birgt viele Probleme: Die Anwendung von Cost-benefit-Analysen im Gesundheitsbereich ist beschränkt, da es problematisch ist, dem menschlichen Leben einen monetären Wert beizumessen. Oft werden die gewonnenen Lebensjahre gemessen, was aber zu Recht kritisiert wird, weil dabei die Qualität des Lebens nicht berücksichtigt wird. Patienten messen neben den reinen Lebensjahren auch anderen Faktoren einen hohen Wert bei wie z. B. der Beweglichkeit, Komfort und Information. Grundsätzlich basieren ökonomische Analysen auf quantifizierbaren Daten, was, wie man gesehen hat, gerade im Bereich gesundheitspolitischer Maßnahmen ein grundsätzliches Problem darstellt. Gerade solche Daten können oft nicht erhoben werden und respektive wenn sie erhoben werden, können diese durch andere oft unspezifische oder nicht spezifizierbare Einflussgrößen relativiert werden. Zudem setzt die ökonomische Berechnung gesundheitsrelevanter Interventionen komplexe Modelle voraus, die im Rahmen dieses Kapitels nicht behandelt werden können. Der interessierte Leser sei auf weiterführende Literatur, z. B. Breyer et al. (2004) verwiesen.

> **Studienbox**
>
> French (2000) untersuchte verschiedene Alkoholismus-Behandlungsprogramme hinsichtlich ihrer ökonomischen Seite. Dabei kam er zu dem Schluss, dass für die meisten Zielpersonen ambulante Behandlungskonzepte günstiger sind. Für diese Analyse wurden Kostenanalysen, Kosten-Effektivitätsanalysen, Kosten-Nutzen-Analysen und sog. Cost-offset-Analysen eingesetzt, die die Kosten eines Programms mit dem Wertäquivalent des Ergebnisses in Beziehung setzt.

Grundsätzliche Unterscheidungen:
- *Ökonomische Kostenanalysen* schätzen den Marktwert einer Intervention ein und vergleichen sie mit dem Wert der nächstbesten Alternative. Dabei werden sämtliche Ressourcen berücksichtigt, die mit der Implementierung eines solchen Programms verbunden sind.
- *Kostenminimierungsanalysen* werden benutzt, um Programme zu vergleichen, die mehr oder weniger dasselbe Ergebnis liefern. Damit wird eine gute Ressourcenallokation sichergestellt.
- *Kosteneffektivitätsanalysen* sind die üblichsten Evaluationsmethoden. Hier wird das Verhältnis eines Mehrwertes im Ergebnis und den damit verbundenen zusätzlichen Kosten in eine einheitliche Skalierung gebracht. Damit kann analysiert werden, wie viel ein Mehr an Leistung (»outcome«) gegenüber einem bestehenden oder alternativen Programm kosten würde.
- *Benefit-Kosten-Analysen* berechnen die Kosten eines Programms hinsichtlich des ökonomischen Wertes z. B. der Verhinderung von Arbeitslosigkeit oder Berentung. Die Ergebnisse solcher Analysen werden als Verhältnis Kosten zu Nutzen ausgedrückt.
- *Kosten-Nutzen-Analysen* vergleichen die zunehmenden Kosten mit dem zunehmenden Gewinn an Nutzen (Lebensqualität) für zwei oder mehrere Programme.

Allein diese Aufzählung zeigt, dass die Grundlagen einer ökonomischen Evaluation schon hinsichtlich einer relativ einheitlichen Fragestellung – der Vergleich verschiedener Behandlungskonzepte für Alkoholismus – keineswegs trivial sind. So müssen vor allem auf der Nutzenseite Annahmen getroffen werden, für die es oft keine empirischen Hinweise gibt (Langzeitkatamnesen für Behandlungserfolg, Verhinderung von Berentung und Langzeitarbeitslosigkeit). Teilweise sind die Kosten eines Programms versteckt oder werden durch andere Ressourcen wie Hilfswerke oder Freiwilligenarbeit teilweise abgedeckt. Bei French (2000) werden Studien genannt, die die relative Kosteneffektivität traditioneller stationären Behandlung von Substanzmissbrauch vs. ambulante Behandlung oder Tagesklinik untersuchen. Nach French (2000) generieren beide Behandlungskonzepte vergleichbare Ergebnisse, die ambulanten Behandlungen und Tageskliniken sind jedoch billiger. Um die Kosten und mögliche Nutzen von Interventionen im Suchtbereich einschätzen zu können, müssen persönliche Charakteristika (Komorbidität, Schwere der Abhängigkeit) berücksichtigt werden, denn diese beeinflussen die Kosten in hohem Maß. Weiterhin berücksichtigt werden müssen Faktoren wie Kriminalität (Beschaffungskriminalität), gesellschaftliche Kosten oder Arbeitsproduktivität. Für viele dieser Punkte wurden methodische Werkzeuge erarbeitet, wichtig für ökonomische Analysen sind standardisierte Verfahren, sprich einheitliche oder vergleichbare Vorgehensweisen und eine hohe interne Konsistenz gemessener Variablen.

> **Zusammenfassung**
>
> Das vorliegende Kapitel zeigt qualitative wie quantitative Methoden zur Programmevaluation auf. Das Gemeinsame dieser verschiedenen Methoden liegt im Bemühen, bestehende Programme oder Interventionen hinsichtlich der Effektivität und Effizienz zu optimieren. Ein Beispiel für die praktische Effizienzsteigerung ist die »Rapid Feedback-Evaluation«. Geht es darum, eine einzelne Intervention hinsichtlich einer Zielgruppe zu überprüfen, hat die randomisierte kontrollierte Untersuchung die Grundlage dafür geschaffen, eine evidenzbasierte Gesundheitsversorgung zu ermöglichen. Allerdings ist es nicht immer möglich, einzelne Faktoren zu kontrollieren; in diesem Fall können komplexe Überlegungen wie die Archipel-Methode oder die Evaluation offener Systeme helfen, die Wirkung einzelner Interventionen besser abzuschätzen.

Weiterführende Literatur

Fydrich, T. (2005). Qualitätsmanagement und Qualitätssicherung in der Psychotherapie. In F. Petermann (Hrsg.), *Handbuch Klinische Psychologie und Psychotherapie* (S. 122–133). Göttingen: Hogrefe.

Kromrey, H. (2001). Evaluation – ein vielschichtiges Konzept. Begriff und Methodik von Evaluierung und Evaluationsforschung. Empfehlungen für die Praxis. *Sozialwissenschaften und Berufspraxis, 24,* 105–131.

Wottawa, H. & Thierau, H. (1998). *Lehrbuch Evaluation* (2. Aufl.). Bern: Huber

Literatur

Badura, B. & Siegrist, J. (Hrsg.). (1999). *Evaluation im Gesundheitswesen – Ansätze und Ergebnisse.* Weinheim und München: Juventa.

Beywil, W. & Bestvater, H. (1998). Selbst-Evaluation in pädagogischen und sozialen Arbeitsfeldern. In B. K. Jugendbildung (Hrsg.), *Qualitätssicherung durch Evaluation.* Remscheid: Selbstverlag.

Bortz, J. & Döring, N. (2002). *Forschungsmethoden und Evaluation für Human- und Sozialwissenschaftler* (3. Aufl.). Berlin: Springer.

Breyer, F., Kifman, M. & Zweifel, P. S. (2004). *Gesundheitsökonomik.* Berlin: Springer.

Cochrane A. L. (1988) AL Cochrane (obituary). *British Medical Journal, 297,* 63.

Cochrane, A. (1999). *Effectiveness and Efficiency: random reflections on health services.* London: Royal Society of Medicine.

Donabedian, A. (1966). Evaluating the quality of medical care. *Milbank Memorial Fund Quaterly, 44,* 166–203.

Donabedian, A. & Bashshur, R. (Eds.). (2003). *An introduction to quality assurance in health care.* Oxford: Oxford University Press.

French, M. T. (2000). Economic evaluation of alcohol treatment services. *Evaluation and Program Planning, 23,* 27–39.

Greene, J. & Caracelli, V. (1997). Defining and describing the paradigm issue in mixed-method evaluation. In J. Greene & V. Caracelli (Eds.), *Advances in mixed-method evaluation: The challenges and benefits of integrating diverse paradigms. Newe Directions for Evaluations* (Vol. 57, pp. 5–17). San Francisco: Jossey Bass.

Hall, J., Viney, R., Haas, M. & Louviere, J. (2004). Using stated preference discrete choice modeling to evaluate health care programs. *Journal of Business Research, 57,* 1026–1032.

Härter, M. & Tausch, B. (Hrsg.). (1998). *Qualitätszirkel erfolgreich gestalten. Ein Arbeitsbuch für hausärztliche Qualitätszirkel.* Berlin: Springer.

Julian, D. A., Jones, A. & Deyo, D. (1995). Open systems evaluation and the logic model: program planning and evaluation tools. *Evaluation and Program Planning, 18,* 333–341.

Lambert, M. J., Whipple, J. L., Smart, D. W., Vermeersch, D. A., Nielsen, S. L. & Hawkins, E. J. (2001). The effects of providing therapists with feedback on patient progress during psychotherapy: Are outcomes enhanced? *Psychotherapy Research, 11,* 49–68.

Lawrenz, F. & Huffmann, D. (2002). The Archipelago approach to mixed method evaluation. *American Journal of Evaluation, 23,* 331–338.

Lutz, W., Tholen, S. & Kosfelder, J. (2004). Modelle und Konzepte zur Entwicklung von Regeln zur empirischen Unterstützung und Evaluation des Psychotherapiebedarfs und der Therapieverlängerung am individuellen Patienten. *Verhaltenstherapie und Verhaltensmedizin, 25,* 503–527.

McNall, M., Welch, V., Ruh, K., Mildner, C. & Soto, T. (2004). The use of rapid-feedback evaluation methods to improve the retention rates of an HIV/AIDS healthcare intervention. *Evaluation and Program Planning, 27,* 287–294.

Reynolds, A. J. (1998). Confirmatory program evaluation: A method for strengthening causal inference. *American Journal of Evaluation, 19,* 203–221.

Schüpbach, H., Tausch, B. & Klimpel, M. (2003). Qualitätszirkel im Krankenhaus und in der ambulanten ärztlichen Versorgung. In E. Ulich (Hrsg.), *Arbeitspsychologie in Krankenhaus und Arztpraxis.* Bern: Huber.

Seligman, M. (1995). The effectiveness of psychotherapy: The Consumer Reports study. *American Psychologist, 50,* 965–974.

Tschuschke, V., Bänninger-Huber, E., Faller, H., Fikentscher, E., Fischer, G., Frohburg, I. et al. (1998). Psychotherapieforschung – Wie man es (nicht) machen sollte. Eine Experten/innen-Reanalyse von Vergleichsstudien bei Grawe et al. (1994). *Psychotherapie, Psychosomatik, Medizinische Psychologie, 48,* 430–444.

Weber, R., Christen, L., Christen, S., Tschopp, S., Znoj, H. J., Schneider, C. et al. (2004). Effect of individual cognitive behaviour intervention on adherence to antiretroviral therapy: prospective randomised trial. *Antiviral Therapy, 9,* 85–95.

Worthen, B., Sanders, J. R. & Fitzpatrick, J. L. (1997). *Program evaluation: alternative approaches and practical guidelines.* New York: Longman.

19

Anwendung von Evaluationsmethoden

Hansjörg Znoj, Daniel Regli

19.1 Vorgehensweisen – 303

19.2 Haupt- und Zielkriterien der Qualitätssicherung – 304

> Das folgende Kapitel soll noch einmal auf den Bedarf einer Evaluation eingehen. McCoy u. Reynolds (1998) stellen drei Gründe vor, die für eine Evaluation sprechen. Sie bietet die Möglichkeit:
> 1. die Grundannahmen bzgl. der Wirkung einer Intervention oder eines Programms zu überprüfen,
> 2. eine Erklärung darüber zu erhalten, weshalb ein Programm erfolgreich (oder wenig erfolgreich) war
> 3. ein Programm zu replizieren oder weitere Programmanwendungen anzuwenden.

Für das schweizerische Bundesamt für Gesundheitswesen (BAG) bedeutet Evaluation die kritische, analytische Interpretation gewonnener Informationen, das Ziehen von Schlussfolgerungen daraus und, letztlich, die Beurteilung und/oder Bewertung eines Projektes oder einer Sachlage mit dem Ziel, diese zu verbessern.

! Evaluation ist die systematische Erhebung und Analyse von (nicht routinemäßig verfügbaren) Informationen über ein bestimmtes Projekt oder Programm, um dieses kritisch würdigen zu können.

Selbstevaluation ist ein fester Bestandteil jedes guten Managements und wird vom BAG als integraler Bestandteil eines jeden zu unterstützenden Projektes vorausgesetzt. Die Auto-Evaluation wird vom Projektpersonal durchgeführt: Zeit und Energie für die Evaluation sind eng begrenzt, da die Projektarbeit selbst die Hauptaufgabe ist. Dadurch sind auch Reichweite und Vertiefung einer Auto-Evaluation begrenzt. Projektverantwortliche identifizieren sich sehr oft stark mit ihrem Projekt und dessen Erfolg: ihre Objektivität bei der Beurteilung von Bedeutung, Verlauf und Erfolg des Projektes ist tendenziell geringer, als die einer außen stehenden Instanz. Externe Evaluatoren dagegen werden extra dafür bezahlt, Zeit und Energie für die kritische Würdigung von Projekten einzusetzen.

! Als Außenstehende sollten externe Evaluatoren kein Eigeninteresse (finanziell, beruflich oder persönlich) am evaluierten Projekt und somit am Ergebnis der Evaluation haben. Deshalb sollte zumindest theoretisch ihre Analyse des Projektes die objektivere sein.

19.1 Vorgehensweisen

Die Wahl eines Evaluationsverfahrens hängt davon ab, welchem Zweck eine Evaluation dient und welche Frage sie zu beantworten hat. Die Theorien und Praktiken der Evaluation sind teilweise ganz verschiedenen philosophischen Denkweisen verpflichtet. Das eine Extrem stellt der absolute Glaube an harte Fakten und statistische Beweise dar: durch quantitative Messungen in (idealerweise) experimentellen Situationen sollen Hypothesen überprüft und Wirkungen gemessen werden. Die Stärke des hypothetisch-deduktiven Ansatzes liegt darin, dass er anhand ausgewählter Parameter statistisch abgesicherte Informationen über Stichproben und ganze Populationen liefern kann, die verallgemeinert werden können. Die Befürworter alternativer Evaluationsmethodologien haben die Notwendigkeit hervorgehoben, gesellschaftliche, menschliche Phänomene im natürlichen Umfeld, ohne Kontrolle, Manipulation oder Reduktion von Kontextvariablen zu beschreiben. Dieser Ansatz ist der Phänomenologie verpflichtet und setzt induktive Strategien ein, um Theorien und Modelle aus der Forschungssituation heraus, während des Verlaufs von Forschung oder Evaluation, zu generieren. Keine der beiden Methodologien bzw. Paradigmen schließt Methoden des jeweils anderen völlig aus.

 Evaluation ist demnach ein zyklischer Prozess, der Projekte während ihrer ganzen Dauer begleitet und dabei die verschiedenen interessierten Zielgruppen mit Informationen zum Projekt versorgt (◘ Abb. 19.1).

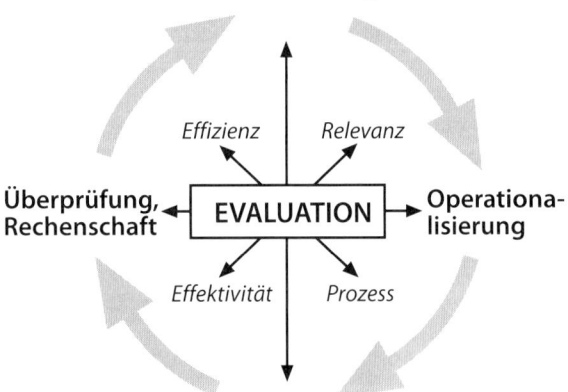

◘ **Abb. 19.1.** Die Rolle von Evaluation im Lebenszyklus eines Projekts (Evaluation beim Output, bei der Umsetzung, vor allem bei folgenden vier elementaren Aspekten: *Relevanz, Verlauf, Wirksamkeit, Effizienz*. (Aus BAG 1997, S. 19)

19.2 Haupt- und Zielkriterien der Qualitätssicherung

Nach den Evaluationsstandards der deutschen und schweizerischen Evaluationsgesellschaften (DEVAL und SEVAL) sind folgende Haupt- und Zielkriterien der Qualitätssicherung von Evaluationen zu beachten:
- Nützlichkeit,
- Durchführbarkeit,
- Genauigkeit und
- Korrektheit.

Unter *Nützlichkeit* wird das Ziel verstanden, dass sich eine Evaluation an den Informationsbedürfnissen der vorgesehenen Nutzer ausrichtet. Folgende Kriterien werden dabei unterschieden:
- Ermittlung der Beteiligten und Betroffenen,
- Klärung der Evaluationsziele,
- Umfang und Auswahl der Information,
- Transparenz der Bewertung,
- Vollständigkeit des Berichtes,
- Rechtzeitigkeit der Berichterstattung und
- Wirkung der Evaluation.

Bei der *Durchführbarkeit* sind folgende Kriterien wichtig:
- Praktikabilität der angewandten Verfahren,
- politische Tragfähigkeit und
- Kostenwirksamkeit.

Unter *Genauigkeit* werden verstanden:
- Dokumentation des Evaluationsgegenstandes,
- Kontextanalyse,
- Beschreibung der Ziele und des Vorgehens,
- Verlässlichkeit der Informationsquellen,
- valide und reliable Informationen,
- systematische Überprüfung der Information,
- Analyse qualitativer und quantitativer Informationen,
- begründete Schlussfolgerungen,
- unparteiische Berichterstattung und
- Meta-Evaluation

Und *Korrektheit* schließt ein:
- formale Vereinbarungen,
- Schutz individueller Rechte,
- menschlich gestaltete Interaktion,
- vollständige und faire Einschätzung,
- Offenlegung der Ergebnisse und
- Deklaration von Interessekonflikten.

Die Aufzählung macht klar, dass Evaluation immer in einem gesellschaftlichen Rahmen stattfindet, der von vielerlei Interessen und Bedürfnissen geprägt ist. Wissenschaftlich ausgebildete Evaluatoren müssen lernen, sich in diesem Feld zurechtzufinden, wenn sie erfolgreich sein wollen (→Wottawa u. Thierau 1998).

> ❗ Sorgfalt und Transparenz in der Durchführung und Berücksichtigung der Interessen von Beteiligten sind mitunter wichtiger als wissenschaftliche Überlegungen zum Design oder der Datenqualität.

Die genannten Gesellschaften besitzen sog. Checklisten, die den Rahmen einer Evaluation abstecken und vor allem Kriterien liefern, die für eine interne oder externe Evaluation sprechen. Sie geben aber auch Informationen darüber, welche Punkte in einer Evaluation unbedingt berücksichtigt, respektive in einem Evaluationsbericht angesprochen werden müssen (◘ Abb. 19.2).

Als Beispiel einer solchen Checkliste ist die eines Evaluationskonzeptes (Offerte) angeführt.

Studienbox

Evaluation des Alkoholprogramms »Alles im Griff?«, 1999–2002. Bundesamt für Gesundheit (Zusammenfassung und Stellungnahme).

Das Globalziel des Präventionsprogramms »Alles im Griff« ist die Reduktion risikoreicher Trinkmuster in der Bevölkerung. Insbesondere sollen die episodischen Risikokonsumierenden angesprochen werden, Frauen und Männer, die mehr als zweimal im Monat übermäßig trinken. Die Maßnahmen gliedern sich in sechs Teilprojekte:
1. Kampagne (Plakate, TV, Kinospots),
2. Partneraktivität,
3. Ärzte,
4. Internet,
5. Gemeinden und
6. Helpline.

Der Auftrag an die Evaluation bestand darin, die folgenden vier Fragen zu beantworten:
- Ist die Konzeptualisierung des Alkoholprogramms samt den strategischen Entscheiden relevant?
- Welche Stärken und Schwächen weist das gewählte Programm in Bezug auf seine Umsetzung auf und ist es geeignet, um die anvisierten Ziele und Zielgruppen zu erreichen?
- Durch welche Maßnahmen werden die definierten Ziele und Zielgruppe erreicht und mit welchen Auswirkungen?
- Welchen Einfluss hat der Kontext?

Als Methode wurden die verfügbaren Dokumente des Programms und Berichte zu Teilprojekten analysiert. Dazu kamen prozessproduzierte Daten aus den Teilprojekten sowie eingekaufte (im Auftrag vergebene) Daten, insgesamt 15 quantitative und qualitative Datenerhebungen. Als Ergebnis steht fest, dass das Alkoholprogramm des BAG relevant ist, das Programm ist theoretisch ausreichend begründet, die Ziele sorgfältig ausgearbeitet. Die Beurteilung der Strategien des Alkoholprogramms fällt jedoch durchmischt aus. Die zentralen Maßnahmen oder Teilprojekte sind relevant und erprobt, die Leistungen sind einzeln betrachtet qualitativ gut und werden effizient erbracht, auch wenn ihre Ableitung aus den Zielen zu wenig konsequent ist und die quantitativen Ziele nur teilweise erreicht wurden. Die Einwirkungen (»Impact«) können zurzeit noch nicht verlässlich beurteilt werden. Daraus werden folgende Empfehlungen abgeleitet: Das Programm ist weiterzuführen, das Design muss überprüft werden und es sind weitere Maßnahmen zu treffen, welche eine Erhöhung der Nachhaltigkeit des Programms erwarten lassen; die Teilprojekte sind auf ihren Beitrag zum Globalziel zu überprüfen (eine Kurzversion des vollständigen Berichtes findet sich auf www.health-evaluation.admin.ch).

Wie die interne Evaluation einer klinisch-psychotherapeutischen Ambulanz im Idealfall (Universitätsambulanz) aussieht und welche Möglichkeiten sich daraus ergeben, berichtet ▶ Kap. 20.

Zusammenfassung

In diesem Kapitel werden konkrete Schritte und die Kriterien beschrieben, wie bei der Evaluation von Projekten vorzugehen ist und worauf besonders geachtet werden sollte. Grundlage dafür sind Checklisten, wie sie von entsprechenden Gesellschaften herausgegeben werden. Anhand eines Beispiels aus dem Bereich der Alkoholprävention werden die Schritte und die zu berücksichtigenden Aspekte dargestellt und beschrieben.

Checklist 3.2: Das Evaluationskonzept: Checkliste für EvaluatorInnen

Eine Evaluationsofferte bzw. ein Evaluationskonzept sollte gemäss der nachfolgenden Checkliste 3.2 aufgebaut sein: Evaluatorinnen und Evaluatoren, die sich für die Übernahme eines Evaluationsauftrages interessieren, können sich bei der Erarbeitung ihrer Evaluationskonzeption an der Checkliste orientieren.

- Benutzen Sie die folgende Checkliste um sicherzustellen, dass Ihr Evaluationskonzept alle notwendigen Informationen enthält:

☑

☐ Titelseite: Titel der Evaluation, Name und Adresse/Institution der EvaluatorInnen, Datum
☐ Zusammenfassung bzw. Übersicht über die wichtigsten Punkte des Evaluationskonzepts (Gegenstand; Ziel und zentrale Fragestellung(en) der Evaluation; Methodik; Zeitplan und Budget)

I: Ausgangslage und Hintergrund

☐ Kurze Beschreibung des Projekts oder Programms, mit Zielsetzungen und finanziellem und zeitlichem Rahmen; Bedeutung des Projekts für die Präventionsstrategie des BAG in diesem Gebiet
☐ Ziel und Zweck der Evaluation
☐ Vorgesehene Verwendung der Ergebnisse bei verschiedenen Zielgruppen
☐ Ebenen, Reichweite und Fokus der Evaluation

II: Evaluationsdesign
(Theoretischer Ansatz und Methodologie)

☐ Fragestellungen, wie sie von BAG und Projektleitungen formuliert wurden (sowohl projektspezifische, wie auch für die Globalevaluation interessante Fragestellungen)
☐ Aktueller Wissensstand der Forschung und Evaluation auf dem relevanten Gebiet
☐ Theoretischer Hintergrund des Evaluationskonzeptes. Der Bewerber oder die Bewerberin sollte sich auf seinen/ihren eigenen Erfahrungshintergrund stützen
☐ Fragestellungen, wie sie vom Evaluationsteam formuliert werden (die im Evaluationsauftrag formulierten Fragen müssen aufgenommen und bearbeitet werden)

Oft ergeben sich die definitiven Fragestellungen, sowie zusätzliche relevante Fragen, erst im Verlauf der Evaluation. Dementsprechend kann das definitive, angepasste Evaluationskonzept auch erst nach einiger Zeit abschliessend festgelegt werden. Ist dies absehbar, muss es in der Evaluationsofferte vermerkt und festgehalten werden, bis wann das definitive Evaluationskonzept entwickelt wird.

☐ Methodologischer Ansatz
☐ Methoden/Instrumente:
☐ – Methoden der Datenerhebung/Datensammlung
☐ – Stichprobenbildung/Stichprobengrössen

Fortsetzung auf der Rückseite →

Diese Check-Listen sind ein integraler Bestandteil des BAG-Leitfadens für die Planung von Projekt- und Programmevaluationen.

Bundesamt für Gesundheit

Weitere Informationen erhalten Sie bei:
Bundesamt für Gesundheit, CCE
Schwarzenburgstr. 165
CH-3098 Köniz

Kontaktpersonen:
Marlène Läubli Loud   Tel. + 41 (0)31 323 87 61,

EMail: Marlene.Laeubli@BAG.admin.CH

Abb. 19.2. Beispiel für eine Evaluationscheckliste. (Mit freundlicher Genehmigung des Bundesamtes für Gesundheit der Schweiz)

- Methoden der Datenanalyse
- Rahmenbedingungen für Datenerhebung und -Analyse (z.B. Zugänglichkeit von Daten!) alternative Vorgehensweisen, wenn diese Bedingungen nicht gegeben sind
- Zusammenstellung der zu erwartenden Evaluationsprodukte (Schriftliche oder mündliche Berichte; Zwischen- und Schlussberichte, Artikel; Publikationen, Workshops usw.)
- Beschreibung der Mitglieder des Evaluationsteams (Hintergrund und Fachgebiete), vorgesehene Aufgabenverteilung
- Frühere Arbeiten und Referenzen

III: Arbeits- und Zeitplan

- Arbeits- und Zeitplan, unter Angabe der einzelnen Arbeitsschritte, bis und mit Abschluss eventueller Valorisierungsarbeiten.
- Falls eine gewisse Zeit für die Überarbeitung/Anpassung des Evaluationskonzepts vorgesehen ist: Zeitrahmen

Notabene: Das BAG und die Projektverantwortlichen benötigen mindestens einen Monat, um den Entwurf des Schlussberichts durchzusehen und zu kommentieren! Erst danach kann der definitive Schlussbericht redigiert werden.

IV: Valorisierung

- Geplante Feedback-Prozesse (mündliche und schriftliche Rückmeldungen, schriftliche Berichte): Zeitpunkt, Adressatengruppen, Form
- – im Verlauf der Evaluation
- – zum Zeitpunkt des Schlussberichts/nach Vorliegen des Schlussberichts

V: Budget

Für die Durchführung der Evaluation:
- Personalkosten: Personalaufwand (nach Anzahl Personen, Beschäftigungsgraden, Lohnklassen)
- Betriebskosten: z.B. Feldspesen, Reisekosten, Sekretariatspauschalen
- Sachkosten: z.B. Druck- und Versandkosten, Übersetzungen

Für Valorisierungsaktivitäten:
- Eigener Budgetposten für den Aufwand der EvaluatorInnen für Publikationen und Präsentationen, Workshops etc. nach Ablieferung des Schlussberichts

Notabene: Ein Lebenslauf mit Angaben zu Qualifikation, Erfahrungen und Interessen des/der Evaluationsverantwortlichen und der MitarbeiterInnen der Evaluation sind ebenfalls beizulegen. Dazu, wenn möglich, auch Muster früherer Arbeiten und Referenzadressen.

Abb. 19.2. *Fortsetzung*

Weiterführende Literatur

Bortz, J. & Döring, N. (2002). *Forschungsmethoden und Evaluation: für Human- und Sozialwissenschaftler* (3. Aufl.). Berlin: Springer.

Literatur

BAG (Bundesamt für Gesundheit) (1999–2002). *Evaluation des Alkoholprogramms »Alles im Griff?«* Retrieved 22.4.2005.

BAG (Bundesamt für Gesundheit) (1997). *Leitfaden für die Planung von Projekt- und Programmevaluation.* Bern: Bundesamt für Gesundheit.

McCoy, A. R. & Reynolds, A. J. (1998). Evaluation implementation. In H. J. Walberg & A. J. Reynolds (Eds.), *Advances in educational productivity, Vol 7: Evaluation research in educational productivity.* Greenwich, CT: Elsevier/JAI.

Wottawa, H. & Thierau, H. (1998). *Lehrbuch Evaluation* (2. Aufl.). Bern: Huber.

20 Evaluation und Qualitätskontrolle anhand eines konkreten Beispiels

Daniel Regli, Hansjörg Znoj

20.1 Evaluation des Einzelfalles – 310

20.2 Optimierung des Psychotherapieprozesses – 317

20.3 Ausblick – 319

> Im folgenden Kapitel sollen nun die bisher in dieser III. Sektion dargestellten Aspekte und Methoden der Evaluation am Beispiel einer Institution aus dem Bereich Psychotherapie erläutert werden. Es handelt sich dabei um die Psychotherapeutische Praxisstelle der Universität Bern, eine ambulante therapeutische Einrichtung, die dem Lehrstuhl für Klinische Psychologie und Psychotherapie der Universität Bern angegliedert ist und Psychotherapie für verschiedene Störungsbilder in unterschiedlichen Settings anbietet. Zusätzlich werden an der gleichen Institution auch Therapeuten ausgebildet, und die Therapien werden intensiv beforscht.

Im Rahmen der Evaluation handelt es sich hier um ein übergeordnetes Programm im Sinne einer Gruppe von Maßnahmen oder Prozessen, die dem gleichen Ziel – der Verbesserung der Qualität und Effektivität von Therapien – dienen. Es lassen sich drei Teilbereiche unterscheiden, die jeder für sich sowie als Ganzes evaluiert werden können: Struktur, Prozess und Ergebnis. An der psychotherapeutischen Praxisstelle (PtP) wird seit vielen Jahren ein umfassendes Qualitätsmanagement durchgeführt, das an anderer Stelle bereits beschrieben worden ist (Braun u. Regli 2000; Grawe u. Baltensperger 1998; Grawe u. Braun 1994; Grosse Holtforth u. Regli 2000). In diesem Kapitel soll es vor allem darum gehen, die vorher dargestellten Methoden und Kriterien am Beispiel dieser Institution zu illustrieren und im Rahmen einer allgemein gültigen Definition von Evaluation (► Abschn. 17.1.1) zu reflektieren.

Evaluation in der Psychotherapie orientiert sich meist am Modell von Donabedian (Laireiter 2000; Schulte 1993), das, wie in ► Abschn. 18.3 ausgeführt, Struktur-, Prozess- und Ergebnisqualität unterscheidet. Für die Ausbildung und die Therapien spielen dabei jeweils andere Aspekte eine zentrale Rolle:

❗ Für die *Therapien* mit Patienten stehen vor allem die Prozess- und Ergebnisqualität im Mittelpunkt, während für die *Ausbildung* die Struktur- und Ergebnisqualität von Bedeutung sind.

Es handelt sich hier aber lediglich um eine Akzentuierung einzelner Aspekte, gleichzeitig sind natürlich Überschneidungen und Zusammenhänge zwischen den genannten Ebenen der Evaluation festzustellen. So hat die Qualität der Ausbildung einen direkten und unmittelbaren Einfluss auf die Prozess- und Ergebnisqualität der durchgeführten Therapien, deren Ergebnisse wiederum Anhaltspunkt für notwendige Strukturverbesserungen im Sinne z. B. zusätzlicher

Ausbildungsmodule oder verstärkter Supervision geben (◘ Abb. 17.2). Das generelle Anliegen dieser breit angelegten Qualitätskontrolle ist, die einzelnen Schritte und Maßnahmen transparent zu machen und damit eine möglichst objektive Bewertung im Hinblick auf die Ziele und den Zweck des Gesamtprogramms (im Beispiel dieses Kapitels: die Umsetzung der psychologischen Psychotherapie von Grawe [1998] in Therapie und Ausbildung) zu ermöglichen. Es handelt sich dabei nicht nur um die Evaluation eines einzelnen Projektes, sondern eines gesamten Ausbildungs- und Forschungsprogramms, das gleichzeitig auch die Beantwortung weitergehender, umfassender Fragen (wie z. B.: Unter welchen Bedingungen sind welche psychotherapeutischen Interventionen und Maßnahmen bei welchen Patienten besonders wirksam?) ermöglichen soll. Insofern sollen die dargestellten Paradigmen von Chelimsky (1997; ► Einleitung Kap. 17) erfüllt werden:

- Evaluation zur Verbreiterung der Wissensbasis: Ermittlung der entscheidenden Wirkfaktoren im Therapieprozess, die zu einer Verbesserung sowohl der selektiven wie adaptiven Indikation (Bastine 1998) und damit zu objektiveren Entscheidungs- und Handlungsregeln für die Gestaltung des Therapieprozesses führen.
- Evaluation zu Kontrollzwecken: Inwieweit wird im Sinne einer evidenzbasierten Psychotherapie das vorhandene (therapierelevante) Wissen umgesetzt und richtig angewendet? Werden die für die Ausbildung und für die Therapie festgelegten Ziele auch wirklich erreicht?
- Evaluation zu Entwicklungszwecken: Veränderung und Erweiterung des therapeutischen Vorgehens ebenso wie der Ausbildungsinhalte aufgrund neuer (empirisch erhobener) Daten im Rahmen der die Qualitätskontrolle begleitenden Forschung.

Wird die einzelne Psychotherapie als Einheit für die Evaluation und in diesem Sinne als das zu evaluierende Projekt genommen, müssen drei Phasen unterschieden werden, die je für sich, aber auch als Ganzes zu beschreiben und zu bewerten sind:
1. diagnostische Phase und Therapieplanung,
2. Therapieprozess: Umsetzung und effiziente Realisierung der geplanten Interventionen und
3. Therapieergebnis: Resultat der durchgeführten Maßnahmen (therapeutischen Interventionen) in Bezug auf die zu Beginn festgelegten Ziele.

Es wird im Folgenden noch illustriert werden, wie die Evaluation für jede dieser Phasen durchgeführt werden könnte.

20.1 Evaluation des Einzelfalles

 Im Alltag der therapeutischen Praxis spielt der Einzelfall immer die wesentliche und entscheidende Rolle.

Die Evaluation des Einzelfalles sollte sowohl die Kriterien der Nützlichkeit, der Durchführbarkeit wie auch Genauigkeit erfüllen. Vor allem zwischen Genauigkeit und Durchführbarkeit ist aus Gründen der Ökonomie im Praxisalltag deshalb häufig ein Kompromiss zu suchen. Eine sehr einfache und ursprüngliche Form von Therapieevaluation am Einzelfall sind Notizen, Abschlussberichte oder schriftliche Fallkonzeptionen (Grawe et. al. 1996) sowie mündliche Mitteilungen im Rahmen von Inter- und Supervision. Trotz mangelnder Systematisierung und fehlender Objektivität kann diese subjektive Evaluation der Therapie und des Therapieprozesses für den Therapeuten eine wichtige Informationsquelle sein, weil in erster Linie der individuelle Fall und dessen Verlauf und nicht, wie in kontrollierten wissenschaftlichen Untersuchungen, ein Vergleich zwischen Gruppen im Zentrum steht. Im besten Fall kann der Therapeut aus diesen Informationen neue – heuristische – Handlungsregeln ableiten.

Um jedoch den Anspruch an Objektivität, Reliabilität und Validität zu erfüllen, sind im Sinne des erwähnten Kompromisses Instrumente und Verfahren auszuwählen, die das individuell Spezifische des Einzelfalles hervorheben, gleichzeitig aber auf einer objektivierbaren Ebene den Vergleich mit Normwerten und anderen Gruppen erlauben. Mit anderen Worten: Die Evaluation einer jeden Therapie ist in einer Weise zu gestalten, dass es nicht bei der rein anekdotischen Beschreibung bleibt, da diese allgemeine *Evaluationskriterien* nicht zu erfüllen vermag. Es sind deshalb Kriterien zu formulieren, wie dieses Ziel erreicht werden kann. Solch systematische Evaluationsstudien am Einzelfall (Barker et al. 1994) können wie folgt (Kazdin 1982) gekennzeichnet werden:
- Einbezug objektiver – systematisierter und standardisierter – Daten auf verschiedenen Ebenen,
- mehrmalige Messungen über die Zeit hinweg,

- Veränderungen stabiler Merkmale (Persönlichkeitsmerkmale),
- direkt feststellbare Effekte (nach einer Intervention) und
- Betrachtung mehrerer (unterschiedlicher) Fälle.

Auf die therapeutische Praxis bezogen heißt das:
- Verwendung von Fragebogen und Messmitteln, die sowohl allgemeine, störungsspezifische als auch individualisierte Aspekte erfassen.
- Messung auf verschiedenen Ebenen: physiologische, kognitive, emotionale und Persönlichkeitsebene.
- Daten werden aus verschiedenen Perspektiven erhoben: Patient, Therapeut, Bezugspersonen, außen stehende Beobachter.
- Messungen zu Beginn, während und am Ende der Therapie, nach Möglichkeit Katamnesen.
- Einsatz von Prozessmessungen, um unmittelbare Erfolge festzustellen (z. B. Stundenbogen).

> Für den Gesundheitsbereich ganz generell und für die Psychotherapie im Speziellen eignet sich deshalb insbesondere die Methode der kontrollierten Fallstudie für eine objektivierte und systematisierte Form der Evaluation.

Kontrollierte Fallstudie

Bei der kontrollierten Fallstudie handelt es sich um eine naturalistische Untersuchung, bei der bestimmte Parameter wie z. B. das therapeutische Vorgehen, die Therapieziele oder wesentliche Störungsparameter möglichst genau erfasst und kontrolliert werden.

> Die Fallstudie kann sowohl quantitative als auch qualitative Daten verwenden; entscheidend ist die systematisierte Erhebung der interessierenden Variablen.

Im Unterschied zum Einzelfallexperiment werden bei der Fallstudie die Variablen jedoch nicht manipuliert, sondern nur zum Zwecke der Systematisierung kontrolliert (Kazdin 1981).

Auch bei *systematisierten Einzelfalluntersuchungen* können die Ergebnisse jedoch nur beschränkt generalisiert und im Rahmen des Gesamtprogramms zusammengefasst werden. Es fehlt insbesondere die Referenzgröße oder der Referenzwert, mit dem der konkrete Einzelfall verglichen werden kann. Die Lösung dieses Figur-Hintergrund-Problems (Grawe u. Braun 1994) ist aber gerade für die Evaluation von Psychotherapien in der Alltagspraxis von großer Bedeutung, weil nur dann eine Validierung der Ergebnisse auf dem Hintergrund einer Vergleichsgruppe möglich ist. Eine Lösung dieses Problems schlagen Grawe u. Braun (1994) sowie Grawe u. Baltensperger (1998) mit ihrer Figurationsanalyse vor.

Die an der PtP durchgeführte Evaluation orientiert sich unmittelbar an den genannten Kriterien und erfüllt dabei
- formative Funktionen sowie
- summative Funktionen.

Formative Evaluation. Bei der formativen Evaluation geht es darum, durch unmittelbare Rückmeldung über den Therapieprozess diesen direkt zu verbessern und zu optimieren. Dazu stehen neben den Videoaufnahmen der Therapiestunden auch standardisierte Messmittel zur Verfügung, z. B. ein Fragebogen, der die zentralen Aspekte des zugrunde liegenden Therapiekonzeptes beinhaltet und nach jeder Stunde von Therapeut und Patient ausgefüllt wird (Regli u. Grawe, in Vorbereitung). Die verschiedenen Messmittel, die eingesetzt werden, können computergestützt (Grawe u. Baltensperger 1998) ausgewertet und analysiert werden.

Ein Beispiel für diese Art von Evaluation durch direkte Rückmeldung findet sich in ◘ Abb. 20.1: Therapeut und Supervisor können unmittelbar erkennen, wie der Therapieprozess im Vergleich zum Durchschnitt der anderen Patienten verläuft. So zeigt die Skala »Positive Bindungserfahrungen« in den ersten zehn Sitzungen eher unterdurchschnittliche Werte, in der elften Sitzung kommt es gar zu einem deutlichen Einbruch. Der Therapeut kann sich also (zusammen mit z. B. dem Supervisor) überlegen, was er bei seinem Vorgehen verändern sollte, um dem Patienten entsprechend positive Erfahrungen zu ermöglichen. Und auch für Forschungszwecke ist diese Art von Auswertung dienlich, denn es können je nach Fragestellung entsprechende Sitzungen ausgewählt werden, was letztlich eine minutiöse Analyse des komplexen Therapievorgehens erlaubt.

Die formative Evaluation erfolgt nicht nur über den konventionellen quantitativen Zugang, sondern auch über den mehr interpretativ-phänomenologischen, wie er z. B. in der für die Ausbildung obligatorischen Supervision stattfindet, bei der die auf DVD aufgezeichneten Therapien im Hinblick auf den Prozess direkt beurteilt werden können.

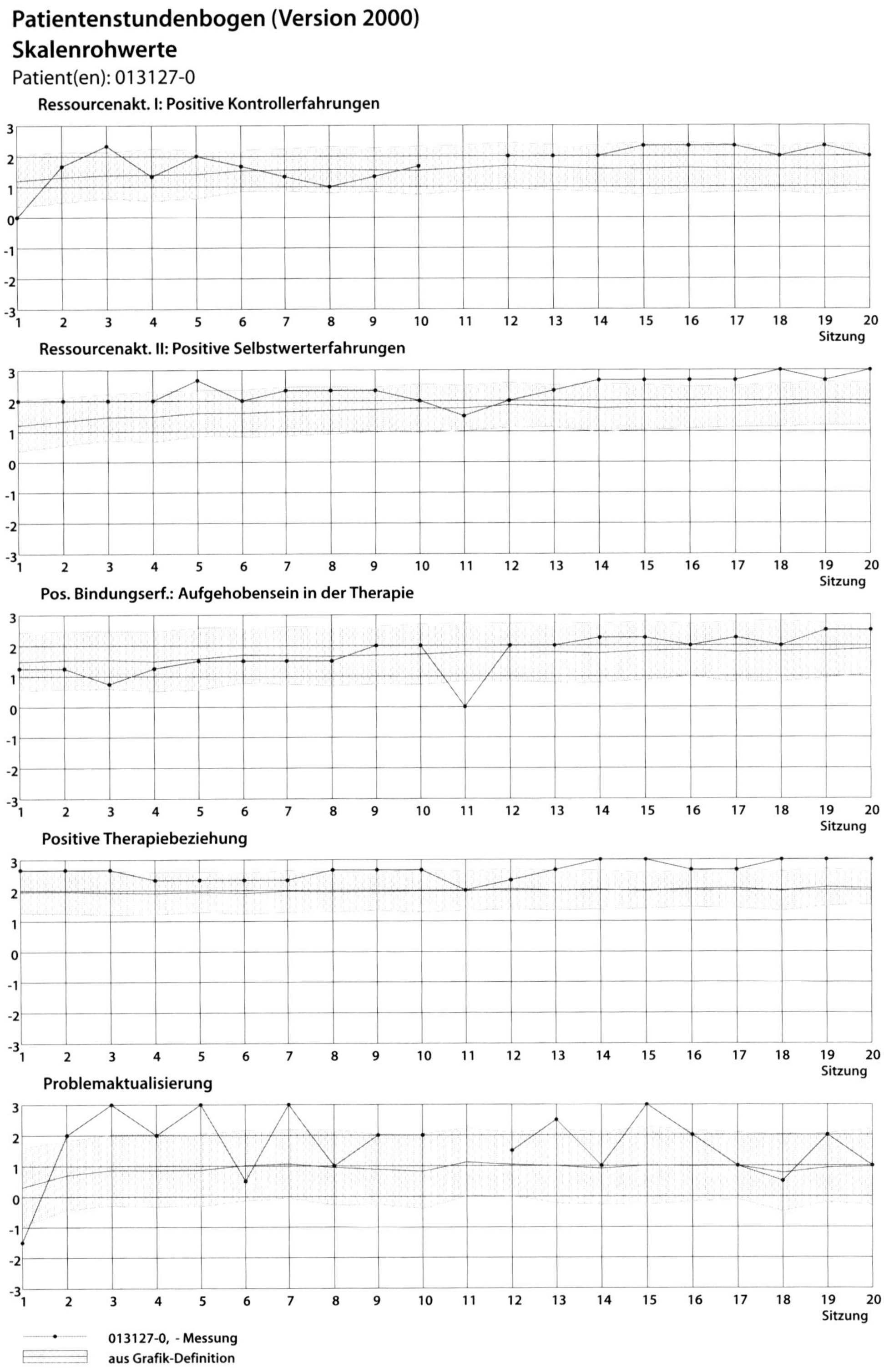

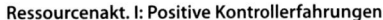

Abb. 20.1. Stundenbogenprofil

20.1 · Evaluation des Einzelfalles

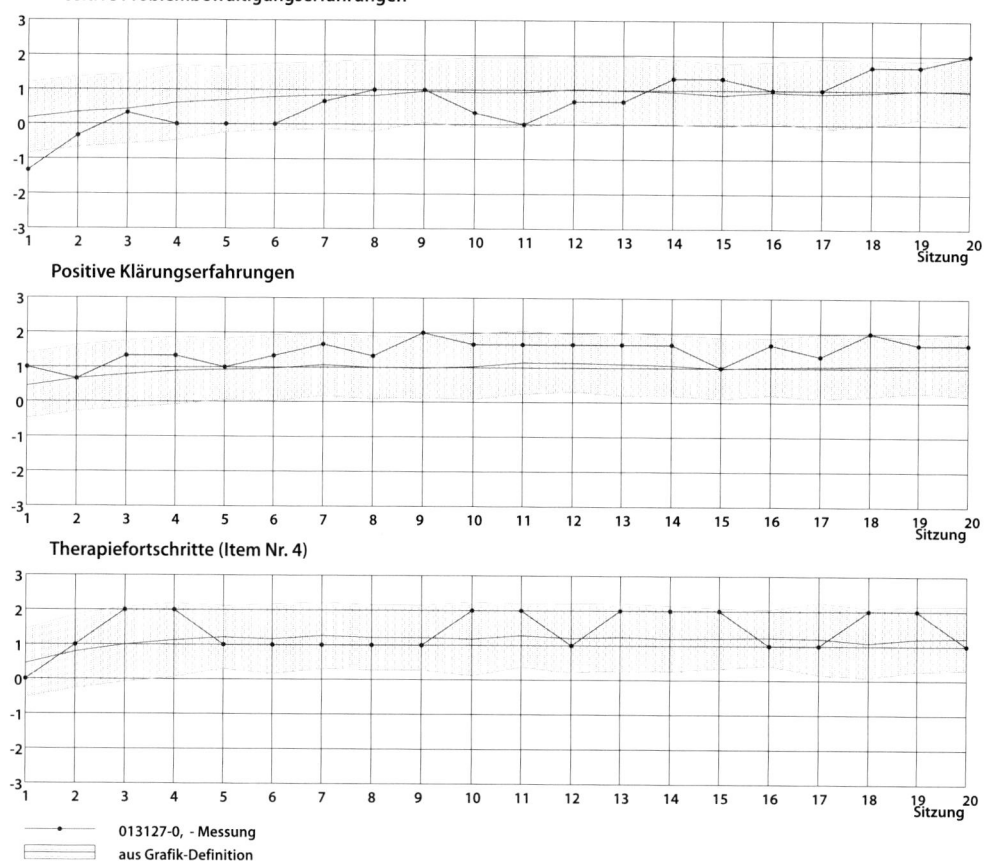

☐ **Abb. 20.1.** *Fortsetzung*

Summative Evaluation. Der summativen Evaluation dient die ergebnisorientierte Qualitätssicherung des Einzelfalles, aus der dann durch Aggregierung möglichst vieler Fälle die Wirksamkeit des Gesamtprogramms
— sowohl im Hinblick auf die therapeutische Wirksamkeit der durchgeführten Maßnahmen
— als auch bzgl. der Qualität der Ausbildung

abgeleitet werden kann. Das Ergebnis der therapeutischen Interventionen wird an der PtP kontinuierlich erfasst und analysiert, indem nach jeweils zehn Sitzungen die Patienten erneut Fragebogen ausfüllen, die im Sinne einer Zwischenmessung Auskunft über die bisher erreichten Ziele und Veränderungen geben. Diese Zwischenmessungen stellen eine Verbindung von formativer und summativer Evaluation dar, denn einerseits wird der Prozess bewertet, was je nach Ergebnis eine Veränderung und Anpassung des therapeutischen Vorgehens ermöglicht, andererseits wird damit auch die Wirksamkeit der bisherigen Maßnahmen beurteilt.

Man kann also in Anlehnung an ☐ Abb. 17.1 (▶ Kap. 17) festhalten, dass es auch bei der Evaluation von Psychotherapie darum geht, die Erfahrungen (hier: den Therapieprozess und die therapeutischen Interventionen) zu beschreiben (z. B.: mit Audio- oder Videoaufzeichnungen oder durch Fragebogen). Die

Aufzeichnung dieser Daten ermöglicht gleichzeitig deren Bewertung, die immer sowohl quantitativ als auch qualitativ erfolgen kann. Die quantitative Auswertung und Interpretation ist meist einfacher, da entsprechende Normwerte von Vergleichsgruppen vorliegen. So können mit dem an der PtP eingesetzten Figurationsanalyseprogramm (Grawe u. Baltensperger, 1998) alle Einzeldaten immer im Vergleich zur entsprechenden Normstichprobe ebenso wie zur klinischen Stichprobe betrachtet werden.

◘ Abbildung 20.2 gibt eine Beispiel für diese Rückmeldung: Die Werte des Patienten können sowohl

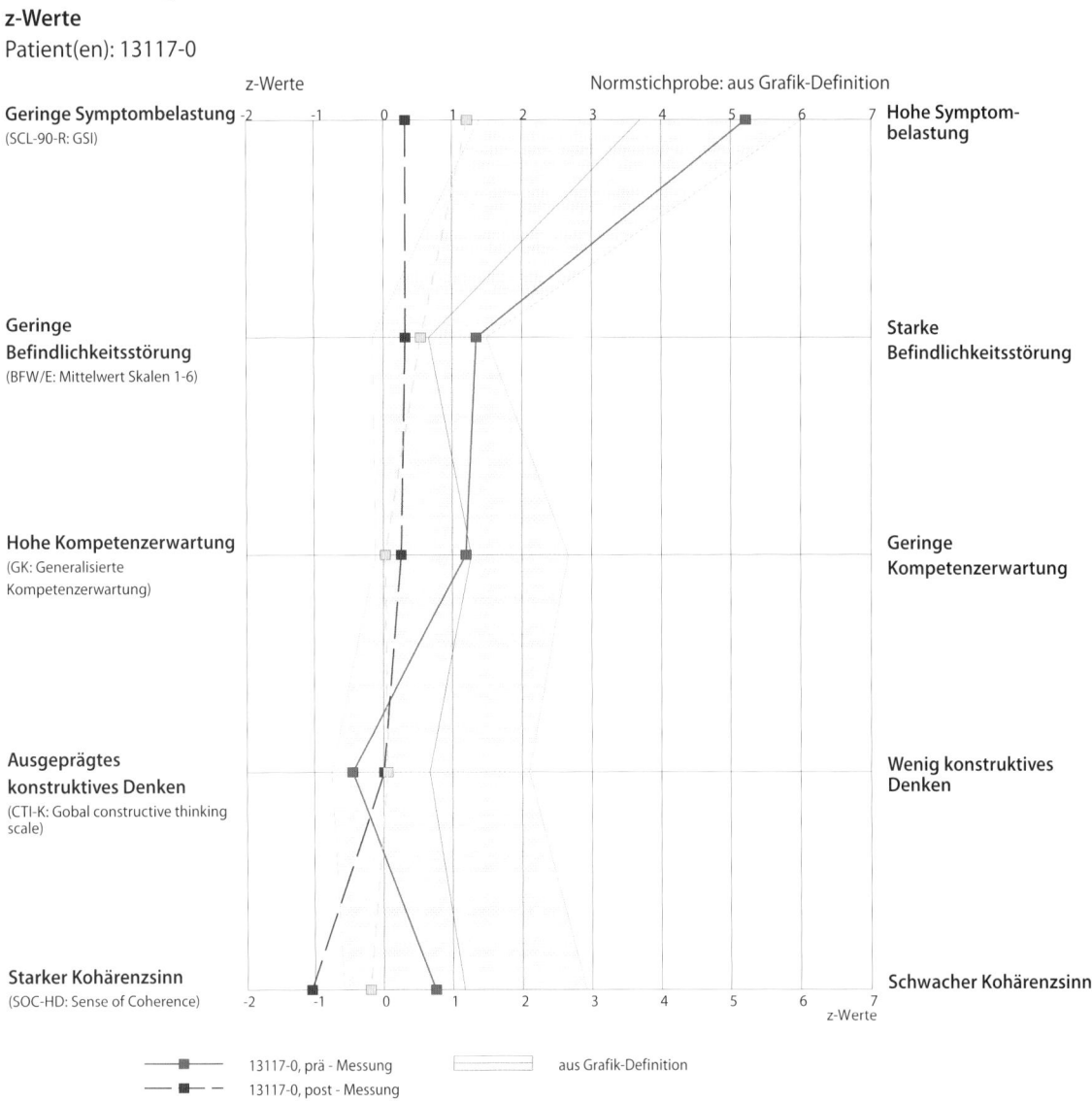

◘ **Abb. 20.2.** z-Werte-Profil eines Patienten für verschiedene Störungsbereiche und zu unterschiedlichen Zeitpunkten. *prae* vor Beginn der Therapie, *Z2* nach 20 Sitzungen, *post* nach Abschluss der Therapie

20.1 · Evaluation des Einzelfalles

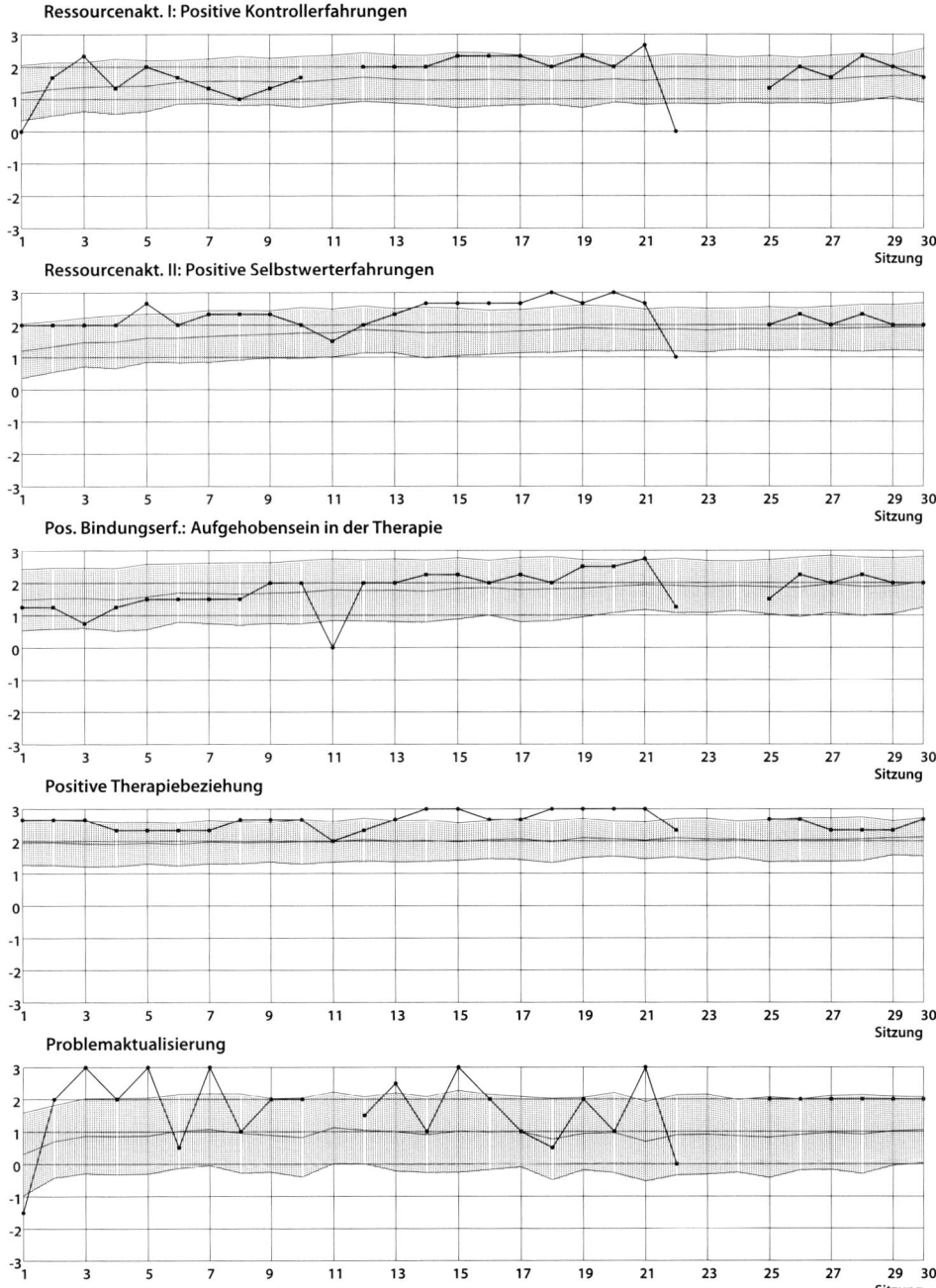

Abb. 20.2. *Fortsetzung*

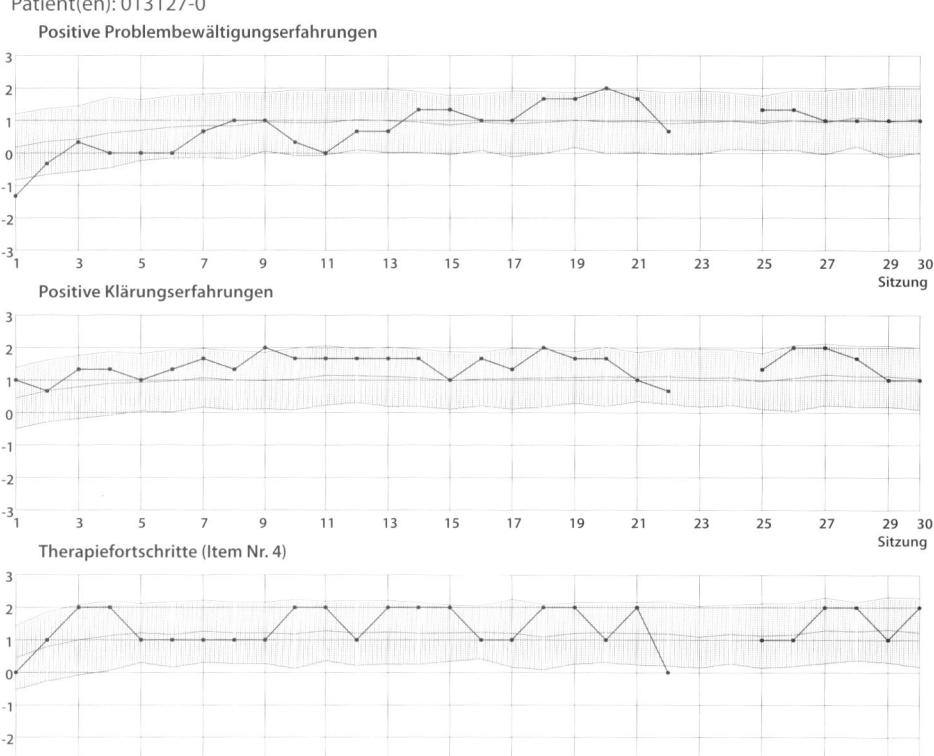

◘ Abb. 20.2. *Fortsetzung*

mit der Normstichprobe (z-Wert = 0) als auch mit der klinischen Population, den an der PtP behandelten Patienten, verglichen werden. Der *grau schraffierte Hintergrundsbereich* zeigt je eine Standardabweichung dieser Population. Man kann also relativ leicht und auf einen Blick feststellen, wo sich ein Patient im Verhältnis zu anderen befindet und inwieweit die bisherigen Maßnahmen bereits zu einer Veränderung in der gewünschten Richtung geführt haben. Diese Art der Datenauswertung ermöglicht im Rahmen der formativen Evaluation die unmittelbare Rückmeldung über den bisherigen Prozess und es können – wo nötig – auch direkt Schritte für die Verbesserung geplant und umgesetzt werden.

Die Erhebung und Interpretation von Daten z. B. anhand von Videoaufnahmen oder Transkripten ermöglicht aus einer qualitativen Perspektive die phänomenologisch-interpretative Beschreibung und Bewertung der getroffenen Maßnahmen, es fehlt jedoch der (quantifizierbare) Bezugsrahmen, auf dessen Hintergrund eine Veränderung objektiv nachvollziehbar und reliabel begründet werden könnte. Im Rahmen der Supervision kann diese Art der Rückmeldung jedoch von entscheidender Bedeutung sein, weil sie sehr nahe bei den tatsächlichen Vorgängen, dem therapeutischen Prozess, und damit sehr valide ist. Aufgrund der dadurch gewonnenen Einsicht in den Therapieverlauf werden kurzfristige Lernprozesse des Therapeuten initiiert und eine direkte Beeinflussung des Geschehens ermöglicht. *Supervision* ist unter diesen Voraussetzungen ein konkretes Beispiel für eine Evaluation durch Qualitätszirkel. Werden in diesem Rahmen auch qualitative und quantitative Daten erfasst und interpretiert, kann diese Art der Qualitätssicherung als eine Form der *Rapid-Feedback-Evaluation* verstanden werden. Therapeutische Interventionen und Maßnahmen, die auf diese Weise evaluiert werden, erfüllen somit die Bedingungen eines gezielten *Qualitätsmonitorings* auf Einzelfallebene. Dank des Einsatzes quantitativer und qualitativer Methoden ist eine Zusammenfassung der Daten auf (jeweils zu definierender) Gruppenebene zum Zwecke der über den Einzelfall hinausgehenden Qualitätskontrolle und Programmevaluation möglich. Die auf diese Weise erhobenen Daten stehen aber auch für weitergehende Fragestellungen im Rahmen von empirischen Untersuchungen zur Verfügung, womit das erste und das dritte Paradigma nach Chelimsky (1997) verwirklicht werden.

20.2 Optimierung des Psychotherapieprozesses

An der PtP wurden im Verlauf der Jahre immer wieder Forschungsprojekte durchgeführt, die zum Ziel hatten, den Psychotherapieprozess besser zu verstehen und konkrete Handlungsregeln für den Therapeuten vorzuschlagen. Beispielsweise wurden im Rahmen eines größeren Projektes zur Bedeutung allgemeiner Wirkfaktoren im Psychotherapieprozess (Grawe et al. 1999) mehrere Hundert Therapiesitzungen von geschulten, am Therapieprozess nicht direkt beteiligten Beobachtern anhand eines umfassenden Kategoriensystems eingeschätzt und analysiert. Dabei wurden u. a. die Rückmeldungen des Patienten im – weiter oben beschriebenen – Stundenbogen als Auswahlkriterium für die zu untersuchenden Sitzungen gewählt. Eine Konsequenz der sich daraus ergebenden Forschungsergebnisse war die Einführung eines *Ressourcentrainings* als eigenständiges Modul in der Therapieausbildung (Wüsten 2004). Ebenfalls als Folge dieser Begleitforschung wird bei ambivalent motivierten, interaktionell schwierigen Patienten zusätzlich ein Therapievorbereitungsgespräch durchgeführt, um deren Engagement und Motivation für die Therapie zu verbessern (Mathier 2005).

Qualitätssicherung in der Psychotherapie und in der Ausbildung von Psychotherapeuten ist im Rahmen dieser Ausführungen also nicht als Selbstzweck zu verstehen, sondern als eine geradezu prototypische Möglichkeit der Umsetzung der von den Autoren vorgelegten Definition von Evaluation (▶ Abschn. 17.1). Jede einzelne Therapie kann für sich genommen als kleines Projekt gesehen werden, dessen Realisierung fortlaufend überprüft und verbessert werden soll.

❗ Mit jeder Therapie wird aber nicht nur der Prozess im Hinblick auf das vom Patienten (und Therapeuten) angestrebte Ziel bewertet, sondern der in Ausbildung stehende Therapeut erhält auch eine Rückmeldung über seinen aktuellen Wissensstand und über seine Fähigkeit zu dessen praktischer Umsetzung.

Eine mit dieser Zielsetzung betriebene Evaluation dient damit immer verschiedenen Zielen gleichzeitig und berücksichtigt mehrere Ebenen:
- Qualitätssicherung einer einzelnen Therapie,
- Überprüfung von Wissen und Können des einzelnen Therapeuten im Rahmen der Therapieausbildung und
- Evaluation des zugrunde liegenden Therapieprogramms hinsichtlich seiner Effektivität und Effizienz auf Therapie- und Ausbildungsebene, die, bedingt durch die kontinuierliche Begleitforschung, die Entwicklung und Weiterentwicklung der »besten« therapeutischen Maßnahmen ermöglicht.

Beispiel für den Ablauf einer Therapieevaluation

Wie können die notwendigen Bedingungen zur Überprüfung und Bewertung therapeutischer Maßnahmen erfüllt und realisiert werden? Abschließend soll dies nochmals beispielhaft für eine Psychotherapie illustriert werden, ohne den Anspruch auf Vollständigkeit zu erheben. Das Objekt der Evaluation auf dieser Ebene ist die einzelne Therapie. Mit dem systematisierten Vorgehen soll überprüft werden,
- inwieweit die getroffenen Maßnahmen (*therapeutischen Interventionen*) eine Verbesserung des Zustandes des Patienten bewirken und
- ob der Patient seine Ziele in nützlicher Frist (Frage nach der *Effizienz*) erreichen kann resp. erreicht hat.

Die Art der Beschreibung und Bewertung dieses Prozesses kann auf unterschiedliche Weise erfolgen, abhängig vom Ziel der Evaluation und der Phase, die evaluiert werden soll.

Im Folgenden soll ein Vorschlag gemacht werden, wie eine Therapieevaluation aussehen könnte, die Mindestanforderungen genügen soll. Die erwähnten Messmittel sind als Beispiele zu verstehen. Abhängig von der eigenen theoretischen Orientierung und der jeweiligen Störung können auch andere Masse eingesetzt werden.

- 1. Phase: vor der Therapie – *Diagnostik*:
  - diagnostische Einordnung (z. B. ICD 10),
  - störungsspezifisches Messmittel (z. B. BDI bei Depressionen) zur Bestimmung des Störungsausmaßes,
  - allgemeines Messmittel (z. B. SCL-90-R) zur Erfassung des Allgemeinbefindens und
  - Bestimmung der individuellen Therapieziele
- 2. Phase: während der Therapie – *Verlauf*:
  - Beurteilung des Therapieverlaufs aus Therapeuten- und Patientensicht (z. B. Stundenbogen) und
  - Erfassen der Fortschritte: Messung der bisher erreichten Veränderung des Befindens und der Symptomatik (z. B. BDI)
- 3. Phase: nach der Therapie – *Ergebnis*:
  - Bestimmung des Therapieerfolgs mittels standardisierter und individueller Messmittel (z. B. SCL-90-R) und
  - globale Beurteilung der Zufriedenheit mit der Therapie (z. B. Patienten- und Therapeutennachbefragung).
- 4. Phase: *Katamnese*:
  - Dauerhaftigkeit der Veränderung in Bezug auf die erreichten Ziele wie die erreichte Verbesserung der Symptomatik.

Damit werden die zu Beginn dieses Abschnittes erwähnten Kriterien berücksichtigt:

- Es kommen unterschiedliche Messmittel zum Einsatz, mit denen verschiedene Merkmale erfasst werden.
- Die Daten werden aus der Patienten- und Therapeutensicht erhoben.
- Messungen erfolgen zu mehreren Zeitpunkten, womit Veränderungen leichter erfasst und verglichen werden können (◘ Abb. 20.2).
- Der Therapieverlauf selbst wird ebenfalls erfasst (◘ Abb. 20.1).
- Bei der Wahl eines Messmittels ist darauf zu achten, dass Norm- oder Vergleichswerte vorliegen, weil nur dann die Einordnung des Einzelfalles vor dem Hintergrund einer Kontrollgruppe möglich ist.
- Selbstverständlich können sowohl die Anzahl der Messmittel als auch der Messzeitpunkte nach Belieben erhöht werden.
- Die Ergebnisse der Evaluation sind abhängig von der Art des gewählten Messmittels und der Methode wie die Veränderung erfasst wird.

Bereits anhand der ersten Phase lässt sich aufzeigen, wie unterschiedliche Perspektiven und Methoden der Evaluation ineinander greifen und gleichzeitig die Voraussetzung für nächste Evaluationsschritte bilden. In dieser diagnostischen Phase werden die Ziele festgelegt, auf die später die Evaluation Bezug nehmen soll und auf die zu treffenden Maßnahmen ausgerichtet sein müssen. An der PtP werden hierfür mehrere (Beurteiler-)Perspektiven berücksichtigt:

- ein dem engeren klinischen Team angehöriger Therapeut führt das Erstgespräch durch,
- parallel dazu wird ein halbstandardisiertes diagnostisches Gespräch (SKID; Wittchen et al. 1996) von einem weiteren Therapeuten durchgeführt und
- zusätzlich füllt der Patient eine umfassende Fragebogenbatterie mit standardisierten Messinstrumenten aus.

Für die *Situationsdiagnose* werden also verschiedene Perspektiven berücksichtigt (Therapeut, Patient, evtl. weitere Bezugspersonen) und es werden objektive Daten ebenso wie das klinische Urteil (von erfahrenen Experten, dem klinischen Team) in die Entscheidfindung miteinbezogen. In einer wöchentlich stattfinden *Indikationssitzung*, die im Rahmen der für Evaluation zur Verfügung stehenden Methoden als Logic-Model-Ansatz gesehen werden kann, wird jeder Fall besprochen, werden die Diagnose und die zu behandelnden Probleme formuliert, und es werden konkrete Vorschläge für die Therapiedurchführung gemacht. Die Ergebnisse dieses Indikationsprozesses werden in einem *Indikationsprotokoll* mit entsprechenden Kategorien und Bereichen festgehalten. Dieses Indikationsprotokoll steht dem Therapeuten, der die Therapie durchführt, zur Verfügung und kann von ihm für die Planung des therapeutischen Vorgehens verwendet werden. Die Evaluation dieser ersten Phase mündet in ein konkretes Ergebnis, das wiederum Ausgangspunkt für weitere Maßnahmen ist (auch die

20.3 · Ausblick

◨ Abb. 17.1 und 17.2 in ► Kap. 17). Zu erwähnen ist noch, dass für die standardisierte Diagnostik Fragebogen zur Verfügung stehen, bei denen ein Vergleich mit der Normstichprobe gemacht werden kann (z. B. SCL-90-R oder BSI von Derogatis 1992 [deutsche Version von Franke 2002], IIP-64 von Horowitz et al. 2000). Damit wird indirekt auch ein Rahmen für die Bewertung des therapeutischen Prozesses formuliert, denn der Patient sollte sich, dank der getroffenen Maßnahmen und der therapeutischen Interventionen, am Ende der Therapie im Bereich einer gesunden Normstichprobe befinden (was in ◨ Abb. 20.2 beispielhaft zu sehen ist). Der Einsatz standardisierter, allgemein anerkannter und empirisch geprüfter Messinstrumente ermöglicht somit eine konkrete (wenn auch indirekte) Zielfestlegung und Quantifizierung des angestrebten Ergebnisses, womit eine weitere Bedingung allgemeiner Evaluationsrichtlinien erfüllt ist. Betrachten man die Diagnostik zu Beginn einer Therapie als Situationsanalyse, die eine Zielformulierung und darauf hinführende Maßnahmen(entscheide) erst ermöglicht, so werden folgende Punkte beachtet:

- unterschiedliche Perspektiven,
- objektive und subjektive Datenquellen und
- möglichst spezifische und konkrete Angaben für die Planung und Durchführung der Maßnahmen resp. Interventionen.

Zusätzlich werden aber für jede Therapie auch individuelle Ziele formuliert (◨ Abb. 20.3), deren Erreichung die Wirksamkeit der getroffenen Maßnahmen bestimmen lässt. Konkret wird das an der PtP mit dem »Goal Attainment Scaling« (GAS; Kiresuk u. Lund 1978) bestimmt. Der Vorteil dieses Instrumentes liegt darin, dass sowohl der aktuelle Problemzustand (Stufe 0) als auch die maximal zuerreichende Zielstufe (Stufe 4) möglichst konkret und verhaltensrelevant festgehalten werden, was für die spätere Erfolgsbestimmung und Beurteilung der erfolgten Interventionen im Rahmen der Evaluation vorteilhaft ist.

Mit dem GAS steht ein einfaches Instrument zur Verfügung, das die Evaluation auf verschiedenen Ebenen einer Therapie (und damit des Evaluationsprojektes) ermöglicht. Übertragen auf den hier dargestellten Fall ermöglicht dies die summative ebenso wie die formative Evaluation der laufenden Therapie sowie der erreichten Kompetenzfortschritte des Therapeuten.

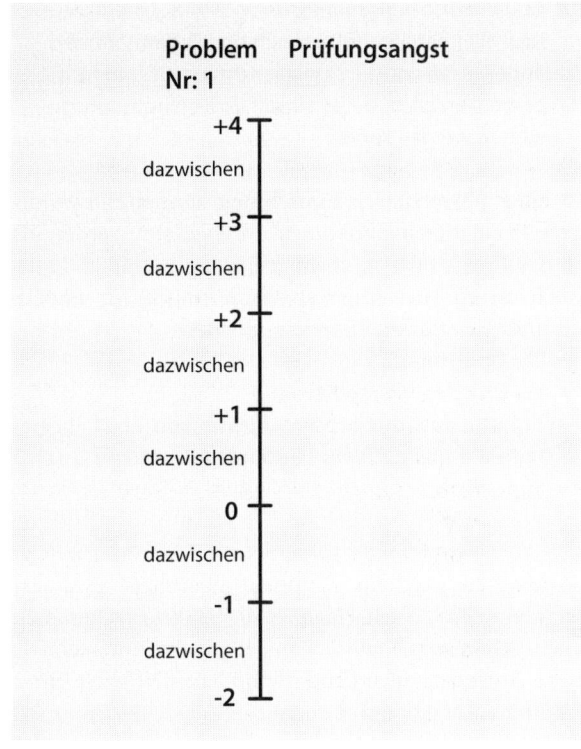

◨ Abb. 20.3. Beispiel für ein individuell formuliertes Therapieziel (GAS)

❗ GAS ist dank seiner Verbindung qualitativer und quantitativer Kriterien methodenneutral und kann für verschiedene der beschriebenen Evaluationsformen verwendet werden.

20.3 Ausblick

Die Ausführungen zum Schluss betreffen ein relativ gut etabliertes Beispiel – die Qualitätssicherung in einer Universitätsambulanz, die nicht nur der Forschung, sondern auch zur Weiter- und Fortentwicklung bestehender Interventionsprogramme dient. Diese fortlaufende Evaluation und deren Anpassung an immer neue Fragestellungen ist aber auch ein gutes Beispiel für die Flexibilität, die für die Evaluation im Gesundheitsbereich notwendig ist. Die Voraussetzungen für eine solch umfassende Evaluation, die sowohl qualitative als auch quantitative Maßnahmen einschließt, sind nicht immer gegeben. Damit ist das Thema *Kosten-Nutzen-Aspekt* angesprochen:

> *Qualitätssicherungsmaßnahmen* sind auf die Akzeptanz aller beteiligter Personen und Organisationen angewiesen und sie sind mit Kosten verbunden, die erstmal anfallen, bevor ein allfälliger Nutzen ausgewiesen werden kann.

In einer universitären Einrichtung können aufwendigere Evaluationsmaßnahmen durchgesetzt werden als in der Praxis oder in sonstigen Organisationen. Dennoch lassen sich Mindestanforderungen für andere gesundheitsrelevante Bereiche ableiten:
- Zielbestimmung,
- verschiedene Perspektiven,
- Einsatz quantifizierbarer Messungen (evtl. basierend auf qualitativem Hintergrund) und
- Supervision.

Unter *Zielbestimmung* sollte definiert werden, welche Aspekte zu welchem Zeitpunkt überhaupt evaluiert werden sollen. Nach Hager et al. (2000) ergeben sich allein schon aus der zeitlichen Perspektive unterschiedliche Anforderungen (und Methoden). Die Ziele einer Evaluation ergeben sich nicht nur aus dem Zeitpunkt, sondern werden auch durch Interessen und Präferenzen determiniert. Eine genaue Abklärung dieser Interessen sollte vor allem von externen Evaluatoren gründlich erfolgen, bevor erste Maßnahmen getroffen und Evaluationsmethoden implementiert werden.

Die Einnahme *verschiedener Perspektiven* ist auch unter dem Aspekt einer Multi trait-multi method-Herangehensweise (Bortz u. Döring 2002) inhaltlich sinnvoll. Interventionen im Gesundheitsbereich sollten sowohl die Evaluation von behandelten Personen (Konsumenten) als auch die Evaluation einer Maßnahme seitens der Behandelnden einschließen. Aber auch das soziale Umfeld ist oft betroffen: Geldgeber interessieren sich für ökonomische Aspekte, Gesellschaften für die sozialen Implikationen, die sich aus Interventionen möglicherweise ergeben, Institutionen für die organisatorischen Folgen.

> Je mehr unterschiedliche Perspektiven eingenommen werden, desto größer ist allerdings auch der Aufwand bei der Datengewinnung und -analyse und desto schwieriger ist u. U. auch die Interpretation einer Maßnahme oder eines Programms.

Auf dem Hintergrund des heutigen Wissens ist die Forderung nach *quantitativen Methoden* in der Evaluation beinahe trivial. Skeptische Einwände gegen die Quantifizierung sollten jedoch durchaus ernst genommen werden – die Debatte, ob sich alle Qualia auch quantifizieren lassen, ist längst nicht abgeschlossen. Ohne hier auf die Argumente beider Lager einzugehen, sei darauf hingewiesen, dass viele Methoden bekannt sind, die die Überführung von qualitativ erhobenen Daten in quantifizierbare (und damit auch rechnerisch-statistisch behandelbare) Daten möglich machen (z. B. Miles u. Hubermann 1984). Im Beispiel ist u. a. die »Goal Attainment Scale« aufgeführt. Hier wird gemeinsam mit dem Klienten eine Zielvereinbarung getroffen, die die eigene Zieldefinition als Skalenintervall definiert (◘ Abb. 20.3). Die Einschätzung am Schluss der Intervention (Behandlung, Maßnahme) wird von derselben Person (oder Personen) vorgenommen, die zum Zeitpunkt vor der Intervention diese Zielzustände ausgehend von der Problemsituation definiert (haben). Damit ist gewährleistet, dass zumindest auf der Ebene der Einschätzung des subjektiven Erfolges die höchstmögliche Annäherung an das »Gemeinte« erfolgen kann. Das Beispiel aus der Psychotherapie ist auch deshalb sinnvoll, weil mit einem so einfachen Instrumentarium auch unterschiedlichste Diagnosen und Interventionen erfasst werden – der Maßstab und damit die Vergleichbarkeit wird durch die Metaebene der subjektiven Skalierung erreicht.

Unter *Supervision* wird meistens eine spezifische thematische Auseinandersetzung mit einem Experten verstanden. Im klinisch-therapeutischen Bereich wird dieses Instrument hauptsächlich in der Aus- und Weiterbildung von Therapeuten benutzt. Supervision kann aber auch hierarchiefrei als Intervision unter Therapeuten oder in einem anderen Rahmen als Teamsupervision definiert werden. Immer geht es darum, das eigene Tun zu reflektieren und – wenn notwendig – zu revidieren. Eine solche Selbstreflexion ist nicht nur im therapeutischen Rahmen unverzichtbar, sondern auch in anderen gesundheitsrelevanten Bereichen wie in der Pädagogik (Schulen) oder anderen präventiv tätigen Organisationen.

> In der Psychotherapie wird Supervision zu den klassischen Methoden der Qualitätssicherung gezählt (Laireiter 1997).

Das gewählte Beispiel zeigt auch, wie unterschiedliche Interventionsarten, Interventionsfelder (Störungen usw.) und Methoden flexibel zur Anwendung kommen können. Bei allen Schwierigkeiten, die die konkrete Umsetzung in der Praxis nach wie vor mit sich bringen kann, stellt Evaluation im Gesundheitswesen und insbesondere in den verschiedenen Bereichen der klinischen Psychologie heute nicht nur ein Notwendigkeit dar, sondern lässt sich dank eines umfassenden und flexiblen Methodeninventars auch leicht realisieren.

> **Zusammenfassung**
>
> Diese Kapitels beschäftigt sich mit der Auswahl des geeigneten Evaluationsverfahrens. Es wird ein ausführliches Beispiel vorgestellt, wie im Rahmen einer psychotherapeutischen Einrichtung verschiedene Aspekte der Evaluation realisiert und nutzbar gemacht werden können. Anhand der Evaluation des Einzelfalles wird die praktische Umsetzung der theoretischen Modelle exemplarisch dargestellt. Speziell berücksichtigt wird die kontrollierte Fallstudie. Es werden die Struktur-, Prozess- und Ergebnisqualität unterschieden. Deren Bedeutung für die Ausbildung, die Forschung und den Therapieprozess sowie das -ergebnis werden dargestellt und beschrieben.

Weiterführende Literatur

Laireiter, A.-R. & Vogel, H. (Hrsg.). (1998). *Qualitätssicherung in der Psychotherapie und psychosozialen Versorgung. Ein Werkstattbuch*. Tübingen: dgvt.

Literatur

Barker, C., Pistrang, R. & Elliott, R. (1994). *Research methods in clinical and counselling psychology*. Chichester: John Wiley.
Bastine, R. H. E. (1998). *Klinische Psychologie* (3. Aufl,. Band 1). Stuttgart, Berlin: Kohlhammer.
Bortz, J. & Döring, N. (2002). *Forschungsmethoden und Evaluation für Human- und Sozialwissenschaftler* (3. Aufl.). Berlin: Springer.
Braun, U. & Regli, D. (2000). *Psychotherapie Evaluation*. In A. R. Laireiter (Hrsg.), Diagnostik in der Psychotherapie. Wien: Springer.
Chelimsky, E. (1997). Thoughts for a new evaluation society. »Keynote speech« at the UK Evaluation Society conference in London 1996. *Evaluation, 3,* 97–109.
Derogatis, L. R. (1992). *SCL-90-R, Administration, scoring and procedures manual-II for the R(evised) version and other instruments of the psychopathology rating scale series*. Townson: Clinicial Psychometric Research.
Franke, G. H. (2002). *SCL-90-R. Die Symptom-Checkliste von Derogatis – Deutsche Version – Manual* (2., revidierte u. erweiterte Aufl.). Göttingen: Beltz-Test.
Grawe, K. (1998). *Psychologische Therapie*. Göttingen: Hogrefe.
Grawe, K. & Baltensperger, C. (1998). Figurationsanalyse. Ein Konzept und Computerprogramm für die Prozess- und Ergebnisevaluation in der Therapiepraxis. In A.-R. Laireiter & H. Vogel (Hrsg.), *Qualitätssicherung in der Psychotherapie und psychosozialen Versorgung. Ein Werkstattbuch* (S. 179–207). Tübingen: dgvt.
Grawe, K. & Braun, U. (1994). Qualitätskontrolle in der Psychotherapiepraxis. *Zeitschrift für Klinische Psychologie, 23,* 242–267.
Grawe, K., Grawe-Gerber, M., Heiniger, B., Ambühl, H. & Caspar, F. (1996). Schematheoretische Fallkonzeption und Therapieplanung. Eine Anleitung für Therapeuten. In F. Caspar (Hrsg.), *Psychotherapeutische Problemanalyse* (S. 189–224). Tübingen: dgvt.
Grawe, K., Regli, D., Smith, E. & Dick, A. (1999). Wirkfaktorenanalyse – ein Spektroskop für die Psychotherapie. *Verhaltenstherapie und psychosoziale Praxis, 31,* 201–225.
Grosse Holtforth, M. & Regli, D. (2000). Möglichkeiten empirischer Psychotherapieforschung in einer psychotherapeutischen Ambulanz. In F. Jacobi & A. Poldrack (Hrsg.), *Klinisch-psychologische Forschung* (S. 71–88). Göttingen: Hogrefe.
Hager, W., Patry, J. L. & Brezing, H. (Hrsg.). (2000). *Evaluation psychologischer Interventionsmassnahmen*. Bern: Huber.
Horowitz, L. M., Strauss, B. & Kordy, H. (2000). *Inventar zur Erfassung Inter-personaler Probleme*. Göttingen: Hogrefe.
Kazdin, A. E. (1981). Drawing valid inferences from case studies. *Journal of Consulting and Clinical Psychology, 49,* 183–192.
Kazdin, A. E. (1982). *Single case research designs*. New York: Oxford University Press.
Kiresuk, T. J. & Lund, S. H. (1978). Goal Attainment Scaling. In C. C. Attkisson, W. A. Hargreaves & M. J. Horowitz (Eds.), *Evaluation of human services programs* (pp. 341–369). New York: Academic Press.
Laireiter, A. R. (1997). Qualitätssicherung von Psychotherapie. Zum Stand der Entwicklung. *Psychologie in Österreich, 17,* 178–183.
Laireiter, A.-R. (2000). *Diagnostik in der Psychotherapie*. Wien, New York: Springer.
Mathier, F. (2005). *Therapievorbereitung für Einzelpsychotherapien. Konzeption und Pilotstudie zur Überprüfung deren Wirksamkeit*. Unveröffentlichte Doktorarbeit, Universität Bern, Bern.
Miles, M. B. & Hubermann, A. M. (1984). *Qualitative data analysis. A sourcebook of new methods*. Beverly Hills, CA: Sage.
Schulte, D. (1993). Wie soll Therapieerfolg gemessen werden. *Zeitschrift für Klinische Psychologie, 22,* 374–393.
Wittchen, H.-U., Wunderlich, U., Gruschwitz, S. & Zaudig, M. (1996). *Strukturiertes Klinisches Interview für DSM-IV (SKID)*. Göttingen: Beltz-Test.
Wüsten, G. (2004). *Leitfaden zur Ressourcenaktivierung*. Unveröffentlichtes Manuskript, Bern.

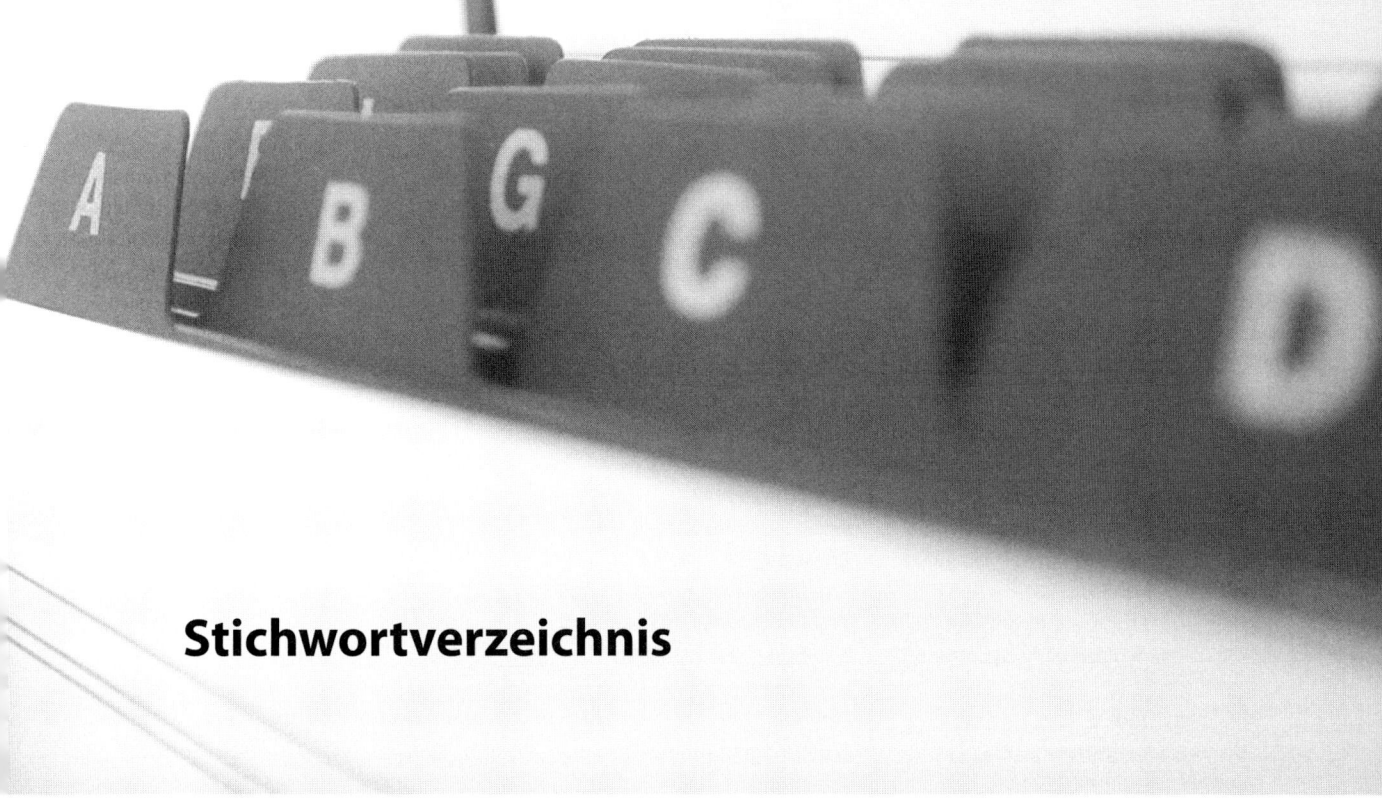

Stichwortverzeichnis

A

Abruptio 241, 242
Adaptation 255
Adipositas 176, 196
Adoleszenz 207
Aids 229–240
Aids-Risk-Reduction-Model (ARRM) 234, 240
Akkomodation 221, 256
Aktivitätstheorie 251
Alkohol
– binge drinking 160
– Konsum 89, 93, 157-171
Altern 245–262
– differenzielles 246
– Entwicklungsziele 248
– erfolgreiches 246
– geistige Produktivität 261
– Krankheiten 258
– normales 246
– pathologisches 246, 250
– produktives 250
– Wohnsituation 258
Altersbild 247
Alterseinteilung 246
Altersfunktionen 247–248
Angst 84, 223
Angststörung 94
Angstbewältigung 61
Anpassung 18–20
Anti-Aging 10
Antwortbias 90
Arbeitsmarkt 275
Archipel-Methode 296–297
Ärger 73, 74
Ärgerausdruck 61
Armut 258
Assimilation 221, 255
Attribution 182
Aufklärung 65
Ausgrenzung 94

B

Barebacking 237, 238
Bedürfnis 62, 67, 68, 249, 250
Behinderung 265, 266
Belastung (s. Stress)
Berliner Social-Support-Skalen 118
Berufsbildungswerk 269–273
Berufsförderungswerk 270, 273
Bewältigungspläne 47
Bewegung, körperliche 259
Bewegungstagebücher 205
Big Five 62
Bindung 250
Biomedizinisches Modell 4, 9, 13, 24
Biopsychosoziales Modell 3, 9, 14, 268
Blutdruck 73, 74, 83, 226
– essenzielle Hypertonie 74
Bluthochdruck 177
Body-Mass-Index/BMI 176, 196
Brustkrebs 21–23
Bürgerschaftliches Engagement 260
Burnout-Symptomatik 137

C

Chlamydieninfektion 229
Cholesterin 177
Coming-out 94, 95

Conservation of resources (COR-) theory (s. Theorie der Ressourcenerhaltung)
Coping (s. Stressbewältigung)
Cortisol (s. Kortisol)

D

Depression 20–23, 94, 199, 200, 242
Depressivität 225
Determinanten 89
Diabetes 178, 197, 198
Differential-Exposure-Hypothese 91, 92
Differential-Vulnerability-Hypothese 91, 92
Disability 266
Disengagement-Theorie 251
Diskriminierung 95, 240
Dissonanz 249
Drogenaffinitätsstudie 158
Drogenkonsum (157–171)
– Cannabis 162
Dyadisches Coping 112, 113
– aktive Mitwirkung 113
– delegiertes 114
– gemeinsames 114
– protektives Abfedern 113
– supportives 114

E

Effectiveness 293, 294
Effektivität 291
Effizienz 291, 293, 294, 317
Einkommen 89, 93
Einstellungen 41
Emotion 70
– habituelle 76
– Messung 76
– negative 72–76, 85
– positive 76
Emotional writing (s. expressives Schreiben)
Emotionalität 76

Emotionsausdruck 72–79
Emotionserleben 72–79
Entspannungstraining 223
Entwicklungsaufgabe 247, 248
Epidemiologie 4, 146
– analytische 69
– attributables Risiko 147
– Inzidenz 147
– Letalität 147
– Morbidität 147
– Prävalenz 147
– relatives Risiko 147
Erfassung 81
Ergebniserwartung 32, 56, 209
Ergebnisqualität 294, 309
Ernährung 25, 173, 259
– Essverhalten 179
– Kinder 189
Ernährungsstörungen 178
Ernährungsverhalten
– biologische Einflussfaktoren 180
– Ergebniserwartung 186
– psychologische Einflussfaktoren 181
– Selbstwirksamkeit 186
– soziale Einflussfaktoren 182
– soziale Unterstützung 183
– soziale Vergleichsprozesse 183
– soziale Normen 183
Erwerbsfähigkeit 269–271, 275, 276
Essstörungen 179
Ethisches Handeln 80
Evaluation 274–276, 280, 291–294, 297–299, 303–304
– Auswertungsüberwachung 296
– Beispielevaluation 309–321
– Evaluationskriterien 310
– formative 286, 287, 311–313
– Fortschrittauswertung 296
– Implementierungsauswertung 295
– ökonomische Aspekte 299, 300
– Planungsauswertung 295
– Programmevaluation 281, 283, 285
– Projektevaluation 281
– summative 287, 313, 314
Evidence based medicine 275, 280, 293, 294, 310
Expressives Schreiben 75
– Hemmungshypothese 76

F

Fahrverhalten 71
Fallstudie, kontrollierte 311
Familiäre Gewalt 20
Feindseligkeit 61, 73
Forschung 274
Fragebogen zur sozialen Unterstützung 118
Furchtappelle 167
Furchtappelltheorien 36–40

G

Gender 88–93
Generalised resistance resources (GRR; s. Widerstandsressourcen)
Generativität 246, 248, 260, 261
Genetik 89
Genitalherpes 230
Genuss 100
Genusstraining 223
Gerontologie 245–262
Geschlecht 88–93, 206
Geschlechtsrolle (s. Gender)
Gesundheit
– habituell körperlich 25
– Messung 8
Gesundheitsförderung 26, 101
– betriebliche 136, 213
Gesundheitsstreben, übermäßiges 96–101
Gesundheitsverhalten 84
Gewalt 95
Goal Attainment Scaling 319

H

HAART 230, 233, 237
Handicap 266
Handlungs-Ergebnis-Erwartung 57, 63
Handlungskontrolle 133

Stichwortverzeichnis

Handlungspläne 46, 47
Handlungswirksamkeit 39
Haupteffekt-Modell 78, 79
Healthism (s. übermäßiges Gesundheitsstreben)
Health Action Process Approach (HAPA; s. sozialkognitives Prozessmodell des Gesundheitsverhaltens)
Health Belief Model (HBM; s. Modell gesundheitlicher Überzeugungen)
HEDE-Kontinuum 14, 15
Herz-Kreislauf-Leistungsfähigkeit 196, 197, 203
Herz-Kreislaufsystem 226
Herzinfarkt 73
Heterosexualität 93, 94, 95
Hilflosigkeit 218, 219
HIV 64, 65, 88, 229–240
– Epidemiologie 231
– Sport und HIV 199
Hoffnung 85
Hoffnungslosigkeit 94
Homophobie 95
Homosexualität 89, 93, 94, 95
Hormonregulation 89
Hypochondrie 96, 98
Hypothalamus-Hypophysen-Nebennierenrinden-Achse 78, 79

Immunfunktion 226
Immunsystem 226
Impairment 266
Impulsivität 236
Induktiv-explorative Strategien 280
Information-Motivation-Behavioral Skills-Model (IMB-Modell) 234, 240
Integrative Modelle 56
Intelligenz 254
Intention 41
Intentions-Verhaltens-Lücke 47
Intentionsbildung 64
Interventionsforschung 124–127
Interventionsqualität 285

Intervention mapping 125, 126
Inventar zur sozialen Unterstützung in Dyaden 119

Kardiovaskuläre Reaktivität 74, 78
Kausalität, kausaler Zusammenhang 69
Kinder und Jugendliche 207
Klimakterium 14
Kohärenzgefühl 15
– Messung 16
Kohärenzsinn 14–17, 25, 84, 85
Kompensation 253, 267
Konsistenzförderung 252
Konsistenzprinzip 249, 250
Kontrolle 250
– primäre 250–253, 257
– sekundäre 250–253, 257
Kontrollüberzeugung 251
– internale 25
Koronare Herzkrankheit (KHK) 73, 74, 75, 91, 177, 197
Körperliche Aktivität 195–203, 206–216
– Adoleszenz 207
– Definition 203
– Einfluss der Schichtzugehörigkeit 206
– Einfluss des Geschlechts 206
– Epidemiologie 205
– Erklärungsmodelle 208
– Gesundheitsschädigungen 200–202
– Interventionsprogramme 212
– Messung 204, 205
– Schulsport 213
– Sport 195, 223
– Risikosport 69, 70
Kortisol 77, 83
Kostenanalysen 300
Krankheitsbewältigung 268
Krebs 63, 66, 83, 198
– Brustkrebs 21
– Lungenkrebs 65
Kultur 248
Kybernetische Modelle 24

L

Lebensereignisse, kritische 87, 89, 95
Lebenslage 258
Lebensqualität 29, 265
– gesundheitsbezogene 30–33
– Messung von gesundheitsbezogener 31
Lebenszufriedenheit 251
Leistungsfähigkeit, kognitive 200
Lungenkrankheiten 198, 199

M

Mammakarzinom (s. Krebs)
Männer, die Sex mit Männern haben (MSM) 71
Mediatorvariable 52
Metaanalyse 37
– methodische Probleme 50
Metabolisches Äquivalent 204
Methode der Orte 254, 255
Minoritätsstress 94, 95, 96
Modell der selektiven Optimierung mit Kompensation (SOK) 252–255
Modell gesundheitlicher Überzeugungen 36–38, 56, 63-64, 184, 209, 233
Moderatorvariable 52
Morbidität, gesundheitliche Probleme 91
Mortalität 77, 83, 91
Motivation 64–66, 68, 249, 250
Motivationale Modelle 56
Multidimensionalität 254
Multidirektionalität 254

N

Narrativ 76
Negotiated safety 233

O

Offene Systeme 297, 298
Operationalisierung 76
Optimismus 18, 61, 85
– dispositionaler 22, 64
– optimistischer Fehlschluss 63, 64
Osteoporose 198

P

Patientengruppen 151
Patientenschulung 151, 268
Patriarchalisches System 92
Pensionierung 246
Persönlichkeits-System-Interaktions-Theorie (PSI-Theorie) 238
Persönlichkeitsmerkmal 61
– emotionsbezogenes 61
– kontrollorientiertes 61
Planung 129, 130
– Ausführungsplan 132
– Bewältigungsplan 132
Politische Stellung 92
Positivismus 280
Prävention 265
– Evaluation 153
– indizierte 147
– Kosten-Nutzen-Modell 147
– lebensbegleitende 259
– primäre 143, 147
– sekundäre 143, 147
– selektive 147
– tertiäre 143, 147, 265
– universelle 147, 148
– Verhaltensprävention 144, 148
– Verhältnisprävention 144, 148
Precaution Adoption Process Model (PAPM; s. Prozessmodell des präventiven Handelns)
Problemlösefähigkeit 21
Problemlösetraining 223
Proceed-Precede-Modell 124, 125
Protection motivation theory (PMT; s. Theorie der Schutzmotivation)

Prozessmodell des präventiven Handelns 55
Prozessqualität 294, 309
Psychoedukation 151
Psychologische Produktivität 248, 249, 257–262
Psychosomatik 73
Psychotherapie 309–321
Public Health 5

Q

Qualitative Forschung 240, 280
Qualitätsmanagement 285, 286, 291
Qualitätssicherung 285, 286, 292, 293, 304–307, 313
Qualitätszirkel 291–293, 317
Quantitative Methode 320

R

Rapid-Feedback-Evaluation 295
Rauchen 66, 89, 93
– Lungenkrebs 63
Rehabilitation 265–276
– Diagnostik 268
– Evaluation 274–276
Religiosität 80–87
– Messung 81
Renteneintritt 259
Resilienz 13, 14, 18–23
Resiliente Persönlichkeit 166
Ressourcen 23, 24, 26, 84, 219, 220, 253
– externe 15, 26
– Widerstandsressourcen 15
– interne 15, 26
Risiko 62
– individuelles 65
Risikogruppe 88
Risikofaktoren 18, 19, 20, 97
Risikofaktorenmodell 14, 145
Risikokommunikation 126–128
Risikoverhalten 62, 67–72, 97
– aktuelle körperliche 23

– Geschlechtsunterschiede 88
– habituell körperlich 24
– Konzepte von 14
– körperliche 82
– Messung der 8
– psychische 82
Risikowahrnehmung 56, 57, 62–67, 69, 71, 167, 209, 235
Rubikonmodell 45, 46

S

Salutogenese 13–17, 23–25
Schlaf 77
Schmerzen, chronische 250
Selbstbeobachtung 212
Selbstbild 65–67
Selbstdetermination 211
Selbstkonkordanz 211
Selbstregulation 256
Selbstregulationsfähigkeit 32
Selbstwert 66–67, 89, 250–251, 257
Selbstwirksamkeit 32, 39, 61, 128–129
Selbstwirksamkeitserwartung 32, 40, 42–45, 56–57, 63, 207, 209
– Quellen 44
Selektion 253–255
Selektive Optimierung (s. Modell der selektiven Optimierung mit Kompensation)
Sensation Seeking 67–72, 166, 236
– Messung 68
Sexualerziehung 242
Sexualverhalten 71, 90
Sexuelles Risikoverhalten 229, 232–240
– Drogenkonsum 236
– Messung 232
– Sensation Seeking 236
Sexuelle Orientierung 88, 89, 93–96
– Messung 89
Sexuell übertragbare Krankheiten 229–240
Social-Cognitive Theory (SCT; s. Sozial-kognitive Theorie)
SOK-Modell (s. Modell der selektiven Optimierung mit Kompensation)

Sozialer Rückzug 251
Soziales Netzwerk 108
Soziale Kompetenz 21, 236, 254
Soziale Schichtzugehörigkeit 92
Soziale Unterminierung 112
Soziale Unterstützung 84–85, 93, 95, 107, 207, 212, 219, 224, 252
– erwartete 109
– Haupteffektmodell 115
– Messung 117–120
– Pufferhypothese 115
– wahrgenommene 109
Soziale Vergleichsprozesse 64, 256
Sozialkognitives Prozessmodell des Gesundheitsverhaltens (Health Action Process Approach (HAPA)) 46–47, 56–58, 63–64, 187, 209–210
– actor 57
– aktionale Phase 57
– Handlungsausführungskontrolle 57
– Intender 57
– Motivationsphase 57
– Non-Intender 57
– postaktionalen Phase 57
– volitionale Phase 57
Sozialkognitive Theorie (Social cognitive Theory) 42–45, 56, 186, 209
Spiritualität 80–87
– Messung 81
Sport (s. körperliche Aktivität)
Stadien 51
Stadienmodelle 47–51, 56
– Aufnahmestadium 48
– Aufrechterhaltungs-Stadium 48
– Diskontinuitätsmuster 53, 54
– Kognitiv-affektive Strategien 51
– Kontemplationstadium 48
– Matched Designs 49
– Präkontemplationstadium 48
– Präparations-Stadium 48
– Stabilisierungs-Stadium 48
– Strategien 51
– Stressbewältigung 23
– verhaltensorientierte Strategien 51
Steroidhormone 201
Stichprobenbias 94, 95
Stigmatisierung 94–96, 232, 240

Stimmung 199, 200
Stimulation 68, 70
Stress 13, 87, 114, 217–227
– Stressbewältigungskompetenz 15
– Stressor 218, 219
– Stressreaktion 218
Stressbewältigung 22–23, 87, 135, 217–227
– Effektivität 224
– Interventionsprogramme 222–224
– Messen von 221
– Stressimpfungstraining 222
– Taxonomie 220
– Zwei-Prozess-Modell 221
Stressmanagement (s. auch Stressbewältigung) 22
Stresspuffer-Modell 78, 79
Strukturelle Prävention 240
Strukturgleichungsmodelle 298, 299
Strukturqualität 294, 309
Stufenmodelle 47–51
Subjektive Norm 41
Subjektive Theorien 8, 152
Suchtprävention 164
– erlebnisorientierter Ansatz 170
– netzwerkorientierter Multiplikatorenansatz 170
– Peer-education-Ansatz 170
– settingorientierter Multiplikatorenansatz 170
Suizid 91
Suizidalität 84
Suizidversuch 94
Supervision 317, 320
Syphilis 230
Systemisches Anforderungs-Ressourcen-Modell 13, 23–27

T

Tabak 158
Tabakkonsum (s. Rauchen)
Temperament 62
Theorie der Ressourcenerhaltung 219
Theorie der Schutzmotivation 38, 39, 40, 56

– Bedrohungseinschätzung 38
– Bewältigungseinschätzung 39
– Furchtappelle 38, 40
Theorie des geplanten Verhaltens (Theory of Planned Behavior (TPB)) 41, 42, 56
Theory of Reasoned Action (TRA) 41, 233
Trait 61, 67
Transaktionales Stressmodell 219
Transtheoretisches Modell (TTM) 47–51
Triple P 20
Tripper 230
Typ-A-Verhalten 73

U

Übergewicht 176
Unbeabsichtigte Schwangerschaft 240–243

V

Verhaltenskontrolle 41, 97
Verhaltensmedizin 4, 226
Verhaltenstherapie, kognitive 21
Vermeiden 224
Volition 187
Volitionale Modelle 45, 46, 47, 56
Vulnerabilität 93

W

Weisheit 262
Wellness 10
Widerstandsressourcen 15
Wohlbefinden 10, 199, 225, 255, 256
– körperliches 8
– Paradox des subjektiven Wohlbefindens 256
– psychisches 8

Druck- und Bindearbeiten: Stürtz GmbH, Würzburg